康复医学

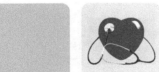
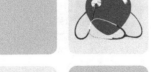

主编◎马炳全

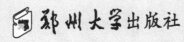
郑州大学出版社

图书在版编目(CIP)数据

康复医学 / 马炳全主编. — 郑州 : 郑州大学出版社, 2021. 1(2024. 6 重印)
ISBN 978-7-5645-7333-1

Ⅰ. ①康… Ⅱ. ①马… Ⅲ. ①康复医学 Ⅳ. ①R49

中国版本图书馆 CIP 数据核字(2020)第 186878 号

康复医学
KANGFU YIXUE

策划编辑	王 刚		封面设计	曾耀东
责任编辑	刘 莉		版式设计	凌 青
责任校对	薛 晗		责任监制	李瑞卿

出版发行	郑州大学出版社		地 址	郑州市大学路 40 号(450052)
出 版 人	孙保营		网 址	http://www.zzup.cn
经 销	全国新华书店		发行电话	0371-66966070
印 刷	廊坊市印艺阁数字科技有限公司			
开 本	850 mm×1 168 mm 1 / 16			
印 张	22.75		字 数	645 千字
版 次	2021 年 1 月第 1 版		印 次	2024 年 6 月第 2 次印刷

书 号	ISBN 978-7-5645-7333-1		定 价	88.00 元

作者名单

主　　编　马炳全
副主编　陈　思　王　杰
编　　者　（按姓氏笔画排序）
　　　　　王　　刚（郑州大学第一附属医院）
　　　　　朱红魁（河南大学淮河医院）
　　　　　安恒远（郑州大学第一附属医院）
　　　　　李　　鹏（郑州大学第一附属医院）
　　　　　李晓芳（新乡医学院第三附属医院）
　　　　　何宗颖（郑州大学第一附属医院）
　　　　　辛玉甫（河南科技大学第一附属医院）
　　　　　宋　　斌（郑州大学第一附属医院）
　　　　　张　　天（郑州大学第一附属医院）
　　　　　张琳园（郑州大学第一附属医院）
　　　　　范　　豪（郑州大学第一附属医院）
　　　　　詹丽倩（郑州大学第一附属医院）
编写秘书　范　　豪（郑州大学第一附属医院）

前　言

　　康复医学是指功能复原，即针对各种先天或后天的疾病和（或）损伤所造成的功能障碍（包括肢体、内脏功能障碍、精神障碍）而采取的综合措施。其方式是以训练治疗为主，辅以必要的药物、教育、心理、辅助支具的应用和环境的改造、适应等，使之尽可能恢复正常的功能或重新获得技能。对无法恢复的功能，除充分发挥其残余功能外，可采取补偿的办法，使其具有独立生活的能力，重返社会，并担任其应有的角色。

　　现代医学体系已把预防、医疗、康复相互联系，组成一个统一体。康复医学起始于第二次世界大战之后，原以残疾人为主要服务对象。现代康复医学是近半个世纪以来蓬勃发展起来的，它的发展是人类医学事业发展的必然趋势，也是现代科学技术进步的结果。我国在 20 世纪 80 年代开始引进现代康复医学，虽然起步较晚，但发展较快。随着现代科学和社会经济的高速发展，面对巨大的医疗市场，康复医学也面临着巨大挑战。这要求所有康复工作者要学习先进的康复理念和技术，并不断更新知识体系。与此同时，也要继承和发展中国医学康复手段。

　　目前国内的康复医学资源依然奇缺，康复临床还有很多不规范之处，临床康复水平仍参差不齐，这要求所有的康复工作者，要有更宽的临床视野和更大的包容心来努力工作。作为国家授予的康复医学与物理学科的临床、教学、科研基地，我们有义务为康复医学的普及与发展做出自己的贡献。

　　本书在编写过程中得到了河南大学淮河医院朱红魁教授、新乡医学院第三附属医院李晓芳教授、河南科技大学第一附属医院辛玉甫教授的宝贵指导和大力帮助，在此致以衷心的感谢！

　　本书完稿后，虽然我院康复教研室老师仔细审阅，但可能仍有不足之处，望读者和同仁提出宝贵意见。

编者

目 录

第一章

绪 论

学习目标

1. 康复与康复医学的定义。
2. 康复医学与临床医学的关系和区别。
3. 残疾的分类。
4. 康复医学的工作流程及康复治疗的主要手段。
5. 残疾的三级预防。
6. 学习康复医学的重要性。

第一节 康复与康复医学

(一)康复

康复(rehabilitation)的英文中 re-是重新的意思,habilis 是使之得到能力或适应的意思,action 是行为或状态的结果,因此是指重新获得某种能力、权利、资格、地位、尊严或适应正常社会生活的意思。康复用于现代医学领域,主要是指综合地、协调地应用一切措施,消除或减轻病、伤、残者身心和社会功能障碍,使其在生理上、心理上和社会上的能力得到尽可能的恢复,以提高生存质量,从而使其重返家庭或社会。

1. **康复对象** 功能有缺失和障碍以致影响日常生活、学习、工作和社会生活的残疾人和伤病员。

2. **康复范畴** 包括医疗康复、康复工程、教育康复、职业康复、社会康复及在业余消遣上帮助患者发展潜能等方面,以便促进残疾人全面康复。

3. **康复目标** 提高病、伤、残者的局部与整体功能水平,使其所丧失或减弱的身心、社会功能尽快、尽最大可能地恢复、代偿或重建,以提高生存质量,最终融入社会。康复的目标应同时考虑到可能性、可行性。在患者身体缺陷和环境条件许可的范围内,实事求是地拟订康复目标。

4. **康复措施** 包括所有能消除或减轻身心功能障碍的措施,以及有利于教育康复、职业康复和社会康复的措施,不但使用医学技术,而且也使用社会学、心理学、教育学、工程学、信息学等方面的方法和技术,并包括政府政策、立法等举措。

5. 康复的提供者　提供康复医疗、训练和服务的不仅有专业的康复工作者,而且也包括社区的力量,残疾人及其家属也参与康复工作的计划与实施。

世界卫生组织(World Health Organization,WHO)医疗康复专家委员会给康复下了一个新的定义:"康复是指采取一切措施,减轻残疾和因残疾带来的后果,提高才智和功能,使他们重新回到社会中去。"所以康复是使残疾人和功能障碍者恢复功能、恢复权利的过程。

综上所述,康复是指使残疾人(患者)个人权利的恢复过程。它涉及个人权利的各个方面,都必须予以关注,对残疾人(患者)的康复服务主要包括4个方面,即医学康复(以医学的手段矫治残疾,提高其功能)、教育康复(实现受教育的权利,如文化教育及特殊教育)、社会康复(恢复其参加社会的权利,如残疾人参与社会活动、建筑无障碍设施)、职业康复(为残疾人创造就业条件并实现其自食其力)。

康复医学随着社会的进步和发展,医学模式已发生了根本性的转变,从以疾病为中心的生物医学模式转变成为以人为中心的生物-心理-社会医学模式。康复医学正是这种新医学模式的具体体现。残疾者康复目标的实现与康复医学密不可分,但是康复与康复医学并不是等同的概念,康复的目的是恢复残疾人的功能和权利的过程。而康复医学本质上是功能医学,它主要是研究患者的功能障碍、伴发功能障碍而产生的各种残疾,以及提高康复治疗效果、改善患者功能障碍、提高患者的生活自理能力。

(二)康复医学

1. 定义　康复医学(rehabilitation medicine)是医学的一个重要分支,是卫生保健不可缺少的一部分,是以研究病、伤、残者功能障碍的预防、评定和治疗为主要任务,以改善躯体功能、提高生活自理能力、改善生存质量为目的一门应用性医学学科。现代康复医学是近半个世纪来蓬勃发展起来的,它的发展是人类医学事业发展的必然趋势,也是现代科学技术进步的结果。现代医学体系已经把预防、医疗、康复相互联系,组成一个统一体,以便更好地为病、伤、残者服务。在中国,康复医学科与内科、外科、妇产科、儿科等临床学科并列为临床一级学科。

2. 康复医学的工作流程　在组长领导下,各种专业人员对患者进行功能评定后分别实施治疗,在定期召开的治疗组会议上,汇报患者功能评定的结果及所实施的治疗方案,讨论治疗方案及其疗效、发展趋势、预后、转归,并提出进一步的方案(包括近期、中期、远期),然后由康复医师归纳总结为一个完整的、分阶段性的治疗计划,由各专业再分头实施。治疗结束时,再召开治疗组会对康复效果进行总结,并为下阶段治疗或出院后的康复提出意见。

随着我国经济的快速发展,人们对康复医学服务的需求不断增高。而且由于我国人口的老龄化、工业与交通发达带来的事故伤害、文体活动的意外损伤、社区康复事业的发展等,都对康复医学不断地提出新的要求。而与客观需要相比,我国的康复医学事业发展历史仍较短,经验尚待丰富,人才尚显不足,因此推广康复医学知识,培养康复医学人才是康复医学的一个重要任务。我们有理由相信,有党和国家的重视,有全体康复医学工作者的努力,我国的康复医学事业一定会得到快速发展,缩短与世界的差距,更好地为人民的健康服务。

第二节　康复医学与临床医学

(一)康复医学的发展历程

康复医学总体上属于比较年轻的学科,但其形成与发展也经历了一段漫长的历程。康复医学发展史,可划分为古代康复治疗的雏形、现代康复医学的形成和发展。

1.古代康复治疗的雏形 现代康复医学的主要组成内容康复治疗,在古代人类很早就有利用自然因素(如日光、水、温度等)、身体运动、被动活动、牵引等措施来治疗伤病和强身健体的传统,也逐渐形成了一些简单的康复疗法。

(1)中国古代的康复治疗 2000多年前的中医学典籍中已经记载了功能康复的概念,《黄帝内经·素问》在论述瘫痪、麻木、肌肉痉挛等病证的治疗时,提出了应用针灸、导引(体操、气功)、按摩、熨(热疗)等方法进行功能的康复。汉代中医开始较为广泛地应用针灸和导引治疗髋关节运动障碍和膝关节强直等疾病[《阴阳十一脉灸经》(甲本)记载];隋唐时期对于康复治疗非常重视,《诸病源候论》记载了80多种导引法治疗偏枯(偏瘫)、麻木、眩晕等疾病;还有文献记载了我国古代名医应用不同的康复治疗促进患者身心康复和身体保健的事例,如利用气功、运动、文娱疗法治疗身心功能障碍及精神情绪障碍。我国古代的一些康复治疗方法对世界康复治疗起到了一定的推动作用,有很多康复疗法在世界上流传至今,仍然得到大家的重视。

(2)古代西方的康复治疗 文献记载,古罗马和希腊有一些名医都曾经使用简单的康复疗法,如体操、按摩、浴疗、散步、旅行、工作疗法、文娱疗法等治疗躯体疾病和精神疾病,促进身心功能的恢复;16世纪时,法国医生开始提倡用动静结合的方法治疗骨折,并在骨折恢复期用运动疗法来促进功能的恢复;18世纪末,北美 Benjamin Rush 医师组织医院的住院患者进行劳动治疗、文娱治疗、运动治疗,使患者身体和精神都受到良好的治疗性影响。

2.现代康复医学的形成和发展 美国于1917年在纽约成立了"国际残疾人中心"。在第一次世界大战期间,大量战伤、截肢等伤员的治疗和假肢安装及脊髓灰质炎流行所致大量肢体畸形的矫治,显著加快了学科的发展,出现了手法肌力评定及肌力增强训练等康复治疗方法。但是当时康复医学尚未发展成一个完整的独立的专科,尚未引起社会上和医学上的重视。第二次世界大战期间,全美设立很多康复中心并在康复讨论会上给康复下出了第一个定义:"康复就是使残疾人最大限度地恢复其身体的、精神的、社会的、职业的和经济的能力。"战后美国和英国把战时取得的康复经验运用起来大力发展康复医学,成立了美国物理医学与康复医学委员会、国际物理医学与康复学会、国际康复医学会,进一步促进了康复医学的发展。

中华人民共和国成立后,我国建立了很多荣军疗养院、荣军康复院,制定了革命残疾军人的定级,开办了盲、聋、哑学校,残疾人工厂及福利院。综合医院成立了物理治疗科、针灸按摩科,许多医学院校开设了物理治疗学、物理医学课程。为后来的康复医学打下了基础。20世纪80年代开始,现代康复医学进入了我国,在政府和社会的支持下取得了快速的发展,成为综合性医院必须建立的12个一级临床学科之一,并在康复医学理论指导下,形成了应用功能评定和物理治疗、作业治疗、中医康复治疗、言语治疗、心理治疗、康复工程等康复医学的诊断治疗技术,同时我国独特的中西医结合的康复医学理念,与世界现代康复医学的潮流相汇合,积极开展中外学术交流。一方面,吸取西方现代康复医学先进的理论和方法,取长补短,一方面又将中医康复治疗理论和方法分享于世界,因此,在现代世界康复医学中,中国康复医学占有特殊的地位。

近20年来,由于现代神经生理学、行为医学、生物医学工程学的进步,用于功能评估和康复的新仪器、新方法不断涌现,加之当今医学的巨大进步,重大疾病的救治率增加,交通事故和其他意外损伤的增多,老年人比例的增加,以及慢性病患者相对增多,社会上的残疾人数量也相应增加。他们渴望改善生活质量,客观的需要促进了康复医学有较大的发展,使康复医学的发展获得了新的动力。

目前,康复医学发展很快,在世界范围内康复医学的医疗、教育、科研等方面都进展显著。很多大学开设康复医学课程,逐渐确立康复专科医生及专科康复医生的培养及考核制度。并出现专科化趋势,形成了神经康复、骨关节康复、内脏系统康复、慢性病处理、儿童脑瘫康复、老年康复等各个领域。康复医学的发展是医学观念上的一个进步,如今在许多疾病早期,即有康复医学加入,使患者得到全面的治疗,既治愈疾病又获得良好的身体功能。康复医学已成为现代医学不可分割的一部分。

(二)康复医学与临床医学

临床医学主要是以疾病为导向,利用药物和手术的方法,诊断和治疗疾病,逆转疾病的病理过程并创造机体康复的必要条件,最终的目标是治愈;而康复医学则从患者整体出发,以患者功能为导向,利用声、光、电、磁、力量、速度、温度等物理方法(运动疗法、作业治疗、言语治疗、心理治疗等)来进行治疗,集中了主动恢复,发展体力,激发潜在的管理能力,训练患者利用残余功能以达到有利状态或应用各种辅助装置指导患者及其家属适应新的生活,其重点放在预防继发性残损,最终以回归社会为主要目标。

随着现代医学的发展,已经形成了临床医学、康复医学、预防医学和保健医学四大组成部分,而且他们相互联系组成了一个统一的整体。20世纪80年代,西方很多学者就提出"如果患者还不能应用剩余的功能更好地生活和工作,这就说明医疗工作还没有结束"的论述,并主张康复与临床相互渗透,密切合作,提倡医院各个临床科室都应开展康复治疗,不能使康复医学工作只集中在康复科和少数康复医师中,应当贯彻到各个临床科室中;同时在实践中,康复医学与临床医学已经开始相互渗透,如:①在临床处理的早期就引入康复治疗,康复医师及治疗师参与临床计划的制订和实施;②临床医师和康复医师组成康复协作组,对具体患者的残疾情况进行跨学科的合作;③在临床专科(如神经内科、骨科等)设置康复人员或康复病床,开展专科的康复治疗等。

第三节　康复医学的组成及工作特点

一、康复医学的组成

康复医学是一门跨专业的学科,涉及医学、理工、心理、教育等学科。

(一)康复医学基础

康复医学基础包括解剖学(包括运动学)、生理学(包括神经生理学、生物力学)、环境改造学等。对解剖学的要求是既要具有基本的解剖学知识,即某一肌肉的起止点,神经、血管的分布,器官的构造等,还要了解某一关节的肌肉群及其相互间的功能关系,也就是说以运动学为目标的解剖、生理和病理学。

(二)康复评定

康复评定是指对功能障碍程度进行分级,包括对肌肉、骨骼、神经的各种功能障碍,内脏功能障碍,心理障碍程度进行分级及其涉及的理论和技术。

1.康复评定的内容　①躯体功能评定一般包括关节活动功能评定、肌肉力量评定、上下肢功能评定、步态分析、神经电生理评定、痉挛与弛缓的评定、感觉与知觉功能的评定、协调与平衡功能的评定、姿势反射与原始反射的评定、日常生活能力的评定、上下肢穿戴假肢或矫形器能力的评定、穿戴脊柱矫形器能力的评定等。②精神心理功能评定一般包括情绪评定、残疾后心理状态评定、疼痛评定、失用症和失认症评定、痴呆评定、非痴呆性认知障碍(注意力、记忆、思维)评定、人格评定等。③语言功能评定一般包括失语症评定、构音障碍评定、语言失用评定、语言错乱评定、痴呆性言语评定、言语发育迟缓的评定、听力测定和发音功能的仪器评定等。④社会功能评定一般包括社会生活能力评定、生活质量评定、就业能力的医学评定等。

2.康复评定的分期 ①初期评定在患者入院初期完成。目的是全面了解患者功能状况和障碍程度、致残原因、康复潜力,据此确定康复目标和制订康复治疗计划。②中期评定在康复治疗中期进行。目的是经过康复治疗后,评定患者总的功能情况,有无康复效果,分析其原因,并据此调整康复治疗计划。中期评定可进行多次。③后期评定在康复治疗结束时进行。目的是经过康复治疗后,评定患者总的功能状况,评价康复治疗的效果,提出重返家庭和社会或做进一步康复治疗的建议。

3.康复评定的作用 ①确定患者功能障碍的种类和主要的障碍情况,有针对性地决定采取何种康复治疗措施。②确定患者功能障碍程度:对于患者功能障碍不仅应了解其种类,还应判断其程度。③判断患者的代偿能力,怎样利用这些残存的功能去发挥代偿作用,提高患者的生活和社会适应能力。④确定康复治疗目标:通过康复治疗和训练,预期使患者的功能障碍恢复到何种水平。这种水平即是治疗需要达到的目标。治疗目标又可分为 4 个目标:近期目标是康复治疗初步阶段应达到的目标;中期目标是康复治疗过程中,分阶段应达到的目标;出院目标是患者治疗结束时应达到的目标;远期目标是患者出院后回归家庭和社会后所能达到的水平。

(三)康复治疗

根据康复评定障碍部位和程度,规划、设计康复治疗方案。康复治疗方案应包括有机地、协调地运用各种治疗手段。康复治疗常包括以下几种。

1.运动疗法和物理治疗 运动疗法是物理治疗的主要部分,它是通过运动对身体的功能障碍和功能低下进行预防、改善和功能恢复的治疗方法。应用被动运动、主动运动、主动助力运动、抗阻运动、神经发育疗法等各种运动方法来训练患者,如肢体瘫痪后如何设法引起运动,如何将不正常的运动模式转变为正常或接近正常的模式,改善关节活动,增进肌力,增强运动的协调性,提高调节平衡能力等。总之,有针对性地循序渐进地恢复患者丧失或减弱了的运动功能,同时预防和治疗肌肉萎缩、关节僵直、骨质疏松症、肢体畸形等并发症的发生。

2.作业治疗 这种疗法是针对患者的功能障碍,从日常生活活动、手工操作劳动或文体活动中,选出一些针对性强、能恢复患者减弱了的功能和技巧的作业,让患者按照指定的要求进行训练,以逐步恢复其功能,从而提高患者的生活能力,使其能自理生活和进行学习。在自理生活方面,常选用进食、梳洗、穿衣、从床上到轮椅等活动。在手工操作方面,常选用木工、手工制作等。在文体活动方面,常选用套环、拼七巧板、绘画及各种有康复价值的游戏等。对于活动困难者,作业治疗人员还可为他们配制克服困难的自助具,如患者手握持困难,可为他们准备粗柄勺,以便握持。对装配上肢假肢矫形器及配备特殊轮椅者,进行操纵和使用训练。对认知能力有障碍的患者,进行认知功能的训练。为某些需要辅具的患者配制辅具等(主要是上肢,为方便日常生活或训练用)。

3.言语治疗 该疗法是采用各种科学的方法 ,对听力及语言障碍的患者如脑瘫、脑外伤等有交流残疾的患者,进行评定和训练,矫治其残疾。

4.康复工程 康复工程是应用现代工程学的原理和方法去恢复代偿或重建患者功能的科学。具体工作有:康复评定设备的研制;功能恢复训练器械的研制;功能代偿性用品的研制(矫形器、辅助用品如自助具、拐杖、助行器、轮椅、站立架和生活自助器具等);功能重建性用品的研制(人工喉、人工耳蜗等);康复工程材料的研制(人工骨关节、人工肌肉、人工血管等);装饰性假器官的研制(人工眼、人工耳、人工鼻、人工乳房等）。广义上来说假肢和矫形器的研制也属于康复工程学科。

5. 心理治疗　心理是脑的功能对客观现实的反映，患者心理往往存在不同程度的改变。心理治疗是通过观察、谈话、实验和心理测验（智力、人格、精神、心理等），对患者的心理异常进行诊断后，再采用精神支持疗法、暗示疗法、行为疗法、松弛疗法、音乐疗法等对患者进行训练、教育和治疗。从而减轻或消除症状，改善心理和精神状态，使患者的疾病治疗和恢复得以顺利实现。

6. 中医康复治疗　中药、按摩、推拿、针灸、传统运动治疗等已有数千年的历史，中医康复治疗对功能障碍性疾病的治疗有重要作用，尤其对骨折、瘫痪、肌肉关节挛缩、疼痛、四肢功能障碍等有明显疗效。

7. 康复护理　其主要任务在于与其他康复专业人员共同协作，对患者施行符合康复要求的专业护理和必要的功能训练，预防并发症，防止继发性残疾，减轻残疾的影响，提高生活自理能力，使患者最大限度地康复并回归社会。

上述各疗法在不同的康复阶段使用的比重不同。康复治疗的原则是早期介入、综合措施、循序渐进、主动参与。

（四）临床康复学

人体各个系统的疾病每个阶段都可以有康复的结合和介入，对各类伤残、病残和疾病的患者，根据功能障碍的特点进行有针对性综合的康复治疗。目前，已经发展形成多个临床康复亚专业，如神经康复、骨科康复、儿童康复、肿瘤康复等。

二、康复医学的工作特点

1. 工作方式　康复医学工作采用"多兵种联合作战"的工作方式，由多专业共同组成康复治疗组，小组的领导者为康复医生，成员有物理治疗师、作业治疗师、言语治疗师、心理治疗师、康复工程师或假肢与矫形器师、文体疗法师、职业顾问和社会服务人员等。

2. 工作流程　康复医学的工作是从伤病的早期开始，而伤病的痊愈却不是康复医学的结束，患者伤病痊愈往往不能马上恢复工作，康复医学从疾病的急性期开始介入，病情稳定后需要相当长时间康复治疗，逐渐使其患者能够生活自理、回归家庭甚至恢复社会工作，这往往需要很长的过渡阶段；而不同的伤病，预后也不同，有些患者可能很快就能恢复工作，有些可能需要经历较长的时间，而有些伤残者经过努力，在现有的医疗条件下依然不能实现生活自理，终生都需要他人帮助。因此在康复医学的整个流程中，需要建立一系列的康复机构，设置良好的康复服务设施，来满足不同伤残者不同阶段的需要。

康复医疗机构的设置一般包含综合性医院的康复医学科、二级的医院康复中心或者具有疗养院性质的康复医院、社区康复、护理中心、其他伤残机构等。建立康复医学的诊疗恢复网络，使康复对象从急性期到最后恢复的过程中都有相应康复保障，对社会、家人、本人都有非常有利。建立相应的伤残机构，使残障人员能够参加教育、培训进而再就业。

第四节　残疾问题

康复医学研究的核心是残疾及功能恢复。具体来说，康复医学就是研究残疾的形成、发展、恢复、转归，以及研究功能和能力障碍的评定、治疗、代偿、适应和其他有关问题的医学学科。因此，康复医学理论是围绕功能障碍和恢复的研究而形成的。

一、残疾的定义

残疾指的是外伤、疾病、发育缺陷、精神因素等各种原因造成明显的身心功能障碍,以致不同程度地丧失正常生活、工作或学习的一种状态。广义的残疾包括功能障碍、能力减弱或丧失、失能后的社会活动障碍等范畴。

功能障碍是指本应具有的功能不能正常发挥,如组织、器官、肢体等的特征性活动,如手不能利用工具劳动,下肢不能支撑身体和走路,胃肠不能消化食物等。个体行为是指完成日常生活活动和集体生活而产生的一切外部活动,个体行为能力是完成上述活动时在精神和肉体上所具备的力量。由于伤、病而能力下降称为能力减弱;病情更重而能力部分或完全丧失称为失能。失能后患者在行动、自主独立能力、就业、经济自给和参与社会生活诸方面,与同年龄健全人相比,均处于低下和不利的地位,患者的行动和能力不能满足个人及周围环境对他的要求。患者在文化、社会、经济和环境等各个方面都难以适应,属于残疾造成的社会生活障碍。

二、残疾的分类

(一)国际残损、残疾、残障分类

1980年WHO组织相关专家对多种疾病过程做了大量的研究后指出,传统的疾病模式:病因-病理-表现,不能说明疾病的全部问题,应当考虑到功能状态,进而延伸至残疾,指出疾病的发展除了痊愈和死亡外,还包含伴随残疾的存活。《国际残疾分类》将残疾划分为3个独立的类别,即病损、残疾(失能)、残障。

1. 病损 病损(impairment)又称为伤病、功能缺损,指身体结构和功能(生理、心理)有一定程度丧失或异常,对独立生活、工作和学习有一定程度的影响,但个人生活仍能自理,其影响处在组织、器官水平上,是生物器官、系统水平上的残疾。例如,智力、语言、听力、视力、内脏残损等。

2. 残疾 残疾(disability)又称为个体能力障碍、活动受限、失能,是属于能力受限或丧失,指由于身体结构和功能缺损严重,身体、精神和智力活动障碍,以致患者个人不能以正常的方式和范围独立进行日常生活活动,造成个体活动能力低下,是个体水平上的残疾。例如,行为、交流、生活自理、运动、环境适应残疾等。

3. 残障 残障(handicap)又称为社会能力障碍,现改为参与限制,是参与社会活动障碍,指由于缺损或个体生活能力障碍,限制了患者完成正常的社会生活。残障是社会水平的残疾。例如,定向识别、行动、社会活动、经济独立残障等。

(二)国际功能、残疾和健康分类

国际残损、残疾、残障分类方法将残疾分为组织器官、个体及社会3个不同层面。三者是一个逐渐深入的关系,但实际上残疾的发生、发展并不如此简单,也不仅为线性关系。为此1994年WHO在征集意见的基础上,改进建立新的残疾分类标准,并不断修订改编,于2000年定名为《国际残损、活动和参与分类》(简称《国际功能分类》),在2001年5月第54届大会上正式签署通过。此分类强调以功能为基础,加入了环境性因素和个人因素,确定患者实际的功能状态。

这是一种综合性的有关残疾的分类系统,主要描述3种健康状态,即从身体、个体和社会3个层次分析与疾病、失调、损伤和其他健康问题所具有的功能状态。这个分类方法不仅适用于残疾人,也适用于其他人,任何人都有可能有残疾的经历(残疾状态),残疾性是所有人类的经历,而不是区别一类人与另一类人的标志。

患者残疾的背景性因素(个人情况及社会环境)对患者的健康和残疾情况起着重要的互动作用,例如,一名截瘫患者丧失了自主站立、行走功能,难以自理生活,也不能参与社会活动。但经过康复训练、戴矫形器或操纵轮椅,患者可以独立行走、生活自理,而且社会上建设了无障碍设施,患者通行无障碍,因此他又可以参与社会活动,和健康人一样生活了。反之,如果这位患者没有进行这些康复治疗,则此患者生活难以自理,也不能参与社会活动。由此看出,背景因素在患者的康复或残疾水平中有着重要的作用。因此从改变背景因素入手,康复医学也可以克服残疾,提高患者的能力和健康水平。

(三)我国的残疾分类方法

1987年我国开展了全国残疾人抽样调查,将残疾人分为5类,即视力残疾、听力语言残疾、智力残疾、肢体残疾、精神残疾。1995年将听力语言残疾分开,形成6类残疾标准。现有的残疾标准是在此分类方法的基础上进行了一定的修改。

三、残疾的预防

预防残疾的发生,保护患者的身体功能和各种能力至关重要,应当从国家、社会、家庭等不同层次、不同人生阶段进行。

1.一级预防　防止各种病损的发生,此种方法最有效,如消灭脊髓灰质炎,即可预防由该病引起的小儿肢体残疾;不同阶段采取不同的监控措施,如禁止近亲结婚、优生优育、加强产前检查和妊娠期保健;预防接种,加强卫生宣传,合理营养,防止意外事故等。

2.二级预防　一旦发生疾病,应积极治疗患者,逆转病损造成的残疾,将病损的影响控制在最低水平,防止残疾(失能)的发生。保持患者的个体能力维持在最好的水平,如各种疾病的早发现、早治疗,脊髓灰质炎发生后,对患儿积极进行治疗,可防止肢体残疾的发生;骨关节疾病术后,尽早开始康复治疗,防止关节功能障碍的发生等。

第五节　学习康复医学的意义

(一)康复医学的地位

随着人类生活、文化、经济、技术的提高,人们对生存质量的需求也越来越高,不仅要治好病,更要治愈后的功能也要达到尽可能的高;不但要能生存,更要生活得好,并在社会上发挥应有的作用。因此,康复医学越来越受到人们的重视。

同时,随着医学技术的快速进步,患者救治率明显提高,有功能障碍或后遗症的患者也随之增多。以往很多疾病因为前期不重视,到致使治愈后出现很多功能障碍,患者生活质量很低,给家人及社会造成了很大的负担。康复医学的需求市场很大,随着康复医学的发展,早期康复的介入这些障碍和不幸是可以避免的。康复医学的应用使消极因素转为积极因素,康复医学正日益受到社会的重视。

(二)康复医学的重要性

1.康复医学是克服患者功能障碍和残疾,提高患者生活能力的学科　学习康复医学以后,临床医师在为患者治疗伤病的时候,就会想到不仅要治疗好患者的伤病,而且还应预防残疾的发生或者通过训练提高患者的身体功能,即不仅治好疾病,而且让患者获得很好的身体功能。在这样的过程中实现重视患者功能障碍的恢复、提高医疗服务质量的临床工作目标。

2.康复医学强调对躯体、语言、心理、社会等全方位的治疗 康复医学有助于提高患者的生存质量,使患者回归家庭和社会,实现独立自主的生活和就业。现代医学模式的转变,即从生物医学模式进展为生物-心理-社会医学模式,提示医生面对的不单单是疾病,而是人的整体,要为患者提供身心及回归社会的全面治疗,这正是康复医学所遵循的原则。

3.康复医学是大力发展社区康复的需要 我国作为发展中国家,当前的经济能力及医疗服务资源有限,积极开展社区医疗能实现低投入、广覆盖的目标,更好地为广大人民群众服务。同时康复医学服务的对象——功能障碍者、残疾人、老年人多在社区,因此学习好康复医学知识,掌握康复治疗技术,是开展社区卫生服务的重要条件。

(郑州大学第一附属医院 马炳全)

第二章

康复医学相关基础

1. 人体运动的力学基础。
2. 人体基本运动的动作形式。
3. 神经系统的基本要素。
4. 感觉系统和运动系统的基本构成和常见病变。

第一节　人体运动学基础

运动分广义和狭义两种。广义的运动是指自然界各种物质存在的形式,是物质固有的属性。狭义的运动是指物体的机械运动,运动生物力学中所指的运动是运动动作或体育动作。

生物学是研究物体生命现象规律的科学,它研究生物体形态、结构、功能及其统一;生物体内部之间的相互作用,局部和整体的统一。

人体运动学是研究人体活动的运动规律,如人体或人体特定部位的位置、速度和加速度等。在人体运动中,将力与生物体运动、生理、病理之间的关系的部分称为生物力学。

生物力学是研究生物体的机械运动规律及其与其他运动形式相互转化规律的科学。生物力学作为生物物理学的一个分支,是力学与生物学交叉、渗透、融合而形成的一门边缘性学科。运动生物力学是以经典力学的理论和方法为主要工具,研究体育运动中的各种力学现象,是体育科学的重要组成部分。

一、运动生物力学与相关学科的关系

由于运动生物力学是一门交叉的边缘学科,它与力学、生物科学、运动专项理论及电子科学有着密不可分的联系。它们在研究人体运动的力学问题时相互交叉、渗透、融合,因此,运动生物力学必然带有这些学科的痕迹。

(一)运动生物力学与力学的关系

运动生物力学与力学有着极其密切的关系,力学知识是运动生物力学知识的核心。运动生物

力学以力学的原理和方法为主要工具,研究体育运动中的力学现象。例如,采用理论力学的理论和方法研究专项技术动作的运动规律;采用流体力学的理论和方法研究体育运动中的流体力学现象(如游泳、潜泳、器械的空中运动等);采用材料力学和弹性力学的原理和方法研究运动器械和场地设施的变形规律等。

(二)运动生物力学与生物科学的关系

运动生物力学主要是研究人体的运动规律,必然会涉及人体结构和功能方面的知识。运动解剖学、运动生理学及生物力学等人体生物学科的知识,是运动生物力学研究的主要理论依据之一。

1. 运动生物力学与运动解剖学　运动生物力学研究人体的运动动作,必然涉及人体运动器官的形态结构,特别是运动器官的形态结构与其功能的统一性和相互制约性。研究肌肉活动的时相,各肌群间的活动顺序,关节运动幅度的可能性,以及表现在人体局部和整体运动的外部机械力学特征,并与内部非机械力学特征结合起来研究人体运动的原因、过程、功能和规律。

2. 运动生物力学与运动生理学　运动生物力学研究人体运动动作,必然涉及肌肉活动的本体感受器、信息正负反馈和神经控制,这些都是正确实现人体运动动作过程中必不可少的条件,也是人体运动的重要特征。

二、人体运动的力学基础

(一)人体运动中的运动学

任何物体的机械运动都是在一定的空间和时间中进行的。人体和器械的运动也不例外,人体和器械的运动在运动形式上多种多样,这种差别主要表现在时间和空间两个主要方面。物体的运动在时间和空间等方面所表现出的差异特征称为运动学特征。如物体运动的轨迹、路程、位移所描述的即空间特性;物体运动的先后次序、延续时间等特点为时间特性。运动学特征还包括速度和加速度这一类派生的时空特性。人体运动学就是通过位置、速度、加速度等物理量描述和研究人体和器械的位置随时间变化的规律或在运动过程中所经过的轨迹,而不考虑导致人体和器械位置和运动状态改变的原因。

人体运动学的基本概念如下。

1. 轨迹　轨迹(track)即质点运动的路径。当我们把人体简化为质点来描述其运动时,把代表人体的质点在一定时间内用坐标值确定的位置点连接起来,就是人体某质点的运动轨迹。例如,跳远中,人体总质心的运动轨迹是一条抛物线;体操运动员做单杠向前大回环运动时,其总质心的轨迹是一条近似圆周的曲线。

2. 路程、位移　路程和位移(displacement)是用来描述物体运动范围的。路程是指物体从一个位置移到另一个位置时的实际运动路线的长度,也是质点运动轨迹的全长。位移的定义是其大小等于质点运动的始点到终点的直线距离,其方向由始点指向终点。除了直线运动中位移与轨迹重合外,在曲线运动中,位移与曲线一般不重合。

3. 速度　质点位置发生变化时,常有快慢之分,在力学上一般用速率和速度来反映运动的快慢程度。

4. 加速度　在变速运动中,速度是变化的,研究速度的变化规律时,要描述速度变化快慢的物理量——加速度(acceleration)。

(二)运动的形式

人体运动的形式是多种多样的,如把人体简化为质点,按质点运动的轨迹可分为直线运动和曲

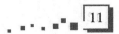

线运动。

1. **直线运动**　是指人体或器械相对一定参照系,始终在一条直线上运动,即质点运动轨迹是一条直线。该质点做直线运动,直线运动分为两种。

（1）匀速直线运动　质点始终以相等的速度在一条直线上运动,即在任何相等的时间间隔内,质点通过的路程都相等。

（2）变速直线运动　质点做直线运动时,其运动速度是变化的。也就是说在任何相等的时间间隔内,质点通过的路程不相等,变速直线运动的情况比较多见。

2. **曲线运动**　质点的运动轨迹是一条曲线,这种运动称为曲线运动。它的特点是运动方向始终在变化。曲线运动的变化包含了速度大小的变化和方向的变化两个因素。

（1）匀速曲线运动　即速率大小一定、方向不断改变的曲线运动。常见的有匀速圆周运动。

（2）变速曲线运动　比较常见的变速曲线运动有斜抛运动、平抛运动等。

3. **圆周运动**　质点的运动轨迹是个圆,圆周运动是曲线运动的一个特例。它又可分为匀速圆周运动和变速圆周运动。

4. **复合运动**　人体的运动往往不是单纯的平动或转动,人体的运动绝大多数是既有平动又有转动的复合运动。如走、跑等运动,四肢以相应关节为轴多级转动,同时与整个人体一起进行平动。

（三）人体运动中的静力学

人体运动中的静力学(statics)主要讨论人体完成静力性动作,即处于相对静止的姿势时的受力情况,获得平衡和维持平衡的力学条件。体育运动中的静止姿势,如体操中的吊环十字支撑、倒立;体操技巧中的造型动作;武术中的大鹏展翅;体操、技巧、武术等项目的各种落地动作;田径中的起跑姿势等,都要求在一定的时间内保持相对静止的姿势才算完成动作,以上属于静态平衡动作。还有一类是动态平衡动作,如花样滑冰中的造型动作,是在运动中保持一定的身体姿势。习惯上,我们把静力性动作称为平衡动作。

1. **人体平衡的力学条件**　人体或器械受到力的作用,一般运动状态会发生改变。但在有些情况下,几个力同时作用于人体或器械,人体或器械仍可以保持原来的状态不变,即受力作用的人体或器械处于平衡状态。这种同时作用在同一人体或器械上的许多力称为力系,人体或器械在力系作用下处于平衡状态,这种力系就称为平衡力系。

2. **影响人体稳定性的因素**　体育运动中的人体平衡大多是下支撑平衡,影响下支撑平衡稳定度的主要因素如下。

（1）支撑面大小　支撑面是由各支撑部位的表面及它们之间所围的面积组成。在下支撑物体的平衡中都有一定的支撑面。支撑面积愈大,物体平衡的稳定性也愈大。当具有多个支撑部位时,它们之间的距离愈大,支撑面积也愈大,因而稳定性也大。因此,两脚开立比两脚并立的稳定性大;两脚站立比单脚站立的稳定性大,单臂手倒立比双臂手倒立难度大。

（2）重心的高度　在支撑面不变的情况下,人体或物体的重心位置低,稳定度就大;重心位置高,稳定度就小。据测定,保持基本立姿（解剖姿势）的人体,人体重心一般在身体正中面上第三骶椎上缘前方 7 cm 处,由于性别、年龄、体型不同,人体重心位置略有不同,一般男子重心位置的相对高度比女子高,自然站立时,男子重心高度大约是身高的 56%,女子大约是身高的 55%。这是因为女子的骨盆带较大。儿童的头和躯干的质量相对大一些,则身体重心相对高度比成人高些。由于体型的不同重心位置也略有不同,如同样身高的足球运动员与体操运动员相比,下肢骨骼和肌肉发达的足球运动员比上肢发达的体操运动员的重心低。上下肢的长短、身体的胖瘦都影响着重心的位置。

(3)稳定角　稳定角是指重力作用线和重心至支撑面边缘相应点的连线间的夹角。稳定角综合反映了支撑面积的大小、重心的高低及重力作用线在支撑面内的相对位置这3个因素对稳定性的影响。可见稳定角能较好地反映人体维持平衡的状态。稳定角越大,物体的稳定度即越大。稳定角能定量说明物体在多大范围内倾倒时,重力仍可产生恢复力矩,使物体恢复到原来的平衡位置上。一旦物体倾斜角度大于稳定角时,重力就产生倾倒力矩使物体倾倒。

(4)稳定系数　稳定系数表明物体依靠重力抵抗平衡受破坏的能力,稳定系数大于等于1时,物体能抵抗外来倾倒力矩,平衡不被破坏;稳定系数小于1时,物体不能抵抗外来的倾倒力矩,平衡将遭到破坏,即物体会翻倒。

人体平衡的类型取决于重力的作用方式。稳定平衡在人体的姿位有极小的偏离时,如单杠悬垂动作,人体的重心是升高的,则势能增大,重力形成力矩,重力矩起到恢复原来姿势的作用。

平衡与稳定性是两个不同的概念,人体平衡是人体在外力作用下的身体姿态,而稳定性是保持人体某种姿态或运动状态的能力。在体育运动中,人体的平衡往往在某一方向的稳定性较大,而在另一方向的稳定性较小。如运动员做手倒立时,人体在前后方向的稳定度小,而在左右方向的稳定度相对要大些,因此人体稳定性具有方向性。

(四)人体动作结构的基本形式

1.人体动作结构和动作系统　人体的运动是复杂多层次的。运动生物力学所研究的人体运动主要指人体的机械运动,即在神经系统的调控下运动系统所完成的运动。人体的运动可分为先天性的(无条件反射的)运动和获得性的(条件反射性的)运动两种,动作则属于获得性的运动,动作是服从于一定目的运动,依其目的若干动作可聚类而连接为动作技术和动作系统,以完成人体的各项体育运动和生产活动。

2.动作结构及其特征　运动时所组成的各动作间相互联系、相互作用的方式或顺序称为动作结构,即为完成运动时各动作所表现出的时空及受力特征,每个动作都有各自的结构特征。因此,动作结构是借以区别不同动作,以及正确动作和错误动作的依据。

动作结构的特征主要表现在运动学和动力学两个方面。动作结构的运动学特征是指完成动作时的时间、空间和时空方面表现出来的形式或外貌上的特征,即完成动作过程中人体各关节、各环节随时间变化所表现出来的空间差异;动作结构的动力学特征则是决定动作形式的各种力(力矩)相互作用的形式和特点,包括力、惯性和能量特征3个方面。

(1)运动学特征　区分不同的动作或区分正确动作和错误动作,首先要观察动作的形式,即动作的运动学特征或外貌特点。它包含时间特征、空间特征和时空特征。

1)时间特征　反映的是人体运动动作与时间的关系,不同动作的开始时间与结束时间、动作的持续时间及动作各阶段所占的时间比例不同。例如,半蹲起立和深蹲起立两个动作,在完成时间上前者要少于后者。

2)空间特征　是指人体完成运动动作时人体各环节随时间变化所产生的空间位置改变状况,不同的动作人体各部分的运动轨迹不同。在上述的两个动作中,下肢和躯干等的空间移动轨迹有明显的差别。

3)时空特征　是指人体完成运动动作时人体位置变化的快慢情况,全面展示了动作的时间和空间特征,不同动作的时空特征不同,也就决定了动作形式外貌的差异。运动实践中经常用"快"和"慢"等词汇描述两个动作的不同。

(2)动力学特征　不同的动作结构具有不同的运动学特征,这是由于运动时各种力的作用结果,无论是在静止还是运动中,人体都处于很多力的作用下。力使人体和器械的运动状态发生变化,于是表现出形形色色的动力学特征。动力学特征包括力的特征、能量特征和惯性特征。

1)力的特征　人体运动是通过人体与环境的相互作用实现的,因此,制约动作的诸力相互作用及其相互关系是十分复杂的。人体动作的实现是内力、外力共同作用的结果,外力表现在外部介质的作用,制约动作的多种特征;内力接受大脑皮质的控制,保证正确的动作表现形式。内力主要是肌肉力,是人体完成动作时唯一可控的主动力,没有肌肉的适时收缩和舒张就不可能产生任何人体的主动动作。可以说,动作结构的力的特征决定了其他特征的表现方式。

2)能量特征　人体运动时完成的功、能和功率方面的表现形式。

3)惯性特征　人体运动中人的整体、环节及运动器械的质量、转动惯量对运动动作所具有的影响。

概括而言,人体每个动作在空间和时间上都有自己的特征,诸力的相互作用特征又决定着动作的这种形式上的差异,从而构成了人体动作形式的千差万别。

每个完整动作的各个阶段、各个细节都有固定的联系,诸力的相互作用都有固定的规律,这些因素构成了所谓的动作结构。例如,跑步的前支撑和后支撑阶段在动作的形式上前者主要是下肢髋关节、膝关节的屈曲和踝关节的背屈,而后者主要是下肢髋关节、膝关节的伸展和踝关节的背伸;在肌肉用力方式上前者主要是各关节伸肌拉长收缩(离心收缩),同时屈肌收缩协助固定关节,通过肌肉用力缓冲地面作用力,而后者主要是各关节伸肌缩短(向心收缩)屈肌舒张,产生力作用于地面。前者肌肉做负功或多或少地使人体减速,而后者则肌肉做正功使人体加速向前。

三、人体基本运动动作形式

人类在漫长进化过程中实现了上、下肢活动的分工,加上躯干的活动使人体的运动千姿百态。这种肢体运动外在表现的形状姿态称为运动的动作形式,人体基本运动动作形式可归纳为推与拉动作、鞭打动作、缓冲与蹬伸动作,以及扭转、摆动和相向运动等动作形式。

(一)上肢的基本运动动作及其特点

上肢的各种基本运动动作形式是由上肢各环节共同参与完成的。上肢基本运动动作可归纳为3种。

1.推动作　推(push)是上肢活动的主要动作形式,是上肢各环节伸肌克服阻力,以及各关节由屈曲状态变为伸展状态的动作过程。例如,推铅球、举重、推举杠铃、俯卧撑、跳马推手及篮球胸前传球等动作,都属于推的动作形式。

在人体运动活动中,推的动作形式表现为单手推和双手推两种。体育运动中常见的单手推动作形式是推铅球和单手投篮,前者的运动目的是远度,后者的运动目的是准确性。由于推铅球对速度有要求,因而在完成推动作时,腿和躯干均需联动参与完成其动作以便将铅球推得更远;篮球投篮考虑的是准确性,身体和腿的运动参与相对较协调,以保证上肢肌肉完成推动作时用力方向的准确性。双手推在体育运动中常见的动作形式是俯卧撑、推举杠铃、跳马推手、篮球传球和排球二传等。在双手推中,主要运动的是肩关节屈、肘关节伸、腕关节屈和指屈。

推动作一般由下肢和躯干开始发力,推的动作根据所需完成的任务在活动程度、用力方式等方面有所区别。如同样是篮球胸前传球,长传球时,首先是下肢、躯干肌肉发力,然后是肩带肌肉发力,肩、肘、腕关节运动幅度较大,上肢几乎完全伸直;而短传球时,下肢和躯干肌肉用力较小,肩肘关节运动幅度较小,主要靠快速"抖腕"完成。

2.拉动作　拉(pull)是上肢屈肌克服阻力,以及各关节由伸展转变为屈曲状态的动作过程。在人体运动中动作形式表现为将器械拉近人体或人体拉近握点,如攀岩、引体向上、撑竿跳高引体、游泳划水、划船和爬绳等动作。

某些运动技术中,往往包含了上肢的拉与推相结合的运动形式,如撑竿跳高中的引体动作,以及随后支撑倒立推杆动作,举重的提铃与上挺动作也是如此。

3. 鞭打动作　鞭打(whip)是指人体上肢开放运动链中各环节由近端至远端依次发力和制动,即像鞭子一样活动的动作过程。在人体运动中,鞭打动作形式主要目的是使末端环节(手或手持的器械)产生较大的速度或动量,如排球的大力跳发球及大力扣球等。

在完成鞭打动作时,上肢首先向鞭打动作的相反方向挥动,并处于相对屈曲状态,然后上肢运动链的近端环节首先加速转动,带动上肢各环节依次加速和转动,形成类似于鞭打的动作形式,并使末端环节产生较大的运动速度或动量。

上肢的鞭打动作往往由躯干开始用力,依次至腕关节活动结束。需要强调的是在完成鞭打动作时,身体的另外一些部分的支撑和固定很重要,只有这样,才能提高鞭打动作角动量传递的效率。例如,在掷标枪的最后用力动作中,依次是下肢和躯干的用力、肩关节的用力、肘关节的用力和腕关节的用力,下肢的左侧支撑(右手掷标枪)和上肢用力时躯干的适度紧张是完成鞭打动作的重要条件。

(二)下肢的基本运动动作及其特点

相对上肢,下肢主要完成支撑、移动身体的功能。下肢的基本运动动作形式是由下肢环节共同参与完成的。下肢基本运动动作可归纳为以下3种。

1. 缓冲动作　缓冲(buffer)动作是人体在与外界物体接触时,下肢各关节伸肌(踝关节屈肌)离心收缩,完成退让工作的动作过程。例如,体操运动中的落地缓冲动作。

缓冲动作可以减小外界物体对人体的冲力作用,当人体在空中完成动作落地时,冲击力往往是人体体重的若干倍,缓冲动作和人体足弓和骨盆的拱形结构可以大大减缓冲击力,避免人体的损伤。如人体从空中落地时动作通过前脚掌过渡到全脚掌,踝背屈、屈膝、屈髋,以减小地面对人体的冲击力,防止下肢和腰椎损伤,减小对人体内脏和脑等重要器官的震荡。

在某些运动技术中,下肢的缓冲动作主要是减小人体与运动物体间的作用力,以利于人体对物体的控制。如足球中的停球动作,通过脚的主动迎球、后撤,以减小足与球间的相互作用,从而使球停在脚下。在上肢运动技术中也有类似的缓冲动作技术。如篮球的双手接球,通过双手迎球、接球后肩关节和肘关节屈,以减小双手与篮球间的作用力,便于双手控制篮球。

运动技术中还有一些特别的缓冲动作,如跳远、跳高起跳前的踏跳动作,其动作结构与缓冲动作一样。这些动作的主要目的不仅是为减小对人体的冲力作用,而且也是为后继蹬伸动作的完成提供空间、时间。同时使伸肌适度拉长,储存一定的弹性势能,为伸肌的收缩提供更强的刺激,增强肌肉收缩时的做功效率。

2. 蹬伸动作　蹬伸(stretching)动作是下肢的主要动作之一,是下肢各关节伸肌(踝关节屈肌)向心收缩,完成下肢各关节伸展,同时对地面产生作用力的动作过程。如运动员跳远、跳高踏跳的蹬伸阶段,下肢依次伸髋、伸膝和踝背伸,在伸展各关节的同时不断增加对地面的作用力,从而使地面对人体的作用力不断增加,使人体腾空跳起。

蹬伸动作应根据不同运动技术的总目的需要,选择适宜的蹬离角度。蹬离角度是支撑腿离开地面瞬间人体重心至支撑点的连线与地面间的夹角。蹬离角度越小,蹬伸获得的水平分力就越大,而垂直分力就越小。另外,蹬伸用力方向与重心的关系是决定人体进入空中整体转动与否的主要因素。蹬伸时力的方向通过重心,人体不旋转;反之,则产生向前或向后的转动。

3. 鞭打动作　下肢的鞭打动作,如自由泳的打水动作、大力踢球动作和体操摆动的振浪动作等。下肢鞭打动作的运动形式类似于上肢,是下肢开放运动链从近端向远端的依次发力和制动。在运动技术中下肢鞭打动作往往也是由躯干开始用力,依次至踝关节活动结束。

（三）全身及躯干的运动动作及其特点

在完成运动动作时身体不同部分所起的作用及活动方式不同,既有工作部分和配合部分,也有主次之分。如跳高的起跳动作,主要由起跳腿的蹬伸动作完成,但同时身体的其他部分,如两臂及摆动腿则以摆动动作,躯干则以扭转动作配合起跳腿完成起跳动作。因此,人体在完成运动动作时全身各部分的协调,必须有躯干的参与才能顺利地完成各项运动技术动作。全身及躯干的运动动作可分为以下 3 种。

1. 摆动动作　摆动(swing)动作是通过上下肢和躯干向上的加速活动实现的,包括上肢绕肩关节的摆动和下肢、躯干绕髋关节的摆动 3 种形式。摆动动作在运动中的作用主要有提高人体重心的相对高度、向上加速时增加对地面的作用力、向上减速即制动时减少下肢关节承受负荷 3 个方面。例如,在背越式跳高起跳中上肢和摆动腿的加速摆动,一方面增加了起跳时的重心高度,另一方面增加了起跳力。当加速摆动制动时,可使下肢各关节蹬伸的负荷相对减小,从而有利于发挥蹬伸的速度。

2. 扭转动作　扭转(twist)动作是躯干运动动作的主要表现形式。扭转是躯干的肩横轴与髋横轴绕身体纵轴(垂直轴)的转动,有时包括上下肢的同时运动躯干扭转动作在运动中主要作用是使身体保持平衡,以及加大肢体运动的速度和幅度。如在跑步时躯干配合四肢的扭转,使人体保持在运动方向上的平衡,为下一个动作储存肌肉的弹性势能。又如在掷标枪最后用力前,躯干的扭转拉长腰腹部肌肉的长度,可增大最后用力时投掷臂的转动速度和幅度。

3. 相向运动动作　相向运动动作是指身体一部分向某一方向运动(转动)时,身体的另一部分会同时产生反方向的运动(转动)。人体完成相向运动动作时,身体的两个部分相互接近或远离,如仰卧起坐、跳水中的屈体。在动作技术中利用人体相向运动规律,可以加强动作效果。例如,跳远落地前躯干上部的主动下压,可以较为轻松地收腹举腿,延长脚触及沙面的距离。

（四）生物运动链

1. 单生物运动链　两个相邻骨环节及其之间的可动连接构成了单生物运动链,包括相邻的两个环节和连接在这两个环节之间的关节,如上肢的上臂、肘关节和前臂构成一个单生物运动链;下肢的大腿、膝关节和小腿也构成一个单生物运动链。

2. 双生物运动链（多生物运动链）　双生物运动链是两个或两个以上生物运动链串联而成。例如,上肢多生物运动链由上臂、肘关节、前臂、腕关节和手构成,其中上臂、肘关节和前臂为一个单生物运动链,与腕关节和手构成了多生物运动链。

生物运动链根据其结构特点可以分为开放链和闭合链。末端为自由环节的生物运动链称为开放链,该自由环节又称为终末环节。无自由环节的生物运动链称为闭合链。

开放链中,每个环节都能发生独立运动,当然开放链中的各环节也可以同时运动,也可以按一定顺序依次运动,但这并不排除每个环节独立运动的可能性。

闭合链中,一个环节不可能独立运动,即环节的运动是互相牵连的,一个环节的运动必然引起链中其他环节的联动。

开放链的终末环节如果受到其他物体的约束即变成闭合链,例如,双手握单杠悬垂时两手受单杠约束,即变为闭合链,此时不能发生单个环节的独立运动,一个环节传递,链中几个环节的运动合成为末端环节的合运动。例如,肢体的摆动动作和鞭打动作都属于这类动作。

3.运动链中环节的自由度　物体在空间运动,描述物体运动状态的独立变量的个数称为物体运动的自由度(degree of freedom)。自由刚体有6个自由度,即在空间直角坐标系中沿着3个坐标轴方向的直线运动和绕这3个轴的转动,如果物体的运动受到约束,自由度将减少。人体四肢的环节,可以看作一点被固定失去3个方向上平动自由度的刚体,只能做旋转运动。环节的自由度取决于连接它的关节的构造,与三轴关节相连,有3个自由度;与二轴关节相连,有2个自由度;与单轴关节相连,只有1个自由度。环节自由度是环节运动能力的量度。在开放式生物运动链中,末端环节的自由度等于运动链中各关节自由度的叠加,如果叠加起来超过6个自由度,就相当于自由刚体。例如,肩关节有3个自由度(肩关节是三轴关节),肘关节有2个自由度(肘关节是二轴关节),腕关节有2个自由度(腕关节是二轴关节),手作为上肢生物运动链的末端,有6个自由度,相当于自由刚体。

(五)骨杠杆

骨骼是生物运动链的刚性环节,它们的可动连接构成了生物运动链的基础。在生物运动链中环节绕关节轴转动,其功能与杠杆相同,称为骨杠杆(bone lever)。同机械杠杆相同,骨杠杆也有支点和杠杆臂。关节转动瞬时中心(有时是地面支撑点)为骨杠杆的支点,肌肉力作用点到支点的距离为一个杠杆臂,环节重心到支点的距离为另一个杠杆臂(如有负荷时,阻力作用点到支点的距离为另一个杠杆臂)。力矩是使杠杆产生运动的原因,力矩的大小等于力与力臂的乘积,力臂与杠杆臂不同,它是支点到力作用线的垂直距离。骨杠杆平衡时,肌力产生的力矩与环节的重力矩及负荷产生的力矩之和为零。根据力对杠杆的作用,同杠杆转动方向即环节转动方向一致的力为动力,同杠杆转动方向相反的力为制动力。根据这两种力的配布位置而分为双臂杠杆和单臂杠杆。双臂杠杆支点居中,力点和阻力点(或重力点)分别在支点的两侧。单臂杠杆支点在一侧,力点和阻力点(或重力点)在支点的同侧。

生物运动链中的骨杠杆同机械杠杆一样也分为平衡杠杆、省力杠杆和速度杠杆。平衡杠杆的支点在阻力点与动力点之间,人体直立时,头的支点在寰枕关节处,力点在枕骨上,阻力点是在头的重心;阻力点在支点和动力点之间的杠杆为省力杠杆,如提踵足尖站立时足构成的杠杆;动力点在支点与阻力点之间的杠杆为速度杠杆,这类杠杆在人体投掷动作和踢腿动作中常见,人体能够获得较大肢体末端速度,但需要较大的肌力。

第二节　人体神经学基础

一、神经系统的基本要素

神经系统是由特殊性细胞即起信息传导作用的细胞——神经细胞所组成。神经细胞之间通过特殊的细胞接触即突触相互连接。在突触上借助其化学性传递物质即递质,将信息由一个神经细胞传达到另一个神经细胞。神经细胞总体上分为兴奋性类和抑制性类。

(一)神经系统的信息传递原理

神经系统的信息传导过程主要包括两个步骤:第一步是通过感觉器官将外界的刺激传导至中枢神经系统(传入支);第二步是在中枢神经内以各种复杂的方式进行外界刺激的处理(处理过程),

其结果使机体产生运动性反应(传出支)。就像我们作为行人看到绿灯,即通过视觉系统首先把这一特殊颜色(绿色)的感知以信号发出,然后在中枢神经系统内将这种绿色刺激表达出来,并且查出其所属的含义(绿色交通信号灯=起步走),从而产生运动性反应即过马路。在最简单的情况下也可以不经过中枢神经系统内的复杂信息处理过程,而是把信息由传入支直接传导至传出支,这种信息传导方式例子可见于本体感觉性反射。

(二)神经细胞和突触

1. 神经细胞　神经系统内信息传递的基本单元为神经细胞(neuron),也称为神经元。神经元包括突起和突触。在突触上借其化学传递物质(递质)将信息传达到下一个神经元。

(1)树突和轴索　为了进行信息传递,要求神经元具有双极性,它们必须既可以从其他的神经元接受信息,又可以将信息传送至另外的神经元。神经元接受信息的结构为树突(dendrite),它是细胞体的分枝状突起。树突的数目和分枝形状依据神经元类型的不同而有很大的区别。传导信息的结构为轴索(axon),人类其长度可达1 m。每个神经元可以有各种不同数目的树突,但却只有一个轴索。轴索在其远端可分成数支,分别以终末小体(终扣)终于其他神经元。脊神经节假单极神经元有很长的周围突起,具有特殊性,它们将体表信息(如疼痛、压力、温度)传导至中枢神经系统。其突起为接受信息的结构但却被称为轴突,且具有轴索的结构特征。

(2)轴索髓鞘形成　轴索被一层膜即髓鞘所包裹。在中枢神经系统内,这种髓鞘是由少突胶质细胞构成。而在周围神经系统,则由施万细胞(Schwann cell)构成髓鞘,这些都是特殊的神经胶质细胞。少突胶质细胞及施万细胞均具有扁平的突起,它们将轴索包裹起来而形成了髓鞘。许多个少突胶质细胞及施万细胞参与一个轴索的髓鞘形式。在各个鞘细胞之间可见无髓鞘的轴索节段,称为郎飞结。由于髓鞘能明显提高轴索的电阻,所以当动作电位到达时,就在缩窄环区域出现去极化。兴奋刺激由一个缩窄环跳跃至下一个缩窄环,这被称为跳跃性兴奋传导。由此推断,髓鞘厚的轴索和郎氏缩窄环之间相隔较远的轴索能够迅速传导兴奋刺激。相反,在那些缺乏髓鞘的轴索,兴奋刺激就像是沿着整个轴索膜慢慢爬行。

2. 突触　在20世纪50年代初开始使用电子显微镜之前,突触(synapse)的一般结构一直存在争议,神经系统是由一种连续的网状结构或不连续的多个单元即神经元所组成也未知。电子显微镜出现之后才显示出:轴索终止于突触间隙,通过特殊的接触即突触将冲动传导至下一个神经元。突触被分为突触前膜(轴索终末膨大部分或终扣)和突触后膜(下联神经元的膜)。这二者被突触间隙分隔。

(1)突触传导　突触传导(synaptic transmission)的大致过程:到达轴索末端的冲动(动作电位)将突触前膜去极化,使受张力调节的钙通道开放;终扣内的钙流与各种蛋白质共同作用,使各个突触小泡与突触前膜融合和开放,将神经递质释放入突触间隙;突触间隙内的神经递质扩散至突触后膜区域的特殊受体上;神经递质与受体结合,使离子通道开放,导致去极化作用(兴奋性突触后膜电位)或者超极化作用(抑制性突触后膜电位)。因此突触传导的结果,使下联神经元兴奋或使下联神经元抑制。

以上所述借助于神经递质进行突触传导的原理,适合于典型的化学突触,此外还有电突触,即将其冲动直接跳跃至下联神经元。

(2)突触形成　突触的作用是将信息由一个神经元传导至下联神经元,如果是接收信息的细胞则称为输入性突触。大多数输入性突触位于树突(轴突—树突突触),还可见于细胞体(核周浆—轴突—胞体突触),甚至位于轴索及轴索起始节段(轴突—轴突突触)。

(3)兴奋和抑制　从原则上考虑,神经系统的功能基于神经元的两种不同状态,或者是神经元放电并将信息传导至下联神经元,或者不应答。兴奋性冲动可引发放电,抑制性冲动则导致不应答。由此得知,神经元一般有两种不同的类型,即兴奋性神经元和抑制性神经元。兴奋性神经元一般来说为主干神经元(如脑皮质的锥体细胞),通常投射距离很长且相应地具有很长的轴索。抑制性神经元通常为中间神经元,只具有较短的轴索。

(三)神经递质和神经递质受体

在传统的神经解剖学研究中,人们按照形态和投射长度来划分神经元类型。现在更多的是按照神经递质的表型来划分神经元,因为这样就可以得出兴奋性或抑制性作用的结论。中枢神经系统最常见的兴奋性神经递质为谷氨酸,最常见的抑制性神经递质为 γ-氨基丁酸(γ-aminobutyric acid,GABA),脊髓内的抑制性神经递质为甘氨酸。乙酰胆碱和去甲肾上腺素为自主神经主要的神经递质,但也可出现在中枢神经系统。其他的神经递质还有多巴胺、5-羟色胺及各种不同的神经肽类,它们被发现和证实的数目越来越多,尤其是在中间神经元内。神经递质受体都是一些跨越细胞膜的蛋白质复合体。

(四)神经元连接

正如前面所示,现在是将根据所应用的神经递质划分神经元,大致划分为谷氨酸能、GABA 能、胆碱能和多巴胺能。谷氨酸能神经元与其靶神经元发生点对点的连接,而多巴胺系则更多的是一种弥散作用,单个多巴胺能神经元一般来说支配较大的终末区域。GABA 能具有很特殊的连接。此外 GABA 能神经元还具有轴索—树突联络或轴索—轴索联络。通过药理学应用神经递质类似物或受体阻滞剂,可以针对性地加强或削弱神经系统的作用。

(五)神经胶质细胞

神经胶质细胞是最常见的神经系统内的细胞,它并非神经元,并不直接参与信息传导,但对于神经元的功能作用却是绝对必要的。有 3 种神经胶质细胞:星形细胞、少突胶质细胞和小胶质细胞。

1. 星形细胞　可以分为原生质的和原纤维的星形细胞。在完整神经系统内星形细胞的作用是维持内环境,尤其是离子平衡。细小的星形细胞突触包绕突触联络而使之厚密,所以神经递质的作用局限在突触间隙内。中枢神经系统损伤后星形细胞形成神经胶质瘢痕。

2. 少突胶质细胞　构成中枢神经系统的髓鞘。

3. 小胶质细胞　起吞噬作用,在中枢神经系统的炎性过程或变性过程中被激活。

(六)中枢神经系统的发育

中枢神经系统是由神经管延伸发育而成,神经管具有一个壁和一个中央空腔。神经管的前端生长较快,可辨认出 3 个分界清楚的脑泡:后脑泡、中脑泡和前脑泡。由前脑泡产生间脑和在头颅的最远端产生成对的端脑泡。这两个端脑泡的中央空腔通过室间孔与间脑泡的中央空腔相连。神经管壁增生最明显的节段上,中央空腔也最宽。因此,在生长发育最强的端脑内形成侧脑室,在间脑内形成第三脑室,在脑干内形成第四脑室。在生长发育较弱的脑段中脑上则没有发现中央空腔扩大成脑室。在脊椎动物体内端脑发育则显著增大,结果是端脑重叠在脑干上,并且呈半圆形螺旋状伸出。这个半圆形伸出部分在一些端脑灰质结构的走行中,此外还在白质的纤维传导束的走行中及在侧脑室结构中又反折回来。

二、感觉系统

神经系统的基本功能是感知—处理—反应。传入性神经纤维的细胞体位于脊神经节内,将冲动从周围传导至脊神经节,然后不经过突触换能而以其中枢性突起传入中枢神经系统内。

（一）感觉系统的周围部分和周围性反馈环路感受器

1.感受器　感受器(receptor)是专门的感觉器官,能够记录周围环境和机体内部的变化,并以冲动的形式传送这些刺激。它们为传入性神经纤维的神经末梢性器官。根据其功能分为:外感受器(exteroceptors),可感知近距离周围环境发生的变化;距离感受器(teleceptor),如眼睛和耳朵,它们记录发生在较远处的刺激;本体感受器(proprioceptor),包括迷路,能提供头部在空间的位置及活动、肌肉和肌腱内的张力、关节的位置、动作时的肌力和自体的姿势等信息;肠感受器(enteroceptor)和内脏感受器(viseroceptor),包括渗透压、化学感受器、压力感受器等,它们可报告发生在机体内部的情况。但各种感受器对相应刺激必须是适当的。

（1）皮肤感受器　皮肤是主要的外感受器,可分为两大类。①游离神经末梢:传导原始性的感觉(如疼痛程度和温度差别)。②有被膜的末端器官:主要负责传导精细感觉,如轻微触摸、鉴别、振动、压力等。

（2）特殊感受器

1）毛袖　毛袖(hair cuff)只存在于长有毛发的皮肤上,传导触觉冲动。而 Meissner 触盘则存在于无毛的皮肤,特别是手掌、脚掌,它们对触、压觉敏感。Vater-Pacini 环层小体位于皮肤深层,尤其是皮肤和皮下组织之间,传导压觉。过去认为 Krause 小体(环形小体)是冷觉感受器,Ruffini 小体是热觉感受器,但有人怀疑这种观点是否准确。游离神经末梢记录和传导冷觉和温觉。眼睛角膜内只有游离神经末梢,但却能传导冷热刺激。除上述感受器外,皮肤内还有其他各种各样的感觉器,其功能尚不清楚。

2）游离神经末梢　并非仅存在于皮肤内,而是遍及全身,感知细胞损伤后产生伤害性和温度刺激。如 Merkel 触觉半月盘主要位于指尖腹面,对主动触觉和被动触觉都起反应。

3）体内深层感受器　位于体内深层,在肌肉、肌腱、筋膜和关节内。

肌梭结构:肌梭结构(muscular spindle)是肌肉内最重要的感受器,它对肌肉的被动牵张起反应并参与牵张反射。它是很细的纺锤形结构,被结缔组织膜包裹,位于横纹肌纤维之间,本身含有 3~10 条很细的横纹肌纤维,称为梭内肌纤维,对应的称为梭外肌纤维。由结缔组织被膜的两极固定在各个肌束之间的结缔组织内,并参与肌肉的活动。传入性神经纤维(环形螺旋末梢或者第一级末梢)盘绕在肌梭中央。这种传入性纤维有很厚的髓鞘,属于最快速传导纤维,即Ⅰa纤维。

高尔基腱器:高尔基腱器(Golgi tendon organ)是粗髓鞘神经纤维分支的细小神经末梢,它们缠绕在胶原性肌腱纤维的周围。它们被一层结缔组织包膜所包裹,位于肌腱-肌肉移行区,与肌纤维排列成一行。与肌梭一样对张力刺激起反应,但其阈值较高。

其他感受器:在此区还有一些感受器,它们传导压力、疼痛和其他刺激,如 Vater-Pacini 小体和 Golgi-Mazzoni 小体,以及其他的传导压力和疼痛的终端神经末梢。

2.周围神经、脊神经丛和脊神经后根　传入性刺激在传回至中枢神经系统的途中所经过的其他"解剖中转站",有周围神经、脊神经节和脊神经后根。

各种不同的感受器产生的动作电位沿着传入神经向中枢传导,首先到达脊神经节内的第一级感觉神经元,从感受器到第一级感觉神经元的神经纤维称为周围神经。周围神经不仅含有体表和深层感受性纤维,还有到达横纹肌的传出性纤维及支配内脏、汗腺和血管平滑肌的纤维,这些不同的纤维轴索被多层结缔组织包膜包裹成"神经束"。

周围神经经过椎间孔进入椎管后,分成传入性和传出性纤维两路走行。周围神经起始点分为脊神经前根(anterior root)和脊神经后根(posterior root)。前根内为由脊髓出来的传出性纤维,后根内为进入脊髓的传入性纤维。这种由周围神经至脊神经根直接过渡,仅见于胸段脊神经。颈段和腰骶段脊神经根之前有神经丛:神经丛位于椎管外,周围神经的传入性神经纤维重新分布至不同节段平面的多个脊神经中,重新分布的传入性神经纤维以不同的高度平面进入脊髓,然后直接或者经过较长的一段走行之后才与第一级感觉性神经元接触。无论是传入性神经纤维还是传出性神经纤维,周围神经一般来说由多个不同神经根节段的纤维共同组成。后根感觉纤维的排列:一些感觉性刺激被不同的感受器所接收后通过不同的纤维向中枢传导。在后根内这些不同的传入性纤维按照一定的方式进行空间排列,起源于肌梭的厚髓鞘神经纤维位于最内侧,而在后根中部走行的是起源于感受器传导的主动触觉及被动触觉、振动觉、压觉和辨别觉的神经纤维,在最外侧的是传导痛觉和温度觉的近乎无髓鞘的细神经纤维。髓鞘最厚的神经纤维传导深部感觉。

通过形成神经丛将多对神经根的纤维引向不同的周围神经内,所以在一根神经内含有相邻几个节段神经根的纤维。一个神经根的纤维又重新在周围组合并支配某一皮肤节段区(皮节)。皮节对应于神经根节段,而神经根节段又有对应的"脊髓节段"。

神经根病变时感觉缺失:只有当多个相邻神经根损伤时,才会出现能被诊断出具有节段性特征的感觉缺失,由于皮节与脊髓神经根节段相对应,对确定脊髓和神经根病变的平面有很大的诊断价值。触觉的皮节区重叠较疼痛觉多,所以当1个或2个神经根受损时,难以查出触觉敏感性异常,却较容易查出痛觉、温度觉障碍。因此当怀疑神经根受损时,如果检出痛觉减退或缺失应特别注意。外周神经病变时感觉缺失:不难推论,一个神经丛索或一个周围神经损伤时与神经根病变相比较是完全另外一种感觉缺失。因为神经丛损伤主要是引起运动的缺失,可表现出一些典型的综合征。

一条周围神经内走行的纤维来自多个神经根节段,如果一条周围神经损伤,这些神经根节段就不再与那些来自相同节段但走行在另外的周围神经内的纤维汇合在同一皮节区,感觉缺失所表现的模式与神经根损伤完全不一样。此外,相邻周围神经支配区的重叠比神经根支配区的重叠小,所以其感觉障碍易于诊断。

3.周围性调节环路　在我们分别追踪描述痛觉、温度觉、压觉和触觉传导,从脊髓至脑内的传导通路之前,先了解各种周围性调节环路的功能。除了要了解传入支外,还要了解传出支。

(1)单突触本体感觉反射　从肌梭起源的粗传入纤维在脊髓内入口区发出分支,并且以其终末直接与前角灰质内的神经元突触连接。传出性运动纤维起源于这些神经元,所以被称为前角运动神经元。这些传出性轴突离开脊髓、经过前根,接着在周围神经内走行到达骨骼肌。

上述连接构成简单的单突触反射弧,由两个神经元组成,即一个传入性感觉神经元及一个传出性运动神经元。反射弧的起点站和终点站在同一肌组织内,所以也被称为肌本体感觉反射。上述反射弧构成肌群长度系统调节的基础。

单突触反射本身严格来说并非单突触,因为它有多突触成分。就是说,不仅是前角神经元被激活,使肌肉产生收缩作用,而且同时通过中间神经元,利用脊髓性传导抑制了其他的神经元,使拮抗肌松弛,否则拮抗肌会对主动肌的收缩产生拮抗作用,这就是拮抗肌的反射性松弛。

(2)多突触屈曲反射　另外一个反射弧就是重要的屈曲反射,它是一种保护性和逃避性反射,它启用了大量的连接神经元,所以是多突触反射。如一个人用手指触碰火炉,当手还没有真正感觉到痛之前,就已把手迅速抽回。在该例证中感受器位于皮肤内(伤害感受器),动作电位由伤害感受器传到脊髓的胶状质,传入纤维在此通过突触与脊髓固有神经元系统的众多中间神经元连接。通过上述固有神经元系统的细胞,冲动传到参与手收缩动作的那些肌肉,使手从致痛的部位抽回。要完成这一动作必须产生许多冲动,按照一定的顺序和强度使一些肌肉收缩,同时使另一些肌肉(拮抗肌)松弛,这些联络过程由脊髓的固有神经元系统完成。例如,脚踩在尖石上产生的疼痛,则经历一个复杂的既定程序:刺痛的脚因屈曲动作而抬起,这时另一条腿成为重力腿(交叉伸展反射,crossed extensor reflex)。由于突然变换重心,如果躯干、肩、臂和颈部的肌群不能立即反应以平衡重心、保持直立姿势,就会摔倒。这一过程需要脊髓内许多的联络环节,脑干和小脑也参与作用。所有这一切都仅仅发生在一瞬间,之后方才知道疼痛,才去查看引起疼痛的原因,以及脚是否受伤。

所有这些无意识的过程都主要发生在脊髓内。但是就上述最后举例表明,较高的中枢神经区域也必须参与连接,这样才不会重心失衡而保持直立姿势。

4.肌牵张和肌张力感受器的调节 每一条肌肉都有两套反馈系统:一套长度调节系统,其肌梭内的核囊纤维充当测量感受器;一套张力调节系统,其高尔基腱器和肌梭内的核链纤维充当测量感受器。

肌梭充当牵张感受器和张力感受器,肌梭外肌纤维在静止状态下处于一个适当的长度,机体总是尽力保持这个肌纤维长度。当肌肉被拉长时,肌梭也受牵张,环形螺旋神经末梢立即对牵拉反应产生动作电位,通过快速传导的传入性Ⅰa纤维传到脊髓前角的运动神经元,然后去极化。接着这些运动性冲动通过同样快速传导的传出性纤维传回到肌梭外肌群,使这些肌群收缩而恢复原来的长度。肌肉的任一牵张都能引发这种反射机制。

临床上以轻扣肌腱如股四头肌腱(膝反射)来检测这种反馈环路的完整性,此时同名肌受牵张而激活上述反射弧。由于来自肌肉的刺激经过1~2个脊髓节段又传回到同一肌肉(肌本体反射),所以这种反射对于神经学检查中损伤的定位具有很大的诊断价值。以此方法可以确定脊髓损伤或神经根损伤的平面。

被牵张肌肉为了恢复其长度而产生反射性收缩,拮抗肌则反射性松弛发挥协同作用。这个反馈环路的起点同样是在肌梭内,在许多肌梭内,尤其是在核链纤维内,除有初级神经末梢外,还有第二级神经末梢,即所谓的"花蕊末梢",它们同样对牵张起反应,其动作电位不是通过Ⅰa纤维,而是通过细Ⅱ纤维向中枢方向传导,在脊髓内与中间神经元联络,通过中间神经元使拮抗肌被抑制而松弛(交叉拮抗抑制)。

上述保持肌肉长度的反馈环路可以被一种特殊的运动系统调节成不同的长度。

每条肌肉即使在完全松弛的状态下也有一定的张力,称为静止张力。当被动地屈曲或伸展一个肢体时,就能感觉到这种张力。除非切断含有该肌肉的运动纤维的全部前根,这种张力才会完全消失。切断相应的后根情况也相同。因为这种静止张力不是肌肉系统本身产生的,而是通过上述反射弧维持的。我们的身体始终处在地球的重力作用下,行走和站立时必须有某些姿势肌肉(股四头肌、长的背伸肌、颈肌)通过适应过程来对抗重力,否则就会摔倒。

还有举重时,四头肌"正常"条件下的张力已不够;如果不立即增加肌牵张力促使肌梭激活紧张性本体感觉反射,使肌肉张力增加,膝关节就会支持不住。通过这种由肌梭感受器引发的机制,肌张力自动地适应所需的状态,这就是说,以反馈启动的伺服机制使动作电位不断地循环往复,以保障行走时所需的肌张力。

(二)感觉系统的中枢部分

前面叙述的是传入性冲动由周围至脊髓的通路。本小节将描述传入性冲动在中枢神经系统内进一步走行的各个站点。各感觉神经纤维进入后根入口区后分出众多侧支与脊髓内其他神经元发生突触连接。有意义的是,所有传入性神经纤维的髓鞘在穿过神经根入口区到后角时明显变薄,并且由少突胶质细胞取代施万细胞。

1.脊髓小脑后束和前束 部分来自身体深部组织(肌肉、肌腱、关节)的传入性冲动通过脊髓小脑束到达小脑这个平衡器官。脊髓小脑束分为脊髓小脑后束和脊髓小脑前束。

（1）脊髓小脑后束　快速传导Ⅰa纤维起源于肌梭和腱器,进入脊髓后分出各种侧支,有些侧支直接到大α前角细胞,剩余侧支终止于$C_8 \sim L_2$节段后角基底区内的核柱内,并进行二级神经元交换,由此发出脊髓小脑后束(posterior spinocerebellar tract),属于快速传导纤维。它们在同侧脊髓侧索的后部上行,经小脑下脚到达小脑蚓部皮质。来自颈部的纤维经过楔束核到副楔束核,由此继续上行至小脑。

（2）脊髓小脑前束　传入性Ⅰa纤维的另一些侧支与后角和脊髓灰质中部内的束细胞发生突触联系,在此进行二级神经元交换,从下面的腰髓开始已可见这些二级神经元,由二级神经元发出脊髓小脑前束(anterior spinocerebellar tract)。该传导束在两侧侧索前部上行到达小脑。与脊髓小脑后束不同,前束穿过菱形窝底部上升至中脑,然后向下经过小脑上脚和上髓帆到达小脑蚓部。小脑接受有关全部深部感觉的传入性刺激,并且能通过多突触传出冲动影响肌张力及协调拮抗肌和主动肌,即影响行走和任何其他运动的协调肌。因此,高级功能环路是建立在低位反馈环路之上的,并通过锥体外系作用于α前角细胞和γ前角细胞,影响运动系。然而所有调节过程都不到达意识中枢水平。

2. 后索　人们能知道肢体所在位置及其肌张力,能感觉到身体对足底的压力(感觉到脚下的地面),还能感觉到关节活动,这就说明本体感觉能到达意识中枢水平。这些冲动来源于肌肉、肌腱、筋膜、关节囊和结缔组织,还有皮肤内的感受器。传入冲动到达假单极脊神经节细胞,其中枢性突起经过后根进入脊髓,然后分出下降支和上升支,上升支在后索(posterior funiculus)内上行并止于延髓下部的后索核。

传导下肢冲动的后索纤维位于脊髓最内侧,在颈髓平面时传导上肢冲动的后索纤维则位于外侧,这样似乎有两条后索,即一个内侧的薄束和外侧的楔束。二级神经元都在后索核(薄束核和楔束核)内,其轴索到达丘脑(延髓丘脑束),途中所有纤维交叉至对侧形成内侧丘系,然后经过延髓、脑桥和中脑,最后止于丘脑后外腹侧核,冲动在此交换三级神经元(丘脑皮质束),然后经过内囊、放射冠而到达中央后回,即到达意识中枢。传导束的躯体投射分布,在脊髓内已可辨认,延续直至大脑皮质的整个行程中。

后索主要传导来源于本体感受器和皮肤感受器的冲动。如果后索损伤,则不能准确确定自己肢体的位置,闭眼时不能通过触摸辨别放在手里的物体,不能辨别写在皮肤上的数字和字母,同时刺激身体两个不同部位时不能辨别其空间位置。由于压觉也受损,所以不能感觉到脚下的地面,站立或行走都不稳(共济失调),尤其是在黑暗中或闭眼时。这些功能障碍在后索损伤时特别明显,而在后索核、内侧丘系、丘脑及中央后回损伤时则较轻。

后索损伤综合征(sydrome of posterior funiculus lesion)的主要症状如下。①位置和运动觉丧失:患者闭眼后不能准确说明肢体所处的位置。②实体觉缺失:患者闭眼后不能触摸辨别和描述物体的形状和性质。③两点辨别觉丧失。④振动觉丧失:患者不能感觉到放置在其骨骼上的音叉振动。⑤Romberg征阳性:患者闭眼和双足并拢时不能平稳站立,摇摆并可摔倒,睁眼时对深感觉的丧失可有很大程度的代偿,这点则与小脑损伤患者不同。

3. 脊髓丘脑前束　冲动起源于皮肤感受器,经过中等厚度髓鞘包绕的周围神经纤维至假单极脊神经节细胞,然后经过后根传导至脊髓。脊神经节细胞的中枢性突起于脊髓后索内上升2~15个节段,其侧支下降1~2个节段后在不同平面后角灰质内与细胞发生突触连接而终止。由这些细胞(二级神经元)发出脊髓丘脑前束(anterior spinothalamic tract),其纤维在前连合交叉到对侧于前外侧索内上行,与脊髓丘脑侧束和内侧丘系一起止于丘脑,冲动在丘脑内交换三级神经元(丘脑皮质束)后到达中央后回。

脊髓丘脑前束病变:由于形成脊髓丘脑前束的一级神经元的纤维首先在同侧后索内上升较长距离,中途发出侧支至交叉的二级神经元,所以,腰部和胸部的脊髓丘脑前束损伤时,常不会引起明显的触觉丧失,因为许多冲动由于长距离同侧走行而绕过损伤区。如果脊髓丘脑前束损伤在颈部,只引起对侧下肢轻度感觉减退。

4.脊髓丘脑侧束 脊髓丘脑侧束(lateral spinothalamic tract)是传导痛觉和温度觉的,周围感受器为皮肤内的游离神经末梢。这些纤维为假单极脊神经节细胞的周围性突起。中枢性突起则通过后根外侧部进入脊髓,在脊髓内分出短的纵向侧支,这些侧支在1~2个节段内与胶状质内的索细胞发生突触连接,索细胞的突起形成脊髓丘脑侧束。索细胞的轴索在上升前,经过前连合和灰质交叉到脊髓对侧,然后在后索内上行至丘脑。与后索一样,脊髓丘脑侧束内也有躯体投射排列顺序。下肢的纤维逐渐移到躯干和上肢的纤维的内侧。

传导痛觉和温度觉的纤维在其行程中排列紧密,从解剖上难以分开。脊髓丘脑侧束损伤时不仅累及传导痛觉和温度觉的纤维,而且有时程度也相当不同。

脊髓丘脑侧束与内侧丘系一起伴行,称为脊髓丘系,经过脑干,止于丘脑后外腹侧核。在此三级神经元换元并发出轴索形成丘脑皮质束,到达顶叶的中央后回。痛觉和温度觉刺激传导到丘脑时就已经能被粗略感觉到,但是细微差别只有到皮质后才能感觉到。

脊髓丘脑侧束病变:脊髓丘脑侧束为痛觉和温度觉刺激的主要传导束。该束被切断后,过去治疗顽固性疼痛有时会切断该束,但疼痛并不完全消失,所以有人认为,痛刺激大概还可通过脊髓神经元沿脊髓在固有束的内部传导束传导。如果在脊髓腹侧部内切断脊髓丘脑侧束,则切断平面以下对侧1~2个节段痛觉和温度觉丧失,而触觉保留(分离性感觉障碍)。

5.其他传入性脊髓束 除上述脊髓小脑和脊髓丘脑纤维束外,脊髓还含有其他的传入性传导束系统,它们通向脑干的不同靶区及脑皮质下的核区。这些传导束起源于脊髓后柱(二级传入性神经元),然后在前外侧索内上行,如脊髓网状束、脊髓顶盖束、脊髓橄榄束和脊髓前庭束。脊髓前庭束位于 C_4 脊髓节段以上前庭脊髓束区域内,可能是脊髓小脑后束的侧支。

(三)感觉刺激的中枢处理

所有从丘脑至脑皮质的感觉性第三级神经元都走行在内囊后肢内锥体束后方,终止于中央后回区域的躯体感觉区,传导的是浅感觉、触觉、压觉、痛觉、温度觉及部分深感觉。

来源于丘脑的感觉性传入冲动并非都终止于感觉皮质,一部分终止于中央前回即运动皮质内,另一部分终止于中央后回引发运动性反应。运动性和感觉性皮质区部分重叠,所以总称为感觉运动区。在这个区域感觉性冲动可以迅速转换成运动性冲动(感觉运动性反馈环路)。这个短路的反馈环路,其锥体束纤维大多不需要中间神经元而直接终于前角细胞。尽管存在重叠,但中央前回主要的还是运动区,而中央后回主要的还是感觉区。

传入性纤维的三级神经元在皮质内不仅呈倒置"感觉矮人"躯体投影排列,而且不同性质的感觉冲动在皮质内有不同的靶区。虽然痛觉、温度觉及其他刺激在丘脑已经能感觉到,但是这些感觉到达大脑皮质以后才能分辨出其性质。一些较高级的功能,如两点辨别觉及各种刺激的精确定位,受大脑皮质的控制。

单侧感觉性损伤后会导致对侧半身痛觉、温度觉和触觉的感觉减退,但不会完全丧失,相反,对侧身体节段的两点辨别觉和位置却会完全丧失,因为不同性质的感觉受完整大脑皮质的控制。

一些功能如辨认放在手里的物体(实体觉)还需要顶叶的其他联合区,在这个联合区许多感觉如大小、形状、性质、尖、钝、软、硬、凉、热等相互整合,并且可以与从前经历过的触觉记忆印象进行比较。如果顶叶下部的某一区域受损,对侧通过触摸辨认放在手里的物体的功能可能会丧失,称为实体觉丧失。

（四）感觉传导通路中断的感觉缺失

感觉缺失可以因感觉传导通路受损部位的不同而有一定差异。感觉通路中的典型病变部位所引起的感觉缺失叙述如下。

若支配上肢或支配下肢的感觉运动区皮质或皮质下发生病变，可引起对侧相应肢体的感觉异常（蚁走感等）和麻木感，特别是远端，也可以是局灶性感觉性癫痫的感觉异常。因为邻近运动皮质，所以还常出现运动性放电（Jackson 癫痫发作）。①一个病变累及丘脑以下全部感觉通路，则对侧半身所有感觉都消失。②如果除痛觉和温度觉以外的感觉通路受损，则对侧面部和偏身出现感觉异常，但痛觉和温度觉保留。③病变在脑干内局限于三叉丘系和脊髓丘脑侧束，则对侧面部和偏身痛觉和温度觉丧失，但其他感觉保留。④病变累及内侧丘系和脊髓丘脑前束，则对侧偏身除痛觉和温度觉以外的其余各种感觉均消失。⑤后索损伤则引起位置觉、振动觉、辨别觉和其他感觉的丧失，并伴有同侧共济失调。⑥后角受损则引起同侧痛觉和温度觉丧失，但其余各种感觉保留（分离性感觉障碍）。⑦多个相邻后根受损时，出现根性感觉异常和疼痛及相应皮节区的各种感觉减退甚至丧失，如果是支配上肢和下肢的神经根受损，则还出现肌张力低下或无张力、反射消失和共济失调。

三、运动系统

随意运动的运动性冲动大部分产生于额叶的中央前回（4 区）及邻近的皮质区（一级运动神经元）。这些冲动经过较长的脊髓传导束（皮质核束和皮质脊髓束/锥体束）到达脑干及脊髓前角，并且大多在此通过中间神经元交换到二级运动神经元。

由 4 区和邻近的皮质区发出的神经纤维共同构成锥体束。它们是初级运动区和脊髓的前角细胞之间最快最直接的连接。此外还有其他的皮质区（如运动前区皮质，6 区）和位于皮质下的核区，尤其是基底核参与调控运动。它们与初级运动区和小脑一起构成复杂的反馈回路，再经过多个脊髓束影响前角细胞。它们主要的作用是调整运动和影响肌张力。

由运动性脑神经核团及脊髓前角细胞发出的运动性冲动，经过前根、四肢神经丛和周围神经到达肌肉，把肌肉内的冲动传导至运动终板区域。

大脑或脊髓内一级运动神经元的病变主要导致痉挛性偏瘫，相反，当前角、前根、周围神经和运动终板等区域的二级运动神经元受到损伤时，则出现弛缓性麻痹。运动障碍极少是神经系统损伤时单独出现的症状，根据损伤的部位和原因一般常合并自主神经的、精神的和神经心理的缺失。

（一）运动系统的中枢部分及其病变的临床综合征

负责随意运动的运动系统的中枢部分由 4 区、6 区和由此发出的皮质延髓束及皮质脊髓束所组成。

1. 运动皮质区　原始运动区（中央前回）是一个狭窄带，沿整个中央沟走行，从外侧裂向背内侧延伸至大脑半球上缘，再由此进入半球内侧面的旁中央小叶前部，该区正好走行于中央后回感觉皮质带之前。支配咽和喉的神经元位于其下端，临近外侧裂。自下向上依次是面、上肢、躯干和腿。

运动神经元不仅限于 4 区，在邻近皮质区内也能见到。但是负责精细有目的的单一运动的神经纤维主要起源于中央前回。在中央前回的第 5 皮质层有特殊的巨大的贝兹（Betz）细胞，这些细胞发出快速传导的厚髓鞘神经纤维。

2. 皮质脊髓束（锥体束）　当皮质脊髓束纤维离开运动区皮质时，它们集中通过脑白质的放射冠,走向内囊后肢,紧密排列后,则按躯体定位排列顺序通过内囊,进入中脑大脑脚的中部。这时,它们成为紧密的一束,经两侧脑桥基底的中部下行,并被脑桥核的大量细胞和各系统的纤维包围。在脑桥延髓结合部,该束从外面即可见到,并在延髓前部中线的两侧形成拉长倒置的锥体,因而得名锥体束。在延髓下端,每侧锥体束80%~85%的纤维在锥体交叉处交叉到对侧,变成皮质脊髓侧束。其余纤维不交叉,在前索内成为皮质脊髓前束继续下行。这些纤维在其节段平面通过脊髓前连合交叉。在颈段和胸段脊髓,有些纤维可能与同侧前角细胞相连接,所以颈部与躯干的肌肉接受双侧皮质的神经支配。

在锥体交叉处交叉的大部分纤维成为皮质脊髓侧束通过侧索下行。由于纤维不断分出,在走向腰髓的过程中变得越来越小。大约90%的纤维与中间神经元形成突触联系,这些中间神经元再与大 α 前角细胞及 γ 运动细胞相连接。

3. 皮质核束(皮质延髓束) 形成皮质核束的纤维在中脑平面从锥体束上部分出,稍向背侧走行,部分交叉,部分不交叉后,到达颅神经运动核。这些核团涉及管理随意神经支配的画部和口部肌肉的颅神经:三叉神经(Ⅴ)、面神经(Ⅶ)、舌咽神经(Ⅸ)、迷走走神经(Ⅹ)、副神经(Ⅺ)和舌下神经(Ⅻ)。

4. 运动系统的其他中枢部分 除锥体束及其不同的起源区域之外,还有其他的脑结构也参与调控运动,像皮质与小脑之间的纤维传导束(皮质脑桥小脑束)。它们将运动皮质的冲动信号传递给小脑,然后小脑通过传出冲动调整运动过程。此外还有一些纤维参与调控运动,它们由大脑皮质分别走行至基底核、红核、黑质、脑干内的网状结构及其他神经核团区域(如中脑顶盖)。

在这些结构中进行换元到其他神经元,然后经过各种中间神经元以顶盖脊髓束、红核脊髓束、网状脊髓束、前庭脊髓束等传导到前角运动细胞。小脑、基底核和脑干的运动核团就是通过这些传导通路来影响脊髓运动。

脊髓平面的外侧和内侧运动系统:从解剖和功能上可以将脊髓平面的运动系统进行划分,皮质脊髓束和红核脊髓束为外侧系统,网状脊髓束、前庭脊髓束和顶盖脊髓束为内侧系统。皮质脊髓束和红核脊髓束主要投射到远端肌群(尤其是上肢)和短程的脊髓本体传导通路,它们主要传导臂和手的随意运动,即负责精细的高分辨的精细动作。网状脊髓束、前庭脊髓束和顶盖脊髓束的轴索负责支配位于内侧的运动神经元和远程的脊髓本体传导,即支配躯干肌和下肢肌(躯干动作和站立动作)。

5. 中枢性运动传导通路的损害 主要表现为中枢性痉挛性瘫痪,发病机制:在皮质脊髓束损害的急性期,牵张反射被抑制,肌肉首先出现弛缓性麻痹。数天或数周后牵张反射恢复,此时对牵张的反应比以前更敏感,尤其是上肢的屈肌和下肢的伸肌。这种高敏感性的原因在于下行传导通路损伤后,激活肌梭的肌梭运动神经元与抑制性中枢性冲动的连接中断。肌梭内纤维因此被持久激活而对肌组织的牵张反应特别迅速和敏感。管理肌梭长度的反馈环路大概也因此受到影响,表现为上肢屈肌和下肢伸肌固定为很短的长度。同时还伴有痉挛性张力增高和反射亢进,以及所谓的锥体束征和阵挛,锥体束征还包括一些手指或足趾的体征,如 Babinski 征。

痉挛性瘫痪出现就说明存在中枢神经系统损害。如果内侧和外侧系统同时受损(如脊髓病变),则更为显著。如果只是单纯的皮质损害,就不出现痉挛状态。这说明辅助运动传导通路对痉挛状态的产生具有重要意义,尽管痉挛状态的病理生理机制至今尚不十分清楚。

中枢性痉挛性瘫痪综合征包括:肌力减低伴精细运动丧失;痉挛性肌张力增高;牵张反射增强,有或无阵挛;外感受性反射(腹壁反射、提睾反射、跖反射)减退或消失;病理性反射出现(Babinski 征、Oppenheim 征、Gordon 征、Mendel-Bechterew 征等);(初期)获得性肌萎缩。

6. 中枢性运动系统病变的定位分类

(1)皮质下病变 引起对侧身体局部轻瘫,由于面和手的皮质投影区很大,所以半侧身体瘫痪易于出现在这些身体部位。损伤时的典型症状是以远侧显著的上肢轻瘫伴重点突出的精细运动受损。由于非锥体纤维没有受到损害,所以这种麻痹是不完全性的,另外也不出现痉挛状态,这种轻瘫是弛缓性的。这些刺激症状也可以为局灶性癫痫发作的形式出现。

(2)内囊病变　出现对侧痉挛性偏瘫,锥体束纤维和非锥体纤维同时受损,因为它们在内囊紧密排列在一起,皮质核束也受累,所以还出现对侧面瘫,并可能出现中枢性舌下神经麻痹,由于其余颅神经核团受双侧支配,所以不出现其他颅神经缺失。由于休克样影响,对侧瘫痪首先是弛缓性的,又由于非锥体纤维同时受损,数小时或数天后就转变成痉挛性瘫痪。

(3)大脑脚病变　引起对侧痉挛性偏瘫,并可伴有同侧动眼神经麻痹(韦伯综合征)。

(4)脑桥病变　出现对侧偏瘫,或可能为双侧偏瘫。由于锥体束纤维在脑桥平面较内囊平面分布很散,所以并非所有纤维均受损。支配面神经核与舌下神经核的纤维靠近后背侧,所以该部位受损时较少出现面瘫或中枢性舌下神经麻痹,但是有可能出现同侧外展神经受损或三叉神经受损。

(5)锥体病变　可能是锥体束纤维单独受损,结果可能是对侧弛缓性轻偏瘫,为不完全瘫痪(不是偏瘫),因为其余的下行传导束尚完好。

(6)颈髓平面锥体束病变　常见于颈髓肿瘤、脊髓炎、外伤等,引起同侧痉挛性偏瘫,因为锥体束已经交叉,并且该平面还有非锥体纤维走行,上颈髓双侧受损则出现四肢轻瘫甚至四肢瘫痪。

(7)胸髓病变引起锥体外侧束中断　导致同侧下肢痉挛性单瘫,双侧病损则引起截瘫。

(二)运动系统的周围部分及其病变时的临床综合征

运动系统的周围部分由脑干内运动性颅神经核团、脊髓内的运动性前角细胞、脊神经前根、周围神经和肌组织内运动终板所组成,在颈段和腰骶段还包括神经丛。

1.前根　运动神经元的轴突从腹侧离开脊髓形成根丝,并汇集到前根内。前根在脊神经节的远侧与后根合并,共同形成一根脊神经。脊神经从椎间孔穿出椎管。

2.周围神经和运动终板　每个体节都有一对自己的脊神经,这些脊神经不仅包含传入性感觉纤维和传出性运动纤维,而且还包含从脊髓灰质侧角发出的传出性自主纤维及传入性自主纤维。颈段和腰骶段脊神经在神经丛中相互混合后,发出周围神经支配颈部肌肉和四肢肌肉。

3.运动单位　前角细胞、轴突和受其支配的肌纤维称为一个运动单位,亦称为共有的运动终末段,因为它不仅受大脑内不同来源、不同运动传导通路冲动的影响,还受节段内和节段间反射神经元不同冲动的影响。在这个共有的运动,各种运动性冲动进行最终整合后传导至肌纤维。

运动单位病变时的临床综合征:弛缓性瘫痪是运动单位在其某一部位中断的结果,受损部位可能是前角、多个前根、神经丛或者周围神经自身。当运动单位受损时,受累肌肉的随意性和反射性神经支配均中断,受累肌肉高度麻痹(瘫痪),即肌张力低下和反射消失,这是因为单突触牵张反射被中断。数周后受累肌肉开始萎缩,肌组织逐渐被结缔组织替代,甚至发展到数月或数年后仅残留结缔组织。所以说,前角细胞对肌纤维产生营养性影响,其意义在于保持肌肉的正常功能和结构。

弛缓性瘫痪综合征的主要症状:粗大肌力减退;肌张力低下或消失;反射减退或消失;肌萎缩等。

肌电图检查和神经影像学检查大多可以鉴别病损部位是在前角、前根,还是在神经丛或周围神经。如果瘫痪还伴有感觉性和自主性缺失,多是神经根远端,至少在四肢范围受损,即神经丛受损或周围神经受损。但是,弛缓性瘫痪极少是由皮质病变引起,在这种情况下,反射存在,甚至会亢进,肌张力正常或提高。

(新乡医学院第三附属医院　李晓芳)

第三章

康复医学评定

学习目标

1. 肌张力的定义及评定方法。
2. 徒手肌力评定方法;四肢主要肌肉肌力评定方法。
3. 关节活动度的定义;主被动关节活动度的鉴别意义;四肢及脊柱主要关节活动度的测量方法。
4. 感觉功能评定、平衡与协调功能评定在临床中的应用及注意事项。
5. 常见异常步态的病因及步态分析方法。
6. 心肺功能评定方法、临床应用、适应证及禁忌证。
7. 日常生活能力的定义、评定内容及方法。
8. Barthel 指数评定量表和功能独立性评定量表(FIM)评定方法及解读。
9. 生活质量评定内容及方法。
10. 失语症的定义及分类,常见失语症的特点及鉴别方法。
11. 构音障碍的评定方法。
12. 吞咽功能障碍的临床表现及评定方法。
14. 常见心理功能评定方法。
15. 情绪评定量表的应用。
16. 认知功能评定方法及常见量表评定。
17. 注意功能、记忆功能、失认症及失用症的评定方法。
18. 脑电图定义及基本分析,常见疾病脑电图表现。
19. 正常肌电图及相关参数,常见病变肌电图表现及诱发电位意义。

第一节　运动功能评定

一、人体功能评定

所有康复医学工作者应充分认识到骨骼肌在所有身体运动(如行走、工作、娱乐等)和日常生活

28

及社会活动中所起的作用。人体 600 多块肌肉的精准协调运动确保人体姿势及运动的准确完成，因此骨骼肌在许多疾病的病理生理中扮演着重要的角色。骨骼肌肉功能是确定损伤性质、程度和活动受限的关键因素，因此对人体功能正确的评估至关重要。

（一）姿势评定

身体姿势是指身体各个部位在空间的相对位置，它反映人体肌肉、骨骼、神经等各组织之间的力学关系。通过观察或测量被评定对象，了解有无姿势异常，为患者具体的康复治疗方案提供客观依据。

1. 正面检查

（1）正常表现　双足对称，双侧腓骨头、髌骨、髂前上棘同高，髌骨位于正前面；双侧肋弓对称，双侧肩峰、锁骨同高且对称，双侧斜方肌对称；头颈直立，表情正常。

（2）检查方法　从下向上逐一检查，从双足开始，观察有无内翻、扁平足、蹈外翻，膝关节是否有反弓、外翻；肋弓是否同高，若不同高，考虑脊柱侧弯或者其他先天性疾病。

2. 后面检查

（1）正常表现　双侧内外踝同高，双侧腘窝同高，双侧大粗隆和臀纹同高，脊柱无侧弯，头颈无侧弯。

（2）检查方法　从下向上逐一检查，双足有无内外翻、扁平足；膝关节有无过伸；双侧股骨大转子是否同高；脊柱有无侧弯，若观察发现姿势异常，可以通过铅垂线测量法了解有无脊柱侧凸。具体方法：患者站立，用一个铅垂线从枕骨隆突的中点下垂，如果铅垂线不经过臀中沟，则表示脊柱侧弯。头颈部是否侧弯或者旋转。另外脊柱侧弯还可以行 X 射线片检查，孕妇除外，检查应从第 1 胸椎至第 1 骶椎，应查正侧位片，还可以客观地评定侧弯程度，观察疗效。

（二）肢体围度测量

不同个体间肢体围度的不同，不能代表肌力的大小，与个体肌肉成分不同有关，可自身比较，可行度较高。

1. 上肢围度测量　被测对象取坐位或者站立位，上肢在体侧自然下垂。

（1）上臂围度　用皮尺绕肱二头肌肌腹或上臂最隆起处一周，为其周径，一般在用力屈肘和上肢下垂放松时各测量一次。

（2）前臂围度　用皮尺在前臂最粗处测量。

2. 下肢围度测量　分别测量大腿和小腿围度。

（1）大腿围度　被测量对象取仰卧位，大腿肌肉放松，从髌骨上缘向上 10 cm，在此处测量大腿围度。

（2）小腿围度　被测量对象取仰卧位，屈膝，双足平放床面，放松，用皮尺在小腿最粗处测量周径。

（三）躯体围度测量

1. 胸围　被测对象取坐位或者站立位，上肢自然下垂；用皮尺测量通过乳头上方和肩胛骨下角下方的围度。分别在平静呼气末和吸气末时测量。

2. 腹围　被测对象取坐位或站立位，上肢在体侧自然下垂。用皮尺通过脐部绕腹部一周。

3. 臀围　被测对象取站立位，双侧上肢自然下垂，测量大转子和髂前上棘连线臀部最粗处。

（四）身体成分测定

人体是由不同化学成分、性质的各类组织（包括骨骼肌）组成，研究身体成分，需要测量这些成分的数量和解剖质量,身体成分与健康状况和功能相关。我们可以利用生物技术,采用无创方法对人体成分进行多样化分析。被测对象站在测试仪的测试台上,双手握住测试仪的手部电极,测试自动完成。测试内容包括去脂肪体重、身体水分总量、腰臀脂肪分布比例、细胞内外液总量、体重指数等。测试结果自动与正常数据比较后,给出被检测结果有无异常。

二、肌肉功能评定

肌张力(muscle tension)是指肌肉在静息状态下的紧张程度;肌张力是维持身体各种姿势及正常活动的基础。检查时以按压肌肉的硬度及屈伸肢体时的阻力作为评估依据。肌肉组织本身因弹性特征,具有一定的韧性,肌肉与神经节段存在反射联系,因此,神经肌肉反射弧上的病变都可能导致肌张力的变化。大部分运动需要不同肌肉协同完成,因此,临床上姿势张力是身体不同部位表现出来的整体张力。根据身体所处的不同状态,肌张力可分为静止性肌张力、姿势性肌张力、运动性肌张力。静止性肌张力是在安静状态下观察肌肉的外观,触摸肌肉的硬度、被动屈伸运动时活动受限程度及其阻力来判断;姿势性肌张力是在患者变换各种体位过程中,观察肌肉的阻抗及肌肉的调整状态;运动性肌张力是在患者完成某一动作过程中,检查相应关节的被动运动阻抗。

(一)肌张力分类及特点

1.肌张力正常　被动活动肢体时,没有阻力突然增高或降低的感觉。有以下特点:能够维持主动肌和拮抗肌间的平衡;具有随意使肢体由固定到运动和在运动过程中变为固定姿势的能力;需要时可以完成某肌群的协同动作,或某块肌肉的独立运动功能的能力;被动运动时有一定的弹性。

2.肌张力增高　肌张力增高是指肌肉张力增加,高于正常休息状态下的肌肉张力。有以下特点:被动运动时诱发牵张反射;被动运动时某个点阻力突然增加;主动肌和拮抗肌的肌张力平衡失调;主动运动减弱或消失。

3.肌张力降低　肌张力降低是指肌肉张力降低,低于正常休息状态下的肌肉张力。有以下特点:肌张力低下,主动肌和拮抗肌同时收缩减弱或消失;抗肢体重力能力减弱或消失;肌力降低或消失。

4.肌张力障碍　肌张力障碍是指肌肉张力紊乱,或高或低,无规律地交替出现。有以下特点:时间、地点、冷暖均可影响患者肌张力;不良刺激可影响患者肌张力等。

(二)肌张力评定

1.临床分级　肌张力临床分级是一种定量评定方法。根据被动活动肢体时感觉到的阻力将其分为0~4级(表3-1)。

表3-1　肌张力临床分级

等级	肌张力	标准
0级	软瘫	被动活动肢体无反应
1级	低张力	被动活动肢体反应减弱
2级	正常	被动活动肢体反应正常
3级	轻度、中度增高	被动活动肢体有阻力反应
4级	重度增高	被动活动肢体有持续性阻力反应

2.痉挛的评定　大多采用两种方法:手法快速检查关节被动活动范围(passive range of motion,PROM)评定法和改良 Ashworth 痉挛评定量表。手法检查时,一般由检查者给被检者进行有关 PROM 检查,根据被检者的 PROM 评定痉挛程度,用所感受的阻力来做出判断。检查时最好从被检者肌肉处于最短位置开始,速度要快。

(1)PROM 评定法　手法快速检查 PROM 评定法见表 3-2。

表 3-2　痉挛的手法快速检查 PROM 评定法

等级	标准
轻度	在肌肉最短的位置上开始做关节被动活动,在活动范围的后 1/4,即肌肉位置接近最长时,才出现抵抗和阻力
中度	同上,但在活动范围的中 1/2 处即出现抵抗和阻力
重度	同上,但在活动范围开始的 1/4 内已出现明显的阻力

注:此方法简单、实用,但评定粗略。

(2)改良 Ashworth 痉挛评定量表　改良 Ashworth 痉挛评定量表见表 3-3。

表 3-3　改良 Ashworth 痉挛评定量表

等级	标准
0 级	无肌张力增加,被动活动患侧肢体无阻力
Ⅰ级	肌张力轻度增加,被动活动患侧肢体,在活动范围终末端突然卡住,有轻微的阻力
Ⅰ$^+$级	肌张力轻度增加,被动活动患侧肢体,在前 1/2 活动范围末端突然卡住,后 1/2 活动范围始终有轻微的阻力
Ⅱ级	肌张力较明显增加,被动活动患侧肢体时,在大部分活动范围内均有阻力,但仍可以轻易被动活动
Ⅲ级	肌张力中度增加,被动活动患侧肢体时,在整个活动范围内均有阻力,活动困难
Ⅳ级	肌张力高度增加,患侧肢体僵直,阻力很大,被动活动很困难

3.弛缓性麻痹程度的评定　弛缓性麻痹的严重程度分级如下。

(1)轻度　见于肌张力低下、肌力下降。患肢仍有少量功能活动,当检查者持被检者的患肢被动地放在空间某一位置时,患肢只能抗短暂重力,然后落下。

(2)中、重度　见于肌张力显著降低或消失,肌力 0 或 1 级(徒手肌力检查)。患肢不能进行任何功能活动,测试时,当患肢被检查者放于空间某位置释放时,肢体立即落下。

4.肌张力评定注意事项

(1)有无评定肌张力禁忌证(如急性骨折、严重出血性疾病、病情危重等)。

(2)肌张力检查必须在舒适的体位及温暖的环境中进行。

(3)检查前充分与患者沟通,让患者尽量放松。

(4)检查者活动被检者肢体时,应以不同的速度来回活动,并双侧对比。

(5)除了神经肌肉反射弧上的病变可导致肌张力变化外,肌腱的挛缩、关节的僵直都会影响肌张力的评定,检查时应注意。

三、肌力评定

肌力（muscle strength）是指肌肉运动时最大收缩的力量。肌力测定是康复评定的一项重要内容，是测定被检者在主动运动时肌肉或肌群产生的力量，以评定肌肉的功能状态。肌力检查在肌肉骨骼系统、神经系统，尤其是周围神经系统的病变评价中十分重要。肌力测定的主要目的和作用：①检查肌肉本身的发育和营养状况（肌肉有无萎缩、痉挛或挛缩）；②判断肌力低下的程度；③为制订治疗计划提供依据；④评价治疗效果。

临床上常用的肌力测定方法有3种：徒手肌力检查（manual muscle test，MMT）、应用简单器械的肌力测试、等速肌力测试（isokinetic muscle test）。

（一）徒手肌力检查

1. 特点　是根据受检肌肉或肌群的功能，让被检者处于不同的受检体位，嘱被检者在减重、抗重力或抗阻力的不同状态下做一定的动作，并使动作达到最大活动范围，观察其完成动作的能力，按肌力分级标准来评价肌力级别。

2. 优点　①不需要特殊的检查仪器，不受场所的限制。②以自身各肢段的重量作为肌力的评价基准，能够表示出与个人体格相对应的力量，比用测力计等方法测得的肌力绝对值更具有实用价值。

3. 缺点　①徒手肌力检查只能表明肌力的大小，不能表明肌肉收缩耐力。②定量分级标准较粗略。③较难以排除测试者主观评价的误差。④不适用于由上运动神经元损伤（如脑卒中、脊髓损伤等）引起痉挛患者的肌力评定。

4. 分级标准　Lovett的6级分级法将肌力分为0、1、2、3、4、5级，其中3级是徒手肌力检查的关键，以关键肌能否抵抗所在肢体的重力而达到正常关节全范围活动，作为是否达到3级肌力的标准。各级肌力的具体标准见表3-4。

目前，国际上普遍应用的肌力分级方法是手法肌力检查的补充6级分级法（表3-5）。

5. 主要肌肉的徒手肌力检查　①上肢部分肌肉的徒手肌力检查见表3-6。②下肢部分肌肉的徒手肌力检查见表3-7。

表3-4　Lovett肌力分级标准

级别	名称	标准	相当于正常肌力的百分比/%
0级	零（zero，O）	无可测知的肌肉收缩	0
1级	微缩（trace，T）	有轻微收缩，但不能引起关节活动	10
2级	差（poor，P）	在完全减重状态下能做关节全范围的活动	25
3级	可（fair，F）	能抗自身重力做关节全范围运动，但不能抗阻力	50
4级	良好（good，G）	能抗重力，抗部分阻力运动	75
5级	正常（normal，N）	能抗重力，抗充分阻力运动	100

表 3-5 手法肌力检查的补充 6 级分级法

分级	标准
0 级	没有可以测到的肌肉收缩
1 级	有轻微肌肉收缩,但不产生关节运动
1$^+$级	有较强肌肉收缩,但没有关节运动
2$^-$级	完全减重时关节能完成大范围活动(ROM>50%)
2 级	完全减重时关节能完成全范围活动
2$^+$级	抗自身重力时关节能完成小范围活动(ROM<50%)
3$^-$级	抗自身重力时关节不能完成全范围活动(ROM<100%,但>50%)
3 级	抗自身重力时关节能完成全范围活动
3$^+$级	抗自身重力时关节能完成全范围活动,抗较小阻力时关节能完成小范围活动(ROM<50%)
4$^-$级	抗部分阻力时关节能完成大范围活动(ROM>50%,但<100%)
4 级	抗部分阻力时关节能完成全范围活动
4$^+$级	抗充分阻力时关节能完成小范围活动(ROM<50%)
5$^-$级	抗充分阻力时关节能完成大范围活动(ROM>50%,但<100%)
5 级	抗充分阻力时关节能完成最大范围活动(ROM=100%)

注:ROM=关节活动范围。

表 3-6 上肢部分肌肉的手法检查

肌肉	分级		
	1 级	2 级	3~5 级
三角肌前部、喙肱肌	仰卧,试图屈肩时可触及三角肌前部收缩	向对侧侧卧,被测上肢悬吊带减重,肩可主动屈曲	坐位,肩内旋,屈肘,掌心向下,肩屈曲,阻力加于上臂远端
三角肌后部、大圆肌、背阔肌	俯卧,试图伸肩时可触及大圆肌、背阔肌收缩	向对侧侧卧,被测上肢悬吊带减重,肩可主动伸展	俯卧,肩伸展30°~40°,阻力加于上臂远端
三角肌中部、冈上肌	仰卧,试图肩外展时可触及三角肌收缩	体位同左,上肢放滑板上,肩可主动外展	坐位,肘屈:肩外展至90°,阻力加于上臂远端
冈下肌、小圆肌	俯卧,上肢在床缘外下垂,试图肩外旋时在肩胛骨外缘可触及肌肉收缩	体位同左,肩可主动外旋	俯卧,肩外展,肘屈,前臂在床缘外下垂,肩外旋,阻力加于前臂远端

续表 3-6

肌肉	分级		
	1级	2级	3～5级
肩胛下肌、大圆肌、胸大肌、背阔肌	仰卧,上肢在床缘外下垂;试图肩内旋时在腋窝前、后可触及相应肌肉收缩	体位同左,肩可主动内旋	俯卧,肩外展,屈肘,前臂在床缘外下垂,肩内旋,阻力加于前臂远端
肱二头肌、肱肌、肱桡肌	坐位,肩外展,上肢放滑板上,试图肘屈曲时可触及相应肌肉收缩	体位同左,肘可主动屈曲	坐位,上肢下垂,前臂旋后(测肱二头肌)或旋前(测肱肌)或中立位(测肱桡肌),屈肘,阻力加于前臂远端
肱三头肌、肘肌	坐位,肩外展,上肢放滑板上,试图肘伸展时可触及肱三头肌收缩	体位同左,肘可主动伸展	俯卧,肩外展,屈肘,前臂在床缘外下垂,肘伸展,阻力加于前臂远端
肱二头肌、旋后肌	俯卧,肩外展,前臂在床缘外下垂,试图前臂旋后时,可于前臂上端桡侧触及肌肉收缩	位体同左,前臂可主动旋后	坐位,屈肘90°,前臂旋前位,前臂旋后,握住腕部施加反方向阻力
旋前圆肌、旋前方肌	俯卧,肩外展,前臂在床缘外下垂,试图前臂旋前时可在肘下、腕上触及肌肉收缩	体位同左,前臂可主动旋前	坐位,屈肘90°,前臂旋后位,前臂旋前,握住腕部施加反方向阻力
尺侧腕屈肌	向同侧侧卧,前臂旋后45°,试图腕掌屈及尺侧偏时可触及其止点活动	体位同左,前臂旋后45°,可见大幅度腕掌屈及尺侧偏	体位同左,屈肘,前臂旋后,腕向掌侧屈并向尺侧偏,阻力加于小鱼际
桡侧腕屈肌	坐位,前臂旋前45°,试图腕掌屈及桡侧偏时可触及其止点活动	体位同左,前臂旋前45°,可见大幅度腕掌屈及桡侧偏	体位同左,前臂旋后45°,腕向掌侧屈并向桡侧偏,阻力加于大鱼际
尺侧腕伸肌	坐位,前臂旋前45°,试图腕背伸及尺侧偏时可触及其止点活动	体位同左,前臂旋前45°,可见大幅度腕背伸及尺侧偏	体位同左,前臂旋前,腕背伸并向尺侧偏,阻力加于掌背尺侧
桡侧腕长、短伸肌	坐位,前臂旋后45°,试图腕背伸及桡侧偏时可触及其止点活动	体位同左,前臂旋后45°,可见大幅度腕背伸及桡侧偏	体位同左,前臂旋前45°,腕背伸并向桡侧偏,阻力加于掌背桡侧

表3-7 下肢部分肌肉的徒手肌力检查

肌肉	分级		
	1级	2级	3~5级
髂腰肌	仰卧,试图屈髋时于腹股沟上缘可触及肌活动	向同侧侧卧,托住对侧下肢,可主动屈髋	仰卧,小腿悬于床缘外,屈髋,阻力加于股远端前面
臀大肌、腘绳肌	俯卧,试图伸髋时于臀部及坐骨结节下方可触及肌活动	向同侧侧卧,托住对侧下肢,可主动伸髋	俯卧,屈膝(测臀大肌)或伸膝(测腘绳肌),髋伸10°~15°,阻力加于股远端后面
内收肌群、股薄肌、耻骨肌	仰卧,分腿30°,试图髋内收时于股内侧部可触及肌活动	体位同左,下肢放滑板上,可主动内收髋	向同侧侧卧,两腿伸,托住对侧下肢,髋内收,阻力加于股远端内侧
臀中、小肌,阔筋膜张肌	仰卧,试图髋外展时于大转子上方可触及肌活动	体位同左,下肢放滑板上,可主动外展髋	向对侧侧卧,对侧下肢半屈,髋外展,阻力加于股远端外侧
股方肌,梨状肌,臀大肌,上、下孖肌,闭孔内、外肌	仰卧,腿伸直,试图髋外旋时于大转子上方可触及肌活动	体位同左,可主动外旋髋	仰卧,小腿在床缘外下垂,髋外旋,阻力加于小腿下端内侧
臀小肌,阔筋膜张肌	仰卧,腿伸直,试图髋内旋时于大转子上方可触及肌活动	体位同左,可主动内旋髋	仰卧,小腿在床缘外下垂,髋内旋,阻力加于小腿下端外侧
腘绳肌	俯卧,试图屈膝时可于腘窝两侧触及肌腱活动	向同侧侧卧,托住对侧下肢,可主动屈膝	俯卧,膝从伸直到屈曲,阻力加于小腿下端后侧
股四头肌	仰卧,试图伸膝时可触及髌韧带活动	向同侧侧卧,托住对侧下肢,可主动伸膝	仰卧,小腿在床缘外下垂,伸膝,阻力加于小腿下端前侧
腓肠肌、比目鱼肌	侧卧,试图踝跖屈时可触及跟腱活动	体位同左,踝可主动跖屈	俯卧,膝伸(测腓肠肌)或膝屈(测比目鱼肌),踝跖屈,阻力加于足跟
胫前肌	仰卧,试图踝背屈,足内翻时可触及肌腱活动	侧卧,可主动踝背屈并足内翻	坐位,小腿下垂,踝背屈并足内翻,阻力加于足背内缘

6. 注意事项

(1)徒手肌力检查前,应充分与患者沟通,必要时示范,得到患者的充分配合。

(2)徒手肌力检查前,先检查患者的被动关节活动范围和主动运动情况。

(3)采取正确的测试姿势和肢体位置,以提高可比性。

(4)测试时应做左右两侧对比,先检查健侧后检查患侧,先抗重力再抗阻力。

(5)固定近侧关节,防止某些肌肉对受试无力肌肉替代动作的发生。

(6)对于4级以上肌力测试时,抗阻力不能应用于2个关节以上(跨关节),应施加在被测关节远端,并与患者主动运动的方向相反。

(7)肌力测试时的用力等长收缩及闭气可引起心血管系统的不良反应,老年人及有心血管系统疾病患者应慎重做肌力测试。

(8)做好检查记录,记录姓名、年龄、日期、检查结果及检查者等。

(二)应用简单器械的肌力测试

应用简单器械的肌力测试适用于3级以上肌力的检查,可获得较准确的定量资料。此类测试包括等长肌力测试(isometic muscle test,IMMT)、等张肌力测试(isotonic muscle test,ITMT)。

1. 等长肌力测试

(1)握力测试　用握力计测定。将把手调至适当宽度,使用握力计测定2~3次,取其最大值。测试姿势为上肢体侧下垂,肘伸直。用握力指数来评定,握力测定反映屈指指力。握力指数=握力(kg)/体重(kg)×100,正常值一般为体重的50%。

(2)捏力测试　用捏力计测试。拇指与其他手指的捏力大小,反复测量2~3次,取最大值。捏力测试反映拇对掌肌肌力及屈指肌肌力,正常值约为握力的30%。

(3)背肌力测试　使用拉力计测背部肌肉的力量。测试时被检者双膝伸直,检查者将把手调节到膝关节高度,被检者双手握住拉力计把手,然后用力伸直躯干上拉把手。用拉力指数来评定:拉力指数=拉力(kg)/体重(kg)×100。正常值男性为150~200,女性为100~150。

(4)背肌耐力测试　进行背拉力测试时,易引起腰背部疼痛,故不适用于腰痛患者及老年人,可用背肌耐力测试来代替,方法如下:被检者俯卧位,双手放头后部,上身抬起。计算能保持这一姿势的时间,60 s以上为正常。

(5)四肢各组肌群肌力测试　在拟测定肌肉的标准姿势下,通过钢丝绳及滑轮拉动固定的测力计,可测定四肢各组肌群的肌力。

2. 等张肌力测试　等张肌力测试是测定肌肉进行等张收缩使关节做全范围运动时所能克服的最大阻力。运动负荷可用重锤、沙袋、哑铃或可定量的运动装置进行。该测试只适用于3级以上肌力。只能完成1次运动的最大阻力称为1次最大阻力(1 repetition maximum,1 RM),能完成10次连续运动的阻力称为10次最大阻力(10 RM)。

(三)等速肌力测试

等速肌力测试是借助于特定的等速测试仪,对肌肉运动功能进行动态评定,并记录分析其各种力学参数。等速运动是在整个运动过程中运动速度(角速度)保持不变的一种肌肉收缩方式,预先可在等速测定系统上设置使运动的角速度保持恒定。被检者的用力程度只能改变阻力和力矩输出,不能改变角速度。但由于该方法需要特殊的测试仪器,且仪器价格昂贵,目前在我国尚未广泛应用。

四、关节活动度评定

关节活动度(range of motion,ROM)又称为关节活动范围,是指关节运动时所通过的运动弧,常以度数表示。因关节活动本身有主动和被动之分,故关节活动度也分为关节主动活动度和关节被动活动度。前者是指作用于关节的肌肉随意收缩使关节产生的运动弧;后者则指完全由外力作用使关节产生的运动弧。

关节活动度评定目的:①确定有无关节活动受限;②分析关节活动受限的原因、程度;③明确治疗目标,为治疗方案提供依据;④作为疗效评估指标。

关节活动度受限的原因:关节、软组织、骨骼病损所致的疼痛与肌肉痉挛;长期制动保护性痉挛等,如骨折、术后粘连、脑卒中、关节损伤外固定等。

(一)测量工具及测量方式

关节活动度检查的量角器较常用的有通用量角器、方盘量角器及电子仪器,临床上以通用量角器最常用。

1.通用量角器　通用量角器为临床上最常用的测量关节活动度的器械。它由轴心、固定臂、移动壁构成,两臂以活动轴固定,轴为量角器中心。使用时,首先使身体处于标准的测量姿位下,使待测关节按待测方向运动到最大幅度,把量角器的轴心放置在代表关节旋转中心的骨性标志点上,将固定臂与关节近端骨的长轴平行,移动臂与关节远端骨的长轴平行并随之移动,移动臂所移动的弧度即该关节的活动度,然后在圆形量角器上读出关节所处角度。

2.方盘量角器　方盘量角器是一个中央有圆形分角刻度的正方形盘,可用木质、金属或塑料材料制成。其底部绘有左右对称的0°~180°的刻度,中心安装一个可旋转的指针,指针因重心在下而始终指向正上方,当方盘与地面垂直时,指针指于0°位。方盘后方固定有把手,把手与刻度上的0°~180°连线平行。应用时采取适当体位,被测关节两端肢体处于同一平面上,固定一端肢体于水平或垂直位,然后将方盘测角计的一边紧贴另一端肢体,使测角计一边与肢体长轴平行,方盘随被测肢体活动而一同活动,因重力关系,方盘指针重锤始终与地面垂直,这时指针与测角计一边(相当于肢体的长轴)的夹角所示的度数,即该肢体的关节活动度。

3.电子仪器　能比较准确地测定关节运动的角度范围,可以测定单关节运动及复合关节运动,测定方便,但携带不便,临床应用不广泛。

(二)主要关节活动度的测量方法

主要介绍使用通用量角器测量的方法。

1.上肢主要关节活动度测量法　见表3-8。

表3-8　上肢主要关节活动度测量法

关节	运动	被检者体位	量角器放置方法			正常活动度
			轴心	固定臂	移动臂	
肩	屈、伸	坐或立位,臂置于体侧,肘伸直	肩峰	与腋中线平行	与肱骨纵轴平行	屈0°~180° 伸0°~50°
	外展	坐或立位,臂置于体侧,肘伸直	肩峰	于身体中线(脊柱)平行	与肱骨纵轴平行	0°~180°
	内、外旋	仰卧,肩外展90°,肘屈90°	尺骨鹰嘴	与腋中线平行	与前臂纵轴平行	各0°~90°
肘	屈、伸	仰卧或坐或立位,臂取解剖位	肱骨外上髁	与肱骨纵轴平行	与桡骨纵轴平行	0°~150°
桡尺	旋前、旋后	坐位,上臂置于体侧,肘屈90°,前臂中立位	中指指尖	与地面垂直	腕关节背面(测旋前)或掌面(测旋后)	各0°~90°

续表 3-8

关节	运动	被检者体位	量角器放置方法			正常活动度
			轴心	固定臂	移动臂	
腕	屈、伸	坐或立位,前臂完全旋前	尺骨茎突	与前臂纵轴平行	与第2掌骨纵轴平行	屈0°~90° 伸0°~70°
	尺桡侧偏移（尺桡侧外展）	坐位,屈肘,前臂旋前,腕中立位	腕背侧中点	前臂背侧中线	第3掌骨纵轴	桡偏0°~25° 尺偏0°~55°
掌指	屈、伸	坐或立位,腕中立位	近节指骨近端	与掌骨平行	与近节指骨平行	屈0°~90° 伸0°~20° 拇指0°~30°
指间	屈、伸	坐或立位,腕中立位	远节指骨近端	与近节指骨平行	与远节指骨平行	近指间0°~100° 远指间0°~80°
拇指腕掌	内收外展	坐或立位,腕中立位	腕掌关节	与示指平行	与拇指平行	0°~60°

2. 下肢主要关节活动度测量法　见表 3-9。

表 3-9　下肢主要关节活动度测量法

关节	运动	被检者体位	量角器放置方法			正常活动度
			轴心	固定臂	移动臂	
髋	屈	仰卧或侧卧,对侧下肢伸直	股骨大转子	与身体纵轴平行	与股骨纵轴平行	0°~125°
	伸	侧卧,被测下肢在上	股骨大转子	与身体纵轴平行	与股骨纵轴平行	0°~15°
	内收、外展	仰卧	髂前上棘	左、右髂前上棘连线的垂直线	髂前上棘至髌骨中心的连线	各0°~45°
	内、外旋	仰卧,两小腿于床缘外下垂	髌骨下端	与地面垂直	与胫骨纵轴平行	各0°~45°
膝	屈、伸	俯卧,侧卧	股骨外侧髁	与股骨纵轴平行	与胫骨纵轴平行	屈0°~150° 伸0°
踝	背屈、跖屈	仰卧、坐位足悬空,踝处于中立位	腓骨纵轴线与足外缘交叉处	与腓骨纵轴平行	与第5跖骨纵轴平行	背屈0°~20° 跖屈0°~45°

3.脊柱主要关节活动度测量法 见表3-10。

表3-10 脊柱主要关节活动度测量法

关节	运动	被检者体位	量角器放置方法			正常活动度
			轴心	固定臂	移动臂	
颈部	前屈	坐位或立位,在侧方测量	肩峰	平行前额面中心线	头顶与耳孔连线	0°~60°
	后伸	坐位或立位,在侧方测量	肩峰	平行前额面中心线	头顶与耳孔连线	0°~50°
	左右旋转	坐位或仰卧,于头顶测量	头顶后方	头顶中心矢状面	鼻梁与枕骨结节的连线	各0°~70°
	左右侧屈	坐位或立位,在后方测量	第7颈椎棘突	第7颈椎与第5腰椎棘突连线	头顶中心与第7颈椎棘突的连线	各0°~50°
胸腰部	前屈	坐位或立位,在侧方测量	第5腰椎棘突	通过第5腰椎棘突的垂线	第7颈椎与第5腰椎棘突连线	0°~45°
	后伸	坐位或立位,在侧方测量	第5腰椎棘突	通过第5腰椎棘突的垂线	第7颈椎与第5腰椎棘突连线	0°~30°
	左右旋转	坐位或仰卧,于头顶测量	头顶部中点	双侧髂前上棘连线的平行线	双侧肩峰连线的平行线	各0°~40°
	左右侧屈	坐位或立位,在后方测量	第5腰椎棘突	双侧髂前上棘连线中点的垂线	第7颈椎与第5腰椎棘突连线	各0°~50°

(三)评定结果分析

正常关节有一定的活动方向和范围,同一关节的活动范围可因年龄、性别、职业等因素而有所差异,被检者体位或姿势不良、轴心不准确、疼痛等因素可影响评定结果。正常情况下,关节被动活动度较主动活动度大,关节活动度增大或缩小,尤其与健侧关节相对比存在差别时,均为不正常现象。

引起关节活动度异常的原因较多,一是关节本身的病变,如关节内损伤、关节内游离体、关节周围水肿或积液、关节炎症、关节畸形等;二是关节外的疾病,如关节周围肌腱、韧带的损伤、瘢痕粘连、肌肉痉挛等;三是不适当的制动、长期的保护性痉挛、肌力不平衡、不良姿势等导致的软组织缩短与挛缩,以及各种疾病所导致的肌肉瘫痪或无力等。

临床常见以下异常情况的分析:①关节被动活动正常,不能主动活动者,可见于神经麻痹、肌肉或肌腱断裂等;②关节主动与被动活动均部分受限者为关节僵硬,多由关节内粘连、肌肉痉挛或挛缩及关节长时间固定所致;③关节主动与被动活动均受限者为关节强直,由构成关节的骨骼间骨性或牢固的纤维连接所致;④关节活动超过正常范围,多见于周围神经损伤所致的肌肉弛缓性瘫痪、关节支持韧带松弛及关节骨质破坏等疾病。

(四)测量注意事项

1. 同一被检者应由专人测量,严格操作程序,提高准确性。

2. 检查前对被检者说明目的及方法,以取得其合作。

3. 被检者应充分暴露受检部位,保持舒适的体位,防止邻近关节的替代动作。

4. 使用通用量角器时,注意轴心、固定臂和移动臂的放置。关节活动时,要防止量角器轴心和固定臂移动。

5. 避免在按摩、运动及其他理疗后立即进行检查。

6. 应同时检查主动和被动两种关节活动度,应先测量关节主动活动度,后测量关节被动活动度。关节活动度有个体差异,评价时应与健侧(对侧)相应关节做对比检查。

7. 检查者应熟悉各关节解剖位和正常活动范围,熟练掌握测定技术,以取得较精确的结果。

8. 不同器械、不同方法测得的关节活动度值有差异,不宜互相比较。

五、感觉功能评定

感觉(sensation)是人脑对身体感受器接受外在客观事物作用的直接反映。感觉检查的作用:①发现被检者有无感觉障碍;②了解感觉障碍的性质及程度;③感觉障碍的定位诊断;④对治疗提供指导作用,防止意外伤害。

(一)感觉的分类

通常将感觉分为一般感觉和特殊感觉。

1. 一般感觉　包括浅感觉、深感觉和复合感觉。

(1)浅感觉包括触压觉、痛觉和温度觉,是皮肤和黏膜的感觉。

(2)深感觉包括位置觉、运动觉和振动觉,是肌腱、肌肉、骨膜和关节的感觉。

(3)复合感觉包括定位觉、两点辨别觉、实体觉、图形觉、重量觉等,是皮质感觉。

2. 特殊感觉　包括视觉、听觉、嗅觉、味觉等。

(二)感觉障碍的表现

1. 感觉减低或减退,对外界刺激反应迟钝,回答的结果与所受刺激不相符。

2. 感觉消失无反应。

3. 感觉过敏,即轻微的刺激而引起强烈的感觉,如轻微的痛刺激引起强烈的痛觉体验。

4. 感觉倒错,即对刺激的认识完全倒错,如对冷刺激有热感觉,把触觉刺激误认为痛觉刺激等。

5. 感觉过度,即刺激后需经过一潜伏期才能感觉到强烈、定位不明确的不适感觉,并感到刺激向周围扩散、持续一段时间。常见于周围神经病变及丘脑损伤。

6. 感觉异常,即没有外界刺激而自发的异常感觉,如蚁走感、烧灼感等。

7. 疼痛。接受和传导感觉的结构受到刺激而达到一定程度,或对疼痛抑制作用的某些结构受损时,都能发生疼痛,常见的疼痛种类有局部痛、放射痛、扩散性痛、牵涉痛等。

(三)感觉障碍的定位诊断

感觉途径中受损的部位不同,临床症状表现亦不同,这种表现对定位诊断有重要的价值。

1. 末梢型　多为周围神经病变所致,出现对称性四肢远端的各种感觉障碍,远端明显,有戴手套感。

2. 神经干型　周围神经某一神经干受损所致,该神经支配区域内各种感觉障碍,如单发性神经炎。

3. 后根型　某一脊神经后根或后根神经节受损,其支配的节段范围皮肤出现各种感觉异常,并伴有放射性疼痛,如腰椎间盘突出等。

4. 脊髓型　脊髓横贯性损伤时,损害了上升的脊髓丘脑束和后索,损伤以下各种感觉减退或者消失;脊髓半侧损伤时,损伤以下同侧深感觉障碍及上运动元瘫痪,对称痛、温度觉障碍,又称为半切综合征。

5. 脑干型　延脑外侧病变,由于损害脊髓丘脑束和三叉神经脊束、脊束核,低位可引起对侧半身和同侧面部痛、温度觉消失,为交叉性感觉障碍。脑桥上部、中脑、内侧丘系受损时高位可产生对侧偏身深浅感觉障碍。

6. 丘脑型　丘脑损害时出现对侧偏身完全性感觉消失或者减退,特点是常伴发患侧肢体的自发痛,又称为丘脑痛。

7. 内囊型　内囊受损时,常出现患侧肢体深浅感觉缺失或减退。

(四)检查设备

感觉检查的用具通常存放在一个仪器箱中,包括大头针(一端尖、一端钝);棉签、软纸片或软刷;两支玻璃试管;一些常见物如乒乓球、钱币、铅笔、汤勺等;钝角圆规或纸夹;一套形状、大小、重量相同的物件;音叉。

(五)评定方法

1. 浅感觉

(1)轻触觉　让被检者闭眼,检查者用棉签毛絮等轻拭患者皮肤,询问被检者所接受感觉的区域。检查顺序通常是面部、颈部、上肢、躯干和下肢,按神经节段分布区域进行并双侧对比。

(2)痛觉　让被检者闭眼,检查者用大头针尖端和钝端分别轻轻刺激皮肤,请被检者分辨出是刺痛或钝痛。若要区别病变不同的部位,则需指出疼痛的程度差异。对痛觉减退的被检者要从有障碍的部位向正常部位检查,对痛觉过敏的被检者则要从正常部位向有障碍的部位检查,以便于确定病变范围。

(3)温度觉　让被检者闭眼,检查者用两支玻璃试管,分别盛上冷水(4 ℃左右)、热水(45 ℃左右),交替接触被检者皮肤,让其辨别冷热感觉。试管与皮肤的接触时间为 2~3 s,尽量避免时间过长及反复检查,双侧对比进行。

(4)压觉　让被检者闭眼,检查者用拇指挤压被检者肌肉或肌腱,请其指出感觉。对瘫痪患者的压觉检查常从有障碍的部位开始直到正常的部位。

2. 深感觉

(1)位置觉　让被检者闭眼,检查者将患侧肢体置于一个固定位置,请被检者说出这个位置或用另一个肢体模仿出来。

(2)运动觉　让被检者闭眼,检查者轻轻活动患者手指、足趾、腕关节、踝关节,请被检者说出活动的肢体部位及运动方向。

(3)振动觉　让被检者闭眼,检查者将振动音叉放置患者体表骨性标志突出部位(如肩峰、鹰嘴、尺、桡骨茎突、内、外踝等),询问患者有无振动及其程度。检查时应注意身体上、下、左、右对比。

3. 复合感觉

(1)皮肤定位觉　让被检者闭眼,检查者用手指或棉签轻触被检者皮肤某处,请被检者指出被触部位。正常误差手部<3.5 cm,躯干部<1 cm。

(2)两点辨别觉　让被检者闭眼,检查者用纸夹或钝角圆规头,以两点的形式放在要检测的皮肤上,如被检者感觉到两点时,逐渐缩小两点的距离,直到两点被感觉为一点为止。人体不同部位有不同的分辨力。正常时舌约 1 mm,指端为 2~3 mm,手背为 2~3 mm,手掌为 1.5~3 mm,躯干为 6~7 mm。

(3)实体觉　让被检者闭眼,检查者将一些常用的物体(如钥匙、硬币、笔、纸夹)交替地放入被检者手中抚摸,嘱其说出物体的名称、大小和形状。

(4)体表图形觉　让被检者闭眼,用笔杆在其肢体或躯干皮肤上画图形(如三角、圆、方形等)或写简单数字,让被检者分辨并说出。

(5)重量觉　给被检者有一定重量差别的数种物品,请其用单手掂量、比较,判断各物品的轻重。

(六)注意事项

感觉检查需要良好的测试技巧,这对于保证检查的可靠性至关重要。

1. 首先向被检者说明检查的目的、方法,以取得合作。

2. 检查者要耐心细致,左右侧比较、远近对比。

3. 一般要求被检者闭眼检查,以避免主观或暗示。在两个测试之间,让被检者睁开眼,再告诉新指令。

4. 根据感觉神经及其分布的皮肤区域检查。

5. 先检查浅感觉,后检查深感觉和复合感觉。

6. 注意影响检查的因素,如:①患者对所做的检查不明白,不予以合作;②儿童和老年人注意力不易集中;③被检者有听力和视力障碍;④被检者有定向力及认知障碍;⑤评定技巧不熟练。

六、平衡与协调功能评定

(一)平衡功能评定

1. 定义　自然界的平衡(balance)是指物体受到来自各个方向的作用力与反作用力相同时物体处于一种稳定的状态。我们所讲的人体平衡要复杂得多,是指人体所处的一种姿势并能在运动或受到外力作用时,能自动地调整并维持所需姿势的能力。平衡是人体保持特定姿势、完成动作和步行等日常生活动作的基本保证。

2. 平衡的分类　平衡一般分为静态平衡、动态平衡两种状态。

(1)静态平衡　是指人体或人体某一部位处于某种特定姿势。如坐、站等姿势保持稳定不变状态的能力。

(2)动态平衡　包括两个方面:①自动态平衡是指人体在进行各种自主姿势转换运动时,能重新获得稳定状态的能力。如按指令完成一定幅度的运动、从坐到站或由站到坐等姿势转换的运动并能重新获得稳定状态的能力。②他动态平衡是指人体在外力推拉干扰下产生一定反映并能调整姿势并恢复新的稳定状态的能力。

3. 平衡反应及形成规律

(1)平衡反应　是指当平衡状态改变时,机体恢复原有平衡或建立新平衡的过程,包括反应时间和运动时间。它又是一种自主反应,受大脑皮质控制,属于高级水平的发育性反应,使人体不论在何种姿势或状态下均能保持稳定。人体可根据需要进行有意识的训练,以提高或改善平衡能力。

平衡功能可根据活动的完成情况进行如下分级:①能正确地完成活动;②能完成活动但要较小的帮助以维持平衡;③能完成活动但要较大的帮助以维持平衡;④不能完成活动。

(2)平衡反应的形成　平衡反应的形成有一定的规律,通常在出生 6 个月时形成俯卧位平衡反应,7~8个月形成仰卧位和坐位平衡反应,9~12个月形成蹲起反应,12~21个月形成站立反应。

（3）特殊平衡反应

1）保护性伸展反应　是指当身体受到外力作用而偏离原支撑点时表现为上肢和（或）下肢伸展的一种平衡反应,其作用在于支持身体,防止摔倒。

2）跨步及跳跃反应　当外力使身体偏离支撑点或在意外情况下,为避免摔倒或受到损伤,身体顺着外力的方向迅速跨出一步,以改变支撑点,建立新的平衡。

4. 维持平衡的条件　人体平衡的维持取决于以下几个方面。

（1）正常的肌张力　使人体能支撑自己并能抗重力运动,但又不会阻碍运动。

（2）感觉输入　正常情况下,人体通过视觉系统、躯体感觉系统、前庭系统的传入来感觉站立时身体所处的位置与周围环境的关系。特别是躯体感觉系统、前庭系统、视觉系统对平衡的维持和调节具有前馈（feedforward）和反馈（feedback）的作用。

1）视觉系统　有视网膜收集经视通路传入视中枢,提供周围环境及身体运动和方向的信息。如果去除或阻断视觉输入如闭眼或戴眼罩,姿势的稳定性将较睁眼站立时显著下降。这也是视觉障碍或者老年人平衡能力降低的原因之一。

2）躯体感觉系统　与平衡保持有关的躯体感觉包括皮肤感觉（触觉、压觉）和本体感觉。在维持身体平衡和姿势的过程中,与支撑面相接触的皮肤触觉、压觉感受器向大脑皮质传递有关体重的分布情况和身体重心的位置。分布于肌肉、关节及肌腱等处的本体感受器收集随支持面而变化的信息,经深感觉传导通路向上传递。正常人站立在固定的支撑面上时,足底皮肤的触觉、压觉和踝关节的本体感觉输入起主导作用,当足底皮肤和下肢本体感觉输入完全消失时（如外周神经病变）,人体失去了感受支持面情况的能力,姿势的稳定性就受到了影响,需要其他感觉特别是视觉系统的输入。如果此时闭目站立,由于同时失去了躯体和视觉的感觉输入,身体出现倾斜、摇晃,易摔倒。

3）前庭系统　在躯体感觉和视觉系统正常的情况下,前庭冲动在控制人体重心位置上的作用很小。只有当躯体感觉和视觉信息输入均不存在（被阻断）或输入不准确发生冲突时,前庭系统的感觉输入在维持平衡的过程中才变得至关重要。

（3）中枢的整合作用　3种感觉信息输入在包括脊髓、前庭核、内侧纵束、脑干网状结构、小脑及大脑皮质等多级平衡视觉中枢进行整合加工,并形成产生运动方案。当体位或姿势变化时,为了判断人体重心的准确位置和支持面的情况,中枢神经系统将3种感觉信息进行整合,判断何种感觉所提供的信息是有作用的,从中选择提供准确定位信息的感觉输入,放弃错误的感觉输入。

（4）运动控制（输出）　中枢神经系统在对多种感觉信息进行分析整合后下达运动指令,运动系统以不同的协同运动模式控制姿势变化,将身体重心调整回到原来的范围内或重新建立新的平衡。当平衡发生变化时,人体可以通过踝调节、髋调节及跨步调节机制3种调节机制或姿势性协同运动模式来应变。

1）踝调节　踝调节（ankle strategy）是指人体站在一个比较坚固和较大的支持面上,受到一个较小的外界干扰时,身体重心以踝关节为轴进行前后转动或摆动,以调整中心,保持身体的稳定性。

2）髋调节　髋调节（hip strategy）是指人体站立在较小的支持面上,受到一个较大的外界干扰时,稳定性明显降低,身体前后摆动幅度增大。为了较少身体摆动使重心重新调整到双足的范围内,人体通过髋关节的屈伸活动来调整身体重心和保持平衡。

3）跨步调节　当外力干扰过大,使身体的晃动进一步加大,重心超出其稳定极致,髋调节机制不能应对平衡变化时,人体启动跨步调节（stepping strategy）机制,自动地向用力方向跨出或跳跃一步,来重新建立平衡,以免摔倒。

　　此外,前庭神经系统内侧纵束向头部投射影响眼肌运动,经前庭脊髓通路向尾端投射维持躯体和下肢肌肉兴奋性,经运动纤维传出的冲动调整梭内肌纤维的紧张性;而经运动纤维发放的冲动调整骨骼肌的收缩,使骨骼肌保持适当的肌张力,能支撑身体并能抗重力运动。交互神经支配或抑制可以使人体能保持身体某些部位的稳定,同时有选择性地运动身体的其他部位,产生适宜的运动,完成大脑所制订的运动方案,其中静态平衡需要肌肉的等长运动,动态平衡需要肌肉的等张运动。以上几方面的共同作用结果,使得人体保持平衡或使自己处于一种稳定的状态。

　　5.评定的目的　　通过评定主要了解被评定者是否存在平衡功能障碍;找出平衡障碍的原因,确定是否需要进行治疗;再次评定了解治疗的有效性;预测患者可能发生跌倒的危险。任何引起平衡功能障碍的疾病都有必要进行平衡功能评定,主要疾病类型:①中枢神经系统损害,如脑外伤、脑血管意外、帕金森病、小脑疾病、脑肿瘤、脊髓损伤等;②耳鼻喉疾病,如各种眩晕症;③骨科疾病,如骨折及骨关节疾病、截瘫、关节置换等。其他人群如老年人、运动员、飞行员等也有必要进行平衡功能评定。

　　6.评定内容

　　(1)静止状态下　　在不同体位时均能保持平衡,睁眼、闭眼都能维持姿势平衡,在一定时间内能对外界变化做出必要的姿势调整反应。

　　(2)运动状态下　　能精确地完成运动,并能完成不同速度的运动,运动后能回到初始位置,或保持新的体位平衡。如在不同体位下伸手取物。

　　(3)运动支撑面内　　当支撑面发生转移时能保持平衡。如在行驶的汽车或火车中行走。

　　(4)姿势反射　　当身体处在不同体位时,由于受到外力而发生移动,机体建立新平衡的反应时间和运动时间。

　　7.评定方法　　包括主观评定和客观评定两方面,即临床评定和实验室评定。主观评定是以观察和量表为主,客观评定主要是使用平衡测试仪的评定。

　　(1)观察法　　是检查者对被检者的观察评定,过于粗略,但应用简单,临床应用广泛。

　　1)跪位平衡反应　　被检者取跪位,检查者将被检者上肢向一侧牵拉,使之倾斜。

　　2)坐位平衡反应　　被检者坐在椅子上,检查者将被检者上肢向一侧牵拉。

　　3)站立位反应　　包括 Romberg 征,双足并拢直立,观察在睁眼、闭眼时身体摇摆的情况,又称为"闭目直立检查法"。

　　4)跨步反应　　被检者取站立位,检查者向左右、前后方向推动被检者身体。

　　5)其他　　包括在活动状态下能否保持平衡。如坐、站、立时移动身体,在不同条件下行走,包括脚跟碰脚尖、足跟行走、足尖行走等。

　　(2)量表法　　量表法即功能性评定,属于主观进行的评分方法,不需要专门的设备,临床应用方便。目前国外常用的平衡量表主要有 Berg 平衡量表(Berg balance scale,BBS)、Tinnetti 量表及"站立-走"计时测试(the timed "UP and Go" test)、跌倒危险指数(fall risk index)、功能性前伸(functional reach)等。

　　(3)平衡测试仪评定　　平衡测试仪系统(定量姿势图)是近年来发展起来的定量评定平衡能力的一种测试方法,主要由压力传感器、计算机及应用软件三部分组成。定量姿势图可记录到临床上医生不能发现的极轻微的姿势摇摆及复杂的人体动力学及肌电图参数,可用于评定康复治疗效果和用作平衡训练。平衡测试包括静态平衡测试和动态平衡测试。

　　1)静态平衡测试　　在睁眼、闭眼、外界视动光的刺激下,测定人体重心平衡状态,主要参数包括重心位置、重心移动路径总长度和平均移动速度等。

　　2)动态平衡测试　　被测对象以躯体运动反应跟踪计算机荧光屏上的视觉目标,保持重心平衡;

或者在被测对象无意识的状态下,支撑面突然发生移动,了解机体感觉和运动器官对外界环境变化的反应及大脑感知的综合能力。

(二)协调功能评定

1. 定义　协调(coordination)是指人体产生平滑、准确、有控制的运动能力。协调与平衡密切相关。它要求患者能按照一定的节奏和方向,在一定时间内采用适当力量和速度完成稳定的动作,达到准确的目标。中枢神经系统参与协调控制的部位主要有3个,即小脑、基底核、脊髓后索。

2. 临床评价　协调(也称共济)的评定主要是判断有无协调障碍,观察被测对象在完成指定的动作中有无异常,如果出现异常即为共济失调。根据中枢神经系统中不同的病变部位分为小脑共济失调、基底核共济失调和脊髓后索共济失调。

应先测定基线水平,其功能的分级如下。①正常完成。②轻度残损:能完成活动,但较正常速度及技巧稍有差异。③中度残损:能完成活动,但动作慢、笨拙、不稳非常明显。④重度残损:仅能启动活动,不能完成。⑤不能活动。

3. 评定方法

(1)协调评定法　临床上常用的协调评定法如下。

1)指鼻试验　让被测对象肩外展90°,肘伸展,然后用自己示指指鼻尖。

2)指-指试验　测试者与被测对象相对而坐,测试者将示指举在被测对象面前,让其用示指接触测试者的示指。测试者可改变示指位置,来判定被测对象对方向、距离改变时的应变能力。

3)示指对指试验　让被测对象先双肩外展90°,伸肘,再向中线靠拢,双手示指相对。

4)交替指鼻和手指试验　让被测对象用示指交替指鼻尖和指测试者的手指尖。测试者可变换手指位置来测试被测对象对变换距离和方向的应变能力。

5)对指试验　让被测对象用拇指尖依次触及该手的其他各指尖,可逐渐加快速度。

6)握拳试验　交替地进行用力握拳和伸开之间的变换,可逐渐加快速度。

7)轮替试验　让被测对象双手张开,一手掌朝上,一手掌朝下交替翻转;也可一侧手在对侧手背上交替转动。

8)旋转试验　让被测对象上肢紧靠躯体侧,屈肘90°,前臂交替旋前、旋后,并逐渐加快速度。

9)拍膝试验　让被测对象一侧用手掌,对侧握拳拍膝。

10)跟-膝-胫试验　让被测对象取仰卧位,抬起一侧下肢,将足跟放在对侧下肢的膝部,沿胫骨向下滑动。

11)拍地试验　被测对象取坐位,用足掌在地板上拍打,膝不能抬起,足跟不能离开地面,可双足同时或分别做。

(2)评分法　见表3-11。各试验分别评分并记录。

表3-11　协调功能评定的评分法

分级	评分/分	内容
a	58	正常
b	4	轻度障碍,能完成,但速度和熟练程度比正常稍差
c	3	中度障碍,能完成,但协调明显缺陷,动作慢且不稳定
d	2	重度障碍,只能开始动作而不能完成
e	1	不能开始动作

七、步态分析

步态(gait)是人类步行的行为特征,是牵涉身体众多关节和肌群的一种协调、对称、均匀、稳定而复杂的周期性运动。步态分析(gait analysis)是在康复医疗过程中,对人体步行功能进行客观、定量的评定分析,主要应用于因患神经系统或运动系统疾病而影响到行走能力的患者。其目的在于根据步态检查结果,评价步行障碍的程度,分析步态异常的原因,判断预后,为制订治疗目标和计划提供依据。

(一)正常步态

正常步态是人体在中枢神经系统控制下通过骨盆、髋、膝、踝和足趾的一系列活动完成的,此时躯干则基本保持在两足之间的支撑面上。正常步态具有稳定性、周期性、方向性、协调性及个体差异性,当人体产生疾病时,以上的步态特征可有明显的改变。基本参数包括步长、步幅、步频、步速、步行周期、步行时相等,其中步长、步频、步速是步态分析中最常用的三大要素。

1. 步长　一侧足跟着地到紧接着的对侧足跟着地所行进的距离称为步长(step length),又称为单步长,正常人平地行走时,步长为 50 ~ 80 cm。

2. 步幅　一侧足跟着地到对侧足跟再次着地所行进的距离称为步幅(stride length),又称为复步长和跨步长,通常是步长的 2 倍。

3. 步宽　一侧足的纵线至另一侧足的纵线之间的距离称为步宽(stride width)。正常人步宽为 5 ~ 11 cm。

4. 足角　足的长轴和纵线形成的夹角称为足角(food angle)。足角通常为 6.75° 左右。

5. 步频　单位时间内行走的步数(步数/min)称为步频(cadence)。正常人平均自然步频为 95 ~ 125 步/min。

6. 步速　步行速度即为步速(walking velocity),是指单位时间内行走的距离(m/min)。步速 = 距离/所需时间(m/s)。正常人步速为 65 ~ 100 m/min。

7. 步行周期　在行走时一侧足跟着地到对侧足跟再次着地的过程称为一个步行周期(gait cycle)。一般成人的步行周期为 1 ~ 1.32 s。

8. 步行时相　行走中每个步行周期都包含一系列典型姿位的转移,人们通常把这种典型姿位变化划分出一系列时段,称为步态时相(gait phase/period)。一个步行周期可分为支撑相和摆动相。一般用该时相所占步行周期的百分数作为单位来表达,有时也用秒(s)表示。

(二)步态特征

步态特征包括以下几个方面。

1. 稳定性　以最小的能量消耗来取得最大的身体重心稳定。

2. 周期性和节律性　两侧下肢交替摆动,重复相同过程。

3. 方向性　使躯干沿着一定的方向移动。

4. 协调性　全身各关节、肌肉的参与,大脑对这些组织的控制。

5. 个体差异性　后天经学习而获得,并随年龄、性别、职业的不同而有所差异。

(三)步行周期

1. 步行周期　行走时,从一侧足跟着地起到该侧足跟再次着地为止所用的时间,称为一个步行周期。在一个步行周期中,每一侧下肢都要经历一个与地面接触并负重的支撑相和离地向前迈步的摆动相。

（1）支撑相 是足接触地面和承受重力的时相,约占整个步行周期的60%,包括早期、中期和末期。

1）早期 包括足的首次触地和承重反应。正常步速时占步行周期的10%~12%。

2）中期 支撑足全部着地,对侧足处于摆动相,是唯一单足支撑全部重力的时相。正常步速时占步行周期的38%~40%。

3）末期 指下肢主动加速蹬离的时间,开始于足跟抬起,结束于足离地。占步行周期的10%~12%。其中单侧下肢着地时称为单支撑相,双侧下肢同时着地时称为双支撑相。

（2）摆动相 是下肢腾空向前摆动的时相,约占整个周期的40%,包括早期、中期和末期。

1）早期 指足离开地面的早期活动,主要的动作为足廓清地面和屈髋带动屈膝,加速肢体向前摆动,占步行周期的13%~15%。

2）中期 指足在迈步中期的活动,主要的任务仍然是足廓清,占步行周期的10%。

3）末期 指足迈步即将结束,下肢向前摆动减速,足准备着地的姿势,占步行周期的15%。

2.步行周期分期 目前有两种划分方法(表3-12)将支撑相和摆动相细分为几个时期,即传统分期与美国加利福尼亚州 Rancho Los Amigos(RLA)医学中心提出的 RLA 分期。

表3-12 步行周期的传统分期与 RLA 分期

分期		传统分期	RLA 分期
支撑相		足跟着地(hell strike,HS)	初始接触(initial contact,IC)
		足平放(foot flat,FF)	承重反应(load response,LR)
		站立中期(midstance,MST)	站立中期(midstance,MST)
		跟离地(hell off,HO)	站立末期(terminal stance,TST)
		趾离地(toe off,TO)	迈步前期(preswing,PSW)
摆动相		加速期(acceleration,ACC)	迈步初期(initial swing,ISW)
		迈步中期(midswing,MSW)	迈步中期(midswing,MSW)
		减速期(deceleration,DEC)	迈步末期(terminal swing,TSW)

（四）步态分析的方法

1.观察法 此法是由医务人员通过目测,观察患者行走过程。进行检查时,首先嘱被检者以自然和习惯姿势和速度步行来回数次,检查者从前方、后方和侧方反复观察被检者的步行,要注意运动对称性、协调性、步幅大小、速度、重心的转换和上下肢的摆动等,同时观察被检者头、肩的位置,骨盆的运动、髋、膝、踝关节的稳定等。其次嘱被检者做快速和慢速步行,快速步行可使肌痉挛引起的异常步态表现得更明显;慢速步行可使关节不稳、平衡失调及因疼痛而引起的异常步态更为明显。测试场地面积至少6 m×8 m,场地内光线充足,让被检者尽可能少穿衣服,以便准确地观察。观察的内容包括步行节律、稳定性、流畅性、对称性、重心偏移、手臂摆动、关节姿态、被检者神态与表情、辅助装置等。

2.测量法 此法是一种便捷、定量、客观而实用的临床研究方法,采用足印分析法来测量步态参数。

（1）设施和器械 1个100 cm×45 cm硬纸板或地板胶、绘画颜料、剪刀、秒表、量角器等。

（2）步态采集 选用走廊、平地等可留下足印的地面作为步道,宽45 cm,长1 100 cm,在距离两端各250 cm处画横线,中间600 cm 作为测量正式步态用。

3.行走能力评定   常用的评定方法有功能独立性评定量表(functional independence measure,FIM)、Hoffer 步行能力分级等。

(1)功能独立性评定量表   该法以被检者行走独立的程度、对辅具的需求及他人给予的帮助量为依据。根据行走距离及辅具的应用情况按照 7 分制原则评分。

1 分:完全帮助,患者仅完成不足 12.5 m 的步行距离,需要 2 个人帮助。

2 分:最大量帮助,患者至少独立完成步行距离 12.5 ~ 24.5 m,需要 1 个人帮助。

3 分:中等量帮助,步行时需要他人轻轻地上提患者身体,患者至少独立完成步行距离 25 ~ 39 m。

4 分:最小量帮助,步行时需要他人轻轻用手接触或偶尔帮助,患者至少独立步行距离 37.5 m。

5 分:监护、规劝或准备,可以步行距离 50 m,但需要他人监护、提示及做步行前准备。

6 分:有条件的独立,步行者可独立步行 50 m,但需要使用辅具,若不能步行,应能独立操作手动或电动轮椅前进 50 m,能转弯,能驱动轮椅到床边、餐桌等。

7 分:完全独立,不用辅助设备或用具,在合理的时间内至少能安全步行 50 m。

(2)Hoffer 步行能力分级   这是一种客观的分级方法,通过分析可以了解患者是否可以步行及确定是哪一种行走的形式(表 3-13)。

表 3-13   Hoffer 步行能力分级

分级	分级标准
Ⅰ级(不能步行)	完全不能行走
Ⅱ级(非功能性步行)	用膝-踝-足矫形器或肘拐等辅具在治疗室内行走,又称为治疗性步行;训练时耗能大,速度慢,距离短,无功能性价值,但能预防压疮、血栓等并发症的发生
Ⅲ级(家庭性步行)	用踝-足矫形器、手杖可在室内行走自如,但不能在室外长时间行走
Ⅳ级(社区性步行)	用或不用踝-足矫形器、手杖可在室外和所在社区内步行,并可进行散步,长时间步行仍需轮椅

(五)定量分析法

该法包括运动学分析和动力学分析,借助器械或专用设备来观察步态,得出可记录并能计量的资料。器械和设备可用卷尺、秒表、量角器等简单的测量工具及能留下足印的相应物品;也可用一些如肌电图、录像、高速摄影、电子量角器及测力台等复杂的设备。

(六)异常步态

1.步态异常的原因   造成步态异常的原因很多,其中包括关节活动受限、活动或负重时疼痛、肌肉软弱无力、感觉障碍、协调运动异常、肢体长度不等及截肢等。主要分为支撑相障碍和摆动相障碍。

(1)支撑相障碍   下肢支撑相的活动属于闭链运动,足、踝、膝、髋、骨盆、躯干、上肢、颈、头均参与步行姿势。闭链系统的任何改变均可引起运动链的改变,踝关节对整体姿势的影响最大。

1)支撑面异常   足内翻、足外翻、单纯踝内翻和踝内翻伴足内翻等。

2)肢体不稳   肌力障碍或关节畸形导致支撑相踝过分背屈、膝关节屈曲或过伸等。

3)躯干不稳   一般为髋、膝、踝关节异常引起的代偿性改变。

(2)摆动相障碍   摆动相属于开链运动,各关节可以有孤立的姿势改变,但往往引起对侧下肢姿势发生代偿性改变,髋关节的影响最大。

1）肢体廓清障碍　垂足、膝僵硬、髋关节屈曲受限、髋关节内收受限。

2）肢体行进障碍　膝僵硬、髋关节屈曲受限或对侧髋关节后伸受限、髋关节内收。

2.常见的异常步态

(1)短腿步态　患肢缩短达 2.5 cm 以上者,在患腿支撑相可见同侧骨盆下沉而导致肩部下降,又称为斜肩步,对侧腿摆动时,髋膝关节过度屈曲,踝关节过度背屈。若缩短超过 4 cm,患者常用踮足行走来代偿。

(2)减痛步态　患肢负重时有疼痛,患者常力图缩短患肢支撑相,以减少患肢负重疼痛,常使对侧下肢摆动加速,步长缩短,致使左、右不对称,故又称为短促步。

(3)关节挛缩步态　下肢关节活动度缩小至一定程度时引起步态改变,关节在畸形位挛缩时改变更著。

1）髋关节挛缩步态　髋关节屈曲挛缩者,常有代偿性腰椎过伸及对侧步幅缩短的表现。

2）膝关节挛缩步态　膝关节屈曲挛缩达30°以上时,表现出短腿步态;膝伸直挛缩时,患腿摆动期常有下肢外展或同侧骨盆上提,以避免足部拖地。

3）踝关节挛缩步态　踝关节跖屈挛缩时,出现马蹄足,致足跟不能着地,在摆动期以髋及膝过度屈曲来代替踝背屈障碍,状如跨过门槛,故又称为跨槛步。

(4)肌肉无力步态　部分肌肉选择性软弱,可引起典型的异常步态。

1）胫前肌步态　因胫前肌无力致足下垂,表现摆动期髋及膝屈曲度代偿性增大,形成跨槛步;轻度胫前肌无力时,足跟着地时不能控制足掌下落速度,致使足掌拍地有声。

2）小腿三头肌步态　小腿三头肌软弱时,患足后蹬无力,身体向前推进困难,致使对侧步幅缩短,足跟离地延迟,支撑后期患侧髋下垂。

3）股四头肌步态　因股四头肌无力,在支撑相不能保持稳定伸膝,致使患者常俯身用手压住大腿,以维持被动膝伸直,故称为扶膝步态。

4）臀大肌步态　臀大肌无力时,患者常在支撑相后仰躯干,使上体的重力线在髋关节后方通过,以维持被动伸髋,形成仰胸挺腰腹行走步态。

5）臀中肌步态　臀中、小肌无力时,不能维持髋关节的侧向稳定,在患腿的支撑相躯干常弯向患侧,从而维持髋关节的侧向稳定。如两侧臀中、小肌均受损时,步行时上身大幅度左右摇摆,呈典型的鸭步。

(5)肌痉挛步态　上运动神经元损害使肌张力增高,常引起明显的步态变化,常见的有两种。

1）偏瘫步态　多见于一侧肢体正常,而另一侧肢体因各种疾病造成瘫痪所形成的步态。多数患者摆动时,患侧出现骨盆上提、髋关节外展、外旋,膝伸直,患足下垂、内翻,患肢经外侧划弧向前迈步姿态,称为划圈步态。躯干常弯向患侧,患侧肩下沉、内收,上肢及手指屈曲,停止摆动。

2）剪刀步态　多见于脑瘫或高位截瘫患者。因髋内收肌痉挛,迈步时下肢向前内侧迈出,两膝内侧互相摩擦,足尖着地,表现为踮足剪刀步或交叉步。严重者两腿交叉难分,无法步行。

(6)其他中枢神经系统损害所致异常步态

1）共济失调步态　见于小脑或前庭功能损害时,患者常呈曲线或折线行进。两足间距增大,步幅、步速不规则,全身运动不协调,摇摆不稳,状如醉酒,故又称为酩酊步态。

2）帕金森步态　帕金森病或其他基底核病变时,表现步行启动困难,行走时双上肢僵硬,缺乏伴随的运动,躯干前倾,髋膝关节轻度屈曲,步态短而急促,有阵发性加速,不能随意立停或转向,又称为前冲步态或慌张步态。

八、心肺运动评定

心肺功能是人体新陈代谢的基础,是人体运动耐力的基础、心血管系统和呼吸系统虽然是两个生理系统,但功能上密切相关,其功能障碍的临床表现接近,康复治疗相互关联,因此功能评定常称为心肺运动试验。

(一)心功能运动试验

1.代谢当量的定义及其测量　身体的工作能力是恢复职业、回归家庭和社会最主要的指标。身体的工作能力可以用身体做功时的负荷量来反应,在临床实践中,人们常用代谢性指标——耗氧量来反映人体能量的需求,这就是代谢当量(metabolic equivalent,MET)。

(1)MET的定义　MET是指在安静的休息状态下身体对氧的摄取量,用耗氧量来计算人体活动时对能量需求的单位是MET,即每千克体重在1 min内摄取3.5 mL O_2 为1 MET。通常1 MET = 3.5 mL O_2/(min·kg),当人体活动时,用力越大,耗氧越多,其MET值也越高,因此MET值可以作为人体在特定工作时用力程度的一个客观指标。

(2)MET的测定　MET的测定需要较为复杂的运动肺功能检测设备。一般在运动性康复之前应做运动试验,以确定患者对运动的不利反应、进行危险性分层和评测功能容量。在运动试验中,利用运动肺功能检测设备对呼出的气体进行分析,可对运动每一时刻的耗氧量进行同步的测定并立即转化为MET值。

MET反映的是一个复杂的代谢过程,除了心功能之外,肺功能、肌肉关节功能、血红蛋白水平及携氧能力、体重和营养情况也会有一定影响。通过运动肺功能检测,本身可对患者的肺功能进行准确的判断,再结合临床检查除外其他影响因素,MET与心脏功能呈正相关。

2.运动试验方法　在运动性康复之前,应常规做运动试验。关于运动试验方法的细节请参考有关康复评定学内容,这里只介绍有关方法的适用范围及优、缺点。

(1)下肢运动试验

1)平板运动试验　在这种运动试验中,由于患者自身的体重是固定的,运动负荷主要取决于速度和平板的坡度,因而能量消耗量的增加是自动标准化的。但对于步行稳定性差(如老年人)或有下肢矫形外科情况的患者来说,平板运动试验就不太合适。此外,平板跑台占地面积大、噪声大、设备费用高、躯干运动较大而不利于心电监测;用力抓握把手的等张收缩可使收缩压偏高。

2)踏车运动试验　功率自行车有坐位和半卧位踏车两种方式,但无论哪一种,其能量的消耗不仅取决于运动负荷,而且必须在负荷每增加一档时,根据体重加以标准化。许多踏车运动试验方案是只按每2~3 min增加25~50 W,而不考虑体重因素,这是不恰当的。另外,踏车运动试验比较便于心电图和血压的监护和配合其他检查,如运动超声心动图和运动核素试验等。

3)二阶梯或跑步运动试验　在没有运动平板或功率自行车的情况下,可利用二阶梯或跑步,甚至利用步行作为运动试验的手段。这些运动试验方法较为简单,也不需要特殊的复杂设备,但结果不够精确。因此,只适用于较为基层的单位。跑步和步行运动试验则是根据完成一段规定距离(400 m)所需的时间计算出其MET。

(2)上肢运动试验　是利用上肢功量计来进行运动试验的。适用于下肢有神经、血管和矫形外科情况的患者。一般是将踏车运动试验用的设备加以改装,把脚踏改为手摇即可。

(3)等长收缩运动试验　是一种静止性运动试验。如抓握收缩运动试验,是指使用握力计,用一定程度(如50%)的最大随意收缩保持一段时间,同时每30~60 s监测一次心率、血压和心电图,并注意观察患者的自觉症状。又如 Valsalva 运动试验,利用胸膜腔内压的增加和关闭声门产生的等长收缩观察心脏的反应。这种运动试验虽然不需要任何特殊设备,但有可能产生 ST 段的移位和室性心律失常,颈动脉窦反射高度敏感的患者,甚至可能出现心动过缓,严重时出现心脏停搏,所以在心脏康复的临床上应慎用。

3. 运动试验的禁忌证及停止指征

(1)在下述情况下,患者的运动试验应予以禁止　①急性炎症性心脏病;②未控制的充血性心力衰竭;③心肌梗死急性期;④血压高于 26.7/14.7 kPa(200/110 mmHg);⑤急性肺病(如急性支气管哮喘、肺炎);⑥急性肾病(如急性肾小球肾炎);⑦运动时对心肺有害的药物过量(如洋地黄中毒)。

(2)停止运动试验的指征　如果出现严重的心律失常,如心电监护时发现有室性心动过速或室上性心动过速,运动试验应马上停止。

如果出现下列有潜在性危险的症状、体征和情况时,应停止运动试验:①运动产生的疼痛、头痛、眩晕、晕厥、呼吸困难、乏力等。②与一般反应不相称的苍白、出冷汗。③血压过度升高:收缩压>32 kPa(240 mmHg),舒张压>16 kPa(120 mmHg)。④血压逐渐下降。⑤心电监护显示异常。⑥运动中 ST 段压低或升高超过 3 mm。⑦运动产生的心律失常,如室性期前收缩的频率增加及室上性心动过速。⑧室性心动过速(连续 3 次或更多)。⑨运动产生的各种类型的传导阻滞。

(二)超声心动图运动试验

超声心动图可以直接反映心肌活动的情况,从而揭示心肌收缩和舒张功能,还可以反映心脏内血流变化情况,所以有利于提供运动心电图所不能显示的重要信息。运动超声心动图比安静时检查更加有利于揭示潜在的异常,从而提高试验的敏感性。检查一般采用卧位踏车的方式,以保持在运动时超声探头可以稳定地固定在胸壁,减少检测干扰。较少采用坐位踏车或活动平板方式。运动方案可以参照心电运动试验。

康复医学中进行的呼吸功能测定,通常沿用临床常用的测定方法,包括主观呼吸功能障碍感受分级和客观检查,从简单的肺活量测定至比较高级的呼吸生理试验。不仅可用于判断病情,还可用于指导康复治疗。

(三)肺功能评定

主观呼吸功能障碍程度评定即以有无出现呼吸短促及其程度进行分级,常用分级法如下。

1. 按日常生活能力评定　日常生活能力是衡量患者病情严重程度和评价患者疗效的重要指标。通常采用 6 级制评定(表 3-14)。

表 3-14　慢性阻塞性肺疾病患者日常生活能力评定

分级	表现
0 级	虽然存在不同程度的肺气肿,但活动如常人,对日常生活无影响,无气促
1 级	一般劳动时出现气短
2 级	平地步行不出现气短,速度较快或登楼、上坡时,同行的同龄健康人不出现气短而自己已感气短
3 级	慢步不到百步即有气短
4 级	讲话或穿衣等轻微活动时即感觉气短
5 级	安静时出现气短,无法平卧

2.自觉气短、气急症状分级 气短、气急症状分级见表3-15。

表3-15 气短、气急症状分级比较

分级	表现
1级	无气短、气急
2级	稍感气短、气急
3级	轻度气短、气急
4级	明显气短、气急
5级	气短、气急严重,不能耐受

3.呼吸功能改善或恶化程度 当自觉气短、气急症状改善时,可使用以下分值半定量化标准评定。-5:明显改善。-3:中等改善。-1:轻改善。0:不变。1:加重。3:中等加重。5:明显加重。

(四)肺功能测试

1.肺活量 肺活量(vital capacity)是指尽力吸气后缓慢而完全呼出的最大空气容量。由于肺活量的测量简单易行,故肺活量是常用的参考指标之一。肺活量常随限制性及阻塞性呼吸系统疾病的严重性的增加而逐渐下降。但由于其误差较大(>20%),临床很少用此单一指标作为评估依据。

2.第一秒用力呼气量 第一秒用力呼气量(forced expiratory volume in first second,FEV_1)是指尽力吸气后用最大强力快速呼气,第一秒所能呼出的呼气容量。FEV_1占用力肺活量(forced vital capacity,FVC)的比值,即一秒率(FEV_1/FVC%),与慢性阻塞性肺疾病的严重程度及预后相关(表3-16)。

表3-16 肺功能分级标准

COPD 分组	FEV_1/FVC/%
Ⅰ级(轻)	≥70
Ⅱ级(中)	50~69
Ⅲ级(重)	<50

注:COPD 为慢性阻塞性肺疾病。

FEV_1是早期观测气道阻塞较为敏感的指标,主要反映气道状态,慢性阻塞性肺疾病的患者第一秒内的呼气量<70%。其他的评价指标还有血气分析中的氧分压、二氧化碳分压等,较多用于临床诊断,这里不做专门介绍。

第二节 日常生活能力评定

日常生活能力反映了人们在家庭或者医院和社区中最基本的能力。日常生活活动(activities of daily living,ADL)包括衣、食、住、行、个人卫生等,是人们在童年时期逐渐获得、形成的基本动作和技巧,并随实践而发展、完善。这些活动对健康者而言简单易行,但对功能障碍的残疾人来说,则成为他们的困难和负担。丧失了完成这些活动的能力,会影响患者的自我形象和生存质量,影响患者与外界联系,甚至影响整个家庭和社会。因此,日常生活能力评定是康复评定工作中的一项重要内容。

一、ADL 的定义及评定目的

(一)定义

ADL 是指人们为了维持生存及适应生存环境所必须反复进行的,最具有共性、最基本的一些活动。这些活动包括进食、穿衣、洗澡、控制大小便、行走等基本的动作和技巧,一般无须利用工具,又称为基本或躯体日常生活活动(basic or physical ADL,BADL)。广义的 ADL 还包括人们在家庭、工作机构及社区中的一切独立活动,大多需要使用各种工具,又称为复杂或工具性日常生活活动(instrumental ADL,IADL)。

(二)评定目的

评定残疾人的日常生活能力,是为了确定在 ADL 方面是否独立及独立程度;分析不能独立的原因;拟定合适的康复治疗目标及确定针对性康复治疗方案;评价治疗效果、判断预后;比较治疗方案的优劣;为残疾人重返家庭及社会提供依据等。

二、ADL 的评定内容

ADL 包括运动、自理、交流及家务劳动等方面。

(一)运动方面

1. 床上运动　①床上体位:保持在良好位置下的仰卧位、侧卧位和俯卧位。②床上体位转换:床上各种卧位之间的相互转换,以及卧位与坐起转换。③床上移动:床上的上、下、左、右移动、坐位到站位的能力。

2. 轮椅上运动和转移　①乘坐轮椅:包括床与轮椅或轮椅与坐椅之间的相互转移及乘坐轮椅进出厕所或浴室。②使用轮椅:包括对轮椅各部件的识别与操纵,轮椅的保养与维修。

3. 室内、室外行走　使用或不使用专门设备的行走。①室内行走:在地板、地毯或水泥地面上行走。②室外行走:在水泥路、碎石路或泥土路面上行走、上下台阶和楼梯。③借助助行器行走:使用助行架、手杖、腋杖、穿戴支具、矫形器或假肢行走。

4. 公共或私人交通工具的使用　骑自行车、摩托车、上下汽车、驾驶汽车等。

(二)自理方面

1. 更衣　包括穿脱内衣、内裤、套头衫、开衫、罩裤、鞋袜,穿脱假肢、支具,扣纽扣,拉拉链,系腰带、鞋带,打领带等。

2. 进食　主要包括餐具的使用及咀嚼、吞咽能力等。如持筷夹取食物,用调羹舀取食物,用刀切开食物,用叉子取食物,用吸管、杯或碗饮水、喝汤等。

3. 个人清洁和如厕　个人清洁包括刷牙、洗脸、漱口、洗发、洗澡、洗手和修饰(梳头、刮脸、修指甲、化妆等);如厕包括使用尿壶、便盆或进入厕所大小便,以及便后会阴部的清洁、衣物的整理、排泄物的冲洗等。

(三)交流方面

包括阅读报纸;书写;使用辅助交流工具,如交流板、图片、打字机、电脑等;与他人交流的能力;

理解能力。

（四）家务劳动方面

包括购物、备餐，保管和清洗衣物，清洁家居，照顾孩子，安全使用生活用品、家用电器及安排收支预算等。

（五）社会认知能力

包括社会交往、解决问题、记忆等能力。

三、ADL 的评定方法

ADL 的评定方法包括直接评定法和间接评定法。

（一）直接评定法

在患者实际生活环境中进行，要求患者自己逐一完成每项活动，观察患者完成实际生活中的动作情况，以评定其能力；也可以在 ADL 功能评定训练室内进行 ADL 专项评定，在此环境中指令患者完成动作，较其他环境易取得准确结果。ADL 功能评定训练室的设置应尽量接近家居环境，应有卧室、盥洗室、浴室、厕所、厨房及相应的家具、餐饮用具、炊具、家用电器及通信设备。

（二）间接评定法

对于一些不便完成或不易完成的动作，可从家人和患者周围的人那里获取患者完成活动的信息，如大小便的控制、个人卫生等。在评定中应考虑以下因素：①患者的年龄、性别、职业，所处的社会环境，所承担的社会角色；②患者的内在动机，对疾病的态度、心理状态；③患者残疾的功能状况；④患者的家庭环境、家庭条件、经济状况；⑤患者其他情况，如病情处于急性期还是慢性期，有无肌力、肌张力、关节活动度的异常，有无感觉、感知及认知障碍。

（三）常用评价量表

临床上 ADL 的评定量表有 Barthel 指数评定量表、Katz 指数分级评定量表、PULSES 功能评定量表、功能独立性评定量表（functional independence measure，FIM）、功能活动问卷（functional activities questionnaire，FAQ）等。

1. Barthel 指数评定量表　该量表产生于 20 世纪 50 年代中期，是目前临床应用最广、研究最多的一种评定 ADL 的方法。该方法简单、灵敏、可信度高，不仅可用来评定治疗前后的功能状况，而且可预测治疗效果、住院时间及预后。

Barthel 指数评定量表包括 10 项内容，根据是否需要帮助及其程度，分为 0、5、10、15 分 4 个功能等级，总分为 100 分（表 3-17），得分越高，依赖性越低、独立性越好。

Barthel 指数评定量表评分标准如下。

（1）进餐　10 分：食物放在患者能拿到的地方，在正常时间内可以完成进餐，如需要帮助，可以使用辅具。5 分：需要较多帮助或者在较长时间内才能完成进餐。

（2）洗澡（可用浴池、淋浴）　5 分：独立完成所有洗澡步骤，不需要帮助。

（3）修饰　5 分：独立完成洗脸、梳头、刷牙、刮脸或者化妆（女性）。

（4）穿脱衣服　10 分：独自完成穿脱所有衣物，当戴支具或腰围时，能自己穿脱。5 分：穿脱衣服时需要帮助，但在正常时间内可完成至少一半的过程。

（5）控制大便　10 分：能控制，没有失禁。5 分：需要在帮助下完成，偶有失禁。

（6）控制小便　10 分：能控制小便，脊髓损伤患者用尿袋或者其他用具时能自己使用、排空用具并清洗。5分:偶有小便失禁。

(7)如厕 10分:独立进出厕所,穿脱裤子,使用卫生纸。必要时可以借助墙上扶手或其他物体支撑身体。5分:在下列情况下需要帮助,如穿脱裤子、保持平衡、便后使用卫生纸。

(8)床椅转移 15分:独立完成整个过程,如安全到达床边,安全移到床上躺下等。10分:在完成过程中,某些步骤需要少量帮助、提醒或者监督,以保证安全完成。5分:能自己在床上坐起,但需要帮助才能转移到轮椅,在使用轮椅过程中需要较多帮助。

(9)行走(包括平地步行和使用轮椅) 15分:独立步行至少45 m,可以穿戴假肢或辅具,但不能穿戴带轮的助行器。如用辅具,应能在站立或坐下时将其锁住或打开,但不包括穿戴。10分:在较少帮助下行走45 m。5分:能操纵轮椅完成各种简单动作,并能行进45 m,如患者能行走,则不评定轮椅使用情况。

(10)上下楼梯 10分:独自上下一层楼梯,可用辅具。5分:在帮助或监督下上下一层楼梯。

表3-17 Barthel指数评定量表的内容及记分法　　　　　　　　　　单位:分

项目	自理	稍依赖	较大依赖	完全依赖
进餐	10	5	0	0
洗澡	5	0	0	0
修饰(洗脸、梳头、刷牙、刮脸)	5	0	0	0
穿脱衣服(包括系带)	10	5	0	0
控制大便	10	5(偶尔失控)	0	0
控制小便	10	5(偶尔失控)	0	0
如厕	10	5	0	0
床椅转移	15	10	5	0
行走(平地45 m)	15	10	5(需轮椅)	0
上下楼梯	10	5	0	0

注:患者不能完成上述活动为0分;总分100分为正常;60分以上为轻度功能障碍,生活基本自理,需要少量帮助;41~59分为中度功能障碍,生活需要较大帮助;20~40分为重度功能障碍,生活需要很大帮助;20分以下为生活完全需要帮助。40分以上者康复治疗的获益最大。

2.改良Barthel指数评定量表 1987年修订的改良Barthel指数评定量表更具有临床实用性和可操作性(表3-18)。

表3-18 改良Barthel指数评定量表

项目	评分标准	初期评定 (年 月 日)	中期评定 (年 月 日)	后期评定 (年 月 日)
大便	0分=失禁或昏迷;5分=偶尔控制(每周<1次); 10分=能控制			
小便	0分=失禁或昏迷或需由他人导尿;5分=偶尔控制(每24 h<1次,每周>1次);10分=能控制			

续表 3-18

项目	评分标准	初期评定 （ 年 月 日）	中期评定 （ 年 月 日）	后期评定 （ 年 月 日）
如厕	0 分 = 依赖他人；5 分 = 需部分帮助；10 分 = 自理			
修饰	0 分 = 需要帮助；5 分 = 独立洗脸、梳头、刷牙、剃须			
洗澡	0 分 = 依赖；5 分 = 自理			
进食	0 分 = 依赖他人；5 分 = 需部分帮助（夹菜、盛饭、切割、搅拌）；10 分 = 全面自理（但不包括取饭、做饭）			
转移	0 分 = 完全依赖他人，不能坐；5 分 = 能坐，但需大量（2 人及以上）帮助；10 分 = 需少量（1 人）帮助或指导			
穿衣	0 分 = 依赖他人；5 分 = 需一半帮助；10 分 = 自理（自己系带，扣扣子，开、闭拉链和穿鞋）			
活动/行走	0 分 = 不能活动和步行；5 分 = 在轮椅上能独立行动 45 m 以上，能拐弯；10 分 = 需 1 人帮助步行（体力或语言指导）；15 分 = 独自步行（可用辅助器，在家及其周围走45 m）			
上下楼梯	0 分 = 不能；5 分 = 需帮助（体力或语言指导）；10 分 = 自理（可用手杖等辅助器）			
总分				

注：总分 0 ~ 20 分为极严重功能缺陷；25 ~ 45 分为严重功能缺陷；50 ~ 70 分为中度功能缺陷；75 ~ 95 分为轻度功能缺陷；100 分为完全自理。

四、独立生活能力

独立生活能力是指个体在家庭中能否自我照顾和在社区中能否生存的能力，是日常生活能力更高层次的表现，与基本日常生活能力的区别在于不仅需要评定躯体功能，还要评定认知和社会交流能力。

（一）评定内容

目前常用的评定独立生活能力的方法是功能独立性评定量表（FIM），它是美国物理医学与康复医学会 1983 年制定的"医疗康复统一数据系统"的核心部分，包括供成人使用的 FIMSM 和供儿童使用的 WeeFIMSM。FIM 广泛应用于康复医疗机构，用以确定患者入院、出院与随访的功能评分，可以动态观察患者疗效。因而该系统得到国际公认，临床应用广泛。

（二）评定方法

功能独立性评定不仅评定躯体功能，还评定言语、认知和社交功能，是近年来提出的一种能更为全面、客观地反映残疾人日常生活能力的评定方法，成为判断残疾人是否具备独立生活能力的重要指标。

1. FIM 评定内容　包括 6 个方面共 18 项内容，即自我照料、括约肌控制、转移、行走、交流和社会认知。每项分 7 级，最高得 7 分，最低得 1 分，总分最高 126 分，最低 18 分（表3-19）。得分越高，独立水平越好;反之,越差。得分的高低以患者是否独立和是否需要他人帮助或使用辅助设备的程度来决定。

表3-19　功能独立性评定量表(FIM)

项目	入院	出院	随访
Ⅰ　自我照料			
1.进食			
2.梳洗修饰			
3.洗澡			
4.穿上身衣物			
5.穿下身衣物			
6.上厕所			
Ⅱ　括约肌控制			
7.膀胱管理			
8.大肠管理			
Ⅲ　转移			
9.床/椅(轮椅)转移			
10.进出厕所			
11.进出浴盆、淋浴室			
Ⅳ　行走			
12.步行/轮椅			
13.上下楼梯			
运动类评分(Ⅰ~Ⅳ)合计			
Ⅴ　交流			
14.理解			
15.表达			
Ⅵ　社会认知			
16.社会交往			
17.问题处理			
18.记忆			
认知类评分(Ⅴ~Ⅵ)合计			
总分			

2.FIM评分标准

7分——完全独立:能独立完成所有活动,活动完成规范,无须矫正,不用辅助设备和帮助,并在合理的时间内完成。

6 分——有条件的独立:能独立完成所有活动,但活动中需要辅助设备,或需要比正常长的时间,或有安全方面的顾虑。

5 分——监护或示范:患者在没有身体接触性帮助的前提下,能完成活动,但需要他人监护、提示或规劝;或需要他人准备或传递必要的用品。

4 分——需小量身体接触性的帮助:给患者的帮助限于辅助,或患者在整个活动用力限度大于 75%。

3 分——中等帮助:需稍多的辅助,患者在活动中的用力程度达到 50%～75%。

2 分——大量帮助:患者在活动中的用力程度为 25%～50%。

1 分——完全依赖:患者在活动中的用力程度为 0～25%。

3. FIM 的功能独立分级　126 分:完全独立。108～125 分:基本独立。90～107 分:极轻度依赖或有条件的独立。72～89 分:轻度依赖。54～71 分:中度依赖。36～53 分:重度依赖。19～35 分:极重度依赖。18 分:完全依赖。

也可简单地分为 3 个等级:108～126 分为独立,54～107 分为有条件依赖,18～53 分为完全依赖。

根据患者入院和出院时的 FIM 评定结果,可以通过以下公式计算出患者的主要效率或康复治疗效果:住院效率=(出院时的 FIM 评分－入院时的 FIM 评分)/住院天数。该评分标准准确性较高,但每年需要交纳一定的费用,在一定程度上限制了 FIM 在全球的普遍应用。

(三)注意事项

评定前向患者说明评定的目的和内容,取得患者的积极配合。根据患者的病情和需要,选择合适的评定方法。给予的指令应详细具体,对患者不理解的可进行示范。评定可分期进行,每次评定时间不宜过长,重复次数不要过多,以不引起患者疲劳为度。尽量采取直接评定方法,患者不便或不具备完成的能力(理解障碍)时可用间接评定。尊重患者,注意保护患者,避免发生意外。

五、生活质量评定

(一)生活质量的定义

生活质量(quality of life,QOL)也译为生存质量、生命质量等。按照 WHO 生存质量研究组的定义,"生存质量是指不同文化和价值体系中的个体对与他们的目标、期望、标准及所关心的事情有关的生存状况的体验"。生活质量分为主观的生活质量(subjective quality of life,SQOL)和客观的生活质量(objective quality of life,OQOL)两种。主观的生活质量是指患者对其整个生活满意的程度及其评价;客观的生活质量是从疾病、病损、失能和残障等几个方面对患者生活满意程度的影响进行客观的评定。对生活影响少而患者较满意者,为生存质量较高;对生活影响大而患者不满意者,为生存质量低。

(二)生活质量的评定

1. 评定方法　常见的方法如下。

(1)访谈法　通过当面或电话访谈,对被评定者的心理特点、行为方式、健康状况、生活水平等方面进行了解和评价。

(2)自我报告　由被评定者根据自己的身体状况和对生活质量的理解,进行自我评分。

(3)观察法　由评定者通过对被评定者一定时间的观察,进行综合判断。

(4)量表评定法　该方法是一种常用的具有较好效度、信度和敏感度的标准化的对被评定者生活质量的综合评定方法。

2.评定量表 适用于健康人群和意识清醒、能自己完成或在调查人员的帮助下完成量表填写的非健康人群。生活质量的评定量表种类繁多,其适应的对象、范围和特点也各不相同。常用的生活质量评定量表有 WHO 生存质量评定量表(WHOQOL-100)、WHO 生存质量评定简表(QOL-BREF)、健康状况调查问卷(SF-36)、疾病影响程度表等。在此,仅介绍常用的生活满意指数 A(life satisfaction index A,LSIA)和生活质量指数(quality of life index,QOLI)两种评定方法。

(1)主观的生活质量评定 采用 LSIA 评定,见表3-20。

表 3-20 生活满意指数 A(LSIA)　　　　　　　　　　　　单位:分

项目	同意	不同意	其他
1. 当我年纪变大时,事情似乎会比我想象的要好些	2	0	1
2. 在生活中,和大多数我熟悉的人相比,我已得到较多的休息时间	2	0	1
3. 这是我生活中最使人意气消沉的时间	0	2	1
4. 我现在和我年轻的时候一样快活	2	0	1
5. 我以后的生活将比现在更快活	2	0	1
6. 这是我生活中最佳的几年	2	0	1
7. 我做的大多数事情都是烦人和单调的	0	2	1
8. 我希望将来发生一件使我感兴趣和愉快的事情	2	0	1
9. 我所做的事情和以往的一样使我感兴趣	2	0	1
10. 我觉得衰老和有些疲倦	0	2	1
11. 我感到年纪已大,但它不会使我麻烦	2	0	1
12. 当我回首往事时,相当满意	2	0	1
13. 即使我能够,我也不会改变过去的生活	2	0	1
14. 和与我年龄相仿的人相比,在生活中我已做了许多愚蠢的决定	0	2	1
15. 和其他与我同年龄的人相比,我的外表很好	2	0	1
16. 我已做出从现在起一个月或一年以后将要做的事的计划	2	0	1
17. 当我回首人生往事时,我没有获得大多数所想要的重要东西	0	2	1
18. 和他人相比,我常常沮丧	0	2	1
19. 我已得到很多从生活中我所希望的愉快事情	2	0	1
20. 不管别人怎么说,大多数普通人都变得越来越坏而不是好	0	2	1

评定时,让患者仔细阅读 20 个项目,然后在每项右侧的"同意""不同意"和"其他"栏目中,在符合自己意见的分数上做标记。如对第一题表示同意,则在其右侧"同意"栏下的"2 分"处做记号,其余类同。正常者平均评分为(12.4±4.4)分,评分越高者,生活质量越佳。

(2)相对客观的生活质量评定 相当一部分资料是由医务人员进行评定的,由于很难做到完全客观,所以只能称为相对客观的评定。这种评定的代表性量表是生活质量指数(quality of life index,QOLI),其内容见表3-21。

表3-21 生活质量指数(QOLI)

项目	评分/分
I 活动	
1.不论退休与否,全天或接近全天地在通常的职业中工作或学习;或处理家务;或参加无报酬的或志愿的活动	2
2.在通常的职业中工作或学习,或处理自己的家务,或参加无报酬的或志愿的活动,但需要较多的帮助,或显著地缩短工作时间,或请病假	1
3.不能在任何岗位上工作或学习,并且不能处理自己的家务	0
II 日常生活	
1.自己能独立地进食、沐浴、如厕和穿衣、利用公共交通工具或驾驶自己的车子	2
2.在日常生活和交通转移中需要帮助(需要有另一个人或特殊的仪器),但可进行轻的作业	1
3.既不能照料自己也不能进行轻的作业,根本不能离开自己的家或医疗机构	0
III 健康	
1.感觉良好或大多数时间都感觉良好	2
2.缺乏力量,或除偶然以外,并不感到能完全达到一般人有的水平	1
3.感到十分不适或糟糕,大多数时间感到软弱和失去精力,或者意识丧失	0
IV 支持	
1.与他人有良好的相互关系,并且至少从一个家庭成员或朋友中得到有力的支持	2
2.从家人和朋友中得到的支持有限	1
3.从家人和朋友中得到的支持不经常,或只在绝对需要时或昏迷时才能得到	0
V 前景	
1.表现出宁静和自信的前景,能够接受和控制个人的环境和周围的事物	2
2.由于不能充分控制个人的环境,而有时变得烦恼,或一些时期有明显的焦虑或抑郁	1
3.严重地错乱或非常害怕,或者持续地焦虑和抑郁,或意识不清	0

注:正常为9分,分数越高,生活质量越佳。

第三节 言语与吞咽功能评定

一、言语功能评定

言语-语言功能障碍(简称言语障碍)是指通过口语或书面语言或手势语进行交流出现的缺陷,主要包括听、说、读、写等障碍。言语障碍包括嗓音异常、构音障碍、失语症、口吃、儿童语言发育迟缓及精神或智力异常等引起的言语障碍。其中一些言语障碍是耳鼻喉科、儿科、心理科等研究内容。康复工作中常见到的是脑损害引起的失语症(dysphasia)、构音障碍(dysarthria)和言语失用症(apraxia of speech)。其治疗主要通过康复训练手段得到改善。

（一）言语障碍的定义

1. 失语症　失语症是指人正常地获得语言能力后，脑损害引起语言区域及其相关区域受到损伤而产生的后天性语言能力丧失或受损。失语患者在所有语言表达形式上包括说、听、读、写和手势表达的能力都减弱。患者能听到言语的声音和看见文字，却不能理解其意义；无发音肌肉瘫痪、共济失调，却不能清晰地说话或说出的话语不能表达意思，使人难以理解。失语症常合并脑高级系统其他方面的障碍，如阅读、书写及计算等。

2. 构音障碍　构音是把语言中枢组成的词转变成声音表达出来的过程。构音障碍是指由于发音器官神经肌肉的器质性病变而引起发音器官的肌肉无力、肌张力异常及运动不协调等而出现的发音、发声、共鸣、韵律等言语控制异常。

（1）运动性构音障碍　是中枢或周围神经系统损害引起言语运动控制的障碍（无力、缓慢或不协调）。

（2）器质性构音障碍　是发音说话器官的构造异常所致。

（3）功能性构音障碍　是指错误构音呈固定状态，找不到作为构音障碍的原因。即构音器官无形态异常和运动功能异常，听力在正常水平，语言发育已达4岁以上水平的构音已固定的状态。康复医学科多见的是运动性构音障碍。

3. 言语失用症　言语失用症是因为中枢运动神经元损伤，导致功能完整的言语肌肉系统不能进行随意的、有目的的活动而产生的一种言语运动性疾病。患者没有与发音器官有关的肌肉麻痹、肌张力异常、失调、不随意运动等症状，但患者在语言表达时随意说话的能力及按顺序进行发音的运动却出现障碍。检查时患者有目的的说话不一定正确，自己无意识的说话反而正确，所以不特意加以检查，言语失用症容易被忽略。其语音错误包括语音的省略、替代、遗漏、变音、增加和重复。

（二）评定目的

确定语言功能损害的类型，做出分类诊断。评定损害和保留的语言功能，提供预后的根据。评定患者的交往需要，确定语言起始水平，指导语言治疗。

（三）失语症的评定

失语症是由于脑损伤引起的语言能力交流能力障碍，即后天获得性对各种语言符号的表达及认识能力损害或丧失。评定目的是准确判断患者有无失语症，并详细进行失语症分类；了解影响患者交流能力的因素；制订治疗目标和选择恰当的治疗方案；评定患者残存的交流能力，预测患者可能康复的程度。

1. 失语症的言语症状

（1）口语表达　从3个方面评定。①自发谈话：包括回答问题、叙述和系列语言。②复述：包括常用词和不常用词，具体词和抽象词，短句，长句，超长复合句和无意义词组。③命名：包括指词命名、反应命名和颜色命名。与患者进行交谈提出问题，尽可能激发患者做出多的反应并录音，如询问患者的姓名、年龄、职业及患病情况。或用图片叙述，时间1 min。根据交谈将失语症的言语障碍分为两种类型，即非流畅型和流畅型。非流畅型：表现为语量少，有语调障碍、构音障碍，说话费力，无强迫言语，无语法结构等。流畅型：表现为语量多，语调正常、发音清晰，说话不费力，有强迫言语，有语法结构等。

（2）听理解　包括如下内容。①是非题：开始对熟悉的事以简单陈述句提问，然后以包含语法词的句子提问。被检者只需要回答"是"与"不是"来表示。②听辨认：听名称后从一组物、画或者身体部位选出正确者。③执行口头指令：从简单指令到复杂和有语法词的指令，被检者听到后执行，如"站起来"。

（3）阅读　包括如下内容。①视读：为视感知朗读，朗读10个字。②听字辨认：从一组形似、音似、意似字中选出听到的字。③字词朗读并字词配画：先朗读所示的词，无论朗读是否正确均要求按字配画。④朗读指令并执行：先朗读字卡上的命令，无论朗读是否正确均要求按命令执行。⑤选词填空：对留有空档的句朗读或默读后，从备选词中选出正确的词填空，使句子完整。

（4）书写　包括如下内容。①书写姓名或地址。②抄写：抄写备好的简单句。③系列写数（1～21）。④听写：包括偏旁、数、字、词和句。⑤看图写：写出物品、颜色、动作的名称。⑥写短文。按完成的质量评为0～5分。

（5）其他神经心理学检查　包括如下内容。①意识：如注意力、定向力及近记忆力等。②视空间功能：如临摹和摆方块等。③运用能力：如口颊、上肢和复杂动作等。④计算：如加、减、乘、除和四则运算。

（6）利手　所谓利手，是指人的一些日常活动习惯用一只手来进行而言。利手与语言优势在哪一侧大脑半球有关。测定12个日常动作，包括写字、拿筷子、用剪刀、切菜、刷牙、提物、穿针、洗脸、划火柴、炒菜、持钉锤、扫地。若12项全部或前7项都习惯用右手或左手，而后5项中任何1～5项用另一手，确定为右利或左利。若前7项中1～6项习惯用一只手，其余6～12项用另一手，确定为混合手。

2. 失语症的分类　我国对失语症的分类是以 Benson 分类为基础，主要分为 Broca 失语（Broca aphasia，BA）、Wernicke 失语（Wernicke aphasia，WA）、完全性失语（global aphasia，GA）、传导性失语（conductive aphasia，CA）、经皮质运动性失语（transcortical motor aphasia，TCMA）、经皮质感觉性失语（transcortical sensory aphasia，TCSA）、经皮质混合性失语（mixed transcortical aphasia）、命名性失语（anomic aphasia，AA）、皮质下失语（subcortical aphasia，SCA）、纯词聋（pure word deafness）、纯词哑（pure word dumbness）、失读症（alexia）、失写症（agraphia）。

各种失语症的临床特征如下。

（1）Broca 失语　病灶累及优势半球额下回后部。以口语表达障碍最突出，轻者仅口语略不正常，偶尔漏字；严重者可能说不出。

（2）Wernicke 失语　病变部位在优势半球颞上回后部，口语为典型的流利型，语量正常或过多。

（3）传导性失语　病变部位多在优势半球缘上回或者深部白质内的弓状纤维。听理解障碍不严重，而复述不成比例的受损为特点。

（4）经皮质运动性失语　病灶位于优势半球 Broca 区的前、上部。其口语表达为非流利型，说话费力，常以手势协助，有部分患者构音障碍，偶有语音错语。

（5）经皮质感觉性失语　病灶位于优势半球颞顶叶分水岭区。自发语言流畅，错语较多，听理解严重障碍，命名障碍和复述相对好为特征，常伴有严重的失读和失写。

（6）经皮质混合性失语　病灶位于优势半球分水岭区，病灶较大。自发语言严重障碍，完全不能组织构成表达自我意思。仅保留部分复述和系列言语的能力，其他语言功能严重障碍或完全丧失。

（7）完全性失语　又称为全球性失语，病变常累及优势大脑中动脉分布区，病变广，累及优势额颞顶叶。其临床表现为所有语言功能均严重障碍，早期可有哑，恢复期可发单音或简单的单词。

（8）命名性失语　又称为健忘性失语，病灶位于优势半球颞中回后部或颞枕叶交界区。口语表达为流利型，说话不费力，在口语表达中主要表现为找词困难、缺乏实质性语言，常以描述物品性质和用途代替名称，发音和语调正常。

各种失语症的特点总结见表 3-22 和表 3-23。

表 3-22　各种失语症的特点(1)

分类	流畅性	听理解	复述	命名	阅读	书写	运动	感觉	视野
Broca 失语	非流畅	相对好	复述发音启动困难,错误主要为辅音错误	命名障碍,可接受语音提示	常有障碍	有字形破坏,语法错误	右侧偏瘫等	右侧感觉障碍	多正常
Wernicke 失语	流畅	严重障碍	听理解障碍,不能复述	命名障碍,错误,难以接受提示	严重障碍	形态保持,书写错误	多正常	多正常	有时上象限盲
传导性失语	非流畅	相对好	复述障碍,辅音、元音均可错误	命名障碍,可接受选词提示	不正确	不正确	不正确	不正确	不正确
经皮质运动性失语	自发口语非流畅		复述正常	命名部分障碍	少有障碍	不正确			
经皮质感觉性失语	谈话流畅,错误,模仿语言	口语理解严重障碍	复述好	命名有缺陷	朗读有缺陷	有缺陷			
经皮质混合性失语	谈话非流畅,模仿语言	口语理解严重障碍;理解有缺陷	复述相对好	命名严重缺陷	朗读缺陷	有缺陷			
完全性失语	谈话严重缺陷,刻板语言	口语理解严重缺陷,刻板语言	复述严重缺陷,刻板语言	命名严重缺陷,刻板语言	朗读严重缺陷,刻板语言;阅读,理解严重缺陷,刻板语言	严重缺陷,刻板语言			
命名性失语	谈话流畅,有空话	口语理解正常或轻度缺陷	复述正常	命名有缺陷	朗读好或有缺陷;阅读,理解好或有缺陷	好或有缺陷			

表 3-23　各种失语症的特点(2)

失语症类型	病灶部位	听理解	复述	命名	阅读		书写
					朗读	理解	
Broca 失语	优势半球额下回后部	+ ~ ++	+++	+++	+++	+ ~ ++	+++

续表 3-23

失语症类型	病灶部位	听理解	复述	命名	阅读		书写
					朗读	理解	
Wernicke 失语	优势半球颞上回后部	+++	+++	+++	+++	+++	+++
传导性失语	优势半球弓状束及缘上回	+	++ ~ +++	++	++	+	++
完全性失语	优势半球额颞顶叶大灶	+++	+++	+++	+++	+++	+++
经皮质运动性失语	优势半球 Broca 取前上部	+	— ~ +	++		— ~ +	+++
经皮质感觉性失语	优势半球颞顶分水岭区	++	+	++	+ ~ ++	+ ~ ++	++ ~ +++
经皮质混合性失语	优势半球颞顶分水岭区大灶	+++	+	+++	+++	+++	+++
命名性失语	优势半球颞顶中回后部或颞枕交界	+	+	++ ~ +++	— ~ +	— ~ +	+
皮质下失语	丘脑或基底核内囊	+ ~ ++	+	++	+	+	++

注:—正常,+轻度障碍,++中度障碍,+++重度障碍。

3. 失语症鉴别流程 见图 3-1。

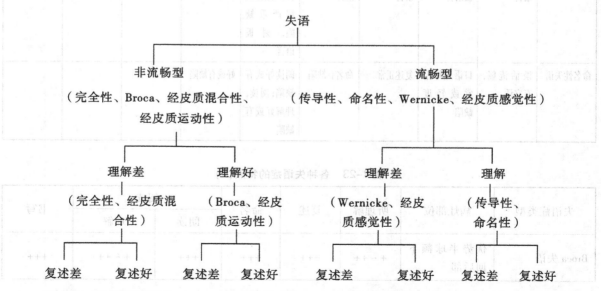

图 3-1 失语症鉴别流程

4. 失语症的评定方法 目前国际上尚无统一的失语症检查方法,临床较为广泛应用的有波士顿失语症诊断检查法、西方失语症检查套表和汉语失语症检查法。

(1) 波士顿失语症诊断检查法 该检查法设计全面,使用广泛,包括语言功能本身的和非语言功能的检查。主要检查两部分:①定量分析患者语言交流水平,对语言特征进行性和质的分析;②确定患者失语症的严重程度做出失语症的分类。各分析检查按难易程度设计,语言功能本身的检查还包括听理解、言语表达、阅读理解和书写内容,此外还设计了补充语言测验和补充非语言功能的评测。

(2) 西方失语症检查套表 该表是在波士顿检查法的基础上修改、扩充内容而成,提高了可信度,是一个定量的失语症检查表,广泛用于临床和科研。可以单独检查口语部分,并根据结果进行分类。其优点:①除了评定失语外,还包括运用、视空间功能、非言语性智能、结构能力及计算能力等内容,可以做出失语症以外的神经心理学方面的评价;②同时还可测试大脑的非语言功能,并可从失语检查结果中计算出失语指数、操作性指数和大脑皮质指数,并以最高为100%来表示。

(3) 汉语失语症检查法 参考上述两个检查方法并结合汉语的特点和临床经验而编制,按规范化要求制订统一指导语,统一评分标准,统一图片、文字卡片及统一失语分类标准。本法对不同性别、年龄、利手的小学以上文化水平的正常成年人均能顺利通过。

5. 失语症严重程度的评定 可采用表3-24中的波士顿失语症诊断检查法(Boston diagnostic aphasia examination,BDAE)中的失语症严重程度分级。

表3-24 失语症严重程度分级

分级	标准
0级	无有意义的言语或听觉理解能力
1级	言语交流有不连续的言语表达,但大部分需要听者去推测、询问和猜测;可交流的信息范围有限,听者在言语交流中感到困难
2级	在听者帮助下,可进行熟悉话题的交谈;但对陌生话题常常不能表达出自己的思想,患者与检查者都感到语言交流有困难
3级	在仅需少量帮助下或无帮助下,患者可讨论几乎所有日常问题,但由于语言和理解能力减弱,某些话题谈话出现困难或不大可能
4级	言语流利,但可观察到有理解障碍,思想和语言表达尚无明显限制
5级	有极少的可分辨出的语言障碍,患者主观上可能感到有点困难,但听者不一定能明显察觉到

(四)构音障碍的评定

构音障碍是指构音器官结构异常或神经肌肉功能障碍所致的发音障碍,或不存在任何结构、神经肌肉功能障碍的言语障碍,主要表现为不能发音说话、发音异常、吐字不清、音调和音量异常等。常用评定方法有两种。

1. Frenchay 构音障碍评定法 通过解剖、生理和感觉检查,达到多方面描述的目的。测验包括反射(咳嗽、吞咽)、呼吸、唇、舌、颌、腭、喉、言语可理解度8个项目26个分测验。将各项检查结果分为9级,把结果画在一总结图上。可清晰地看出哪些功能受损及受损程度,有利于指导治疗。

(1) 反射检查 询问患者、亲属或其他有关人员,以观察、评价咳嗽反射、吞咽动作是否有困难和困难的程度;观察患者有无不能控制的流涎。

1）咳嗽　询问患者吃饭或喝水时，是否会咳嗽或呛住；询问清嗓子时有无困难。

2）吞咽　安全情况下，让患者喝140 mL温开水和吃两块饼干，要求尽可能快地完成。另询问患者吞咽时有无困难，以及进食速度、饮食情况。评分：喝上述定量的水，正常时间为4～15 s，平均8 s，超过15 s为异常缓慢。

3）流涎　询问患者是否有流涎，并于会话中观察。

（2）呼吸检查

1）静态观察　观察患者未说话时的呼吸状况。如评价有困难，可要求患者：先用嘴深吸气，听到指令时尽可能缓慢的呼出，记下所用秒数。正常平稳地呼出，平均为5 s。

2）言语时检查　同患者谈话并观察呼吸，问患者在说话时或其他场合下是否有气短。

下面的要求常用来辅助评价：令患者尽可能快地一口气数到20（10 s内），检查者不应注意患者的发音，只注意完成所需呼吸次数，正常情况下要求一口气完成，但是腭咽闭合不全者很可能被误认为是呼吸控制较差的结果，这时可让患者捏住鼻子来区别。

（3）唇运动检查

1）静态观察　观察患者未说话时唇的位置。是否有唇下垂或不对称。

2）唇角外展　让患者夸张地笑，鼓励其尽量抬高唇角，观察双唇抬高和收缩运动。

3）闭唇鼓腮　让患者按要求完成下面的1项或2项动作，以帮助建立闭唇鼓腮时能达到的程度：令吹气鼓腮坚持15 s，记下实际秒数。若有鼻漏气，治疗师应捏住患者的鼻子，让其清脆地连发"p"音10次，记下所用秒数并观察发"p"音后闭唇的连贯性。

4）交替发音动作　令患者在10 s内重复发"u、i"（不必出声）10次，让患者夸张动作并使速度与动作相一致（每秒做1次），记下所用秒数。

5）观察会话时唇的运动　重点注意唇在所有发音时的形状。

（4）颌的位置检查　观察静止状态是否有颌下垂、过度闭合及偏斜；观察言语时是否有颌偏离、痉挛；有无颌运动。

（5）软腭检查

1）反流及抬高情况　询问并观察患者流质饮食时是否有水或物进入鼻腔。令患者发"啊（a）"音5次，每个"啊（a）"之间有一充分停顿，使软腭有时间下降，观察发音时软腭的运动。

2）会话中观察有无鼻音或鼻漏音。

辅助评价：让患者说"妹（mei）、配（pei）"和"内（nei）、贝（bei）"，观察其音质变化。

（6）喉部检查

1）发音时间　令患者尽可能长时间地发"啊（a）"音，记录秒数及发音清晰度。

2）音调　观察患者唱音阶（至少6个音符），并在患者唱时做评价。

3）音量　令患者从1数到5，逐次增大音量，观察音量变化。

言语评价：会话中观察患者的发音清晰度、音量及音高。以上每一分测验均有a～e 5个级别。一般a为无异常，e为最严重的异常。

（7）舌部检查

1）舌的静态表现　令患者张嘴1 min，如果患者保持张嘴有困难，可用压舌板放在其牙齿两边的边缘，然后观察舌。

2）伸舌　令患者完全伸出舌，并收回5次（速度要求4 s内4次），记录所用秒数。

3）抬高舌　要求患者张嘴，6 s内连续向上、下伸舌5次，记录完成情况及所用时间。

4）舌两侧运动　令患者伸舌，并要求4 s内左右摆动5次。记录所用时间。

5）舌交替运动 令患者尽可能快地说"喀（ka）、拉（la）"，共 10 次，记录完成所需秒数。观察并记录会话中舌的运动。

（8）言语可理解度

1）读字 令逐一读出 12 张字卡片（前 2 张为练习卡），治疗师在未看卡片的情况下，记录所听懂的字，然后与字卡片对照，统计正确字数。a 级：10 个字均准确，言语容易被理解。b 级：2 个或更少的字准确。

2）读句 用句卡片同前方法进行。

3）会话 鼓励患者会话（询问工作、业余爱好及亲友等），尽量持续 5 min，记录能听懂患者言语的比例。a 级：无异常。b 级：偶尔需患者重复。c 级：能明白一半，常需重复。d 级：偶尔能听懂。e 级：完全听不懂。

4）会话速度 从会话分测验的录音带中，计算字数/min（正常为 100～120 字/min），2～4 字/s。

2. 中国康复研究中心制订的构音及构音器官检查 包括呼吸、喉、面部、口部肌肉、硬腭、腭咽机制、舌、下颌及反射活动的检查，了解言语器官的运动速度、力量及运动的准确性，但不进行运动分级。检查以普通话为标准音进行音节复述，单词、文章的水平检查，以及构音类似运动检查。检查时需使用国际音标。

（五）言语失用症的评定

评定言语失用症包括以下 3 个方面。

1. 言语可理解程度 这是评定构音障碍的主要目标，通常选择一定数量的单词和句子进行评分。对于严重构音障碍者，单词可理解程度的得分高于句子可理解程度的得分，而轻度构音障碍者则相反，句子可理解程度的得分高于单词可理解程度的得分。评定句子可理解程度比单词更接近于普通说话的要求，且可以同时评定说话的速率。

2. 说话速率 可以采用节拍器或录音带。

3. 韵律 在主观方面评定重音、音调、速率及其与节律的关系，在客观方面做声学分析，以判断说话的自然程度。

二、吞咽功能评定

（一）定义

吞咽（swallowing）是指食物经咀嚼后形成的食团，有口腔经咽和食管入胃的整个过程。正常吞咽受脑干中枢模式发生器和皮质、皮质下结构的共同控制，是人类复杂的行为之一。吞咽障碍（dysphagia）是食物从口腔运送到胃的过程出现困难的一种表现。除口、咽、食管疾病以外，脑神经、延髓病变、假性延髓麻痹，锥体外系疾病及肌病均可引起吞咽障碍。其中脑卒中是造成吞咽困难的常见的原因之一。

（二）病因及发病机制

1. 病因 从病因上，吞咽障碍可分为器质性吞咽障碍和功能性吞咽障碍。前者主要发生在口腔、咽、喉部的恶性肿瘤术后，由于解剖构造异常引起的吞咽障碍。如口腔、咽部肿瘤术后，食管病变等。后者则由于中枢神经系统、末梢神经系统障碍、肌病及心理性障碍（癔症）引起，在解剖构造上没有问题，为运动异常引起的障碍，如脑卒中、脑外伤、帕金森病、多发性硬化症、吉兰-巴雷综合征、重症肌无力等。

2. 发病机制 正常的吞咽过程分为以下 4 个期。①准备期：食物由唇、齿、颌、舌、颊肌、硬腭、软

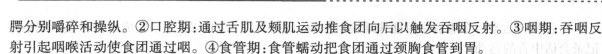

腭分别嚼碎和操纵。②口腔期:通过舌肌及颊肌运动推食团向后以触发吞咽反射。③咽期:吞咽反射引起咽喉活动使食团通过咽。④食管期:食管蠕动把食团通过颈胸食管到胃。

第Ⅴ~Ⅻ对脑神经及 C_1 ~ C_4、T_1 ~ T_2 节段的脊神经分别支配参与吞咽活动的相关肌肉,因此,当其受损时可引起吞咽障碍。

(三)临床表现

有吞咽障碍的患者可能在准备期、口腔期、咽期及食管期中的任何一期发生吞咽障碍,多数是几个期同时发生障碍。

1. 准备期和口腔期障碍　主要表现为开口闭唇困难、流涎、食物从口中漏出、咀嚼费力、食物向口腔后部输送困难等。口腔控制食物能力降低的患者,食物可在吞咽发生前被吸入咽部、进入气管,发生"吞咽前吸入",引起呛咳。

2. 咽期障碍　主要表现为吞咽时食物逆流入鼻腔,或吸入、误咽至气管,发生"吞咽期吸入",引起呛咳;进食之后,滞留在咽壁、会厌谷和梨状隐窝的食物残渣可吸入气管,导致"吞咽后吸入",表现为餐后呼吸道分泌物增多,咳嗽、痰中混有食物等。食物被误吸入后,若喉部及声门下的感觉尚存在,可通过反射性的咳嗽清理被吸入或误咽的食物;若感觉缺失,吸入的食物残渣则不会引起咳嗽,称无症状性吸入。脑卒中后约27%的患者可有无症状吸入,极易导致这部分患者发生脱水、肺部感染,甚至死亡。

3. 食管期障碍　由于食管平滑肌蠕动障碍、环状咽肌和食管胃括约肌迟缓,引起吞咽后胸部憋闷或咽下的食物反流至口咽部,从而引起喉炎、声音嘶哑或喉痉挛。如果吸入大量的反流物,则很容易发生严重的肺部并发症,其病死率高达50%。

4. 诊断方法

(1)临床检查法　吞咽障碍临床检查法(clinical examination for dysphagia,CED)是最基本的方法。内容包括:患者主观上吞咽障碍的详细描述,如吞咽困难持续时间、频度,加重和缓解的因素,症状、继发症状;相关的既往史,如一般情况、家族史、以前的吞咽检查,内科、外科、神经科和心理科病史,特别注意肺功能状况;观察胃管、气管切开情况,现以何种方式进食及食物类型;临床检查,如言语功能、体重、吞咽肌和结构。CED的目的是筛查是否存在吞咽障碍,提供吞咽障碍的病因和解剖生理变化依据,确定有关误咽的危险因素,确定是否需要提供改变营养的手段,为吞咽障碍的进一步检查和治疗提供依据。

(2)反复唾液吞咽测试　反复唾液吞咽测试(repetitive saliva swallowing test,PSST)是一种观察引发随意性吞咽反射的简易方法,由才藤荣一于1996年提出,具体操作步骤如下:①患者取坐位,卧床患者应采取放松体位。②检查者将示指横置于患者甲状软骨上缘,嘱其做吞咽动作。当确认喉头随吞咽动作上举、越过示指后复位,即判定完成一次吞咽反射。当患者诉口干难以吞咽时,可在其舌上滴注少许水,以利吞咽。③嘱患者尽快反复吞咽,并记录完成吞咽次数。老年患者在30 s内能达到3次吞咽即可。一般有吞咽困难的患者,即使第一次吞咽动作能顺利完成,但接下来的吞咽动作会变得困难,或者喉头尚未充分上举就已下降。

(3)洼田饮水试验　洼田饮水试验是另一种常用的吞咽功能检查方法。由洼田俊夫于1982年提出,主要通过饮水来筛查患者有无吞咽障碍及其程度。饮水试验是能否进行吞咽造影录像检查的筛选标准。方法是先让患者单次喝下2~3茶匙水,如无问题再像平常检查时患者取坐位,水杯内盛温水30 mL,嘱患者像平常一样饮下,注意观察患者饮水经过,并记录时间,进行评价,结果可分为5种情况(表3-25)。

表 3-25　洼田饮水试验

评分/分	吞咽功能
1	5 s 内饮完,无呛咳、停顿
2	一次饮完,但超过 5 s,或分两次饮完,无呛咳、停顿
3	能一次饮完,有呛咳
4	分两次以上饮完,有呛咳
5	呛咳多次发生,全部饮完有困难

说明:1 分为正常;2 分为可疑;3 分以上为异常。

(四)吞咽障碍的评定

1. 功能评估

(1)口颜面功能评定　主要包括唇、下颌、软腭、舌等与吞咽有关的肌肉运动、力量和感觉检查。

1)口腔直视观察　观察唇结构及两颊黏膜有无破损,唇沟及颊沟是否正常,硬腭的结构,软腭和腭垂的体积,舌咽弓的完整性,舌的外形及表面是否干燥,牙齿有无缺损及口腔分泌物状况等。

2)口腔器官运动及感觉检查　唇、颊部的运动:静止状态下唇的位置,有无流涎,做唇角外展动作以观察抬高和收缩运动。颌的位置:静止状态下颌的位置,言语和咀嚼时颌的位置,是否能抗阻运动。舌的运动:静止状态下舌的位置,伸舌运动,舌抬高运动,向两边的运动,以上各种运动能否抗阻。软腭运动:发"a"音,观察软腭的抬升、言语时是否有鼻腔漏气,软腭抬升差的患者刺激腭弓是否有上抬。

(2)咽功能评定　包括相关反射检查,如咽反射、咳嗽反射、呕吐反射。

(3)喉功能评定　包括在持续发元音和讲话时聆听音质、音调及音量,观察吞咽时喉上抬的幅度等。内容主要包括音质/音量的变化、发音控制/范围、喉上抬功能。

2. 摄食评估　摄食过程评估是了解进食状态下吞咽功能的重要检查,为确定是否进一步行实验室检查的依据。评估内容包括精神意识状态、呼吸状况、口腔对食物的控制、进食前后声音的变化、吞咽动作的协调性、咳嗽情况、进食的体位选择、食物的形态及质地的选择、分泌物的情况等。

3. 吞咽造影录像检查　吞咽是一种瞬间发生的反射动作,应用造影录像可反复观察、分析吞咽活动的经过,有助于对吞咽功能做出全面评估。吞咽造影录像检查(video fluoroscopic swallowing study,VFSS)由放射科医师和言语治疗师共同指导,在进行检查同时将吞咽全过程完整地记录下来,进行详细的评估和分析。VFSS 能在透视下观察患者吞咽液体、半流质、糊状、固体等不同黏稠度的由钡剂混合的食物和不同体积的食团情况,并通过侧位及前后位成像对吞咽的不同阶段(口腔期、咽期、食管期)的情况进行评定,也能对舌、软腭、咽喉的解剖结构和食团的转运过程进行观察。

在检查过程中,言语治疗师指导患者在不同体位下进食,以观察何种体位更适合患者,当患者出现吞咽障碍,随时给予辅助手段或指导患者使用合适的代偿性手段以帮助患者完成吞咽。侧位上 VFSS 检查异常所见:吞咽启动过度延迟或不能启动、鼻咽部反流、吞咽后口腔、梨状隐窝、会厌谷食物滞留或残留、会厌谷或梨状隐窝内容物积聚超过其容积而溢出、造影剂进入气管、支气管及肺泡内造成误吸、造影剂流向鼻咽腔、喉前庭、气管等处为渗漏,溢出和渗漏往往同时发生、环咽肌功能障碍。正位像 VFSS 主要观察吞咽的对称性,以及梨状隐窝、会厌谷的残留等。

VFSS 简单易行,是临床上首选检查方法,对于发现吞咽功能障碍细微异常改变较敏感,能区分造成吞咽障碍的结构异常和功能异常。但 VFSS 不能区分神经肌肉源性疾病与其他疾病,不能发现咽喉处有唾液的残留,不能定量分析咽收缩力和食团内压,也不能反映咽部的感觉功能。

4.其他评定方法 如内镜检查、超声波检查及吞咽压检查等。除此之外,还应常规对患者进行高级脑功能检查(包括失语、失用、失认、智力等),因为认知功能低下等高级脑功能障碍,同样可以导致吞咽困难。

根据患者主诉、问诊及仔细观察进食情况一般即可做出吞咽障碍的诊断。如怀疑咽期及食管期吞咽障碍,则行吞咽造影录像或内镜等特殊检查,以便进一步明确诊断。

5.非影像学检查

(1)测压检查 咽部测压技术是目前唯一能定量分析咽部力量的检查手段。通过压力测试管,测量吞咽时咽喉及食管的压力,评估咽和食管运动、压力和协调性质,量化动态变化。

(2)肌电图检查 口咽部神经肌肉功能障碍是造成吞咽障碍的主要病因,针式的喉肌电图和表面肌电图可以记录吞咽时肌肉活动的肌电信号,对口咽部的神经肌肉进行直接评定。

(3)脉冲血氧饱和度监测 对吞咽障碍患者进行动态脉冲血氧饱和度监测,可以判断患者是否存在误吸及误吸的严重程度。

第四节 心理与认知功能评定

一、心理功能评定

(一)概述

无论是疾病患者,还是躯体残疾者,都或多或少地存在心理障碍问题,这类问题影响患者预后,因此,在患者的整个康复过程中,心理功能评定及恢复不可或缺。心理功能评定不仅能对临床诊断、治疗和康复训练提供正确的依据,还可以对康复的效果给予客观的评价。

心理评估量表是根据一定的法则和心理学原理,使用一定的操作程序给人的认知行为、情感等心理活动予以量化。心理评估量表具有广泛的作用:临床上用以发现各类精神症状和心理卫生问题并评定其严重程度,供诊断参考;心理评定可评价个人或集体的人格特点;在心理治疗中,通过心理评估可以帮助了解患者的情绪、行为模式和人格特点,供评估及矫正治疗参考。

心理评估量表的效度和信度评价:效度,即确定该工具能否准确地测量所要评定的问题。效度是测评准确性程度的估计,可行平行效度和结构效度的检验。前者是同时应用其他有效工具或金标准进行评估,比较结果的符合程度,后者是测试条目之间或总体评分之间的相关性。

信度,即评价多册评分之间的稳定性或一致性。信度是评估多次或多人评估结果之间一致性程度。可采用多人同时评估,或短期内重复评估的方法,计算评估一致性程度。在引进国外量表或进行跨文化、跨地域研究时,还需要对用心理测量工具做出适用性、可接受性的评价。

(二)常用的临床心理评价量表

1.智力测验 关于智力的概念,不同的心理学家有不同的观点,无统一标准,其中 D. Wechsler 认为智力是个人行动有目的、思维合理、应付环境有效的集中而全面的才能。人的智力主要包括 4 种能力:接受能力,指人从外界学习和获得信息的能力;记忆能力,指人通过将学习获得的信息储存起来,并在使用时进行回忆的能力;思维能力,指人的智力结构,以及对信息进行改编整理的能力;表达能力,指人在需要时能进行信息交流,并把经自我整理的信息表达出来的能力。

（1）智力测验方法　智力测验又称为智能测验,通常用智力商数(intelligence quotient,IQ)表示个体智力水平的高低。智力商数简称智商,用公式表示:智商(IQ)= 智力年龄(MA)×100%/实际年龄(CA)。智力年龄简称智龄,指个体智力达到某一年龄的水平。实际年龄简称实龄,指个体进行评估时最后过的一个生日的年龄。根据心理学家研究统计,人的智商呈正态分布,见表3-26。

表3-26　智商的理论分布和百分比

智商	分级	百分比/%
130 以上	极超常	2.2
120～129	超常	6.7
110～119	高于正常	16.1
90～109	正常	50.0
80～89	低于正常	16.1
70～79	边界	6.7
69 及以下	智力缺陷	2.2

根据智商公式,个体的智商应与智龄和实龄同时直线发展,但研究表明,人在13岁以前,智龄的发展与实际年龄同时呈直线上升,15～16岁达高峰,25岁左右智龄开始逐渐下降。因此使用智商表示智力水平只有在一定年龄范围适合。Wechsler提出使用离差智商(deviation quotient,DQ),其平均值代表年龄的平均智商,定为100,将每一标准差定于15,编成韦氏智力量表。

（2）常用的智力评估量表

1)简易精神状态检查量表　近年来,神经科和康复医学科普遍采用简易精神状态检查量表(mini-mental status examination,MMSE,表3-27)进行痴呆的筛选,初步评定神经系统疾病患者简易认知功能状态,以减少长时间检查造成这类患者疲劳和注意力分散。该量表共30项,正确完成或回答正确得1分,回答错误或不能完成得0分。

简易精神状态检查可以对患者一般认知功能有大概的了解。国际上使用时,以24分为分界分,18～24分为轻度痴呆,16～17分为中度痴呆,15分及以下为重度痴呆。我国修订评定痴呆的标准:根据文化程度而不同,<17分为文盲,<20分为小学程度,<24分为中学及以上程度。单凭该检查不能诊断痴呆或其他认知障碍,一些痴呆患者评分可能较高,而一些无痴呆患者可能评分偏低。有些具体分数的变化可能比总分更有意义。

2)韦氏智力量表　韦氏智力量表(Wechsler intelligence scale)已得到国际公认,是目前应用最广泛的智力评估量表,由美国心理学家Wechsler编制修订,有W-BI、WISC、WISC-R等版本。在我国,目前使用的韦氏智力量表包括修订韦氏成人智力量表(WAIS-RC)、修订韦氏儿童智力量表(WISC-CR)和修订韦氏幼儿智力量表(C-WYCSI)。

WAIS-RC适用于16岁以上成人,该表分为言语测验和操作测验,共11个分测验,可分别测出言语智商和操作智商,两者合称总智商,见表3-28。

表 3-27　简易精神状态检查量表（MMSE）

项目	分数		项目	分数	
1. 今年是哪个年份？	1	0	16. 复述：四十四只石狮子	1	0
2. 现在是什么季节？	1	0	17. 闭眼睛（按卡片上书写的指令动作）*	1	0
3. 今天是几号？	1	0	18. 用右手拿纸	1	0
4. 今天是星期几？	1	0	19. 将纸对折	1	0
5. 现在是几月份？	1	0	20. 手放在大腿上	1	0
6. 你现在在哪一省（市）？	1	0	21. 说一句完整句子	1	0
7. 你现在在哪一县（区）？	1	0	22. 计算：93-7	1	0
8. 你现在在哪一乡（镇、街道）？	1	0	23. 计算：86-7	1	0
9. 你现在在哪一层楼上？	1	0	24. 计算：79-7	1	0
10. 这里是什么地方？	1	0	25. 计算：72-7	1	0
11. 复述：皮球	1	0	26. 回忆：皮球	1	0
12. 复述：国旗	1	0	27. 回忆：国旗	1	0
13. 复述：树木	1	0	28. 回忆：树木	1	0
14. 计算：100-7	1	0	29. 辨认：手表**	1	0
15. 辨认：铅笔	1	0	30. 按样作图	1	0

注：* 按卡片上书写的指令动作（闭眼睛）；** 出示手表问是不是刚才让他看过的物品，评分低于上述标准即可考虑为痴呆。

表 3-28　WAIS-RC 各分测验的项目名称

测验项目		测定能力
言语测验	1. 知识测验	常识的广度、长时记忆
	2. 领悟测验	社会适应度、判断能力
	3. 算术测验	数的概念、注意力等
	4. 相似性测验	抽象和概括能力
	5. 数字广度测验	瞬时记忆、注意力
	6. 词汇测验	词汇的理解力、表达力
操作测验	7. 数字符号测验	学习的联想力、视-运动能力
	8. 图画填充测验	视觉的记忆、认知能力
	9. 木块图案测验	空间关系、视觉结构分析
	10. 图片排列测验	逻辑联想、思维的灵活性
	11. 图形拼凑测验	部分与整体关系能力

　　WISC-CR 和 C-WYCSI，前者适用于 6 岁半至 16 岁 11 个月年龄组，后者适用于 4 岁至 6 岁 5 个月儿童。此量表特点与韦氏成人智力量表大致相同，只是根据儿童及幼儿年龄特定修改和增加了

些项目,如迷津试验、动物下蛋和集合图形测验,目的在于有效测定儿童和幼儿计划能力,知觉组织能力、手眼配合能力及知觉和视觉-运动组织协调能力。

3)其他智力评估量表 如斯坦福-比奈量表,主要用于测试儿童的智力;丹佛发展筛选测验用于快速筛选6岁以前儿童智力。

2.人格测验 人格是一个人与其他人相区别的特质或行为特征。人格测验是用晤谈、观察和测验的方法确定人们人格特点的典型的心理测验技术,是对人格特点的全面评定。常分为两类,一类为问卷法,也称自陈量表法,采用特定的命题或问题,要求被测对象根据自己的情况来选择回答,该方法较简易,方便实施,易于分析。另一类为投射法,采用隐含意义或意义不明确的图形作为材料,让被测对象做出解释,从其解释中投射出自身经历、内在世界的感受与想法,但比较烦琐、不易分析,然而它更能深入、全面地反映受试者的人格特点。

常用的人格测验量表包括明尼苏达多相人格调查表(Minnesota multiphasic personality inventory, MMPI)和艾森克人格问卷(Eysenck personality inventory, EPQ)。

(1)MMPI 1940年由明尼苏达大学编制,是目前世界上应用较为广泛的人格测验量表之一,在中国以经修订并广泛使用。MMPI全套共有566个自陈问题,内容涉及各个方面,临床常用的为399题,作为人格测验的心理反应依据。

在399题中分为14个量表,其中10个为临床量表,4个为效度量表,被测对象根据自己的实际情况对问卷的每一命题做出"是""否"或"无法回答"的回答,测试完毕后,由测试者将原始分转换为T分,画出轮廓图再做评定。T分的换算公式:$T=50+10(x-M)/s$,其中x为原始分,M为正常组原始平均分,s为正常组原始分标准差,中国以60分为划界分,达到或超过60分,则明显为病态(表3-29)。

表3-29 明尼苏达多相人格调查表(MMPI)

分量表		缩略语	说明
临床量表	1.疑病	HS	高分表示对健康和身体过分关心
	2.抑郁	D	高分表示有抑郁心情
	3.癔症	Hy	检出转换性症状
	4.病态人格	Pd	经典的病态人格,不合群、不守规矩和家庭冲突
	5.性别化	Mf	男性高分表示高智力,有女性化优势,女性高分表示有男子气,粗鲁,好攻击
	6.偏执	Pa	高分表示敌意,多疑,攻击性强,敏感,孤独
	7.精神衰弱	Pt	高分提示强迫症状,紧张,焦虑,恐怖,自责
	8.精神分裂	Sc	高分表示古怪、思想混乱,分裂样生活方式,退缩,判断力差,缺乏自知力
	9.轻躁狂	Ma	高分表示易兴奋,活动过多,善交际,性格外露,易冲动,精力充沛,乐观,轻浮,易怒
	10.社会内向	Si	表示内向,害羞,胆小,退缩,不善交际,屈从,懒散效度量表
效度量表	1.疑问分数	Q	
	2.说谎分数	L	
	3.诈病分数	F	
	4.校正分数	K	

（2）EPQ　由英国心理学家 Eysenck 教授于 1952 年编制，分成人和儿童版，前者适用于 16 岁以上成人测试，后者适用于 7～15 岁儿童。原量表为 101 题，中国修订版为 88 题，分 4 个量表（表 3-30），要求被测对象看到题目后按照最初的想法回答"是"与"否"。每题 1 分，将 4 个量表的粗分按性别、年龄转化为 T 分，划分界限为 $50T$ 分，其中上界为 61.5 分，下界为 38.5 分。分别以 E 维度作为 X 轴，以 N 维度作为 Y 轴，在两者的 $T50$ 处垂直相交，可得知被测对象的 E 分和 N 分，在上述剖析图上可找到被测对象的 E 分和 N 分交叉点，从而找出其个性特征。

表 3-30　艾森克人格问卷（EPQ）

量表名称	说明
E 量表：内向-外向	高分：外向性格，爱交际，易兴奋，渴望刺激与冒险
	低分：性格内向，好静少动，不善交际，生活有序
N 量表：神经质	高分：情绪不稳，焦虑，抑郁，反应强烈
	低分：情绪稳定，性格温和，富于理性，善于控制自己
P 量表：精神病质	高分：性格孤僻，不关心他人，难以适应环境，对别人怀有敌意
	低分：易于接近，善于别人相处，适应性较强
L 量表：掩饰分	高分：有掩饰或较老练成熟，结果可能不可靠
	低分：反应较为诚实可信

3. 神经心理学测验　神经心理学评定是系统收集人类行为表现的数据，以便在可能存在神经精神疾病时做出关于脑功能的诊断的系统性方法。从临床实践而言，神经心理学评定包括三方面：临床高级神经功能评定；确定临床适应证和损伤定位；病因诊断。

常用神经心理学测验分为单个测验和成套测验。单个测验测定一种神经心理功能，简单易行，可揭示大脑的某些损害情况；成套测验包括多种形式，能测定多种神经心理功能。常用 H. R. B 神经心理成套测验。此测验是由美国的 Halstead 和 Reitan 设计并完善。在我国，该量表由湖南医科大学修订为 H. R. B 神经心理成套测验，分为成人式、少儿式和幼儿式，分别适用于 15 岁以上、9～14 岁、5～8 岁者。

修订 H. R. B 神经心理成套测验［HRB(A)-RC］有 10 个分测验（表 3-31），每个测验有不同的测验目的和实施方案。每个分测验有划界分，以确定被测对象的测验成绩是否属于正常范围。根据异常测验数可计算出损伤指数：损伤指数（DQ）= 划入异常的测验数/测验总数，损伤指数用于判断有无脑损伤及损伤的严重程度（表 3-32）。最后，结合智力、记忆、感知、失语等检查结果，做出定性和定位诊断。

表 3-31　HRB(A)-RC 各分测验

分测验名称	方法	目的
1. 优势侧	测定利手、利足、利眼	确定大脑优势半球
2. 失语甄别	测验命名、临摹、书写、心算、复述等	甄别有无失语及失语性质
3. 握力	用握力计测左、右手的握力	测量两上肢的运动力

续表 3-31

分测验名称	方法	目的
4.连线	纸上多个小圆圈,标有数字或字母顺序,要求按数字顺序或与字母顺序交替画线连接	观察数字记忆、视觉空间功能、数字与字序两系统的交替传递能力
5.触摸操作	蒙眼,用利手、非利手和双手将各形状木块嵌入相应柄板中;睁眼,画出木块形状及位置	检查触觉运动知觉、空间知觉、触觉形状记忆和位置记忆
6.节律	30 对节律音响逐对出现,要求分辨每对中的两次音响的节律是否相同	测验区别节律的能力
7.手指敲击	先利手后非利手,用示指尽快敲击一个按键	检查两手的精细运动能力
8.语言知觉	用四声发音,要求从字卡上把数个发音相似的词选出	观察言语辨认能力,听、视觉联系能力及注意集中
9.范畴	根据分类、例外等规律,对看到的图形按数字键,对正误判断有不同声音做出反馈	测验思维的抽象和概括过程
10.感知觉	检查触觉、听觉、视觉、手指失认,指尖识数及触辨认	检查有无感知觉缺失

表 3-32　损伤指数(DQ)与脑损伤程度

变量异常数	DQ 范围	脑损伤程度
1	0 ~ 0.14	正常
2	0.15 ~ 0.29	边界
3	0.30 ~ 0.43	轻度脑损伤
4	0.44 ~ 0.57	中度脑损伤
5	0.58	重度脑损伤

4.情绪评定　情绪是人对客观事物存在的认知而产生的一种反映,情绪状态有积极和消极之分。临床上常见的消极情绪主要有抑郁和焦虑。

(1)抑郁评定量表　常用的量表有以下几种。

1)Beck 抑郁问卷(Beck depression inventory,BDI)是常用的抑郁量表之一,适用于成年的各年龄段。

2)抑郁自评量表(self-rating depression scale,SDS)由 Zung 于 1965 年编制的,为常用的自评量表,用于衡量抑郁状态的轻重程度及其在治疗中的变化。

3)抑郁状态问卷(depression status inventory,DSI)由 Zung 于 1972 年在 SDS 基础上增编了与之相对应的检查者用本,改自评为他评,称为抑郁状态问卷。

4)汉密尔顿抑郁量表(Hamilton depression rating for depression,HAMD)由 Hamilton 于 1960 年编制,适用于有抑郁症状的成年人,是临床上使用最普遍的抑郁评定量表。HAMD 的版本有 17 项、21 项、24 项 3 种,国内常见的为 24 项版本(表 3-33)。

表 3-33 汉密尔顿抑郁量表(HAMD)

项目	评分/分	项目	评分/分
1. 抑郁情绪	0 1 2 3 4	13. 全身症状	0 1 2
2. 有罪感	0 1 2 3 4	14. 性症状	0 1 2
3. 自杀	0 1 2 3 4	15. 疑病	0 1 2 3 4
4. 入睡困难	0 1 2	16. 体重减轻	0 1 2
5. 睡眠不深	0 1 2	17. 自知力	0 1 2
6. 早醒	0 1 2	18. 日夜变化 A. 早 B. 晚	0 1 2 0 1 2
7. 工作和兴趣	0 1 2 3 4	19. 人格或现实解体	0 1 2 3 4
8. 迟缓	0 1 2 3 4	20. 偏执症状	0 1 2 3 4
9. 激越	0 1 2 3 4	21. 强迫症状	0 1 2 3 4
10. 精神性焦虑	0 1 2 3 4	22. 能力减退感	0 1 2 3 4
11. 躯体性焦虑	0 1 2 3 4	23. 绝望感	0 1 2 3 4
12. 胃肠道症状	0 1 2	24. 自卑感	0 1 2 3 4

（2）焦虑评定量表 常用焦虑自评量表(self-rating anxiety scale,SAS)和汉密尔顿焦虑量表(Hamilton anxiety scale,HAMA)。

1）焦虑自评量表由 Zung 于 1971 年编制,其结构形式和评定方法都与抑郁自评量表十分相似,用于评定成年焦虑患者的主观感受,是一种临床使用较方便的评定量表。

2）汉密尔顿焦虑量表由 Hamilton 于 1959 年编制,主要用于评定神经症及其他患者的焦虑症状的严重程度,是精神科常用较广泛的评定量表之一。全量表包括 14 个项目。汉密尔顿焦虑量表评分为 0~4 分,分 5 级:0=无,1=轻度,2=中度,3=重度,4=很重。一般来说,总分超过 29 分,可能为严重焦虑;超过 21 分,有明显焦虑;超过 14 分,肯定有焦虑;超过 7 分,可能有焦虑;小于 7 分,没有焦虑。一般的分界值为 14 分。

表 3-34 汉密尔顿焦虑量表(HAMA)

项目	评分/分	项目	评分/分
1. 焦虑心境	0 1 2 3 4	8. 感觉系统症状	0 1 2 3 4
2. 紧张	0 1 2 3 4	9. 心血管系统症状	0 1 2 3 4
3. 害怕	0 1 2 3 4	10. 呼吸系统症状	0 1 2 3 4
4. 失眠	0 1 2 3 4	11. 胃肠道症状	0 1 2 3 4
5. 记忆或注意障碍	0 1 2 3 4	12. 泌尿生殖系统症状	0 1 2 3 4
6. 抑郁心境	0 1 2 3 4	13. 自主神经症状	0 1 2 3 4
7. 肌肉系统症状	0 1 2 3 4	14. 会谈时行为表现	0 1 2 3 4

注:针对每个项目,圈出最合适患者情况的评分,最后算出总分。

二、认知功能评定

认知(cognition)是人脑在认识客观事物的过程中对感觉输入信息的获取、编码、操作、提取和使用的过程,是输入和输出之间发生的内部心理过程,这一过程包括知觉、注意、记忆及思维等。认知功能障碍的表现形式有注意力障碍、记忆力障碍、执行功能障碍、感知觉障碍、其他如精神活动过程整体降低。

(一)认知功能评定方法

包括筛查法、专项检查法、成套测验法、功能检查法。在临床上,认知功能的评定也是按照这种顺序进行的。

1. 筛查法 属于认知功能的快速、综合鉴别测验。筛查法可从总体上检查出患者是否有认知功能障碍,但不能为特异性诊断提供依据。通过筛查可以发现患者有无脑的器质性病变,可决定是否需要给患者做进一步详细、深入的检查。常用的认知功能筛查量表有简易精神状态检查量表(mini-mental status examination, MMSE)、长谷川痴呆量表(Hasegawa dementia scale, HDS)、认知能力筛查量表(cognitive abilities screening instrument, CASI)和神经行为认知状态测试(NCSE)等量表。筛查通常是认知功能评定的第一步。

(1)MMSE MMSE 作为认知障碍检查法,应用得较多,范围广,不仅可以用于临床,还可以用于社区人群痴呆的筛查,见表 3-27。

(2)HDS HDS 由日本学者长谷川和夫 1974 年编制,和 MMSE 相似,内容包括定向、注意、记忆、语言等方面,见表 3-35。

表 3-35 长谷川痴呆量表(HDS)

问题	评分/分
1. 今天是几月几号(或星期几)(任意回答正确均可)	3
2. 这是什么地方	2.5
3. 您多大岁数(±3 年均为正确)	2
4. 最近发生什么事情(事先询问知情者)	2.5
5. 您出生在哪里	2
6. 中华人民共和国成立是哪一年(3 年内均正确)	3.5
7. 1 年有几个月(或 1 h 有多少分钟)	2.5
8. 国家现任总理是谁	3
9. 计算 100-7	2
10. 计算 93-7	2
11. 请倒背下列数字:6、8、2	2
12. 请倒背下列数字:3、5、2、9	2
13. 先将香烟、火柴、钥匙、手表、钢笔 5 样东西摆在受试者面前,令其说一遍,然后把东西拿走,请受试者回忆	3.5(各 0.5)

注:文盲<16 分,小学文化程度<20 分,中学以上文化程度<24 分。

（3）CASI　与 MMSE 相似,检查内容包括定向、注意、心算、瞬时记忆、短时记忆、结构模仿、语言等 9 个因子,具体内容见表 3-36。

表 3-36　认知能力筛查量表(CASI)

编号	测试内容	评分/分
1	今天是星期几	
2	现在是哪个月	
3	今天是几号	
4	今年是哪一年	
5	这是什么地方	
6	请说出 8、7、2 这 3 个数字	
7	请倒过来说刚才的 3 个数字	
8	请说出 6、3、7、1 这 4 个数字	
9	请听清 6、9、4 这 3 个数字,然后数 1～10,再重复说刚刚那 3 个数字	
10	请听清 8、1、4、3 这 4 个数字,然后数 1～10,再重复刚刚那 4 个数字	
11	从星期日倒数至星期一	
12	9 加 3 等于几	
13	再加 6 等于几(在 9 加 3 的基础上)	
14	18-5 等于几? 请记住这几个词,我一会儿会问你:帽子、汽车、树、房子	
15	"快"的反义词是"慢","上"的反义词是什么	
16	"大"的反义词是什么? "硬"的反义词是什么	
17	橘子和香蕉是水果类,红和蓝属于哪一类	
18	这是多少钱	
19	我刚才让你记住的第一个词是什么	
20	我刚才让你记住的第二个词是什么	
21	我刚才让你记住的第三个词是什么	
22	我刚才让你记住的第四个词是什么	
23	100 减 7 等于几	
24	再减 7 等于几	
25	再减 7 等于几	
26	再减 7 等于几	
27	再减 7 等于几	
28	再减 7 等于几	
29	再减 7 等于几	
30	再减 7 等于几	

注:答对 1 题计 1 分,共 30 分,≤20 分为异常。

2.专项检查法　属于认知功能的特异性检查,用于评定某种特殊类型的认知障碍。

3.成套测验法　一套标准化的测验主要用于认知功能较全面的定量测定。成套测验不同于特异性检查,成套测验的信度和效度均经过检验,成套测验得分低于正常范围,提示患者存在认知障碍。成套测验可全面评估脑功能,但测试比较繁杂,测试费时。

4.功能检查法　通过直接观察患者从事日常生活能力的情况来评定患者认知功能障碍程度。方法有 Arnadottir 作业治疗 – 日常生活活动神经行为评定(Arnadottir OT – ADL neurobehavioral evaluation,AONE)即功能检查法。

(二)意识障碍评定

1.格拉斯哥昏迷量表　格拉斯哥昏迷量表(Glasgow coma scale,GCS)是脑外伤评定中最常用的一种国际性评定方法。该量表内容简单,包括睁眼反应、运动反应、言语反应,评分标准具体,是反映急性期患者脑损伤严重程度的一个可靠指标(表3-37)。

表3-37　格拉斯哥昏迷量表(GCS)

内容	标准	评分/分
睁眼反应	自动睁眼	4
	听到言语、命令睁眼	3
	刺痛时睁眼	2
	对任何刺激无法睁眼	1
运动反应	能执行简单命令	6
	刺痛时能指出部位	5
	刺痛时肢体能正常回缩	4
	刺痛时躯体异常屈曲(去皮质状态)	3
	刺痛时躯体异常伸展(去大脑强直)	2
	刺痛无任何运动反应	1
言语反应	回答正确	5
	回答错误	4
	用词不恰当但尚能理解含义	3
	言语难以理解	2
	无任何言语反应	1

GCS 最高计分15 分为正常,最低计分3 分。≤8 分为昏迷,≥9 分不属于昏迷。昏迷越深,伤情越重,得分越低。脑外伤入院6 h 内死亡及颅脑火器伤不计入评分,只有当 GCS 评分达到15 分才可能行认知功能评定。

2.植物状态评分　我国植物状态诊断标准:认知功能丧失,无意识活动,不能执行命令;保持自主呼吸和血压;有睡眠觉醒周期;不能理解或表达语言;能自动睁眼或在刺激下睁眼;可有无目的性的眼球追踪;丘脑下部及脑干功能基本保存。植物状态持续1 个月以上才能诊断为持续性植物状态(PVS)。PVS 评分(表3-38)通过对眼球运动、执行命令、肢体运动、语言、吞咽、情感反应6 项分别进行检查,每项按照 0~3 分评分,最后累加得分。PVS 总分为 18 分,≤3 分为完全植物状态,4~7 分为不完全植物状态,8~9 分为过渡性植物状态,10~11 分为脱离植物状态,≥12 分为基本恢复意识。

表 3-38 PVS 评分

内容	标准	评分/分	内容	标准	评分/分
眼球运动	无	0	语言	无	0
	偶有眼球跟踪	1		能哼哼	1
	经常眼球跟踪	2		能说单词	2
	有意注视	3		能说整句	3
执行命令	无	0	吞咽	无	0
	微弱动作	1		吞咽流质	1
	执行简单命令	2		吞咽稠食	2
	执行各种命令	3		能咀嚼	3
肢体运动	无	0	情感反应	无	0
	刺激后运动	1		偶流泪	1
	无目的运动	2		能哭笑	2
	有目的运动	3		正常情感反应	3

（三）注意的评定

注意是对事物的一种选择性反应,是心理活动对一定事物的指向和集中,使人们清晰地认知周围现实中某一特定的对象,避开不相干的事物。注意是心理活动对一定事物的指向与集中。它是伴随着感知、记忆、思维、想象等心理活动。评定注意功能时,可采用视觉注意测试及听觉注意测试等。一般脑部创伤的认知功能评定可通过使用标准化测验及功能活动行为观察而得知,注意障碍也不例外。标准化测验包括筛选测验及特定测验。标准化测验的好处是可以提供客观、可靠的数据,可以重复记录被测对象的认知功能。但是选择哪种标准化测验则一定要根据被测对象的需要而决定,否则会影响测验的可信度。若是被测对象的注意力无法集中,将会干扰其的实际能力,使测验结果无法解释。此时应采用功能活动行为观察进行评定,评定者可留意被测对象做一些基本自我照顾活动时的注意、瞬时/短期记忆能力和长期记忆能力、定向力、应变能力及判断力等,也可利用日常生活问卷来向家属取得更多被测对象日常生活的资料。

1. 视跟踪和辨认测试

（1）视跟踪 要求被测对象目光跟随光源做左、右、上、下移动,每个方向计 1 分,正常为 4 分。

（2）形态辨认 要求被测对象模仿画出垂线、圆形、方形和 A 字各一样,每项计 1 分,正常为 4 分。

（3）字母划消测试 要求被测对象用铅笔以最快速度划去随机排列的一行或多行字母中的某个或某两个字母(测试字母大小应按规格)。100 s 内划错 1 个以上为注意缺陷。

2. 数或词的辨别注意测试

（1）听字母测试 在 60 s 内以 1 个/s 的速度念无规则排列的字母给被测对象听,其中有 10 个是指定的同一字母,要求听到该字母举手,举手 10 次为正常。

（2）背诵数字 以 1 个/s 的速度念一列数字给被测对象听,要求患者立即背诵,从两位数开始至不能背诵为止。背诵少于 5 位数为不正常。

（3）词辨认　向被测对象放送一段录音，其中有 10 个为指定的同一词，要求患者听到该词就举手，举手 10 次为正常。

3. 声辨认

（1）声辨认　向被测对象放送一段有嗡嗡声、电话铃音、钟表声和号角声的录音，要求其听到号角声时举手。号角声出现 5 次，举手 5 次为正常。

（2）在杂音背景中辨认词　向被测对象放送一段录音，其中有 10 个为指定的同一词，要求其听到该词就举手，举手 10 次为正常。但录音中有喧闹集市的背景，举手少于 8 次为异常。

（四）记忆评定

记忆是对过去经历的事物的一种反应，是对获得的信息的感知及思考、存储和提取的过程。记忆功能是人脑的基本认知功能之一。大量标准化记忆测试量表已经制定，其中大部分是针对遗忘症的检查。本节对广泛使用的评定表仅做概要性介绍。在临床实践中，如何很好地完成这些检查，选择何种评定表为恰当的，则需要专门的知识与培训。

1. 韦氏记忆量表　韦氏记忆量表（Wechsler memory scale，WMS）是应用比较广泛的成套记忆检测，也是神经心理测验之一。该量表特点是对各个方面的记忆功能都予以评价，其结果也有助于鉴别器质性和功能性记忆障碍，为临床提供了比较客观的检查方法，具体见表 3-39。

表 3-39　韦氏记忆量表（WMS）测试内容和评分方法

测试项目		内容	评分方法
A. 经历		5 个与个人经历有关的问题	每回答正确一题得 1 分，最高 5 分
B. 定向		5 个有关时间和空间定向问题	每回答正确一题得 1 分，最高 5 分
C. 数字顺序关系	（1）顺数从 1 到 100	限时记错、记漏或退数次数	分别按计分公式算出原始分
	（2）倒数从 100 到 1	限时记错、记漏或退数次数	分别按计分公式算出原始分
	（3）累加，从 1 起每次加 3，到 49 为止	限时记错、记漏或退数次数	分别按计分公式算出原始分
D. 再认		每套识记卡片有 8 项内容，呈现给受试者 30 s 后，让受试者再认	根据受试者再认内容与呈现内容的相关性分别计 2、1、0 分和 -1 分，最高 16 分
E. 图片回忆		每套图片有 20 项内容，呈现给受试者 90 s 后，让受试者再认	正确回忆计 1 分，错误扣 1 分，最高分 20 分
F. 视觉提取		每套图片有 3 张，每张上有 1~2 个图形，呈现 10 s 后让受试者再画出来	按所画图形的准确度计分，最高 14 分

续表 3-39

测试项目	内容	评分方法
G.联想学习	每套卡片上各有 10 对词,读给受试者听,每组呈现 2 s 后停 5 s,在读每对词的前一词,要求受试者说出后一词	5 s 内回答正确一词 1 分,联想中有困难和容易两种,3 遍测试的内容联想分相加后除以 2,与困难联想分之和即为测验总分,最高分 20 分
H.触觉记忆	使用一副槽板,有 9 个图形,让受试者蒙眼用利手、非利手和双手分别将 3 个木块放入相应的槽中。再睁眼,将各木块的图形及其位置默画出来	计时并计算正确回忆和位置的数目,根据公式推算出测验原始分
I.逻辑记忆	3 个故事包含 14 个、20 个和 30 个内容,将故事讲给受试者听,同时让其看着卡片上的故事,念完后要求其复述	回忆每一内容计 0.5 分,最高分分别是 25 和 17 分
J.背诵数目	要求顺背 3~9 位数,倒背 2~8 位数	能背诵的最高位数为准,最高分分别是 9 分和 11 分,共 20 分

注:将 10 个分测验的粗分,分别查粗分等值量表分表转化为量表分,相加为全量表分。将全量表分按年龄组查全量表分的等值记忆商数(memory quotient,MQ)表,即可得到受试者的 MQ。以上量表中,测 A~C 为长时记忆,测 D~I 为短时记忆,测 J 为瞬时记忆,MQ 表示总水平。

2. Rivermead 行为记忆能力测试　Rivermead 行为记忆能力测试是日常记忆能力的测验,由 Barbara Wilson 等于 1985 设计而成。有儿童、成人等共 4 个版本,每个版本有 11 个项目。RBMT 主要检测被测对象对具体行为的记忆能力,如回忆人名、自发地记住某样物品被藏的地方、问一个对某线索反应的特殊问题、识别 10 幅刚看过的图片、即时和延迟忆述一个故事、识别 5 张不熟悉面貌照片、即时和延迟忆述一条路线、记住一个信封、对时间地点及人物定向力的提问。完成整个测试约需 25 min。被测对象在此项行为记忆能力测验中的表现,可帮助治疗师了解被测对象在日常生活中记忆力受损带来的影响。

3. 成人记忆和信息处理量表　本量表由 6 个分测试组成。①即时、延时故事忆述:这种忆述有详细指南但不同于 WMS-R 逻辑记忆测试。②复制一张复杂的图形后立即再现,30 min 后再现。③词表学习:由 15 个词组成的词表呈现后即刻忆述,最多可进行 5 次测试,接着用第 2 个词表测试 1 次,然后用第一个词表再做最终忆述。④设计学习:在这项测试中,受试者必须学习一项设计,然后通过 4×4 排列把各个点联结起来。⑤信息处理 Part A:在这部分测试中,给受试者一份含有 5 个两位数组成的表,要求受试者必须删除最大的数,接着进行运动速度测试,要求受试者尽可能快地删除这些数。⑥信息处理 Part B:在这部分,要求受试者完成更复杂的数字删除测试,再接着进行运动速度测试。完成本量表测试大约需 45 min。

4. Luria-Nebraska 记忆评分 本量表是比较大的神经心理学检查的一部分,它提供了一个初步筛查,重点为记忆处理做更详细检查服务。它含有一些其他标准量表没有的项目,如要求受试者预测在一份表中他可能要记住多少词,词-图联系,记住手的位置等。大约需 15 min。

5. 记忆检查 本检查由一项词的识别测试和一项等量的对面貌的测试组成。这两项分测试用类似的方式完成。受试者看 50 个词和 50 个面貌相片(不认识的男人),每 3 s 看 1 张,要求受试者判断每一项是愉快还是不愉快,分别用“是”或“否”做出应答。50 个项目已经呈现之后,立即给受试者一项有两种选择并且被迫挑选的测试。在这项测试中,扰乱项目大致类似靶项目并像前面呈现的项目一样从总的来源中抽出来。本测试约需 15 min,据认为可检测正常人群中的轻微记忆障碍,能识别针对特殊材料的词语和非词语性遗忘症,很少受焦虑和抑郁的影响。

6. William 记忆量表 本量表含 3 个平行表格,每份表都有数字间距、钉板位置学习、词定义学习、图片延迟(7 min)记忆述,一个简短的个人过去经历的事件评估,如被测对象第一次上学的特征。

7. 一些专病性量表 有许多评估表可以评估脑损伤后的学习与记忆能力,包括以下几种。触觉行为表现测试:测试非词语性学习和记忆技能。Benton 的视觉保留测试:测试有关视知觉、结构和非词语性及记忆技能的情况。California 词语学习测试和 Rey 听词语学习测试:这两项测试都是由词语学习活动组成,检查者可对被测对象的优势、弱点、词语学习困难和记忆能力的影响因素做出详细评估。Reitan 故事记忆和图形记忆测试:评价被测对象词语性和非词语性记忆技能。

(五)知觉功能评定

知觉功能是脑部的高级功能,主要包括脑部对各种外界事物识别和处理的过程。当大脑损伤后,即使无感觉功能缺陷、智力衰退、意识障碍、言语困难,患者对自己以往熟悉的事物不能以相应感官感受而加以识别,这种现象称为失认症。失认症中发病率最高的为单侧忽略。在运动、感觉、反射均无障碍的情况下,不能按命令完成熟悉的动作称为失用症,其中以结构性失用、运动性失用和穿衣失用发病率最高。

1. 失认症评定 知觉功能是脑部的高级功能,主要包括脑部对各种外界事物识别和处理的过程。当大脑损伤后,即使无感觉功能缺陷、智力障碍、意识障碍、言语困难,患者对自己以往熟悉的事物不能以相应感官感受加以识别,这种现象称为失认症。

(1)视觉失认 患者对所见物体、颜色、图画不能辨别其名称和作用,但经触、听等其他感觉,则能辨认。如将梳子、牙膏等物品(物品失认),熟人的照片(相貌失认),颜色匹配图(颜色失认),不同形状图片(图形失认)放在桌上,让患者辨认,不能辨认为为阳性。

(2)触觉失认 患者尽管触觉、本体觉和冷热觉正常,但不能通过触摸辨认物体。请患者闭目,用手触摸物体,识别其形状和材料,如金属、布等,不能辨认者为阳性。

(3)听觉失认 患者能分辨出有无声音,但辨别不出是什么声音。请患者听日常熟悉的声音(如雷声、闹钟声等),答不正确者为阳性。

(4)一侧空间失认(单侧忽略) 患者对大脑病损对侧的一半视野内的物体、身体或空间不能辨认。常用如下方法进行评定。

1)涂抹检查 主要有 Albert 画线检查(图 3-2),也可采用涂数字或符号等检查方法。Albert 画线检查是让患者将纸面上的线条均画上标记,检查评定:漏画 2 条线以上者为有障碍,23 条线以下者为可疑,23 条线以上者为确诊。要注意漏掉线条的分布。涂数字或符号检查方法基本与画线检查方法相同。根据患者障碍情况会有相应的检查结果变化,所提供刺激种类越多则易于明确半侧视空间失认。

2)模仿检查 仿画空心十字、仿画立方体、仿画花瓣(图 3-3)等。所提供的示范样本可用平面图、立体图及实物,一般多用已事先准备好的空心十字、立方体、花瓣等平面图,给患者铅笔和白纸让其模仿画出,根据患者完成情况评定是否有半侧视空间失认。仿画立方体、花瓣较仿画平面空心十字更易查出半侧视空间失认。也可以进行仿画房子的检查方法(图3-4)。

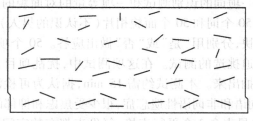

图3-2 Albert 画线检查

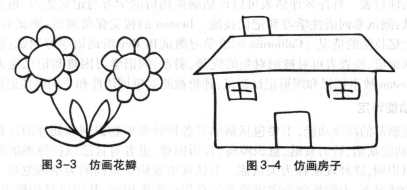

图3-3 仿画花瓣　　　　　　　**图3-4 仿画房子**

3)自画检查　自画人物、自画钟盘等。不予范本,仅由口头命令来描画。画钟盘主要采用自由方式画,按圆的大小、数字配置来判定。

4)等分水平线检查　一般采用在平面内距离不等的多根水平线,将水平线正面居中提示给患者,命令患者将水平线的正中点判定画出。患者画出正中点偏斜全线长度的10%,或单侧漏画2根为阳性,则评定为有半侧视空间失认。如果仅用一个长度的水平线判定时有可能漏判,所以一般用几个其他长度线一起来详细检查。也可以采用在一个线条居中情况下,增加几个居左或居右的检查线,同样命患者画出正中点。

5)写字检查　命患者自发写有偏旁的汉字,也可命患者按语言提示及图片写字,据写字完成情况判定。

6)读出字、句子或读竖版及横版短文　可出现多种情况,如漏读汉字偏旁或仅读偏旁;漏读句子的左侧部分;仅读横版短文的偏右部分等。

7)涂颜色检查　命令患者给空白画片涂上颜色,如给花涂上颜色的检查。有半侧视空间失认,常见左侧或右侧漏涂。

8)迷宫检查　原本用于检查额叶功能,为一种看分析思考能力的检查,在检查中也可发现视空间失认的问题。如有左半侧视空间失认时患者常会因认识不了左侧空间而停下。

9)反应时间测定　命患者注视电脑屏幕,及时注意其上给出的光刺激并按下按钮。有半侧视空间失认的患者对左右刺激反应情况的差距较大。即使在涂线条、自画等检查均未见异常时,但由于对光刺激的反应时间有较大差距,患者在生活活动中也会出现半侧视空间失认问题。

10)对面检查法　半侧视空间失认多伴有同向偏盲。检查者与患者相向而坐,检查者利用位于患者左右两侧视空间的手指的活动来确认患者对视空间认知情况。也可利用触觉及听觉刺激来检测触觉和听觉的认知情况。

有些患者在检查中虽未出现半侧视空间失认，但在日常生活活动中会出现失认症状，以左侧视空间失认为例，患者与其他人相对时，患者的头及视线常冲向右方，注意不到位于左边的人；患者在步行时会注意不到对面来的人、门及其他障碍物，常与之相碰撞；吃饭时患者会不用左边的餐具，仅注意到位于右边的；穿脱衣服及鞋子时患者常忘记左边的；在剃须、梳头、洗脸、淋浴时患者常忘记处理左边的部分；与人下棋时患者会不用左边的棋子，对从左边来的进攻也注意不到；阅读时患者会漏读左边部分，写字时患者会忘记偏旁。

重度半侧视空间失认患者会表现出盲目乐观，注意不到自己的障碍，甚至否认有瘫痪，也不明白自己为何入院，常不能独自取得稳定坐位，多偏倚健侧坐，脸冲向健侧，仅看健侧空间及物品，注意不到患侧上下肢处于不正常位置，转移时也不顾患侧上下肢，会忘记刹住患侧车闸，坐轮椅移动时常碰到障碍物，进食时残留患侧食物，不梳患侧头，不洗、擦患侧脸，穿衣时找不到患侧袖口，不穿患侧鞋及袜子等。

（5）左右失定向失认评定（Gerstman 综合征）　包括左右失定向、手指失认、失写、失算 4 种症状。常用的评定方法如下。

1）左右辨别检查　该检查是 Ayres 创建的南加利福尼亚感觉整合检查中的一部分。检查者与患者相对而坐，命令患者完成以下动作：①请伸出你的右手；②请摸你的左耳朵；③用右手拿走铅笔（检查者用双手拿铅笔放在膝上）；④将铅笔放在我的右手上（检查者双手掌向上放在膝上）；⑤铅笔是在你的右边还是左边（检查者用左手拿铅笔放在患者右肩前约 30 cm 处）；⑥摸你的右眼；⑦伸出你的左脚；⑧铅笔是在你的右边还是左边（检查者用右手拿铅笔放在患者左肩前约 30 cm 处）；⑨用左手来拿铅笔（检查者用双手拿铅笔放在膝上）；⑩将铅笔放在我的左手上（检查者双手掌向上放在膝上）。

评分标准：3 s 内回答正确为 2 分；4～10 s 内回答正确为 1 分；允许患者自己改正答案，重复命令后回答正确为 1 分。此检查原本用于儿童的检查，对成人检查尚未充分研讨。

2）按命令指出身体部位　命令患者指出身体部位的名称，可利用患者自己的身体，或检查者的身体，或布娃娃的身体。利用患者自己身体时，可按命令患者完成以下动作：①摸你的左手；②摸你的左眼；③摸你的右脚；④摸你的左肩；⑤摸你的右肘关节；⑥摸你的左膝；⑦摸你的右耳朵；⑧摸你的左手腕；⑨摸你的右脚腕；⑩摸你的右手拇指。

评定标准：只要在合适时间内正确指出身体部位即为正常。患者若存在失语症、失用症，会影响检查结果。

3）手指失认的评定　手指失认多是双侧性症状，尤其识别示指、中指、环指较困难。评定方法如下。①称呼手指的检查：让患者的双手掌朝下放在桌子上，检查者摸患者的一个手指，命令患者说出手指名称。也可制作两个手的模板，与患者双手同向放在桌子前方，检查者摸患者的一个手指，命令患者说出手指名称。可设计成让患者看摸手指及不让患者看摸手指两种检查情况。可设计检查顺序分别对 10 个手指予以评定。只要能在合适时间内正确回答出全部手指名称，即为正常。若有感觉障碍可影响检查结果。②按命令辨认手指的检查：让患者按检查者命令活动或指出相应的手指。检查者也可利用手模拟图，让患者做指手指的检查。可选择 5～10 个检查项目。只要在合适时间内正确完成检查者让指的全部手指，即为正常。③模仿手指形状的检查：检查者用手指做出各种形状，命令患者模仿做出。如左手拇指尖与小指尖相碰；左手中指尖与示指尖相碰；左手拇指转动；换右手做类似的动作；用右手示指碰左手中指。若能在合适时间内正确完成动作，即为正常。

若存在手指瘫痪,会影响检查结果。

2.失用症评定 是指脑损害者不是因为运动瘫痪、感觉丧失、共济失调或记忆、理解障碍等,而不能完成已习得的、有目的或熟练的技巧性动作,又称为运用障碍。

(1)意念(观念)运动性失用 即使患者完全了解动作的概念或意念,也不能模仿或进行有目的的运动。模仿动作测试:检查者做举手、伸示指和中指("V"字形)、刷牙等动作,患者不能模仿为阳性。口头指令测试:让患者执行口头指令,不能完成者为阳性。

(2)运动性失用 可让患者完成舌部运动,做刷牙、划火柴、用钥匙开门、弹琴样动作、扣纽扣等,不能完成或动作笨拙为阳性,常见于上肢和舌。

(3)意念(观念)性失用 无法正确完成日常习惯的动作,如把牙膏、牙刷放在桌上,让患者打开牙膏盖,拿起牙刷,将牙膏挤在牙刷上,然后刷牙。患者动作顺序颠倒为阳性。

(4)结构性失用 患者不能按命令或自发地描绘或搭拼图形、结构。在仿画图、仿搭积木时出现的障碍,是视觉空间结构能力的障碍,是对整体空间分析和综合能力的障碍,能认识各个构成部分,也能理解相互位置关系。常用的评定方法如下。

1)几何图形模仿检查 可事先做好房屋、花、钟盘等检查用的线条图片,让患者用铅笔在白纸上模仿画出。也可事先做好正方形、菱形、圆形、三角形、立方体、三角体等线条图的检查卡片,命患者用铅笔在白纸上模仿画出。可参照患者完成的具体情况划分等级。本检查法属于非标准化检查。

1级:基本上正确画出,无线条省略及添加,空间配置合理,属正常水平。2级:有部分线条被省略、旋转及某些部分配置不合理,但基本上可明白画的是什么,属轻中度障碍。3级:无法让人明白所画的是什么,属重度障碍。

做检查前要明确患者有无共济失调运动障碍,有无半侧失认,并且要注意到患者的利手所在,以免因这些问题影响检查结果而形成误判。

模仿画几何图形较搭积木及火柴棒检查要难,需较高的正确模仿画动作及感觉运动整合能力(图3-5)。

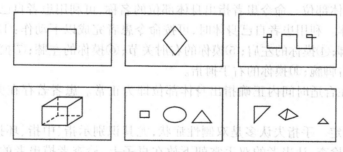

图3-5 线条图的检查

2)火柴棒拼图检查 检查者可利用两根或多根火柴棒组成具体图形结构,让患者完成同样的结构检查。本检查法属于非标准化检查。具体由检查者判断是否正常及障碍程度。检查前要明确有无半侧失认及运动失用的情况,以免影响检查结果。若有条件进行积木类检查,可不必进行火柴棒检查。

3)积木搭桥检查 利用多块正方体的积木完成搭桥项目的检查。可先从3块积木搭桥开始,先由检查者搭桥,再让患者完成搭桥。可完成3块积木搭桥后,再进行5块及7块积木搭桥检查。

具体由检查者判断是否正常及障碍程度。检查前要明确有无共济失调运动障碍及运动失用的情况,以免影响检查结果。

4)Benton 立体结构检查 检查用品是 29 块各种大小不同的积木。具体结构图案见图 3-6。将示范图案放在患者面前,让患者模仿图案搭出。首先将检查用品放在患者的健侧,先让患者看检查者搭出示范图案的结构,然后收起积木,将检查示范图案放在与患者成 45°角的地方,让患者完成具体搭积木,完成每一个图案的正常时间为 5 min 之内。完成一个课题后,收起积木,再进行下一个图案搭建课题。本检查法属于非标准化检查。检查前要明确有无运动失用的情况,以免影响检查结果。

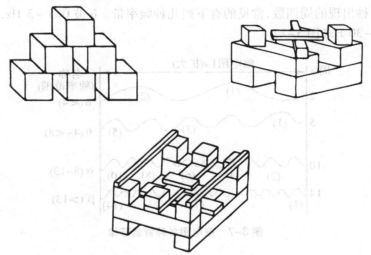

图 3-6 Benton 立体结构检查

正确完成 1 个积木为 1 分,若出现省略、替换、错位则评为 0 分。省略是患者完成的图案中出现缺失或过多的情况;替换是患者用与示范积木大小不同的积木;错位是积木搭在与样本不同的位置上。

满分为 29 分。得分在 22～23 分为正常,20～21 分为轻中度障碍,19 分及以下为重度障碍。

除以上评定方法外,还有 Kohn 立方体检查等多种检查方法。

第五节 电诊断

一、脑电生理检查

(一)概述

脑电图(electroencephalography,EEG)是关于脑生物电活动的检查技术,脑电生理检查应用电子放大技术将脑部自发的有节律的生物电流放大 100 万倍,通过头皮上两点间电位差,或头皮和无关电极或特殊电极之间的电位差,记录脑电波图形,以了解脑功能状态。记录脑电图需要电极、放大器、滤波器及描记单位。

脑电图可以客观反映大脑皮质功能,对区别脑部器质性或功能性病变、弥漫性或局限性损害,对癫痫的诊断及病灶定位、脑炎的诊断、中毒性和代谢性等各种原因引起的脑病的诊断,均具有辅助价值,为多种疾病的病情及预后判断提供依据。

脑电图的基本内容:脑电图是通过头皮上2个电极间脑细胞群电位差的综合记录。一个电位差称为"波",连接2个同样的电波称为"活动",3个电波以上、形状一样称为"节律"。在1 s内重复出现的次数称为频率。以纵坐标反映其波幅,横坐标反映其电位活动时间的长短,电位活动间的关系称为位相。时间、波幅、位相构成脑电图的基本要素。

1.周期　即一个波从离开基线到返回基线所需要的时间(从波底到下一个波底),单位为ms。

2.频率　即每秒出现的周期数,常见的有下列几种频率带。δ波0.5~3 Hz,θ波4~7 Hz,α波8~13 Hz,β波14~30 Hz(图3-7)。

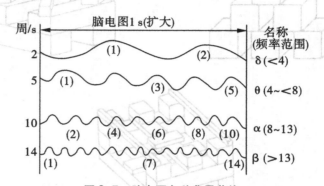

图3-7　脑电图各种背景节律

3.波幅　波幅代表脑电活动的大小,至波顶至波底的垂直高度,用微伏(μV)表示。按波幅大小分为4类:低波幅<25 μV;中等波幅25~75 μV;高波幅75~150 μV;极高波幅>150 μV。

4.位相　指同一部位在同一导程中不同时间里,或不同部位在同一时间里所导出的脑波位置关系,即时间关系。脑波以下基线为标准,波顶朝上的波为负相波,波顶朝下的波为正相波。相同半球不同部位和双侧半球对称部位的同一纸速下,其波顶之间有时可有时间性错位,称为位相差。当两波位相差为180°时称为位相倒置;当位相差为0时,两波的极性和周期长短完全一致时,称为同位相。

5.正常背景节律　不同年龄患者及不同的情况下有不同的脑电节律。一般情况下每次记录中最为突出和明显的节律就称为"背景节律"。背景节律是中枢神经系统兴奋性的总体指标,频率随年龄增大而加快(至成人)。睡眠时减慢,尤在深睡眠。

(1)清醒时的背景节律　婴儿为4~5周/s(δ和θ波);儿童为5~8周/s(θ波);成人为8~10周/s(α波)。

(2)睡眠时的背景节律　浅睡眠为5~6周/s(θ波);深睡眠为2~3周/s(δ波)。

6.异常波形　也称为病理波,在生理条件下不应出现的波,可表现为频率、波幅、波形、时相等方面出现的异常。

(1)棘波常波　棘波是大脑皮质神经元超同步放电的结果,是癫痫的一种特异性放电,尤以颞叶癫痫多见,也可见于其他精神神经疾病患者和正常人。

(2)尖波　外形似棘波,但周期长,为70~200 ms。尖波出现的临床意义与棘波大致相同,是神经元癫痫性同步放电的结果。其发生原理可能与病变部位较深有关。

（3）棘-慢综合波　由一个周期短于 70 ms 的棘波后跟随一个 200～500 ms 的慢波或在慢波上升支上重有棘波,为失神小发作的典型脑电图表现。

（4）多棘-慢综合波　由两个以上的棘波之后跟随一个慢波组成综合波,见于肌阵挛性小发作、肌阵挛性癫痫。

（5）尖-慢综合波　由一个尖波和一个慢波组成的复合波,见于局限性癫痫和失神小发作。

（6）三相波　一种在基线相反方向偏转 3 次的慢波,在浅昏迷和中昏迷时出现。背景脑波为慢活动多见于肝性脑病等疾病。

（7）高度失律　又称为高幅节律异常,以不规则多发性高波幅慢波和棘波或(尖)波混合组成的一种波形,有多发性特点,多见于婴儿痉挛症。

（8）懒波　是正常脑电图中应该出现的脑波被抑制或减弱,是脑功能降低的一种表现。

（9）爆发性抑制活动　在平坦背景上,突然出现高波幅慢活动,可合并尖波和伴随抽搐,是大脑皮质和皮质下广泛性损害的表现,见于恶性胶质瘤、脑炎极期或麻醉过深者。

（10）平坦活动　又称为电沉默现象,各种频率电活动均受到抑制,见于大脑严重损害或各种原因导致极度昏迷者及表浅肿瘤。

（二）常见脑病脑电图表现

1. 颅脑外伤

（1）脑震荡　受伤当时脑电图为没有基本节律的低幅平坦波,数分钟后患者仍昏迷状态时可出现广泛性 δ 波和 θ 波,这可能与中脑网状结构功能低下有关。患者自清醒后,δ 波和 θ 波减少,α 波逐渐恢复。过度换气不恢复 α 波节律为脑震荡特征。

（2）脑挫伤　因损伤程度不同,脑电图表现不一,分为轻、中、重度脑挫伤。

1）轻度脑挫伤　伤后多呈现低幅平坦波,α 波显著减少或完全被抑制,随后转为慢波。随着意识恢复,慢波减少,α 波节律逐渐恢复,一般在几小时或 1～2 d 恢复正常。

2）中度脑挫伤　脑电图有广泛性和局限性慢波两种,广泛性慢波常出现在伤后 1 个月内,经广泛性慢波过渡到正常脑电图,若临床好转而脑电图异常,提示预后不良。局限性慢波多是一过性出现在伤后急性期,1 周后逐渐减退,若不恢复,考虑有硬脑膜下血肿或脑软化灶可能。

3）重度脑挫伤　受伤初期处于严重抑制状态,为完全没有基本节律的平坦波,若好转,脑波波幅增高,急性期表现为广泛慢波,α 波节律完全消失。夜间脑电图若为正常的睡眠波,提示预后较好,否则预后差。若 3 个月仍未出现 α 波,则预后不佳。

（3）脑内血肿　在血肿部位出现高波局限性、多形性 δ 波活动,α 波节律减弱。

（4）硬脑膜下血肿　脑电图改变有 3 种形式:局限性高幅慢波(50%)、局限性低波幅(25%)、以局限性双侧性中等波幅 θ 波和慢波为主(25%)。

2. 癫痫　癫痫是神经系统常见疾病,是多种病因引起的一组综合征,临床表现为发作性意识障碍及各种情绪、运动、感觉、自主神经症状,呈反复性、周期性、突发性发作。脑电图表现为阵发性高波幅电活动。但临床无癫痫症状,脑电图出现癫痫样放电并不能诊断为癫痫。

（1）与部位有关的(局限性、部分性)癫痫　常见以下几种:良性儿童期中央-颞区棘波灶癫痫、儿童期枕叶阵发癫痫、儿童期慢性进行性部分性癫痫持续状态、颞叶癫痫、额叶癫痫、枕叶癫痫。

（2）全身性癫痫综合征　常见以下几种:良性婴儿期肌阵挛癫痫、儿童期失神癫痫(小发作)、少年期失神癫痫、少年期肌阵挛癫痫、觉醒时全身性强直-阵挛发作性癫痫(大发作)、West 综合征(婴儿痉挛症)、Lennox-Gastaut 综合征。

（3）不能确定为局灶性或全身性癫痫和综合征　常见以下几种:新生儿发作、婴儿期重度肌阵挛癫痫、慢波睡眠相持续性棘-慢波癫痫、获得性癫痫性失语(Landau-Kleffner综合征)。

(三)脑电图在康复功能评定中的应用

脑电图对患者的功能状况及潜在能力做出评估和分析,应贯穿康复整个过程。脑电图能客观反映大脑皮质功能,对病情及康复过程中的预后判断提供依据,有助于判断病变部位及诊断癫痫,尤其对外伤后癫痫的判定有重要的价值。

二、肌电生理检查

肌电生理检查即神经肌肉电诊断,是应用先进的设备探测和记录肌肉、神经生物电活动的一种技术。临床上利用它诊断中枢神经系统和周围神经系统的运动及感觉的功能障碍,进行定性、定位、定量的分析。神经肌肉电诊断是康复医学中重要的功能检查和疗效评定的方法。

(一)肌电图

肌电图(electromyography,EMG)是一种探测和记录肌肉生物电活动的检查技术。此技术有助于分析肌肉松弛和收缩时各种正常和异常表现。

肌电图主要反映运动单位的电活动,它的基础是一条条肌纤维的电活动,正常肌纤维在静止松弛状态下肌纤维没有电活动,但在肌纤维内与肌纤维存在一个电位差,称为静息电位。当肌纤维兴奋时,由于极化膜的去极化,产生可传播的电活动,称为动作电位。

肌电图在临床中所记录的不仅是一条肌纤维的电活动,而是数十条肌纤维的电活动,因此,肌电图是从以下几个方面检测:插入电活动,是针电极插入肌肉对肌纤维或神经末梢的机械刺激的结果;静息期,当肌肉完全放松时无异常自发电位;肌肉随意收缩时运动单位动作电位的特征性表现;肌肉最大用力收缩时募集电位的情况。

1. 正常肌电图

(1)肌肉松弛时肌电图表现　为肌肉完全放松状态下所采集的肌电信号。

1)插入电活动　插入电活动(insertion activity)的产生是由于针肌电图插入肌肉时,正常会引起短暂的电位发放,每次移动针电极都会发生。

2)电静息　正常人肌肉完全放松,肌纤维没有收缩,电极记录不到电活动,这种现象称为电静息(electrical silence)。肌电图表现为一条近似平直的基线。

3)自发电活动　正常情况下,肌肉完全松弛,针电极在终板区可记录到终板电位(end plate potential),它是小的单相或双相电位,起始波均为负相。

(2)随意收缩时肌电图表现　即肌肉在随意收缩时收集到的肌电信号。

1)正常运动单位动作电位　正常肌肉随意收缩时,出现正常运动单位动作电位(normal motor unit action potential),由一个前角细胞所支配的一组肌纤维组成,几乎但并不是完全同步收缩形成的综合电位。

2)干扰相　当肌肉轻用力随意收缩时,运动单位动作电位相互之间可清晰地分开,电位的时限和形状可分辨。当肌肉最大用力收缩时,许多运动单位彼此相互重叠,称为干扰相(interference pattern)。干扰相是健康肌肉在最大用力收缩时的正常特征性表现。

2. 异常肌电图　在肌源性和神经源性病损中会出现异常自发电位和运动单位动作电位的变化,是临床检查的延伸,必须结合病史及其他临床检查共同分析,才能更好地为临床服务。

(1)纤颤电位　纤颤电位(fibrillation potential)是短时间内低波幅的自发小电位,纤颤电位是由单个肌纤维自发收缩引起。典型的纤颤电位是频率规则地发放,而频率不规则的纤颤电位,是多个肌纤维发放的结果,可见于神经源性或肌源性异常、神经肌肉接头异常。

(2)正相尖波　正相尖波(positive sharp wave)是肌肉失神经支配时出现的另一种自发电活动。正相尖波的起因是单个肌纤维的放电。

(3)束颤电位　束颤电位(fasciculation)是一群肌纤维的自发性收缩,典型的束颤电位可在前角细胞病变时出现,但在神经根病、嵌压神经病及肌肉-痛性束颤综合征也可出现,可分为良性束颤电位和病理性束颤电位。

(4)肌纤维颤搐　肌纤维颤搐(myokymia)与束颤单个运动单元发放不同,肌纤维颤搐是一个复合的重复发放,呈规律性爆发发放。多见于面部肌肉病损、脑干胶质瘤和多发性硬化及周围性脱髓鞘病变。

(5)强直放电　肌强直和肌强直样电位,是插入电活动延长的一种特殊形式,代表一组肌纤维的同步放电。多见于先天性肌强直或紧张性肌营养不良,如运动神经元病、神经根病和慢性多发性神经病。

(6)群放电位　群放电位是随意或不随意收缩时产生的一群电位,往往成节律重复发放,若规则,多见于帕金森病、亨廷顿病、痉挛性斜颈;不规则,多见于姿势性震颤、脑血管意外痉挛性瘫痪。

3.肌电图检查的临床意义

(1)确定神经系统有无损伤及损伤部位,区分神经源性与肌源性异常。肌电图是鉴别神经或肌肉疾病最灵敏的方法,一块肌肉中5%的肌纤维失神经支配就可被检出。根据不同肌肉神经支配异常情况,可以推断为神经根、神经丛、神经干、神经支病变。

(2)作为临床康复评定的重要指标,纤颤电位出现,可以作为神经早期损害的指标。神经外伤后,运动单位电位的恢复早于临床康复3~6个月,因此可以作为治疗有效性的指标。

(3)多导记录的肌电图可以用于了解步行训练中各个肌肉的启动和持续时间是否正常,各肌肉运动是否协调等;用于生物反馈,增加运动的选择性和协调性;进行疲劳分析,训练越好的肌肉越不容易有疲劳性频谱下降。

(二)神经传导速度测定

神经传导速度(nerve conduction velocity, NCV)测定是检查周围神经功能的一种办法。它是利用电流刺激引起激发电位,从中计算兴奋冲动沿神经传导的速度。该检查分为运动神经传导速度(motor nerve conduction velocity, MNCV)测定和感觉神经传导速度(sensory nerve conduction velocity, SNCV)测定。

1.运动神经传导速度测定　在一条神经通路上,选择两点,远端和近端,负极置于远端,刺激引起去极化,找出最佳刺激点,然后加大强度,引出最大肌肉动作电位,即M波。记录电极均置于远端肌肉,计算传导速度需要测定神经通道上的两个点,远端点刺激所得的潜伏时,称末梢潜伏时;近端点刺激的传导时间为近端潜伏时,减去末梢潜伏时为传导时间,传导时间除以两刺激点距离为运动神经传导速度。

异常情况见于:神经失用,跨病灶的肌肉动作较病灶远端的肌肉动作波幅低平,若是轴索断裂,病灶近端只能引出波幅明显低平的肌肉动作电位;髓鞘脱失,病变部位近端刺激,传导减慢而波幅相对正常,提示节段性髓鞘脱失,若是轴索变性,潜伏期延长或传导速度减慢,但波幅低平。

2.感觉神经传导速度测定　测定感觉神经传导速度时,刺激和记录电极的位置与运动神经传导速度不同,以电流刺激神经的远端,多数是末梢神经,顺向地在近端两点记录激发电位,再除以记录点距离便得出感觉神经传导速度。异常所见:明显的神经传导速度减慢有利于髓鞘脱失的诊断;轴索断裂时波幅明显低平。

3. F 波或 F 反应　刺激神经干时,运动纤维的兴奋双向传导,向下传导引起肌肉兴奋,其电反应称为 M 波。向近心端的传导将上达于运动神经元,激发运动神经元的兴奋,此兴奋再返回传导,引起同一肌肉的二次兴奋,为 F 波。F 波在任何神经上均可诱发,刺激阈值大于 M 波的刺激即可诱发;在超大刺激下更容易出现,但出现率小于 1,F 反应的波幅也恒小于 M 波。F 反应的临床价值主要在于测定近心端的传导时间。

F 波的临床应用:吉兰-巴雷综合征是较常见的多发性周围神经病,它的损害可以在根、神经近端和远端。如果急性期在根和近端有病灶,F 波就可以消失,而恢复期又出现。F 波的延长特使近端有脱髓鞘改变。其他疾病如糖尿病性神经病、尿毒症性神经病、臂丛和根性神经病损、脊肌萎缩症等,F 波均有明显延长。

4. H 反射　电刺激胫神经,在 M 波位置之后出现的激发电位称为 H 反射。它可在 1 岁以下的新生儿许多神经中被引出,在成人期,只在胫神经出现。H 波的临床意义:由于正常反射也由网状结构下行纤维所抑制,当上运动神经元病损,这些纤维抑制减弱,出现了 H 反射亢进,表现为潜伏时短,波幅增高,波形多相,$H/M > 64\%$。所以 H 反射的变化反映了上运动神经元病变。如腰骶根损害表现为 H 反射改变,S_1 根受损表现为 H 反射消失或潜伏期延长。

(三)肌电图及神经电图的临床意义

从脊髓前角细胞至肌纤维,沿运动单位通道的 4 个解剖位置(脊髓前角细胞、轴突、运动终板及肌纤维)上任何一部位发生病理改变,都可引起肌电图及神经电图的异常变化。

1. 脊髓前角细胞病变　包括脊髓灰质炎、进行性变性的运动神经元疾病(进行性脊髓性萎缩症、进行性延髓麻痹、原发性侧索硬化等)、婴儿型脊髓性肌萎缩、脊髓压迫、脊髓空洞,还包括神经型肌萎缩,帕金森病也可表现为失神经的肌电图异常,可检出典型的前角细胞损害的巨大电位。若病变累及周围神经,F 波传导速度、运动神经传导速度均减慢。脊髓灰质炎后遗症的肌电图将为手术评定及术后功能训练恢复效果提供指标。

2. 前根病变　任何引起神经根受压的原因,均可引起神经根压迫综合征。可单独影响运动或感觉纤维,也可同时累及,如肿瘤、血管异常、囊肿、骨关节增生均可引起,表现为肌无力、肌萎缩、腱反射低下或消失、肌肉束颤。肌电图可作为神经根受压的诊断及定位诊断的检查方法,按照不同肌肉的神经节段支配去判断受压部位,肌电图对神经受压诊断准确性可达 90%。

3. 周围神经病变　多发性周围神经病的发生与年龄及性别无关,一般呈慢性发展,如吉兰-巴雷综合征、糖尿病性周围神经病、砷中毒、尿毒症合并周围神经病等。肌电图上均表现为传导速度减慢,F 波传导速度更敏感和全面。下运动神经元的疾病和肌肉疾病往往必须依赖肌电图和神经电图来进行鉴别诊断。

4. 周围神经损伤　分 3 类:神经失用、轴突断裂、神经离断。根据出现纤颤电位、正相电位的多少及随意收缩时干扰相的变化,可间接判断伤情,为临床是否行手术探查提供依据。

5. 运动终板疾病　临床上对于肌无力患者,医师均应想到原发性重症肌无力、肌无力综合征等,还应想到继发于运动神经元病及某些神经病的神经肌肉接头障碍。典型的肌电图特征是当病变肌肉重复一系列同样动作时,运动电位出现(衰减现象)。

6. 肌肉疾病　肌肉疾病是指原发于骨骼肌细胞的疾病,常见的有进行性肌营养不良、先天性肌营养不良和获得性肌病(多发性肌炎、甲亢性肌病)。肌肉疾病运动单位一般不减少,由于肌纤维变性,运动单位结构改变,特征是低波幅、短时限的棘波多相电位。

7. 肌肉兴奋性异常的神经肌肉疾病　此种疾病病理生理可以在肌膜,也可以在神经轴索末梢、周围神经干或中枢神经系统,包括萎缩性肌强直、先天性肌强直。肌电图呈高频重复放电并逐渐减弱至平静。

（四）诱发电位

诱发电位（evoked potential，EP）是神经电生理研究中的新发现，神经系统接受多次感觉刺激时生物电活动发生改变，通过平均叠加记录下来的称为诱发电位。

1. 诱发电位的产生　诱发电位的结构基础是神经元，神经元是神经系统的基本组成核心，它能产生、扩布神经冲动并将神经冲动传递给其他神经元或效应细胞。诱发电位的产生与神经瞬间电信号沿神经纤维的传导有关。无髓鞘轴突传导通过已兴奋区和未兴奋区之间的电紧张性扩散和局部电流实现。一旦未兴奋区的去极化达到阈值，该区可产生自发再生，由被动去极化转为主动去极化，依次向临近的区域发展产生兴奋冲动的传导。

2. 诱发电位的分类　诱发电位可分为周围神经系统诱发电位和中枢神经系统诱发电位，后者又可分为脊髓诱发电位、脑干诱发电位和皮质诱发电位3种。以刺激性质不同分为听觉诱发电位、视觉诱发电位和体感诱发电位等。以神经传导的方向不同分为感觉性诱发电位和运动性诱发电位。

3. 诱发电位的命名　按诱发电位出现的先后顺序与极性命名。以P表示正向波，N表示负向波，如P1N1表示第一个出现的正相波即P1，视觉诱发电位常以此命名。

（五）诱发电位在临床的应用

诱发电位是继脑电图之后临床电生理学又一大进展，在临床上，诱发电位可用来协助确定中枢神经系统可疑病变，为预后和康复治疗提供确切指标。

1. 视觉诱发电位的临床应用　①视神经炎和球后视神经炎图形翻转视觉诱发电位（pattern reversal visual evoked potential，PRVEP）：对失神经的脱髓鞘疾病很敏感，90%以上的患者均有改变。②多发性硬化中枢神经系统脱髓鞘疾病：表现为四肢无力甚至瘫痪，智力意识均有不同程度下降，有学者认为95%以上有视觉诱发电位改变。③弥漫性神经系统疾病：脊髓小脑变性、肾上腺白质营养不良、进行性神经性腓骨肌萎缩症、帕金森病、慢性遗传性舞蹈病等均有视觉诱发电位改变。

2. 听觉诱发电位的临床应用　①听神经痛：是脑干听觉诱发电位（BAEP）最敏感的检测病变。②小脑脑桥脚肿瘤：如果出现脑干和颅神经症状不难诊断，但肿瘤较小时，BAEP就会帮助早期发现。③脑干髓内肿瘤：BAEP的阳性率很高。④脑干血管病：包括脑干初学、脑干梗死特别是已致残者BAEP异常率更高。⑤脑死亡：BAEP各波均不能引起或Ⅰ波出现，可判定脑死亡。⑥其他：多发性硬化、脑桥中央髓鞘溶解症、白质营养不良。

3. 体感诱发电位的临床应用　体感诱发电位在临床上应用广泛，即从皮质到末梢的神经功能均可通过调整记录电极，能够精确检测不同节段部位的情况，帮助临床处理部分棘手问题。

临床上对如下疾病可行体感诱发电位（somatosensory evoked potential，SEP）检查：各种周围感觉、运动神经病损；各种原因所致神经根和脊髓受损；各系统的脱髓鞘疾病；颅脑疾病和损伤；各种中毒和中枢神经系统损伤、癫痫、精神疾病及心理研究；昏迷及死亡等。

（郑州大学第一附属医院　安恒远）

第四章

康复治疗技术

1. 运动治疗的主要方法;关节松动术的手法分级;神经发育疗法的典型代表;运动处方的组成。
2. 电疗法的基本分类;直流电、低中频电疗的主要治疗作用;超短波、微波的主要治疗作用、适应证和禁忌证。
3. 红外线的治疗作用与适应证;紫外线红斑反应及最小红斑量的概念;紫外线红斑分级;紫外线的治疗作用;不同强度激光的治疗作用。
4. 超声波的定义及超声波疗法的治疗作用;磁疗法的治疗作用及其临床应用;水疗法的分类及其治疗作用;石蜡疗法的治疗作用;冷疗法的临床应用;生物反馈疗法的定义及其临床应用;加压疗法的治疗作用及其临床应用。
5. 作业治疗的定义、治疗目的、评定、训练和方法。
6. 言语障碍、吞咽障碍治疗的相关内容和方法。
7. 心理治疗在疾病康复中的临床应用和意义;心理治疗的相关内容。
8. 康复辅具的定义、作用、功能、评定及选用原则。
9. 注射治疗常见并发症的预防和治疗;常用注射治疗的方法和适应证。
10. 中国康复学的理论基础;常见的中国康复技术。

第一节 物理治疗之运动治疗

物理治疗(physical therapy,PT)是运用力、电、光、声、磁、热、冷等物理因子及各种手法来预防和治疗疾病,改善身体功能,促进身体健康的一种治疗方法。它是不同于药物治疗和手术治疗的另一种治疗方法。物理治疗历史悠久,范围宽广,是康复治疗的主体,它可以分为两大类:一类是以功能训练和手法治疗为主要手段,又称为运动治疗或运动疗法;另一类是以各种物理因子(声、光、冷、热、电、磁、水等)为主要手段,又称为物理因子治疗或理疗。本节主要介绍运动治疗。

运动治疗是以运动学、生物力学和神经发育学为基本原理,采用主动和(或)被动的运动,通过改善、代偿和替代的途径来纠正人体躯体、生理、心理和精神功能障碍,提高健康水平的一类康复治疗技术。运动治疗在功能的恢复和重建中起到极为重要的作用,已经成为物理治疗的主体。它涵盖了以下几个主要部分。

(一)关节活动技术

关节活动技术是指利用各种方法来维持和恢复关节及周围组织疼痛、粘连或肌肉痉挛等多种因素引起的关节功能障碍的运动治疗技术。根据是否借助外力可以分为被动运动、主动助力运动和主动运动 3 种。

1. 被动运动　患者完全不用力,全靠外力来完成的运动。根据力量来源分为两种,一种是由经过专门培训的治疗人员完成的被动运动,如关节活动范围内的运动、关节松动技术;一种是借用外力由患者自己完成的被动运动,如滑轮练习、关节牵引、持续性的被动活动等。关节的被动活动训练,可牵伸挛缩或粘连的肌腱和韧带,维持肌肉的生理长度和张力,维持和改善关节的活动范围,增强瘫痪肢体的本体感觉。关节的被动活动是维持关节正常形态和功能不可缺少的方法之一,特别是对有轻度关节粘连和肌痉挛的患者。肌肉瘫痪的患者应尽早进行关节的被动活动,以维持关节的正常活动范围。

2. 主动助力运动　患者不能独自完成完整的动作,需要在一定的外力辅助下主动收缩肌肉来完成的运动。外力可以来自治疗师、器械、患者的健侧肢体、引力或水的浮力等。主动助力运动是由被动运动向主动运动过渡的形式。训练时应以患者主动用力为主,只给完成动作的最小助力,以免助力代替主动用力。常用的有器械练习、悬吊练习和滑轮练习。器械练习是利用杠杆原理,用器械提供助力,带动活动受限的关节进行活动。悬吊练习是利用挂钩、绳索和吊带组合将需要活动的肢体悬吊起来,使肢体在去除重力的前提下主动做类似于钟摆一样的运动。滑轮练习是利用滑轮和绳索,通过健侧肢体的活动来帮助或带动患侧肢体的活动。

3. 主动运动　患者主动用力收缩肌肉完成的关节运动或者动作。最常用的是各种徒手体操或器械体操。动作的设计原则是根据患者的关节活动受限的方向和程度、肌力的大小及可以使用的器械,设计出一些有针对性的动作,内容可简可繁,可以个人练习,也可以将有相同关节活动障碍的患者分组集体练习。主动运动可以促进血液循环,有温和的牵拉作用,能松解疏松的粘连组织,牵拉挛缩不严重的组织,主要用于治疗和防治关节周围软组织挛缩与粘连,保持关节的活动度。

(二)关节松动技术

1. 基本概念　关节松动技术是治疗者在关节活动允许范围内完成针对性很强的手法操作技术,属于被动运动的范畴,是康复治疗技术中的基本技能之一。在应用时常选择关节的生理运动和附属运动作为治疗手段。关节的生理运动是指关节在生理范围内完成的运动,可以主动完成,也可以被动完成。关节的附属运动是指关节在自身及其周围组织允许的范围内完成的运动。它是维持关节正常活动不可缺少的一种运动,一般不能主动完成,需要其他人或对侧肢体帮助才能完成。关节松动技术是用来治疗关节功能障碍如僵硬、可逆的关节活动范围受限,以及关节疼痛的一种非常实用、有效的手法操作技术,是物理治疗的重要组成部分,具有针对性强、见效快、患者痛苦小、容易接受等特点。

2. 手法分级

Ⅰ级:治疗者在患者关节活动的起始端,小范围、节律性地来回松动关节。

Ⅱ级:治疗者在患者关节活动允许的活动范围内,大范围、节律性地来回松动关节,但不接触关节活动起始和终末端。

Ⅲ级:治疗者在患者关节活动允许的活动范围内,大范围、节律性地来回松动关节,每次均接触关节活动的终末端,并能感到关节周围软组织的紧张。

Ⅳ级:治疗者在患者关节的终末端,小范围、节律性地来回松动关节,每次接触关节活动的终末端,并能感觉到关节周围软组织的紧张。

上述4级手法中,Ⅰ、Ⅱ级应用于疼痛引起的关节活动受限;Ⅲ级用于治疗疼痛并伴有关节僵硬;Ⅳ级用于治疗关节周围组织粘连、挛缩引起的关节活动受限。手法分级范围随着关节可动范围的大小而变化,当关节活动范围减少时,分级范围也相应减小,当治疗后关节活动范围改善时,分级范围也相应增大。

3. 治疗作用

(1)缓解关节疼痛,改善关节的活动范围 当关节因肿胀或疼痛不能进行全范围活动时,关节松动可以促进关节液的流动,增加关节软骨和软骨盘无血管区的营养以缓解疼痛;同时防止因活动减少引起的关节退变,这些是关节松动的力学作用。关节松动的神经作用表现在松动可以抑制脊髓和脑干致痛物质的释放,提高痛阈。

(2)增强本体反馈 目前认为,关节松动可以提供下列本体感觉信息:关节的静止位置和运动速度及其变化,关节运动的方向、肌肉张力及其变化。

4. 临床应用

(1)适应证 主要适用于任何力学因素(非神经性)引起的关节功能障碍,包括关节疼痛、肌肉紧张及痉挛、可逆性关节活动降低、进行性关节活动受限、功能性关节制动。

(2)禁忌证 关节活动已经过度、外伤或疾病引起的关节肿胀(渗出增加)、关节炎、恶性疾病及未愈合的骨折。

(三)软组织牵伸技术

1. 基本概念 牵伸技术是指用外力(人工或器械)牵伸挛缩或短缩的软组织,以改善或重新获得关节周围软组织的伸展性,防止发生不可逆的组织挛缩,降低肌张力,改善和恢复关节活动范围的康复技术。牵伸技术是治疗各种软组织挛缩或短缩导致的关节功能障碍的临床常用方法之一,操作简单、安全、有效。根据牵伸力量的来源、牵伸方式和持续时间,可以把牵伸分为手法牵伸、器械牵伸、自我牵伸3种。

2. 治疗作用

(1)增加关节活动范围,防止组织发生不可逆性挛缩 肢体长期制动后,可导致肌肉紧张,软组织挛缩、关节活动受限。牵伸治疗可以改善周围软组织的伸展性,预防或改善肌肉、肌腱及关节囊等软组织挛缩,恢复和改善关节的活动范围。

(2)调节肌张力 牵伸可以刺激肌肉内的感受器——肌梭,来调节肌张力。中枢神经系统损伤导致的肌张力增高、肌肉痉挛、关节活动受限,通过牵伸技术来降低肌张力,保持肌肉的长度。对于肌张力低下的肌群,通过适当的静态牵伸延长肌肉,可以直接或间接反射性地提高肌肉兴奋性,提高肌张力。

(3)预防或减少肌肉肌腱损伤 躯体在做某项运动之前,应先做关节或软组织牵伸活动,以增加关节的灵活度,预防和减少肌肉肌腱损伤。

3. 临床应用

(1)适应证 各种软组织挛缩、粘连或瘢痕形成引起的肌肉结缔组织和皮肤短缩及关节活动范围受限。

(2)禁忌证 关节内或关节周围各种急性炎症、感染、结核或肿瘤;新近发生的骨折或骨折未愈合,肌肉或肌腱的急性损伤,组织内有血肿或其他的创伤,神经损伤或神经吻合术后1个月内;活动关节或肌肉被拉长时疼痛剧烈;严重的骨质疏松症;骨性限制关节活动;短缩或挛缩的软组织造成关节的固定,形成了不可逆性挛缩。

（四）肌力训练技术

1.基本概念　肌力是肌肉在收缩时表现出来的力量大小,以肌肉最大兴奋时所能负荷的重量来表示,临床上通常采用徒手肌力检查或利用各种肌力测试仪(如握力计、背力计、等速肌力测试仪等)来评定。肌力训练是根据超量负荷的原理,通过肌肉的主动收缩来改善或增强肌肉的力量。

2.训练方法　增强肌力的方法很多,根据肌肉的收缩方式可分为等张运动和等长运动;根据是否施加阻力可分为非抗阻力运动和抗阻力运动。非抗阻力运动包括主动运动和主动助力运动,抗阻力运动包括等张性(向心性、离心性)、等长性、等速性抗阻运动。当肌力为 1 级或 2 级时进行徒手助力肌力训练;当肌力达到 3 级或 3 级以上时进行主动抗重力或抗阻力进行训练。此类训练根据肌肉收缩类型分为抗等长阻力运动(也称为静力学运动)、抗等张阻力运动(也称为动力性运动运动)及等速运动。

3.临床应用

(1)适应证　①神经源性肌肉萎缩:中枢或周围神经损伤导致所支配的肌肉瘫痪或肌力下降。②失用性肌萎缩:制动、运动减少或其他原因引起的肌肉失用性改变导致肌肉功能障碍。③肌源性肌萎缩:肌肉病变引起的肌肉萎缩。④关节源性肌萎缩:疼痛反射性抑制脊髓前角运动细胞引起的肌肉萎缩。⑤肌力不平衡引起的脊柱稳定性差,骨关节畸形:局部肌肉力量不平衡引起的脊柱侧弯、平足、脊柱稳定性差。⑥其他:如内脏下垂、尿失禁等。⑦健康人或运动员的肌力训练。

(2)禁忌证　①当肌肉或关节炎症或水肿时不宜抗阻训练,否则会加重水肿。②各种原因所致的关节不稳、骨折未愈合又未做内固定不宜进行肌肉长度有改变的训练。③皮肌炎、肌炎发作期、严重肌病患者不宜进行高强度或抗阻训练。④患者在康复训练时出现严重关节或肌肉疼痛,或训练 24 h 后仍有疼痛,应取消或减少阻力,要仔细评估疼痛的原因。⑤全身情况较差、病情不稳定、有严重的感染和发热、有严重的心肺功能不全、局部有活动性出血。

（五）神经发育疗法

神经发育疗法(neurodevelopmental treatment,NDT)是治疗脑损伤后肢体运动障碍的方法,其典型代表为 Bobath 疗法、Brunnstrom 疗法、本体感神经肌肉易化法、Rood 疗法等。

1.Bobath 疗法　该技术是由英国物理治疗师 Berta Bobath 和她的丈夫 Karel Bobath 共同创立的,主要用于治疗偏瘫和脑瘫患者。该技术通过详细的评价,寻找患者发育过程中存在的主要问题,然后设法抑制其异常的运动模式和姿势反射,根据发育顺序,促进正常的运动功能,使功能尽快恢复。主要论点:使肌张力正常化和抑制异常的原始反射。中枢神经系统损伤后的患者常表现为异常的姿势和运动模式,这将严重干扰正常运动。这就要运用各种促进技术控制异常运动和异常的姿势反射,出现正常运动后,再按照患者的运动发育顺序即从低级到高级进行训练,促进正常运动功能的恢复。此训练方法的特点:通过关键点的控制及设计的反射抑制模式和肢体的恰当摆放来抑制肢体痉挛,待痉挛缓解之后通过反射、体位平衡诱发其平衡反应,再让患者进行主动的、小范围的、不引起联合反应和异常运动模式的关节运动,然后再进行各种运动控制训练,逐渐过渡到日常生活动作的训练而取得康复效果。

2.Brunnstrom 疗法　它是瑞典物理治疗师 Signe Brunnstrom 创立的一套治疗脑损伤和运动功能障碍的方法。Brunnstrom 经过长时间的临床观察分析,结合大量文献资料,提出了脑损伤后恢复6 个阶段:首先从完全瘫痪(Brunnstrom Ⅰ级)开始,然后出现运动质的异常,即运动模式异常

（Brunnstrom Ⅱ级），继之异常运动模式达到顶点（Brunnstrom Ⅲ级），之后协同运动模式即异常运动模式减弱，开始出现分离运动（Brunnstrom Ⅳ级、Brunnstrom Ⅴ级），最后几乎恢复正常（Brunnstrom Ⅵ级）。但并非所有患者都按照这个过程恢复到最后，多数人可能会停留在某一阶段。该技术的基本点是在脑损伤后恢复过程中的任何时期均使用可利用的运动模式来诱发运动的反应，以便让患者能发现瘫痪肢体仍然可以运动，刺激患者康复和主动治疗的欲望。强调在整个恢复过程中，逐渐向正常复杂的运动模式发展，从而达到中枢神经系统重新组合。肢体的共同运动和其他异常运动模式是脑损伤患者在恢复正常自主运动之前必需的一个过程，因此主张在恢复早期利用这些异常的模式来帮助患者控制肢体的共同运动，达到最终能自己进行独立运动的目的。

3. 本体感神经肌肉易化法　　本体感神经肌肉易化法（proprioceptive neuromuscular facilitation，PNF）是指通过对本体感受器刺激，达到促进相关神经肌肉反应，以增强相应肌肉收缩能力，同时通过调整感觉神经的异常兴奋性来改变肌肉的张力，使只以正常的运动方式进行活动的一种神经生理治疗技术和训练体系。该技术由美国神经生理学家 Herman Kabat 于 20 世纪 40 年代创立。PNF 首先在脊髓灰质炎及骨科疾病患者康复治疗中使用，后来逐步应用到中枢神经系统障碍的康复治疗。PNF 以发育和神经生理学原理为理论基础，强调整体运动而不是单一肌肉的活动，其特征是躯干和肢体的螺旋和对角线助动、主动和抗阻运动，类似于日常生活中的功能活动，并主张通过言语和视觉刺激及一些特殊的治疗技术来引导运动模式，促进神经肌肉的反应。

4. Rood 疗法　　该疗法由美国物理治疗师和作业治疗师 Margaret Rood 在 20 世纪 50 年代提出，又称为多种感觉刺激疗法。本技术的最大特点是强调有控制的感觉刺激，根据个体的发育顺序，利用运动来诱发有目的的反应。任何人体活动都是有先天存在的各种反射，通过不断应用和发展，并有反复的感觉刺激不断地被修正，直到再在大脑皮质意识水平上达到最高级的控制为止。因此应用正确的感觉刺激，按正常的人体发育过程来刺激相应的感觉感受器，就有可能加速诱发运动反应或引起运动兴奋，并通过反复的感觉刺激而诱导出正确的运动模式。此方法在治疗中有 4 个内容，即皮肤刺激、负重、运动、按人体发育顺序诱导出运动的控制。此方法多用于脑瘫、成人瘫痪及其他运动控制障碍的脑损伤患者康复治疗中。

这些技术具有以下共同特点。

（1）治疗原则　　都把神经发育学、神经生理学的基本原理和法则应用到脑损伤和周围神经损伤后运动障碍的康复治疗中。

（2）治疗对象　　都以神经系统作为治疗的重点对象，按照个体发育的正常顺序，通过对躯干和肢体的良性刺激，抑制异常的病理反射和病例运动模式引出，并促进正常的反射和建立正常的运动模式。

（3）治疗目的　　主张把治疗与功能活动，特别是日常生活活动结合起来，在治疗环境中学习动作，在实际环境中使用已经掌握的动作，并进一步发展技巧性动作。

（4）治疗顺序　　按照头—尾、近端—远端的顺序治疗，将治疗变成学习和控制动作的过程。在治疗中强调先做等长练习，后做等张练习；先练习离心性控制，再练习向心性控制；先掌握对称性运动模式，后掌握不对称性运动模式。

（5）治疗方法　　在治疗中应用多种感觉刺激，包括躯体、语言、视觉等，并认为重复强化训练对动作的掌握、运动的控制及协调具有十分重要的作用。

（6）工作方式　　强调早期治疗、综合治疗及各相关专业的全力配合，如物理治疗、作业治疗、语言治疗、心理治疗及社会工作者等的积极配合；重视患者及家属的主动参与，这是治疗成功与否的关键因素。

(六)运动再学习技术

运动再学习技术(motor relearning programme,MRP)把中枢神经系统损伤后运动功能恢复训练视为一种再学习或再训练的过程。它主要以生物力学、运动科学、神经科学、行为科学等为理论基础,以作业或功能为导向,在强调患者主观参与和认知重要性的前提下,按照科学的运动学习方法对患者进行教育以恢复其运动功能。该方法根据患者的情况针对性地进行作业练习,通过视、听、皮肤、体位、手的引导等多种反馈来强化训练效果,练习得越多,功能重组就越有效,特别是早期练习有关的运动。而缺少练习,则可能产生继发性的神经萎缩或形成不正常的神经突触。重点是这些作业练习是对患者有意义的,是对现实生活活动的再学习,不只是异化或练习非特异性的活动。运动再学习疗法由7个部分组成,分别是上肢功能、口面部功能、仰卧到床边坐起、坐位平衡、站起与坐下、站位平衡、步行。这些部分包含了日常生活的基本运动功能。根据患者存在的具体问题,选择最合适患者的部分开始训练。此法主要用于脑卒中患者,也可以用于其他运动障碍的患者。

(七)强制性运动疗法

强制性运动疗法(constraint induced movement therapy,CIMT)是20世纪80年代以来康复医学的进展之一,国内外大量研究表明这种方法能明显提高脑卒中患者的上肢运动功能和日常生活能力。强制性运动疗法的基本方法是限制健侧肢体的使用,强制患者使用患侧上肢,并短期集中强化训练患者,同时注重把训练内容转移到日常生活中去。其机制是克服脑卒中患者患侧肢体由于功能缺陷而逐渐形成的失用现象(习得性失用),恢复被掩盖的运动功能,并通过大脑皮质功能重组,使这种恢复得以长久保留。该方法突破了以往运动疗法的观念,在脑卒中后运动功能恢复的平台期(一般6～12个月)后实施强制性治疗,仍能显著提高脑卒中患者上肢的运动功能。该理论相继应用在治疗下肢运动功能障碍、失调症、局部手肌张力障碍、幻肢痛等方面取得了成功的经验,给脑卒中患者带来了更多的希望。但是强制性运动疗法有严格的入选标准,并不适用于所有的恢复期脑卒中患者。

(八)引导式教育

引导式教育起源于20世纪20年代,由匈牙利学者András Peto不断探索后所创建。引导式教育不是单纯的康复技巧或治疗方法,而是一个以教与学互动为本,从而达到功能康复的复杂而完整的体系。它主张一个患者所需要的各种学习训练和教育应由同一个人、在同一个环境中给予,这个人被称为引导员(conductor)。在学习训练时,引导员要全面负责患者的运动功能、感觉、理解和自助技能等全面的康复训练,以及行为规范和社会化等的特殊教育。该法的理论基础是指通过他人的引导、诱发和教育,采用综合的康复手段,调动患者的自主运动等各方面的潜力,以娱乐性和节律性意向来激发患者的兴趣和参与意识,以此来促进功能障碍者的改善。该法的核心原则是以儿童需要为中心。一切的治疗措施都必须以孩子的迫切需要为依据,首先解决孩子的行走和日常生活能力。但要根据每个孩子的功能残疾不同,以及随着孩子生长发育的不同阶段,随时变更教育终点。目前广泛应用于小儿脑性瘫痪的临床及家庭康复治疗,是国际公认的有效方法之一。

(九)运动处方

运动处方是指康复医师或治疗师,对从事体育锻炼者或患者,根据医学检查资料(包括运动试验和体力测验),按其健康、体力及心血管功能状况,用处方的形式规定运动种类、运动强度、运动时间及运动频率,提出运动中的注意事项。运动处方是指导人们有目的、有计划和科学地锻炼的一种方法。运动处方的内容包括运动强度、运动时间、运动频率、运动项目、注意事项等。

1. 运动强度 它是运动训练中最关键的要素,可用以下指标确定:运动时吸氧量占最大吸氧量的百分数;代谢当量(MET);靶心率及患者的主观感觉。

2. 运动时间 它是决定运动量的另一指标,通过延长运动时间来弥补运动强度的不足。一般耐力训练应持续 15~60 min。整个运动过程可分为 3 个阶段。准备阶段:一般 5~10 min,应进行一些伸展性、柔韧性、低强度的大肌群活动。训练阶段:此期的运动应使心率达到并保持靶心率水平,一般 15~30 min。整理阶段:通过进行一些轻的放松活动,使身体逐步恢复到运动前的状态,一般 5~8 min。

3. 运动频率 通常每周运动 3~5 次。

4. 运动项目 可根据需要选择如下类型的运动。

(1)耐力运动 中等强度、较长时间的运动,为有氧运动,如步行、慢跑、游泳、骑自行车、上下楼梯、跳绳等。适用于高血压、高脂血症、糖尿病、心肌梗死恢复期和心脏术后恢复期患者及减肥者。

(2)肌力训练 主要用来发展肌肉力量的训练,如主动运动、抗阻运动等,可徒手进行,也可借助于器械。有高血压、冠心病的患者不宜选择等长收缩训练。

(3)放松训练 如打太极拳、练气功、散步、保健按摩等,主要用于治疗高血压、神经衰弱等。

5. 注意事项

(1)掌握好适应证 运动治疗效果与适应证是否适当有关,对不同的疾病选择不同的治疗方法,例如,心脏病和高血压的患者应当以主动运动为主,被动运动为辅,如有氧训练、医疗体操等;肺病患者应该以呼吸体操为主;慢性颈肩腰腿疼痛患者在手法治疗后,常需要参加一些医疗体操,以巩固疗效,预防复发;肢体瘫痪的疾病(如偏瘫、截瘫、脑瘫)患者,除了主动运动外,大多需要一对一的治疗,如神经发育疗法、运动再学习技术等。

(2)循序渐进 运动治疗的目的是要改善患者的躯体功能,提高适应能力。因此在实施运动处方时内容应该由少到多,程度由易到难,运动量由小到大,使患者逐渐适应。

(3)坚持不懈 大部分的运动疗法项目需要经过一段时间才能显出疗效,尤其对年老体弱患者或神经系统损伤的患者,因此在确定运动治疗方案后要坚持经常性锻炼才能达到治疗效果,切忌操之过急或中途停止。

(4)注意个体差异 虽然运动治疗的适用范围很广,但具体运动时仍需要根据不同的患者制订不同的运动治疗方案,这样才能取得理想的疗效。

(5)及时调整运动方案 运动处方实施后还要根据患者的实际情况定时评定,了解运动处方是否适合患者及患者的恢复情况,根据评定结果及时调整治疗方案。一个好的运动治疗方案,应该将评定贯穿其中,即以评定开始,又以评定结束。

(郑州大学第一附属医院 何宗颖)

第二节 物理治疗之物理因子治疗

(一)电疗法

应用电治疗疾病的方法称为电疗法(electrotherapy)。电流频率的基本计量单位为赫兹(Hz)、千赫(kHz)、兆赫(MHz)、吉赫(GHz),各级之间按千进位换算。电磁波波长的基本单位为米(m)、厘米(cm)、毫米(mm)、微米(μm)、纳米(nm)。根据采用电流频率的不同,电疗法通常分为直流电疗法、低频电疗法(0~1 000 Hz)、中频电疗法(1~100 kHz)、高频电疗法(100~300 kHz)等。常用的电疗法见表4-1。

表4-1 电疗法的分类

分类	常用疗法名称
直流电疗法	直流电疗法、直流电药物离子导入疗法、电化学疗法
低频电疗法	神经肌肉电刺激法、经皮神经电刺激法、功能性电刺激法、痉挛肌电刺激法、感应电疗法、电兴奋疗法、电睡眠疗法、间动电疗法、超刺激电疗法、直角脉冲脊髓通电疗法、脊髓电刺激法、微电流疗法、高压脉冲电疗法、超低频电疗法等
中频电疗法	等幅正弦中频电疗法、正弦调制中频电疗法、脉冲调制中频电疗法、干扰电疗法、音乐电疗法、波动电疗法等
高频电疗法	超短波疗法、短波疗法、中波疗法、分米波疗法、厘米波疗法、毫米波疗法、超音频电疗法、达松伐电疗法等
其他电疗法	静电疗法、高压电位疗法、空气离子疗法等

1. 直流电疗法 应用低电压(30~80 V)、小强度(小于50 mA)的平稳直流电作用于人体治疗疾病的方法称为直流电疗法。利用直流电将药物离子经皮肤、黏膜或伤口透入体内治疗疾病的方法称为直流电药物离子导入疗法。

(1)治疗作用

1)直流电疗法的治疗作用 ①促进血液循环,加强组织再生:在直流电作用下,可以促进局部小血管扩张,这种作用在阴极下尤为明显。血液循环的改善可进一步使细胞膜通透性升高,加快物质代谢,改善组织营养和代谢,提高细胞的再生能力。②对神经系统功能的影响:当通以弱或中等强度的直流电时,阴极下组织兴奋性高,阳极下组织兴奋性降低。③消散炎症,促进溃疡愈合:直流电阴极有软化瘢痕、松解粘连、促进溃疡肉芽组织生长的作用;阳极有减少渗出的作用。对经久不愈的慢性溃疡有显著疗效。④促进骨再生修复:微弱直流电可以促进骨再生修复。⑤改善冠状动脉血液循环:微弱直流电有改善冠状动脉血液循环的作用。⑥促进静脉血栓溶解:恒流型直流电可以用于治疗静脉血栓。⑦电解作用:电解反应时阴极下产生碱性物质,阳极下产生酸性物质,可借此用于肿瘤的治疗、电解拔毛、电解除赘等。

2)直流电药物离子导入疗法的治疗作用 直流电药物离子导入疗法既具有直流电的治疗作用,又具有药物的治疗作用,因此导入的不同药物离子,它们的治疗作用也有区别。

(2)临床应用

1)适应证 ①神经系统疾病:周围神经损伤、自主神经功能紊乱、神经炎、神经根炎、神经症等。②循环系统疾病:高血压、血栓性静脉炎等。③骨关节疾病:关节炎、颞下颌关节功能紊乱、颈椎病、肩周炎、腰椎间盘突出症等。④慢性炎症性疾病:慢性炎症浸润、慢性溃疡、慢性胃炎、慢性盆腔炎、慢性附件炎、前列腺炎等。⑤其他:瘢痕、粘连、过敏性鼻炎、慢性喉炎、白内障、玻璃体混浊、视神经炎、角膜斑翳、功能性子宫出血等。

2)禁忌证 ①全身状况不佳:高热、昏迷、恶病质、恶性肿瘤、心力衰竭等。②局部条件不允许:出血倾向、急性化脓性炎症、急性湿疹,孕妇腹部、腰部、骶部,皮肤破损部位,金属异物部位,安装有心脏起搏器相应部位。③过敏体质:对直流电或对拟导入药物过敏者。

2. 低频电疗法 应用频率小于1 000 Hz脉冲电流治疗疾病的方法称为低频脉冲电疗法。由于这种电流对感觉、运动神经有较强的刺激作用，又称为刺激电疗法。它具有兴奋神经肌肉组织、改善局部血液循环、促进水肿吸收及镇痛作用。低频脉冲电疗法种类繁多，目前临床常用的治疗方法如下。

（1）神经肌肉电刺激疗法　应用低频脉冲电流刺激受损伤的神经和肌肉，使之产生被动收缩，促进肌肉的运动功能及神经再生，以达到治疗目的的方法称为神经肌肉电刺激疗法（neuromuscular electrical stimulation，NMES），又称为电体操疗法。

1）治疗作用　①对失神经支配肌肉的作用：可促进血流而保证肌肉营养；降低肌纤维变性；减缓肌肉失神经支配性萎缩。②对神经支配肌肉的作用：增强健康肌肉的肌力；预防或逆转失用性肌萎缩，保持或改善活动能力；促进外周循环；预防肌纤维变性；提供本体感觉反馈。

2）临床应用

适应证：各种上、下运动神经元损伤；神经失用症；各种原因所致的失用性肌萎缩；肌腱移植术后；关节疼痛和渗出导致的肌肉活动抑制；骨关节疾病和神经疾病导致的关节活动度受限；便秘；子宫收缩乏力；关节制动后、大型手术后为防止静脉血栓形成。

禁忌证：主动运动被禁忌者（如关节融合术后、未固定的骨折、近期神经和肌腱吻合术后）；植入心脏起搏器者；恶性肿瘤部位；有出血倾向等。

（2）功能性电刺激疗法　使用低频脉冲电流刺激失去神经控制的肌肉，使其收缩，以替代或矫正器官及肢体已经丧失功能的治疗方法称为功能性电刺激疗法（functional electrical stimulation，FES）。

1）治疗作用　①功能重建：FES 在刺激神经肌肉的同时，也刺激传入神经，加上不断重复的运动模式信息，传入中枢神经系统，在皮质形成兴奋痕迹，逐渐恢复原有的运动功能。②代替或矫正肢体和器官已丧失的功能。

2）临床应用　①上运动神经元瘫痪，如上肢助行器、下肢助行器。②呼吸功能障碍，如膈肌起搏器。③排尿功能障碍，如尿失禁控制器。④特发性脊柱侧弯，如电子脊柱矫正器。⑤肩关节半脱位。⑥许多器官的功能训练，如心脏起搏器、人工耳蜗及膀胱、尿道和吞咽肌的电刺激等。

神经肌肉电刺激和功能性电刺激的区别：神经肌肉电刺激是直接对神经肌肉进行电刺激，以引起肌肉节律性的收缩；功能性电刺激是通过刺激支配肌肉的神经使肌肉收缩，因此，它要求所刺激的肌肉必须有完整的神经支配，其实它也属于神经肌肉电刺激的范畴。

（3）经皮神经电刺激　经皮神经电刺激（transcutaneous electrical nerve stimulation，TENS）是通过皮肤将特定的低频脉冲电流输入人体以治疗疼痛的方法，又称为周围神经粗纤维电刺激疗法。这种疗法所采用的电流为频率 1～160 Hz、波宽 2～500 μs、单相或双相不对称方波脉冲电流。

1）治疗作用　镇痛是 TENS 的主要作用，对各种急、慢性疼痛和神经疼痛均有效，但短期治疗的疗效优于较长期治疗；改善周围血液循环；促进骨折、伤口愈合。

2）临床应用

适应证：头痛、偏头痛、神经痛、灼性神经痛、幻肢痛、关节痛、腹痛、术后痛、产痛、癌痛等。总之，TENS 对急、慢性疼痛和神经性疼痛均有效，短期治疗的疗效较长期治疗好。

禁忌证：植入心脏起搏器的患者禁用；禁止刺激颈动脉窦及早孕妇女的腰和下腹；感觉缺失和对电过敏患者。

3. 中频电疗法　应用频率为 1～100 kHz 的脉冲电流治疗疾病的方法称为中频脉冲电疗法。它具有镇痛，促进血液、淋巴循环，刺激骨骼肌收缩，软化瘢痕、松解粘连的作用。临床常用的几种治疗方法如下。

（1）等幅正弦中频电疗法　应用频率为 1 ~ 5 kHz 的等幅正弦交流电治疗疾病的方法,又称为音频电疗法。临床治疗常用频率为 2 kHz。

1）治疗作用　软化瘢痕和松解粘连;促进局部血液循环,消炎、消肿;镇痛、止痒。

2）临床应用

适应证:①软组织、骨关节伤病,如挫伤、扭伤、肌纤维组织炎、肌肉劳损、肩周炎、腰椎间盘突出症、肱骨外上髁炎、狭窄性腱鞘炎、退行性关节病、关节纤维性挛缩等。②其他外科疾病,如瘢痕、瘢痕挛缩、术后粘连、肠粘连、炎症后浸润硬化、注射后硬结、阴茎海绵体硬结、血肿机化、血栓性静脉炎等。③内科疾病,风湿性关节炎、类风湿关节炎、肌炎等。④神经科疾病,神经损伤、神经痛、神经炎。⑤妇科疾病,慢性盆腔炎、附件炎、绝育手术后并发症等。⑥耳鼻喉科疾病,慢性咽喉炎、声带小结、术后声带麻痹等。⑦皮肤科疾病,如局限性硬皮病、局限性脂膜炎、带状疱疹等。

禁忌证:恶性肿瘤、急性炎症、出血倾向,局部有金属异物,植入心脏起搏器者,心区及孕妇下腹部,对电流不能耐受者。

（2）调制中频电疗法　应用低频调制的中频电流以治疗疾病的方法。其中频率为 2 000 ~ 5 000 Hz,调制频率为 10 ~ 150 Hz,深度为 0 ~ 100%。

1）调制中频电疗法的主要波形　连续调制波:调制波连续出现不间断,简称连调。交替调制波:调制波和未调制波交替出现,简称交调。变频调制波:两种频率不同的调制波交替出现,简称变调。断续调制波:调制波断续出现,简称断调。

2）治疗作用　①镇痛作用:调制中频电疗法有显著的镇痛效果,镇痛持续时间可达数小时。交替调制波、变频调制波的镇痛作用最显著。②促进局部血液淋巴循环:在调制中频电流作用下,局部血管、淋巴管扩张,血液循环加快,同时有提高组织通透性、改善局部组织营养的作用。③对神经肌肉的作用:调制中频电流对神经肌肉的兴奋作用优于低频电流和其他中频电流。其中以断调波组对神经肌肉兴奋作用最显著。

3）临床应用

适应证:①软组织、骨关节伤病,如挫伤、扭伤、肌纤维组织炎、肌肉劳损、肩周炎、腰椎间盘突出症、颈椎病、风湿性关节炎、类风湿关节炎、肱骨外上髁炎、狭窄性腱鞘炎、退行性关节病、关节纤维性挛缩等。②其他外科疾病,如瘢痕、粘连、肠粘连、注射后硬结、血肿机化、小腿淋巴淤滞等。③神经科疾病,如周围神经损伤、坐骨神经痛、面神经炎、糖尿病性神经血管病。④消化系统疾病,如胃、十二指肠溃疡,胃肠张力低下,迟缓性便秘等。⑤其他,如喘息性支气管炎、尿路结石、尿潴留、慢性前列腺炎、神经性膀胱功能障碍、慢性盆腔炎等。

禁忌证:与等幅正弦中频电疗法相同。

（3）干扰电疗法分类

传统干扰电疗法:是将两组不同的等幅中频正弦电流[频率 4 000 Hz 和(4 000±100) Hz],通过两组 4 个电极交叉输入人体,电力线在交叉处产生干扰,形成干扰场,在干扰场中产生 0 ~ 100 Hz 低频调制中频电流,这种"内生性"的低频调制中频电流含有中频电流及低频电流两种成分。

动态干扰电疗法:它与传统干扰电疗法的区别是两组电流是正弦调制中频电流(调制深度30%,调制周期 6 s),在两组电流交叉处产生节律性旋转的干扰场。如果两组正弦调制中频电流调制相位相反,就形成电流 A,如果两组正弦调制中频电流调制相位相同,就形成电流 B。

立体动态干扰电疗法:它的特点是将三路 5 000 Hz 等幅中频正弦电流立体交叉输入人体,利用星形电极产生高负荷的中频电流,产生三维效应,对细胞膜可产生刺激,具有多部位刺激及电流的动态性。

1)治疗作用 ①镇痛作用:100 Hz 固定差频 0～100 Hz 或 90～100 Hz 变动差频的干扰电流作用后,皮肤痛阈明显上升,有良好的镇痛作用。②促进局部血液循环:10 Hz 固定差频干扰电流作用人体 20 min,皮肤温度平均升高 20 ℃。若作用于颈、腰交感神经节,可引起相应肢体血液循环加强,皮肤温度升高,有促进渗出、水肿、血肿吸收的作用。③对运动神经和骨骼肌的作用:差频 25～50 Hz 的电流可引起肌肉强直收缩,人体对干扰电流易于接受,可应用较大的电流强度,使肌肉产生较大的收缩。对周围神经损伤的治疗优于三角波。④对内脏平滑肌的作用:提高胃肠平滑肌的张力,改善内脏的血液循环,调整支配内脏的自主神经。⑤对自主神经的调节作用:对早期高血压患者有降压作用,舒张压、收缩压均降低。

2)临床应用

适应证:①软组织、骨关节伤病,如颈椎病、肩周炎、扭伤、挫伤、肌纤维组织炎、关节炎、骨折延迟愈合、失用性肌萎缩、坐骨神经痛等。②其他疾病,如胃下垂、术后肠粘连、肠麻痹、弛缓性便秘、尿潴留、压迫性张力性尿失禁、雷诺病等。

禁忌证:与等幅正弦中频电疗法相同。

4. 高频电疗法 将 100 kHz 以上的交流电作用于人体治疗疾病的方法称为高频电疗法。临床常用的几种治疗方法如下。

(1)超短波疗法 应用波长 1～10 m 的超高频电场作用于人体治疗疾病的方法称为超高频疗法。由于治疗时采用电容场法,又称为超高频电场疗法。

1)治疗作用 ①对神经系统的作用:超短波对感觉神经有抑制作用,故临床上有镇痛效果。小剂量超短波电场能加速不全断离的神经纤维再生,大剂量则抑制再生过程。对脑、脊髓的各种炎症性疾病,超短波有直接消炎作用。②对心血管系统的作用:无热量和微热量超短波,可引起毛细血管扩张。在一定范围内增加作用强度,可使深部内脏血管扩张,比其他物理治疗引起的血管扩张更持久,作用更深。③对消化系统的作用:动物实验发现超短波有促进胃肠分泌和胃肠吸收的作用,在温热作用下还有解除胃肠道痉挛的作用。④对肾的作用:作用于健康人肾区有利尿作用,增加剂量则利尿作用增强。微热量超短波作用于肾区治疗肾衰竭(尿路梗阻除外),可以解除肾血管痉挛,增加肾血流量,有显著的利尿作用。⑤对结缔组织的作用:小剂量有促进肉芽组织和结缔组织再生的作用,加快伤口的愈合,但大剂量长时间则可使伤口及周围结缔组织增生过度、脱水老化、坚硬,影响伤口愈合。⑥对炎症过程的作用:超短波对炎症过程有良好的作用,特别是对急性化脓性炎症有显著的效果。不同剂量对不同的炎症作用机制也不同,例如,对急性化脓性炎症,应采用无热量超短波治疗,若采用温热量则会因组织细胞通透性进一步增高,渗出加剧而使炎症恶化,当炎症发展至亚急性和慢性期,则应改为微热量和温热量,以促进炎症产物的吸收。

2)临床应用

适应证:①超短波广泛应用于一切炎症过程,如软组织、关节、骨骼、五官、胸腹腔脏器、神经系统、生殖器等的炎症,对急性、亚急性炎症效果更好,特别对化脓性炎症疗效显著。常用于疖、痈、脓肿、蜂窝织炎、急性化脓性乳腺炎、淋巴腺炎、淋巴管炎、化脓性副鼻窦炎、中耳炎、扁桃腺炎、喉炎、急性肺炎、支气管炎、胸膜炎、肺脓肿、骨髓炎、阑尾炎、阑尾脓肿、盆腔炎、附睾炎、急性横贯性脊髓炎早期、间质性肺炎、卡他性中耳炎、视网膜脉络膜炎、流行性腮腺炎、传染性肝炎、滑囊炎、肌炎、神经炎、神经根炎、大脑炎等。②疼痛性疾病,如神经痛、灼性神经痛、肌痛、幻肢痛等。③血管运动神经和一些自主神经功能紊乱的疾病,如症状性高血压(Ⅰ、Ⅱ期)、闭塞性脉管炎、雷诺病等。④各期冻伤,Ⅰ、Ⅱ期冻伤,甚至Ⅲ期冻伤并伴有坏死者均适合用超短波治疗。⑤消化系统疾病,如胃肠功能低下、胃肠痉挛、胆囊炎、慢性溃疡性结肠炎、过敏性结肠炎等。⑥软组织、骨关节伤病,如颈椎病、腰椎间盘突出症、肩周炎、扭伤、挫伤、肌纤维组织炎、肌肉劳损、肱骨外上髁炎、骨性关节病、骨折延迟愈合、关节积液等。⑦其他,如伤口愈合延迟、支气管哮喘、急性肾衰竭、血肿、月经紊乱、痛经、术后切口反应等。

禁忌证:出血倾向、心血管功能代偿不全、活动性结核、恶性肿瘤、植入心脏起搏器患者。

(2)微波疗法 应用波长 1 mm～1 m,频率 300 MHz～300 GHz 的特高频电磁波,经特制的辐射器作用于人体治疗疾病的方法。根据波长不同可将微波分为分米波(10～100 cm)、厘米波(1～10 cm)及毫米波(1～10 mm)3个波段。

1)治疗作用 ①微波辐射有升高组织温度,扩张血管,加速局部血流,增高血管壁渗透性,增强代谢,改善营养,促使组织再生和渗出液吸收等作用。②有镇痛、解痉、消炎作用,对肌肉、肌腱、韧带、关节等组织及周围神经和某些内脏器官炎症损伤和非化脓性炎症效果显著,并主治亚急性炎症,弱剂量对某些急性炎症(如浸润性乳腺炎等)亦有效。③眼睛及睾丸对微波特别敏感,治疗时应防护,对血液循环差和水分丰富的组织应避免过量,以免引起病情恶化。

2)临床应用

适应证:①肌肉、关节和关节周围软组织炎症和损伤,如肌炎、腱鞘炎、肌腱炎、肌腱周围炎、滑囊炎、关节周围炎及关节和肌肉损伤、脊柱关节炎等,微波的效果特别明显。②一些慢性和亚急性炎症,如鼻炎、副鼻窦炎、中耳炎、喉炎、神经炎、神经根炎、四肢血栓性脉管炎、胆囊炎、肝炎、膀胱炎、肾炎、肾盂肾炎、前列腺炎、附件炎等。③一些急性软组织化脓性炎症,如疖、痈、乳腺炎,但疗效不如超短波显著。④内脏病,如胸膜炎、肺炎、哮喘性支气管炎、支气管肺炎、心绞痛等,停经或月经不调,胃、十二指肠溃疡。

禁忌证:活动性肺结核(胸部治疗),出血及出血倾向,局部严重水肿,严重的心脏病(心区照射),恶性肿瘤(小功率治疗);孕妇子宫区禁止辐射;眼及睾丸附近照射时应将其屏蔽。

低频、中频、高频电疗法的比较见表4-2。

表4-2 低频、中频、高频电疗法比较

名称	作用特点	主要应用	作用深度	热效应	频率	电解作用	电极离开皮肤
低频	每个脉冲均可引起神经肌肉一次兴奋	离子导入、镇痛、改善循环、锻炼肌肉、提高肌力	较浅	无	0～1 000 Hz	明显	不能
中频	综合多个脉冲才可引起神经肌肉一次兴奋	镇痛、软化瘢痕,松解粘连、改善循环、锻炼肌肉、提高肌力	浅部或深部	无	1～100 kHz	无	不能
高频	热作用及非热作用	消炎、解痉、改善循环	浅部或深部	明显	>100 kHz	无	能

(二)光疗法

光疗法就是利用光线的辐射能治疗疾病的方法。康复治疗中采用了人工光线,包括红外线、可见光、紫外线及激光。

1. 红外线疗法　用红外线治疗疾病的疗法称为红外线疗法。红外线是人眼看不见的光线,波长较红光长,为 15 μm ~ 760 nm,目前临床上常用红外线分为两段,即短波红外线(1.5 μm ~ 760 nm)、长波红外线(1.5 ~ 15 μm)。

(1)治疗作用　红外线的治疗作用的基础是温热效应。①改善局部血液循环:红外线照射时皮肤及表皮下组织将吸收的红外线能量转变成热,热可引起血管扩张,血流加速,局部血液改善,组织的营养代谢加强。②促进肿胀消退:由于循环的改善,局部渗出物吸收加快,从而促进肿胀的消退。③降低肌张力,缓解肌痉挛:热作用使骨骼肌肌张力降低及胃肠平滑肌松弛,蠕动减弱。④镇痛:热作用可以降低感觉神经的兴奋性,干扰痛阈。同时血液循环的改善,缺血、缺氧的好转,渗出物的吸收,肿胀消退,痉挛的缓解等,都有利于疼痛的缓解。⑤表面干燥作用:热作用是局部温度升高,水分蒸发,对于渗出性病变使其表皮组织干燥结痂,制止进一步渗出。

(2)临床应用

1)适应证　常用于亚急性及慢性损伤和炎症,如腰肌劳损、扭伤、挫伤、滑囊炎、肌纤维组织炎、关节僵硬、疼痛、痉挛性或弛缓性麻痹,以及各种神经痛、神经炎、慢性淋巴炎、静脉炎、胃肠炎、皮肤溃疡、挛缩性瘢痕等。

2)禁忌证　出血倾向、高热、活动性肺结核、恶性肿瘤、严重动脉硬化、代偿不全的心脏病等。

2. 可见光疗法　可见光疗法是利用可引起视网膜光感的可见光线治疗疾病的方法。可见光的波长为 400 ~ 760 nm,由红、橙、黄、绿、蓝、靛、紫 7 种单色光组成。常用的可见光疗法包括红光、蓝光、蓝紫光、多光谱疗法。

(1)治疗作用　红、橙、黄色具有兴奋性作用,可使精神振奋,可引起呼吸、心率加快;绿、蓝、紫色具有抑制作用,可引起呼吸、心率减慢。红光接近红外线,其生理作用类似红外线。蓝紫光照射可使血清中的脂溶性胆红素通过光化学反应形成一种无毒的水溶性低分子化合物,通过尿液和粪便排出体外。

(2)临床应用　蓝紫光可用于新生儿核黄疸的治疗,红光的适应证和禁忌证与红外线相同。

3. 紫外线疗法　利用紫外线照射人体以防治疾病的方法称为紫外线疗法。紫外线的波长为 180 ~ 400 nm。其光谱分为 3 个波段。长波紫外线(UVA):波长范围 320 ~ 400 nm,色素沉着,荧光反应作用强,生物学作用弱。中波紫外线(UVB):波长范围 280 ~ 320 nm,红斑反应最强,生物学作用最强。短波紫外线(UVC):波长范围 180 ~ 280 nm,对细菌和病毒的杀灭和抑制作用最强。

以一定剂量的紫外线照射皮肤后,经过 2 ~ 6 h 照射野皮肤上呈现的边界清楚均匀的充血反应称为红斑反应。红斑持续时间为十余小时至数日,局部可有皮肤脱屑或色素沉着,红斑反应强度、持续时间与照射剂量有关。最小红斑量(MED)即一个生物剂量,是指紫外线灯管在一定距离(50 cm 或 30 cm)垂直照射下引起机体最弱红斑反应(阈红斑反应)所需要的照射时间。最小红斑量是衡量紫外线照射剂量的指标。

(1)红斑强度的分级　不同的紫外线照射剂量所引起的红斑反应强度不同,为了便于掌握红斑反应的程度,临床上常通过一些指征来确定红斑的分级,见表4-3。

表4-3　紫外线红斑分级

红斑等级	生物量	红斑颜色及持续时间	自觉症状	皮肤脱屑	色素沉着
亚红斑	<1	无红斑反应	无	无	无
阈红斑	1	微红,12 h内消退	较大面积照射时可有轻微的灼热感	无	无
弱红斑量(一级红斑量)	2~4	淡红,界限明显,24 h左右消退	灼热感、痒感、偶有微痛	轻微	无(数次照射后可有轻微色素沉着)
中红斑(二级红斑量)	5~6	鲜红,界限很明显,可出现皮肤微肿,2~3 d内消退	刺疼,明显的灼热感	轻度	轻度
强红斑(三级红斑量)	7~10	暗红,皮肤水肿,4~5 d后逐渐消退	较重度的刺痛和灼热感,可有全身性反应	明显脱屑	明显
超强红斑(四级红斑量)	>10	暗红,水肿并发水疱,持续5~7 d后逐渐消退	重度刺痛及灼热感,可有全身性反应	表皮大片脱落	明显

（2）治疗作用

1）杀菌、消炎　紫外线照射感染创面,可直接杀灭病原体或改变微生物生存环境,抑制其生长繁殖。紫外线的杀菌作用与其波长有关,不同波长紫外线杀菌能力不一。300 nm以上者几乎没有杀菌能力,250~260 nm最强,且各种细菌对不同波长紫外线的敏感性有差异,金黄色葡萄球菌对253.7 nm紫外线最敏感。

2）促进维生素D合成　这是紫外线辐射皮肤后的重要生理作用,这不仅对佝偻病和软骨症有预防和治疗作用,对预防老年人骨质疏松症也有积极意义。

3）促进局部血液循环　紫外线照射区血管舒张,局部营养状况改善,可使炎症介质加快清除,缺氧和酸中毒情况得到缓解。此外,蓝紫光可使皮肤循环增加100%,紫外线光源中大多伴有一定数量的蓝紫光。通常紫外线红斑反应引起的血液循环改善是延迟性的,蓝紫光则为即时效应。

4）镇痛作用　红斑量紫外线治疗有明显的镇痛效果。照射区痛阈升高,感觉时值延长,对炎症性和非炎症性疼痛均有良好的缓解作用。350 nm的紫外线有50%可穿透到游离神经末梢的深部,使这些感觉神经末梢传导暂停而致痛觉减弱。

5）加速组织再生　紫外线有促进细胞生长、分裂和增殖作用及改善血液循环、改善组织细胞营养和再生条件的作用等,均有利于伤口的愈合。临床上可用于治疗各种感染创面、迁延不愈的伤口和皮肤溃疡等。

6）光敏反应　紫外线照射与某些药物(如补骨脂素等)同时应用,可产生光化学反应或光动力学反应。用于治疗某些皮肤病,如银屑病、白癜风等。

7）脱敏作用　在多次紫外线照射下,机体产生少量组胺,从皮肤中不断进入血液,刺激组胺酶产生,当后者有足够量时,就能分解过敏反应时血中过多的组胺,而起到脱敏作用。因此临床上可用于防治以I型变态反应为主要发病机制的疾病。

（3）临床应用

1）适应证　对较表浅组织的化脓性炎症、伤口、皮下瘀斑、急性神经痛、关节炎、佝偻病和软骨病有特殊疗效，也可用于皮肤病和过敏性疾病的治疗。

2）禁忌证　心、肝、肾衰竭，有出血倾向，急性湿疹、结核病活动期、红斑狼疮、日光性皮炎等。

3）注意事项　在进行紫外线照射治疗时，应注意保护患者和操作者的眼睛，佩戴防护镜，避免超面积和超量照射。

4.激光疗法　激光是由受激辐射光放大而产生的光，又称为镭射、莱塞（laser）。应用激光治疗疾病的方法称为激光疗法。

（1）治疗作用　①消炎：小功率激光无杀菌作用，但能使白细胞吞噬能力增加，此外，激光还能促进肾上腺皮质激素的代谢，且均有利于消炎。②促进上皮生长：小功率激光能促进上皮细胞生长和血管的再生。③激光切割、焊接和烧灼：高能量破坏性的激光是用大功率的光刀进行切割、焊接、烧灼，激光切割可用于体表病变的切割手术；焊接主要是用于治疗眼科视网膜脱离；烧灼用于治疗宫颈糜烂、皮肤疣等。④穴位治疗：激光照射穴位通过对经络的影响，调节气血的运行，改善脏腑功能，达到治疗的目的。⑤治疗肿瘤：激光的高热作用可使被照射部位的温度升至500 ℃，当温度为300 ℃时，肿瘤组织即被破坏。

（2）临床应用

1）适应证　低强度激光可用于皮肤皮下组织炎症、伤口愈合不良、慢性溃疡、口腔溃疡、面肌痉挛、过敏性鼻炎、带状疱疹、肌纤维组织炎、关节炎、支气管哮喘、支气管炎、神经痛、外阴白色病变、女阴瘙痒等。高强度激光可用于皮肤赘生物、宫颈糜烂及为直肠、支气管、膀胱内肿瘤物的切割或止血。

2）禁忌证　恶性肿瘤、皮肤结核、活动性出血及高热患者。

3）注意事项　在进行激光照射治疗时，应注意保护患者和操作者的眼睛，佩戴防护镜，避免激光直接照射或由金属器械反射至眼睛。

（三）超声波疗法

超声波是指频率在20 kHz以上，不能引起正常人听觉反应的机械振动波。超声波与声波的本质相同，都是物体的机械振动在弹性介质中传播所形成的机械振动波。将超声波作用于人体以达到治疗目的的方法称为超声波疗法。频率为500~2 500 kHz的超声波有一定的治疗作用，它对人体的主要作用方式为高频的机械振动。现在物理治疗中常用的超声波频率一般为800~1 000 kHz，称为标准频率。800 kHz频率的超声波在人体软组织传播的波长约为2 mm。

1.治疗作用　超声波的机械振动作用人体引起微细按摩作用、温热作用、空化作用及多种理化作用，其中微细按摩作用是超声波治疗疾病最基本的机制。连续式超声波的温热作用较明显，脉冲式超声波的非热效应较明显。

（1）对神经系统的作用　小剂量超声波能使神经兴奋性降低，传导速度减慢，因而对周围神经疾病，如神经炎、神经痛，具有明显的镇痛作用。大剂量超声波作用于末梢神经可引起血管麻痹、组织细胞缺氧继而坏死。

（2）对循环系统的作用　房室束对超声波的作用很敏感。超声波主要影响心脏活动能力及其节律。大剂量超声波可使心率减慢，诱发心绞痛，严重时发生心律失常，最后导致心脏停搏；小剂量超声波使心脏毛细血管充血，对冠心病患者有扩张动脉管腔及解除血管痉挛的作用。治疗剂量超声波对血管无损害作用，通常可见血管扩张，血液循环加速。

（3）对眼睛的作用　大剂量超声波可引起结膜充血、角膜水肿甚至眼底改变，对晶体可致热性白内障,还可以引起交感性眼炎。但用小剂量可以促进吸收,改善血液循环,对玻璃体混浊、眼内出血、视网膜炎、外伤性白内障等有较好疗效。

(4)对生殖系统的作用 适量的超声波可使精子数目增加,精子活动性增强,受精率提高,大剂量超声波可使精子萎缩。适量的超声波可促进卵巢滤泡形成,大剂量超声波使卵泡变性。超声波还可使胚胎畸形、流产。

(5)对骨骼的作用 小剂量超声波多次投射可以促进骨骼生长、骨痂形成;中等剂量超声波作用时可见骨髓充血,温度上升7℃,但未见到骨质的破坏,故可用于骨关节创伤;大剂量超声波作用于未骨化的骨骼,可致骨发育不全,因此对幼儿骨骺处禁用超声波。

(6)对肌肉和结缔组织的作用 骨骼肌对超声波非常敏感,治疗剂量超声波可使肌肉松弛、肌张力降低,大剂量超声波可改变肌肉形态,引起肌肉损伤。结缔组织对超声波的敏感性较差,对有组织损伤的伤口,有刺激结缔组织增长的作用;当结缔组织过度增长时,超声波又有软化消散的作用,特别对于浓缩的纤维组织作用更显著。因此超声波对瘢痕化结缔组织有"分离纤维"作用,有使"凝胶变为溶胶"的作用。

2.临床应用

(1)适应证 软组织损伤、瘢痕、粘连、关节纤维性挛缩、注射后硬结、血肿机化、狭窄性腱鞘炎、骨关节炎、肩周炎、肱骨外上髁炎、骨折后连接不良、压疮、慢性溃疡、坐骨神经痛。超声波药物透入适用于皮肤癌、乳癌等表浅肿瘤,类风湿关节炎,某些心脑血管疾病等。

(2)禁忌证 恶性肿瘤(超声波治癌技术例外)、急性炎症、血栓性静脉炎、败血症、消化道大面积溃疡、出血倾向;孕妇腰腹部、小儿骨骺部;安装心脏起搏器和心脏血管支架的患者;眼睛与睾丸慎用超声波疗法。

(四)磁疗法

应用磁场作用于人体、经络穴位治疗疾病的方法称为磁疗法(magnetotherapy)。常用的几种磁疗法如下。①恒定磁场法:磁场强度和方向不随时间而变化的磁场称为恒定磁场或恒磁场法。如磁铁和通以直流电的电磁铁所产生的磁场。常用有穴位法和磁带法。②交变磁场法:磁场强度和方向随时间有规律变化的磁场,如异名极旋转磁疗机所产生的磁场。③脉动磁场法:脉动磁场是指磁场强度随时间有规律变化而磁场方向不发生变化的磁场,如同名极旋转磁疗机所产生的磁场。④脉冲磁场法:脉冲磁场是间歇出现的磁场,磁场的变化率、波形和峰值可根据需要进行调节。

1.治疗作用

(1)镇痛作用 磁场有明显镇痛作用,其机制通过改善微循环和组织代谢,提高疼痛物质水解酶的活性,降低神经的兴奋性等。

(2)镇静作用 磁疗可改善睡眠状态、延长睡眠时间、缓解肌肉痉挛、减轻面肌抽搐等。

(3)消炎、消肿作用 在磁场的作用下,血管通透性增高,有利于渗出物的吸收,提高机体的非特异性免疫力,白细胞及吞噬细胞的功能增强而消炎、消肿。

(4)降血压和降血脂 磁场能调节自主神经及周围神经的功能,可使动、静脉毛细血管管径扩大,血液循环的外周阻力降低,微循环功能改善,使血压降低。此外,磁场能使胆固醇的碳氢长链变为短链,成为多结晶中心,加速红、白细胞的流动,使沉着于血管壁的胆固醇减少而起到降血脂的作用。

2.临床应用

(1)适应证 临床上常用于治疗急性胃炎、慢性结肠炎、急性软组织损伤、肩周炎、网球肘、腱鞘炎、血肿、滑囊炎、三叉神经痛、枕大神经痛、眶上神经痛、单纯婴儿腹泻、颞下颌关节功能紊乱、智齿冠周炎等。

（2）禁忌证　恶性肿瘤晚期、心力衰竭、出血或有出血倾向、高热、带有心脏起搏器、孕妇、体质衰弱或过敏体质等。

（五）水疗法

水疗法是利用各种不同成分、温度、压力的水，以不同的形式作用于人体以通过机械及化学刺激作用来防治疾病的方法。水的比热和热容量均很大，携带热能较易。其传热的方式有传导和对流两种。水除传热作用外，还有机械作用，如浮力、压力和水流、水射流的冲击作用。水又可溶解各种物质、药物，这些溶质也可起治疗作用。水疗法可以单独应用或用于综合治疗。水疗法简便易行，不像药物疗法那样不良反应较多，也不像矿泉疗法受疗养地点、环境、条件的限制。

1. 水疗法的分类

（1）温度划分　冷水浴（<26 ℃）、低温水浴（26～33 ℃）、不感温水浴（34～36 ℃）、温水浴（37～38 ℃）、热水浴（39 ℃以上）。

（2）按水的成分划分　海水浴、淡水浴、温泉浴、药物浴（西药浴及中药浴）、矿泉浴、气水浴。

（3）按治疗方式划分　擦浴、冲浴、湿包裹、浸浴、淋浴等。

（4）按部位划分　全身浴及局部浴。全身浴包括全身擦浴、全身浸浴、全身冲洗浴、全身淋浴、全身包裹浴；局部浴包括局部擦浴、局部冲洗浴、手浴、足浴、坐浴、半身浴。

（5）按操作方法划分　漩涡浴、蝶形槽浴、泳浴、水中运动、水下按摩等。

（6）按水压力划分　低压浴，1 个大气压；中压浴，1～2 个大气压；高压浴，2～4 个大气压。

2. 治疗作用

（1）温度刺激　所用水温多高于或低于人体温度，温热与寒冷刺激可使人体产生性质完全不同的反应，对寒冷刺激的反应迅速、激烈；而对温热刺激的反应则较为缓慢，不强烈。水温与体温之间差距愈大，反应愈强、温度刺激范围愈广则刺激愈强，作用的持续时间在一定时间范围内与反应程度成正比，如寒冷刺激在短时间引起兴奋，长时间后可致麻痹，温度刺激重复应用则反应减弱，因此在水疗法时应逐渐增加刺激强度，以维持足够的反应。

（2）机械刺激　水疗法包含多种机械刺激。

1）静水压力刺激　在普通盆浴时，静水压力为 40～60 g/cm^2。患者洗盆浴时出现胸部、腹部受压迫感，呼吸有某种程度上的困难，患者需用力呼吸来代偿，这就调节了气体的代谢。静水压力影响血液循环，压迫体表的血管和淋巴管，可促使体液回流增加，引起体内的体液再分配。

2）水流的冲击刺激　淋浴、直喷浴、针状淋浴均产生很大的机械刺激。临床采用 2～3 个大气压的全向水流冲击人体，此时机械刺激作用占优势，而水温可能较低，但引起明显的血管扩张，并兴奋神经系统。

3）浮力作用　根据阿基米德原理，浸于水中的物体受到一种向上的浮力。基于浮力作用，在水中活动较为省力。人体在水中失去的重量约等于体重的 9/10。对压疮、烧伤、多发性神经炎患者采用浸浴，可免去身体的压力，同时借助水的浮力可进行水中运动。关节强直患者在水中活动较容易。肌肉痉挛和萎缩者可进行水中体操和按摩等治疗。

（3）化学刺激　淡水浴所用水中包含微量矿物质。若往水中加入少量矿物盐类、药物和气体，这些化学性物质的刺激可加强水疗法的作用并使得机体获得特殊的治疗作用。

3. 临床应用

（1）适应证　比较广泛，如高血压、血管神经症、胃肠功能紊乱、风湿性关节炎、类风湿关节炎、痛风和神经痛、神经炎和慢性湿疹、瘙痒症、银屑病、大面积瘢痕挛缩、关节强直、外伤后功能障碍等。

（2）禁忌证　心肾功能代偿不全、活动性肺结核、恶性肿瘤和恶病质，身体极度衰弱和有出血倾向者。若在水疗法过程中出现面色改变、头晕、头重、耳鸣、眼花等症状，则应立即暂停治疗。

（六）石蜡疗法

利用加热的石蜡为温热介质，将热传导至机体起到治疗疾病的方法称为石蜡疗法（paraffin therapy）。石蜡是一种高分子碳氢化合物，是石油的蒸馏产物。医用石蜡为白色或淡黄色半透明无水的固体，无臭、无味，呈中性反应，不溶于水，热容量大，导热性小。医用石蜡的熔点为 50~56 ℃。

1. 治疗作用　①温热作用：石蜡的热容量大、导热性小、无热的对流性，不含水分，冷却时放出大量热能，能使人的机体组织耐受到较持久的温热作用。②机械压迫作用：石蜡具有良好的可塑性、柔韧性、黏滞性、延展性。涂敷于体表时可紧贴皮肤，在冷却过程中，石蜡的体积逐渐缩小，对组织产生一种机械压迫作用，有利于水肿消散。③润滑作用：石蜡具有油性，可增加皮肤的滑润性，软化瘢痕。

2. 临床应用

（1）适应证　软组织扭伤、挫伤、腱鞘炎、肩周炎、肌肉劳损、肌纤维组织炎、骨折和骨关节术后关节挛缩、关节纤维性强直、瘢痕增生、粘连及浸润、慢性关节炎、慢性胃肠炎、盆腔炎、神经炎、神经痛等。

（2）禁忌证　高热、昏迷、急性化脓性炎症早期、风湿性关节炎活动期、结核、恶性肿瘤、出血倾向、开放性伤口、感染性皮肤病、孕妇腰腹部、对石蜡过敏者。

（七）冷疗法

应用比人体体温低的物理因子（如冷水、冰块等）刺激机体治疗疾病的方法称为冷疗法。

1. 治疗作用　①冷疗法可使皮肤血管收缩、汗腺分泌减少、皮肤苍白。②周围感觉和运动神经纤维传导速度减慢，一般每降温 1 ℃，神经传导速度将减 2 m/s。冷使皮肤神经感受器功能下降，甚至一过性丧失，其中触觉和冷觉感受器最为明显，因此可以起到缓解疼痛的作用。③肌肉受冷后收缩能力降低，肌张力下降，这与肌梭兴奋性减低、神经传导速度变慢有关。④局部组织代谢功能减低，细胞通透性改变，局部渗出减轻，从而有利于控制急性炎症，减轻组织水肿。

2. 临床应用

（1）适应证　软组织急性扭挫伤、早期关节炎急性期、骨关节术后肿痛、肌肉痉挛、蜂窝织炎、急性乳腺炎、上消化道出血、鼻出血、高热、中暑。

（2）禁忌证　动脉硬化，血管栓塞，雷诺病，系统性红斑狼疮，高血压，心、肺、肝、肾功能不全，阵发性冷性血红蛋白尿症，对冷过敏，恶病质等。对局部血液循环障碍、感觉障碍、认知障碍、言语障碍者应慎用冷疗法。

（八）生物反馈疗法

应用电子仪器将人体内正常或异常的生理活动信息转换为可识别的光、声、图像等信号，以此训练患者学会通过控制这些被显示的信号来调控不随意的（或不完全随意的）、通常不能感受到的生理活动，从而达到调节生理功能及治疗某些心身疾病的目的，这一技术称为生物反馈疗法。根据利用的生物信息不同，生物反馈可以分为肌电生物反馈、手指温度生物反馈、血压生物反馈、心率生物反馈、脑电生物反馈和皮肤电生物反馈等。

1. 治疗作用　生物反馈治疗技术是采用电子仪器将人体内肌电、血管紧张度、汗腺分泌、心率、脑电等平常不能感受到的生理活动信息转变为可以感知的视听信号，再通过患者的学习和训练对这一不随意的活动进行自我调节控制,改变异常的活动,使之正常化。

2. 临床应用　该法适用于头痛、偏瘫、截瘫、脑瘫、周围神经损伤、痉挛性斜颈、姿势性腰背肌痛、肺气肿、雷诺病、闭塞性动脉内膜炎、高血压、神经性疼痛、自主神经功能紊乱、产前精神紧张症、胃肠运动功能障碍、膀胱功能障碍、颞下颌关节功能紊乱等,也可用于焦虑症、神经症、失眠症、疼痛综合征,进行放松性心理治疗。

(九)加压疗法

在身体病患部位的外部施加压力以治疗疾病的方法称为加压疗法。

1. 治疗作用　①提高组织静水压,促进静脉血和淋巴回流:肢体受到外界加压时,经组织间压力传导,可使组织液静水压大大提高,这种高于毛细血管内压及组织间胶体渗透压的压力,可促进组织液向静脉及淋巴管内回流。②消除肢体水肿,降低疼痛,改善关节活动范围。③外部施加压力可以限制组织肿胀、增生、变形,改善外形。

2. 临床应用

(1)适应证　静脉性水肿、淋巴性水肿、慢性溃疡、肥厚性瘢痕等。

(2)禁忌证　急性软组织或骨关节感染、急性静脉炎、急性淋巴管炎、深静脉血栓形成急性期、严重动脉循环障碍、肺水肿、心力衰竭、恶性肿瘤、骨折未愈合、急性创伤等。

(郑州大学第一附属医院　何宗颖)

第三节　作业治疗

一、概述

(一)作业治疗的定义

作业(occupation)是指人类的活动、劳动、事件或从事的工作;也指占领或占有时间、地点、物品或充满人的头脑和忙于各项事物等意思,为占有或填满的时间与空间,使之参与进来和忙碌起来。于是,在其意义上可以认为作业治疗是以活动或劳动和从事某项事情等作为一种治疗手段,以对人类的健康或各方面的功能产生影响。所以,活动、劳作或从事的工作等构则成了作业治疗的基础。

作业治疗(occupational therapy, OT)是康复医学的一个重要组成部分,以患者为核心,有选择性和目的性地采用与日常生活、工作、学习和休闲娱乐等有关的活动来促进患者身体、心理和社会参与等方面的功能障碍的恢复,提高患者的生活质量,使患者早日回归家庭和重返社会。作业治疗的流程见图4-1。

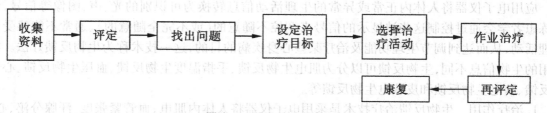

图4-1　作业治疗的流程

作业治疗师应根据患者的个体情况(如年龄、性别、职业、文化程度、工作和生活环境等),制订作业治疗方案,选择和设计适合患者个体、符合患者意愿和需求的作业治疗方法。作业治疗直到21世纪初才逐渐形成,从作业治疗工作的开展和发展上看,目前还处于比较落后的状态。从2010年起,每年的10月27日定为"世界作业治疗日",目的是肯定及认可作业治疗师在工作中做出的贡献和发挥的作用,同时鼓励作业治疗师更好地提高专业水准。

(二)作业治疗的分类

1. 按作业的名称分类　①木工作业。②手工艺作业。③日常生活活动作业。④编织作业。⑤黏土作业。⑥制陶作业。⑦金工作业。⑧皮工作业。⑨纺织作业。⑩园艺工作。⑪计算机作业。⑫电器装配与维修作业。⑬治疗性娱乐、游戏作业。⑭书法及绘画作业。⑮认知作业。

2. 按作业活动对象和性质分类

(1)功能性作业活动　是以改善患者某种功能为目的的作业活动。如增加关节活动度、增强肌力和耐力及改善运动的协调性和精细动作等的作业活动。

(2)心理性作业活动　主要针对患者的心理障碍,改善其功能的作业活动。如进行轻松有趣的消遣性活动,包括娱乐、游戏活动、人际交往、社会活动等。

(3)精神病作业活动　治疗精神分裂症等精神病患者,要在生活、心理和行为、社交和职业上进行康复训练,使患者尽可能适应出院后,在家庭和社会中生活、学习、劳动和社交的环境。

(4)儿童作业活动　根据儿童生长发育的特点及功能障碍和残疾的特点,制订有趣的游戏及活动,来提高患儿的日常生活技能和学习能力。

(5)老年人作业活动　随着年龄的增长,人体各项功能均处于衰退的过程,活动也多为缓慢、笨拙,甚至不能生活自理。因此,老年患者进行作业活动时,可以教会他们使用康复辅具,改善他们的家居环境,以代偿功能方面缺陷。

3. 按作业活动分类

(1)日常生活活动　为了维持日常生活的活动,每天反复进行具有共性的基本活动。例如,穿衣、进食、如厕、洗漱、坐起、翻身、行走等。

(2)生产性作业活动　通过创造价值的活动生产出产品或作品。例如,编织、刺绣、纺织、泥塑、制陶、园艺等。

(3)娱乐消遣性作业活动　为了满足个人兴趣爱好,消遣时间,同时还要保持平衡、劳逸结合的生活方式,利用业余或闲暇时间进行的娱乐休闲活动。例如,玩游戏、下棋、打牌、书画、弹琴、集体郊游等。

(4)特殊教育性活动　针对一些有发育障碍或伤残的患者,进行特殊教育和康复训练的活动,使其获得知识和特殊技能。

4. 按作业治疗的目的和作用分类　①减轻疼痛的作业活动。②增强肌力的作业活动。③增加耐力的作业活动。④改善关节活动度的作业活动。⑤改善协调性及能力的作业活动。⑥改善知觉能力的作业活动。⑦改善感觉功能的作业活动。⑧改善认知功能的作业活动。⑨增强语言表达及沟通能力的作业活动。

(三)作业治疗的目的

1. 促进躯体功能的恢复　作业活动能增强肌力、耐力;增加关节活动度;增强运动的协调性,提高患者的平衡能力;促进感觉、认知功能的恢复。

2. 提高日常生活能力　日常生活能力训练及康复辅具的使用,可提高患者翻身、坐起、进食、穿衣、洗漱、如厕、行走等基本的生活自理能力。

3.改善心理作用 作业活动可改善患者的情绪和精神状态,通过作业活动的康复训练和指导,使患者心理上得到了满足,增加了自信心,大大提高了自我的价值存在感。

4.恢复正常生活和工作环境 当不能通过改善自身功能来提高作业活动能力时,可对其生活和工作的环境进行改造,来适应其功能水平。

5.提高生活自理能力 改善和提高患者的工作职业能力,作业治疗师根据患者自身的功能及从事的工作,选择相应的作业活动进行针对性的康复训练。

(四)作业治疗的活动特点

1.具有目的性 用于治疗的作业是经过选择的、有目的的活动。治疗师是以患者的需要进行作业选择,具有明确的目的性,即有针对性地克服或改善患者存在的功能障碍。

2.多因素作用的发挥 作业治疗需要发挥患者躯体的、心理和情绪的、认知的等多种因素作用才能完成,对激发患者的积极性、提高作业治疗效果有一定的作用。

3.治疗的循序渐进性 作业治疗可以进行反应分级,其难度可以从简单到复杂、强度由小变大、时间由短到长的方式等多方面进行调节,使患者清楚地看到自己的进步。

4.有利于提高生活质量 作业治疗是帮助患者恢复或取得正常的、健康的、有意义的生活方式和生活能力的。因此,作业治疗应能适应各自居家条件下的生活和工作。

5.作业治疗的挑战性 应选择患者经过一番努力才能完成的项目活动,使作业活动具有挑战性,增加患者的自信心。

(五)作业治疗的社会关系

1.作业与人类的关系 作业是人的属性,人类的生活主要由作业活动构成,作业活动是生活的重要组成部分。人类的生活每时每刻都离不开作业活动,所以自古以来作业与人类生活是密不可分的。

人类不同的年龄有不同的人生阶段作业,在人生过程有不同的演变和作业取向。人类的作业活动能力主要是在后天的社会环境中随着机体的不断发育与成长,逐步学习形成的。刚出生的婴儿除了拥有吸吮、抓握、惊跳等本能性的生活动作能力以外,其他则需要他人照料才能完成日常生活活动,但其按照生长发育规律,逐步学会卧、坐、爬、站、走,同时逐渐学会生活自理活动,如吃饭、穿衣、大小便等。

(1)婴儿期 婴儿阶段主要是靠触觉、听觉及嗅觉等去探索周围的世界,在能控制住上肢的运动后,婴儿即开始探索自己的身体及其在自己范围内的物体,用手去探索周围的环境,用视觉追踪运动的物体,听声音,发出声音,学会应付环境。

(2)学龄前和学龄儿童 其中心活动内容是玩耍、嬉戏,以娱乐活动中的游戏活动为中心内容。随着不断成长,所进行的游戏活动的内容、性质也不断发生变化。通过不断进行游戏活动,儿童可以不断地提升运动、知觉、认知能力。儿童可以学会处理人际关系,参加集体的活动,适应群体生活,逐渐形成融入社会的能力。游戏活动也有助于儿童形成自己的道德理念。

(3)青年期 处于游戏与工作之间,这个阶段的作业更为复杂。青年人的作业选择能力逐渐发育成熟。人们在选择作业时主要会受到自己的能力、性别、地区、亲友、自己的希望及工作的诱惑力等的影响。

(4)成年期 工作活动对于成年人来说,占据了从成年至退休阶段人生的大部分时间。成年人会寻找爱人,会结婚,会建立自己的家庭,或会重新转换工作,计划退休,角色的转变使人重新了解自己的责任及人存在的意义。

（5）老年期　老年人会退休,工作的角色会逐渐消退。反之,他们会重拾兴趣,找寻生活的意义,度过充实的晚年。

2.作业与生活的关系　作业对生活有深层的意义。从字面意义上看,生活是指人生存在世界上,并且活动着,自理、工作、休闲与休息形成了日常生活的主要内容。在现代社会中,人们在生活中会感受到越来越多的压力,这就需要在日常生活中保持良好的作业平衡,保证合理的分配及使用自己的生活时间,即在生活中也要注意劳逸结合,合理地分配日常生活活动、工作和生产力活动、娱乐和休闲活动的时间和强度;也要安排好休息日与工作日的休息时间,根据自己的年龄、性别等个体因素,对作业内容做出合理的安排。安排好自己的生活才能体现出生活质量的水平,实现人生的理想目标。

3.作业与健康的关系　人类具有作业的本能,通过作业活动可以增强自己的健康。人类能够用双手进行作业活动,表现出人性的积极方面。如果作业本能不能够得到满足,人类自身就会在精神方面及躯体方面出现问题,有损于健康。事实上我们日常做的每一项活动都对我们的体能及心智有所要求,并且可能影响情绪、人际关系或生活的满足感。作业治疗是当一个人因病或意外影响能力时,可通过一些有意义活动来锻炼体能、恢复心智或弥补其他能力上的不足的一种治疗。所以治疗师的责任就是根据患者的能力和背景,设计或选择对患者有意义的活动,并引导患者参与整个活动过程,享受治疗成果。缺乏作业活动是人类易患"富贵病"的原因之一,也使生活缺乏了色彩和意义。

4.作业与文化素质的关系　随着社会的不断进步,社会的文化素质也在不断地发生变化。社会文化素质表明了生活模式及其附加的意义、理念。作业活动者的文化背景及社会文化背景也会影响到其作业活动的进行状况。文化素质的提高往往也要求作业活动者进行更高层次的作业活动。人类自身也需要透过精神方面的作业活动获得精神生活方面的享受。心性的修养是我们中国人比较缺乏的,国民透过连续的作业活动不断地提高社会的文化水平,这是提高整体国民素质及推动社会发展的一种最佳方法。

5.作业与环境、处境的关系　环境对人类作业也很重要。环境分为人类环境、非人类环境及文化环境。人类环境包括不同的作业团体,如家庭、工作组织及社会团体。非人类环境包括自然环境,如光线、草木;不同的建筑物、设施及公共机关;物体。人与环境是分不开的,环境影响人,人也可以控制环境,两者是互动的。处境与环境不同,处境是生活处境,加入了时间因素,包括了年纪、发展、生命周期、残疾情况,所以每个人身处同一环境所做的表现都会有所不同,即使同一个人身处同一环境都会因时间不同而有不同的表现,这就是所谓的处境,处境是影响作业的重要外在因素。环境会影响不同年龄、不同类型的残疾人在不同居住地和社区的作业行为。但不同类型的残疾情况及在不同时段所做的反应也不同,一定要先了解他们的环境及处境,才能进一步分析他们的作业表现。

二、作业治疗的评定

患者参加作业活动前要进行治疗评定。作业治疗的评定是为了评定患者的功能状态,寻找患者存在的问题,即进行或完成作业活动能力和技能的过程存在哪些功能障碍,明确和设定治疗目标,选择适合患者功能状态和促进其恢复的作业活动和治疗,之后对患者进行和恢复的不同阶段再行评定,制订适应不同阶段的康复目的和目标,最终达到康复。作业治疗评定一般分为治疗前评定、治疗中评定和治疗后评定,或治疗中期可有多次评定。作业治疗的评定内容如下。

1.感觉运动功能的评定　感觉运动功能是维持躯体运动和活动的基本运动,包括感觉功能、感知功能、肌力运动、肌张力、耐力、关节活动度、关节稳定性、姿势控制、原始反射活动、腱反射活动、正常软组织结构、粗大运动、精细运动、越过中线运动、手的活动、单侧肢体运动、双侧肢体运动、对刺激的接受和处理活动等。

2.认知综合功能的评定　认知综合功能是指运用脑的高级功能的能力,包括觉醒水平功能、定向力功能、注意力功能、认识力功能、记忆力功能、顺序、定义、关联、概念、归类、解决问题功能、安全保护功能、学习概括功能等。

3.日常生活能力的评定　日常生活能力是指日常生活中的功能性活动能力。日常生活活动可分为两个层次。①基本日常生活活动:是指最基本的生存活动技能,包括活动能力(如床上活动、转移、行走、上下楼梯等)、自我照顾能力(如穿衣、吃饭、如厕、修饰、洗澡等)。②工具性日常生活活动:是指需要更多的解决问题的能力、社会能力和有更复杂的环境因素介入,包括家务(如做饭、洗衣、打扫卫生等)、社会生活技能(如购物、使用公共交通工具等)、个人健康保健(如就医、服药等)、安全意识(如对环境中危险因素的意识、打报警电话)、环境设施及工具(如冰箱、微波炉等)的使用。另外,性生活也是日常活动及生活质量的一个重要方面。

4.社会心理功能的评定　社会心理功能是指进入社会和处理情感的能力,包括自我感念、价值、兴趣、介入社会、人际关系、自我表达、应对能力、时间安排及自我控制等。

5.环境的评定　指患者在其生活、工作、社会活动中,周围环境条件是否对他造成一定的障碍,如对于坐轮椅的患者,其经常出入的道路有无轮椅通道。因此,要对患者所在环境设施进行评定,找出不利于患者活动的设施障碍,提出改造的可能。

三、作业治疗处方

康复医生根据患者性别、年龄、职业、生活环境、个人爱好、身体状况、残疾程度的评定结果,拟订作业治疗的计划或阶段性的治疗实施方案,如增加手的抓握功能及精细动作,加强上肢的协调性和稳定性,加强下肢的肌力和耐力,改善和调整心理状态等,称为作业治疗处方。作业治疗处方包括作业治疗的项目、目的、方法、强度、持续时间、频率及注意事项等内容。

各种作业的强度与作业治疗时的体力、姿势、作业的材料、用具,因作业的不同而不同。作业治疗一般都是循序渐进,从轻到重,从简单到复杂,而且患者的情况不同,作业治疗的活动方法也会不同。应根据患者的具体情况进行调整,以适应患者的需要。同时,治疗过程中也要定期评定,根据评定结果及时调整和修正作业治疗处方(表4-4)。

表4-4　作业活动的相近代谢当量(MET)值

MET 值	作业活动项目
1.5~2	桌上作业、电动打字、操作计算机、缝纫、打牌
2~3	手动打字、修理收音机、轻的木工作业、推盘游戏等
3~4	装配机械、推独轮车、焊接、清洁玻璃窗等
4~5	油漆、石工、木工、打乒乓球、跳舞等
5~6	园艺、铲木、溜冰等
6~7	劈木、打网球等
7~8	锯硬木、打篮球等
8~9	击剑
9以上	滑雪

四、作业治疗的训练方法

训练重点是对患者的感觉运动功能、认知综合功能、日常生活能力、娱乐活动功能及工作能力进行训练,使患者达到躯体功能、心理社会能力和生活能力的康复,重返社会。

(一)作业治疗的感觉运动功能训练

1.生物力学方法　运用人体运动的生物力学原理进行作业活动的方法就是生物力学方法。将力、杠杆、力矩等在人体运动及平衡中的作用原理用于作业活动中,以改善活动范围、增加肌力及耐力、减少畸形。生物力学方法主要适用于周围神经系统或骨、软组织疾病导致的运动功能障碍者,例如类风湿关节炎、骨性关节炎、骨折、手外伤、烧伤、外周神经损伤、吉兰-巴雷综合征、脊髓损伤、肌营养不良等。这些患者能够控制分离动作和特殊的运动模式,但肌力、耐力和关节活动度受限。生物力学方法分为以下两种。

一种为实用性活动。它是作业治疗中最主要的内容和最基本的治疗方式,同时也只有作业治疗这门学科将实用性活动作为重点。实用性活动是患者在日常生活及工作中可应用的、有目的、有功能性的活动,是患者主动参与的活动。其目的性表现在两个方面。一是活动本身的目的,二是治疗的目的。以锯木为例,它本身的目的可能是制作一个书架,而治疗性的目的是加强肩、肘部的肌肉功能的训练。当患者专心进行这种活动时,他的注意力将集中在这个动作的最终目标上,而不是这个动作过程的本身,这就使患者能够自然地努力完成这个动作。实用性活动使患者患病肢体得到有目的的锻炼和运动,同时使患者能够将非实用性活动中获得的运动、力量、耐力及协调性等运用到具体的日常活动中来。实用性活动包括绘画、书法、演奏、舞蹈、编织、剪纸、泥塑、金工、木工、游戏、体育项目、娱乐活动、自我照顾活动、家务料理等。上述活动的特点:使病变部位肌肉能够交替收缩及放松,关节活动可达到其最大活动范围;对患者有益的动作模式可重复进行;活动的难度可调整。实用性活动可以从以下几个方面调整作业活动的难度。第一,力量的调整:从减重运动到抗重力运动,直至负重运动;增加物体重量;改变材料的质地,通过增加摩擦力来提高阻力;变换另一种阻力大的作业活动。第二,关节活动度的改变,例如用毛巾卷在用具的手柄上,以增加手柄尺寸,利于患者抓握。第三,可以通过逐渐提高工作强度、延长时间来锻炼耐力。第四,协调性与肌肉控制能力可通过减少粗大抗阻运动,增加精细运动来改善。第五,可通过增加活动的复杂程度来达到感知、认知、社会技能。实用性活动能够加强患者主动参与的动机,因此,通过实用性活动,可以锻炼患者的自主随意运动,加强患者的社会意识,同时,也可发现患者的潜能,进行再就业方面的训练。

另一种为非实用性活动。非实用性活动是强调使用患者的运动功能来完成的活动,活动本身无实用性。患者的注意力集中于活动的过程,而不是最终的成果。此类活动又分为可能性活动与附加性活动。可能性活动是指由治疗师设计的模仿现实生活中具体工作的活动,目的是通过某种特殊运动模式的反复练习,提高患者在真实生活中的运动、认知等功能。这种活动可作为实用性活动的中介在作业治疗中使用。可能性活动包括以下几种。①斜面砂板磨:在一倾斜平面内模仿打磨木板的动作。主要训练肩、肘部关节、肌肉。②在桌面上堆积木:可训练协调性、抓握、伸指及消除共同运动的组合运动模式。③桌面训练板:用于训练视觉、认知、记忆、解决问题的能力。如拼图、拼板、匹配、游戏板等。④生活、工作中各种精细运动的物品的应用:如拉链、纽扣、门把手、水龙头、电源插座、电灯按钮等。这些练习主要是为患者回归家庭及社会做准备。⑤高级技能训练活动:如计算机操作等。可能性活动为患者进行实用性活动提供了可能性。当患者开始学习某一动作时,比较适用于此种活动,这种活动需每天练习,并要纠正其错误,以便患者掌握正确的运动模式。附加性活动是为作业活动做准备的,包括治疗性练习、站立训练、感觉刺激及物理治疗等,其中最主要的是治疗性练习。治疗性练习是作业活动的准备阶段,是通过身体的运动或肌肉收缩来提高神经肌肉系统的功能的一种方法。治疗性练习对于骨科疾病及外周神经损伤造成的肌力差、迟缓性瘫痪等比较适用,不适用于炎症早期、体质差或术后早期患者,对痉挛和运动控制不好的患者效果也不好。

(1)治疗性练习

1)增加肌力的练习　包括主动助力运动、主动运动、抗阻运动,应用的肌肉收缩形式有等长收缩与等张收缩,可达到增加肌力的作用。治疗性练习的主要类型如下。①抗阻等张运动:如抗阻的斜面磨砂板。②主动等张练习:如使用锤子训练上肢肌力,使用橡皮泥训练手的力量。③主动助力练习:如上肢借悬吊带进行一些活动,此种活动主要是等张收缩形式。④被动牵拉:可增加关节活动度。⑤主动牵拉:利用主动肌的力量牵拉拮抗肌。⑥无抗阻的等张练习。⑦无抗阻的等张练习。⑧抗阻等长练习:用于肌力 2+ 或 3+ 的肌肉,任何需要保持姿势的动作均作为此种练习,如抬高上肢绘画。⑨神经肌肉控制练习。

2)增加耐力的练习　低负荷、重复多次的练习,可增加肌肉的耐力。训练不同姿势下的耐力。

3)增加心、肺功能的练习　主要是有氧练习,要达到最大耗氧量的 50%～85%。

4)增加关节活动度和灵活性的练习　主动运动和被动运动均可增加关节活动度与灵活性。被动运动可借助于治疗师或一些装置的外力量来完成。在这种练习中,稍加阻力的持续牵拉的效果比大阻力的反复快速振动要好。

5)增加协调性的练习　协调性是由本体感觉反馈所控制的自动反应。因此通过多次的练习,患者的神经系统可以自发地控制肌肉的运动,动作就越发的圆滑自如,不需要集中更多的注意力,如利用洗碗等增加双侧上肢协调能力。

(2)站立训练、感觉刺激及物理治疗等　这些方法可在作业活动之前作为准备或在作业活动中进行,以便增加作业活动的效果。

2. 神经生理学方法　应用神经生理学理论,使肌张力正常化,引出正常的运动的方法。这种方法的目的是提高患者的运动功能,而不注重患者的动机、主动性、注意力等对动作的影响。可用来为患者进行作业活动提供准备。神经生理学方法中,假设特定的可控的感觉输入可影响运动的输出,异常的运动模式可以得到抑制,正常的运动模式可以重新学习。常用的感觉输入方法有本体感觉刺激(如牵拉、抗阻)和皮肤的刺激(刷、擦、冷、热等)。这两种刺激可结合使用,以影响感觉感受器的活性,促进特定肌群的自主运动,抑制异常运动。另外,还可利用反射机制,如紧张性颈反射、腰反射、翻正反应、保护性反应和联合反应等。常用的有 Rood 方法、Brunnstrom 方法、PNF 法、Bobath 方法等,参见运动治疗部分。

3. 计算机辅助训练　见表 4-5。

(二)作业治疗的认知综合功能训练

可对觉醒水平、定向力、注意力、认识力、记忆力、顺序、定义、关联、概念、归类、解决问题、安全保护、学习概括分别进行训练。如提高觉醒水平,可用简单的问题提问或反复声音刺激等;每天进行空间、时间的问答刺激以提高患者的定向能力;患者熟悉的事、物可帮助其提高记忆力;阅读等逐步使患者理解定义、概念等。

计算机辅助训练是最直观、省力,又能提供反馈的治疗方法。由计算机输出的声音信号帮助患者促进听觉记忆,输出的文字、图画等促进文字、图像记忆,计算机中的各种游戏对患者注意力、认知能力、计划、学习等有促进作用。

表4-5 运动感觉障碍计算机辅助训练内容

训练目的	硬件操作	软件应用
单指活动	键盘	多键游戏
拇指间关节活动	键盘	游戏
指掌间、指间关节活动	手控转盘操纵器	适于此种操纵器游戏
手抓握	抓握开关	游戏
手灵巧性	键盘	打字程序
残指、断端脱敏	触摸荧光屏	游戏画画
手指增敏	触摸板上包一层织物	有声音的游戏
腕关节活动	旋腕开关	游戏
前臂旋前、旋后	旋前臂开关	游戏
踝关节活动	踏板开关	专用程序
患肢负重	踏板开关	专用程序
抬头	抬高监视器	游戏
坐位、站位平衡	双手互握、触摸屏幕	游戏
被动运动	双手互握、触摸屏幕	游戏
增加协调性	键盘	打字
生活技巧	家庭财产管理软件	网上购物

（三）作业治疗的日常生活能力训练

1.基本日常生活活动 基本日常生活活动是按一定的顺序训练:吃饭—洗漱—转移—如厕—脱衣服—穿衣服。这是儿童学习日常生活活动的顺序,训练患者时可作为参考。但要根据患者的特殊残疾、局限性、家庭条件等制订训练程序。根据患者的具体情况,教给其一些技巧并做指导(主要包括穿脱衣服、吃饭、洗漱、如厕、洗澡等活动的技巧和方法),必要时为患者配置辅具。

2.工具性日常生活活动 应当教会患者如何安排并进行家务活动(做饭、洗衣、打扫卫生)以节省能量消耗。让患者掌握社会生活技巧(如购物、使用公共交通工具)、个人健康保健(就医、服药)、安全意识(对环境中危险因素的意识、打报警电话)、环境设施及工具(如冰箱、微波炉)的使用。性生活也是日常生活活动及生活质量的一个重要方面,有躯体障碍的患者都面临着是否可有性生活的问题。若一个人生病后不能与人亲近,包括自己最亲密的人,这种情况会造成患者自尊、自信下降,甚至绝望。作业治疗师可以针对患者在性生活中的问题给予指导。如患者在性生活中存在低耐力、疼痛和运动障碍时应如何处理等。

（四）作业治疗的娱乐活动功能训练

娱乐活动是另一类作业治疗中重要的训练内容之一,主要适用于大关节、大肌群或内脏功能障碍者,国外有专门受训的娱乐治疗师来指导训练。娱乐活动可增加患者内在的价值感和自尊感,可增进患者与家人、朋友的关系。娱乐活动可以是适合患者年龄的各种娱乐活动,如球类、游戏、下棋、文艺等。作业治疗师可对患者的娱乐功能进行评定,提供指导和教育,并可配置一些辅具。使患者在娱乐活动中达到治疗疾病、提高生活质量的目的。

(五)作业治疗的工作能力训练

工作能力训练为最大限度使患者重返工作而专门设计的有目标的个体化治疗程序,以真实的或模拟的工作活动作为手段。工作活动包括能够为社会创造物质或提供服务的活动,可有报酬或无报酬。作业治疗师可以对工作活动进行分析,评定患者的身体功能状况,为患者设计工作活动,可以是与原工作相近的技能训练,可以是针对性的对有明显手的精细协调功能活动障碍进行技能训练,也可以根据个人爱好选择相应的技能训练,训练中教给患者减轻工作中不适的技巧和自我保护的技巧。

(六)作业治疗中矫形器与自助具的使用

矫形器和自助具是作业治疗的方法之一,常在临床中应用。

1.矫形器　矫形器是在人体生物力学的基础上,作用于人体四肢或躯干,以预防、矫正肢体畸形,治疗骨、关节、矫形神经和肌肉疾病及功能代偿的体外装置,是利用矫形器治疗疾病和训练患者功能的学科及技术,在康复医学领域占有十分重要的地位。矫形器的基本作用如下。①保护作用:通过矫形器对受损、疾病肢体的固定,保持肢体、关节的正常对线关系,维持肢体功能位置。②稳定作用:通过矫形器对肢体异常活动的限制,维持骨、关节、脊柱的稳定性,有利于病变组织修复,肢体功能重建,缓解痉挛,改善功能活动。③代偿作用:通过矫形器的外力源装置,代偿已瘫痪肌肉的功能,对肌力较弱者给予助力,使其维持正常运动。④矫正作用:通过力学原理矫正已出现的畸形,充分保持肢体功能位,以预防潜在的畸形发生和发展。

2.自助具　自助具是帮助肢体功能障碍的残疾人或老年人实现生活自理的辅助用具。可包括:①饮食辅具,如特制的勺、叉、碗、杯等,开罐器、防滑垫;②穿着辅具,如扣子辅具、长柄鞋拔子;③梳洗辅助用具,如特制的牙刷、挤牙膏器、洗澡刷。

五、作业治疗的临床应用

(一)适应证

1.神经系统疾病　如脑卒中、脑外伤、脑炎、脑炎术后所致的瘫痪,帕金森病、阿尔茨海默病、脊髓损伤、脊髓灰质炎后遗症及各种原因引起的周围神经损伤等。

2.外科系统疾病　如四肢骨折、截肢、各种关节炎、关节置换术后、手外伤、软组织损伤等所致功能障碍患者。

3.内科系统疾病　如心肺系统疾病、糖尿病、烧伤等。

4.儿科疾病　如脑瘫、脊髓灰质炎后遗症、发育迟缓等。

(二)禁忌证

意识不清、病情危重者,心、肺、肝、肾严重功能不全者,活动性出血、病情不稳定者及重度认识障碍不能合作者等。

(郑州大学第一附属医院　詹丽倩)

第四节　言语与吞咽治疗

一、失语症的治疗

失语症(aphasia)是指大脑损伤所引起的习得性语言能力丧失或受损,是后天获得性障碍,即大脑受损后对语言符号的理解、感知、组织运用等一方面或多个方面的功能障碍,不包括意识障碍和智力减退造成的语言症状,也不包括广泛的精神衰退或错乱、肌肉病变等引起的语言障碍。

(一)失语症的治疗目标

提高失语症患者的语言理解和表达能力(听、读理解力,语言表达、语言书写能力),尽可能地恢复语言功能,并将已恢复的语言能力应用于现实生活中,最大限度地恢复其日常生活交流能力(表4-6)。

表4-6　不同程度失语症的治疗目标

程度	严重程度	长期目标
轻度	4、5	改善语言功能,力争恢复就业
中度	2、3	充分利用残存功能,在交流上做到基本自如
重度	0、1	利用残存功能和代偿方法,进行简单的日常交流

(二)失语症治疗的适应证及禁忌证

原则上所有失语症都是失语症治疗的适应证,但如有明显的情感行为异常、意识障碍、精神异常,不适合失语症的治疗。

(三)失语症治疗的原则

1. 治疗前评定　治疗前要对患者进行语言及相关障碍的评价与分析,针对患者发病后不同时期的问题,采取不同的语言训练措施,有针对性地制订难度不同的治疗程序。

2. 选择不同训练的原则　①治疗方案要有进取性,掌握课题难易度。对于情绪不稳定的患者,应该选择较容易的课题,避免训练欲望减退。对于过分自信、自身认识不深的患者,选择稍难一些的课题,加深其对自身的认识。②不同类型失语症的训练原则:训练作业的内容要优先选用日常用语,适合患者的职业及生活情趣,由少到多,先易后难。③坚持发音器官训练与说话相结合。④坚持集体训练和个别辅导相结合,医院治疗和家庭训练相结合。

3. 不同类型失语症的治疗原则　①运动性失语:主要进行发音训练,同时辅以文字表达训练。②感觉性失语:通常先进行听理解方面的训练,如果文字理解能力尚存,要从文字训练突破。③传导性失语:进行复述、书写及朗读练习。④命名性失语:又称为健忘性失语,以命名训练为主。⑤经皮质感觉性失语:以感觉性失语为基础,进行听理解训练。⑥经皮质运动性失语:以运动性失语训练内容为基础。⑦完全性失语:语言训练本身效果不明显,应重点进行交流能力的代偿性训练,如画图、指物、手势等的运用训练。

（四）失语症训练方法

1. 个体训练　个体训练是指治疗师和患者进行单独的一对一训练方式。该训练方法的优点是容易让患者稳定情绪，集中注意力，而且容易控制刺激条件，针对训练课题可及时调整。但该训练方式的缺点是使患者的交流环境和对象局限且特定，不利于跟现实生活的实际情景衔接。

2. 自主训练　自主训练是指患者经过单人训练，了解训练的要求和方法，并对需要反复练习的内容进行自主训练。练习的内容和量由治疗师制订和检查。自主训练可利用录音机进行复述或听写等练习，选择图片或字卡进行命名练习或书写练习，也可利用计算机语言训练系统训练。由语言治疗师进行评价和确定训练程序后，让患者利用电脑进行自主语言训练，也可以在家庭训练中进行。此训练与个人训练相比有局限性，只适合有较好的自我判断力及有较强训练动机、自我控制能力、自我纠正能力的患者。

3. 小组训练　小组训练又称为集体训练，是指逐步利用该形式训练接近日常交流的真实情景，彼此之间的相互接触不仅有利于患者的言语功能恢复，而且能够使患者减少孤独，增强信心。治疗师根据患者不同的情况将其编成小组，开展多项语言训练活动。

4. 家庭训练　家庭训练是指治疗师制订治疗计划和方法，并将其告知患者家属，鼓励家属参加并学会训练技巧，逐渐由医院治疗过渡到家庭治疗，并由家属训练患者，治疗师定期上门给予评估和指导的治疗形式。

（五）失语症常用治疗方法

1. 刺激促进法

（1）传统刺激法　因为听觉模式在语言过程中居于首位，而且听觉模式的障碍在失语症中也很突出，因此利用强的听觉刺激是刺激疗法的基础。要根据失语症的类型和程度，选用适当控制下的刺激，难度上要使患者感到有一定难度但尚能完成为宜。多途径的语言刺激可以相互促进效果，如给予听刺激的同时给予视、触、嗅等刺激。一次刺激得不到正确反应时，反复利用感觉刺激可能提高其反应性。刺激应引出反应即一项刺激应引出一个反应，是评定刺激是否恰当的唯一方法，它能提供重要的反馈而使治疗师能调整下一步的刺激。当患者对刺激反应正确时，要鼓励和肯定正强化。得不到正确反应的原因多是刺激方式不当或不充分，要修正刺激。重症患者通常采取听觉、视觉和触觉相结合的方式，然后逐渐过渡到听觉刺激，此外要考虑到患者日常生活交流的需要及个人的背景和兴趣爱好，其难易程度应该遵循由易到难、循序渐进的原则。

（2）阻断去除法　失语症患者基本上保留了语言能力，但运用语言的能力受到阻断，通过训练，能重新获得语言的运用能力。具体语言材料的选择性练习，可以促进患者语言的恢复。这种恢复不只是局限在所练习过的语言材料范围内，还可以推广到相似内容或相似结构的语言材料上，可将未受阻断的较好的语言形式中的语言材料作为"前刺激"，引出另一语言形式中有语义关联的语言材料的正反应，从而使"阻断"去除。

（3）功能重组法　让患者把学会的或者自行发现的新的认知策略作为操作的新基础。通过加强形象化的方法，或可将记忆策略教给患者。

2. 交流能力训练法　该方法使语言障碍患者最大限度地利用其残存交流能力，用最有效的交流方式与周围人发生或建立有意义的沟通和联系，尤其促进日常生活交流能力。

3. 交流效果促进法　交流效果促进法（promoting aphasics communication effectiveness, PACE）是利用接近实用交流的对话结构刺激患者。信息在治疗师和患者间双相交互传递。在进行新信息交流时，允许患者自由选择其他传递信息的方法，如手势、绘画或书写，使患者尽量调动自己残存的能力,进行信息传递、信息接收。训练方法:将一叠图片正面向下扣置于桌子上,治疗师与患者交替摸取,但不要让对方看见自己手中图片的内容,然后使用各种表达方式(如呼名、姿势语、书写、指物等)将信息传递给对方,患者通过重复确认、猜测、反复质问等方式进行适当反馈。此法适用于各种类型及程度的言语障碍者,尤其是重度失语症者,亦可用于小组或家庭训练。

4. 言语失用症治疗　该治疗是指通过视觉刺激来指导患者发音,建立并强化视觉记忆对发音动作的关系。该种治疗要强调发音时动作的模仿,而不是对动作的幅度、力量和灵活性的训练,后者是成人构音障碍的训练方法。

5. 替代和补偿交流训练方法　该方法是针对重度失语症患者有严重的口语表达障碍,患者往往都经过了严格规范的治疗后仍难以恢复,需要利用辅助交流的工具和相关技术促进并补偿患者非言语交流的方式。训练方法包括手势语的训练、图画训练、交流板及交流册应用训练及计算机仪器辅助交流系统训练。

(六)失语症的训练步骤

1. 口语理解训练　首先以听理解训练、言语刺激促进法为核心。内容包括语音辨识,即让患者从事先录好的声音中分辨出词语音;听词指图即治疗师将若干张图片摆放在桌面上,说出一单词的名称,令患者指出所听到单词的图片;听语记忆广度扩展即治疗师说出卡片的内容,让患者按先后顺序指出所听到的单词的图片,或用情景画、扑克牌等进行;句篇听理解即以语句或短文叙述情景画的内容,令患者指出对应画面或让患者听一段故事后,再回答相关问题;执行口头指令即先从简单的一步指令开始训练,再逐渐增加到三步或更多指令。

2. 口语表达训练　①语音练习,即在语音辨识训练基础上,运用功能重组法训练。②自动语训练,即利用序列语(如1、2、3……)、自己名字等来引导出言语。③命名训练,即用图片或实物让患者呼名。如有困难,可给予词头音、姿势语、选词等提示。亦可利用关联词引导。还可用迂回言语诱导。另外在命名训练中,还可运用阻断去除法等。④复述训练,即根据患者复述障碍的程度选择复述的方法。包括看图或实物复述、延迟复述、直接复述、重复复述等。⑤叙述训练,即根据失语症严重程度,可行情景画叙述、提问叙述等叙述训练。叙述训练时,如患者出现错语、呼名错误、语法错误等,不要中断患者给予纠正,应在叙述完成后给予纠正。当患者出现叙述困难而中断时,可给予提示,让其继续。此外还要增加言语使用训练。

3. 阅读、朗读训练　①根据患者的功能水平采用字词匹配作业、分类作业和语义联系的训练方法来促进患者对字词的辨识和理解,可以在物品上使用贴标签的方法来增加患者对文字和物品的含义理解,从而使其对常见物品、简单动作等理解。②根据患者的功能水平采用选词填空、关联词选择、执行文字命令、近义词辨识及找错、构建语句和给句子添加标点训练方式来促进词汇和语句的辨识和理解。③根据患者的功能水平可采用段落构成训练,将一段话中多个句子按照自己的理解进行排序组合,以及针对段落提出的问题进行选择相关答案的方法促进对段落的理解。④当患者对于单一段落的理解能力达到80%水平时,可以将阅读段落增至2~3段以促进对篇章的理解。朗读训练可与阅读理解训练同时进行。每次训练时,均让患者阅读训练内容后再行阅读理解训练。朗读训练时,治疗师要灵活运用教读、陪读、延迟读、自行读等方法。

4. 书写训练　对于失写患者,训练时要循序渐进,一般分为3个阶段。一阶段是临摹、抄写阶段,促进患者对字的结构的辨识和形态的理解力。二阶段是过渡阶段,引导患者从单纯书写过渡到自发书写阶段。三阶段是自发书写阶段,使患者完成听写和简单问题书写,最终完成功能书写。过渡训练中强调随意书写、字形构成、视觉记忆书写进行训练,自发书写包括看图书写、听写、功能性书写等。书写训练中,可根据患者的情况,选择不同的书写训练,并且按照语句结构和顺序来组成。

二、构音障碍的治疗

构音障碍(dysarthria)是指神经病变引起的发音器官肌肉无力或协调不良所致语音形成障碍。构音障碍治疗目的是促进构音器官重新获得协调运动功能,使患者正确地发音、说话。

(一)构音障碍的治疗原则

1. 针对言语表现进行治疗　目前构音障碍的治疗方案一般侧重于对异常言语表现的治疗,而不是按构音障碍的类型进行治疗。因此,治疗计划的设计应以言语表现作为治疗的重点,兼顾各种不同类型的构音障碍特点进行设计。言语的发生往往受神经和肌肉控制,身体姿势、肌力、肌张力和异常的协调能力都会影响言语的质量。因此,言语的治疗要从对这些状态的改变开始,而纠正这些状态会促进言语能力的提高。

2. 按评定的结果选择治疗顺序　通常情况下,按呼吸、喉、腭和腭咽、舌体、舌尖、唇、下颌运动进行逐个训练。如要分析这些结构跟言语所产生的关系,治疗从哪个环节开始和进行的先后顺序,需要根据评定的结果制订。构音运动训练的出发点,往往是由构音器官评定所发现的异常部位所决定,多个部位运动障碍的训练重点要从有利于言语产生的观点着手,可以选择几个部位同时开始,随着构音运动的改善可以开始构音的训练。要遵循由易到难、循序渐进的治疗原则。对于轻中度患者的训练,侧重于自身主动练习,对于重度患者,更侧重于手法辅助治疗。

3. 选择适当的治疗方法和强度　选择恰当的治疗方法对提高疗效非常重要,根据具体情况调整治疗方法和强度,可避免过度疲劳,不合理的治疗方法会降低患者参与训练的主动性,且使患者学习到错误的构音运动模式。治疗需要一定的频度和次数,并且也要注意运动的力量和幅度,根据患者的生活、年龄、认知水平等,适当安排训练频次对患者的恢复有积极的作用。一般情况下早期从每次治疗 30 min 开始,状态逐渐改善后,可以适当增加频次加快病情的恢复。

4. 起引导作用　言语治疗师说话要缓慢,语调平稳,声调要低,保持平静、松弛的气氛。

(二)构音器官运动功能训练

1. 呼吸训练　呼吸气流的量和呼吸气流的控制是正确发声的基础,呼吸的控制可以将咽喉部的肌肉紧张转移至腹肌和膈肌,从而保证语调、韵律的正确,是构音的动力,从而有利于发声。呼吸训练的时间要根据患者个体情况而定,不是一成不变的。

(1)坐位训练　患者头保持正中位,双肩水平并坐稳后,治疗师站在患者身后,如果患者呼气时间短而且弱,可采取辅助呼吸训练。治疗师将双手置于患者第 11、12 肋弓稍上方位置,嘱患者自然呼吸,在呼气终末给予适当压力,增加患者呼气量。这种训练也可以结合发声、发音一起训练。

(2)仰卧位训练　治疗师站在患者旁,方法同坐位训练,挤压时向上推、向内收。

(3)口、鼻呼吸分离训练　平稳地由鼻吸气,然后从口缓慢呼出。治疗师数 1、2、3 时,患者吸气,然后数 1、2、3 时,患者憋气,治疗师再数 1、2、3 时,患者呼气,以后逐渐增加呼气时间直至 10 s。呼气时尽可能长时间发"s、f"等摩擦音,但不出声音,经数周训练,呼气时进行同步发音,并坚持 10 s。

2. 下颌运动功能训练

(1)被动训练　使患者下颌关节被动地做上抬、下拉运动训练。

(2)主动训练　患者尽可能大地张嘴,使下颌下降,然后闭口,缓慢重复 5 次,休息。以后加快速度,但需要保持上、下颌最大的运动范围。下颌前伸,缓慢地由一侧向另一侧移动,重复 5 次,休息。利用下颌反射帮助下颌上抬,治疗师把左手放在患者的颌下,右手持叩诊锤轻轻敲击下颌,左手随反射的出现用力协助下颌上抬，逐步使双唇闭合。

3. 口唇运动功能训练　双唇尽量向前噘起，发“u”的音，然后尽量向后收拢，发“i”的音，重复5次，逐渐增加交替运动的速度并保持最大运动范围。双唇紧闭，夹住压舌板，增加唇闭合力量，治疗师可向外拉压舌板，患者抗阻防止压舌板拉出。鼓腮数秒，然后突然排气，有助于发爆破音，患者也可以鼓腮时自己用手指挤压双颊。

4. 舌运动功能训练　舌尽量向外伸出，然后缩回，向上向后卷起，重复5次，休息，逐渐增加运动次数，治疗师可以用压舌板给舌运动抗阻。舌面抬高至硬腭，舌尖可紧贴下齿，重复5次，逐渐增加运动次数。舌尖伸出，由一侧口角向另一侧移动，可用压舌板抗阻运动，逐渐增加速度。舌尖沿上下齿龈做环形动作。

5. 鼻咽腔闭锁功能训练　①用鼻深吸气，鼓腮维持数秒，再用口呼气。②重复发“a”的音，每次发音后停顿3～5 s，重复发爆破音-开元音“pa-da”，重复发辅音-元音“pa-a”，重复发鼻音-非鼻音音“ma-yi”。③如果软腭轻瘫，用冰块或用细毛刷直接刺激软腭，可增加肌张力。刺激后立即发元音，同时想象软腭抬高，然后鼻音与唇音交替。发元音时，观察是否有漏气。

（三）发音训练

发音训练包括发音启动训练、言语速度训练、鼻音控制训练、音量和音高控制训练。

1. 发音启动训练　患者在进行构音运动训练后，要尽量长时间保持这些动作，随后做无声的发音动作，最后轻声引出目的音。原则为先发元音，如“a”“u”“i”，再发辅音，如“b”“p”“m”等，然后将辅音与元音相结合，“ba”“pa”“ma”等，如熟练掌握后，运用元音+辅音+元音的形式继续进行训练，最终过渡到单词和句子。

2. 言语速度训练　构音障碍易使多数音发成歪曲音或韵律失常，这时可以利用节拍器控制速度，由慢开始逐渐变快，患者随节拍器发音可以明显增加言语清晰度。

3. 鼻音控制训练　鼻音化构音是由于软腭运动减弱，腭咽部不能适当闭合而将非鼻音发成鼻音。引导气流通过口腔，如吹哨子、吹气球等。患者把双手放在桌面上向下推，在用力同时发“a”音，以促进腭肌收缩和上抬。发舌根音“ka”也可以用来加强软腭肌力，促进腭咽闭合。

4. 音量和音高控制训练　声带过分内收致使发音时声音似从喉部挤出来，听起来喉部充满力量，所以克服费力音训练目的就是让患者获得容易的发音方式。让患者在一种很轻松的打哈欠状态下发音，起初让患者打哈欠并伴随呼气，然后利用打哈欠时可以完全打开声带的原理，在打哈欠呼气相使患者发出词或短句。训练患者发“he”的音，原因是此音是由声带外展产生的，所以可以用来克服费力音。此外咀嚼训练可以使声带放松和产生适当的肌肉张力，训练患者咀嚼时不发声到逐渐发音。患者对语音的分辨能力对准确的发音非常重要，首先要分辨出错音，可以通过口述或放录音，也可以采取小组形式，由患者说一段话，让其他患者评议，最后由治疗师纠正。

三、吞咽障碍的治疗

（一）吞咽障碍的治疗原则

1. 提高经口进食的能力　尽量增加经口进食的可能，经口进食不仅可以提高患者对营养的吸收率，增加进食的兴趣，减少经口进食的失用性，而且可以提高患者社会生活的参与度，因此吞咽障碍患者的最终目标就是恢复经口进食。所以恢复或提高患者吞咽能力，改善身体营养状况，改善并恢复经口进食能力是治疗吞咽障碍的首要原则。

2. 吞咽安全管理原则　吞咽障碍患者均存在吞咽运动的控制障碍，因此在进食过程中会存在呛咳、误吸、窒息的风险,所以对吞咽障碍患者的吞咽过程管理非常重要,包括调整头位及特殊的吞咽技术;要求患者有良好的认知功能与参与意识,在主观意志控制下进行头部位置及吞咽技术的改变;以及对患者吞咽的监管、食物选择和制备、口腔的护理。

3. 避免并发症原则 误吸性肺炎、脱水、营养不良是吞咽障碍常见的并发症,严重的并发症会危及生命安全,所以,在吞咽障碍治疗的过程中要积极地避免并发症的产生,及时调整方案,甚至中止治疗,待患者一般情况稳定后再次进行评估,如果条件允许再进行相应的训练。

(二)间接训练

间接训练从预防失用性功能低下、改善吞咽相关器官的运动及协调动作入手,为经口腔摄取营养做必要的功能性准备。由于间接训练不使用食物,安全性好,因此,适用于从轻度到重度的各类吞咽困难患者。间接训练一般先于直接训练进行,直接训练开始后仍可并用间接训练。常用的治疗方法如下。

1. 唇的运动训练 口唇运动训练可以练习口唇闭拢的能力和对称性,改善食物或水从口中漏出的现象。对无法主动闭锁口唇的患者,可给予辅助治疗。闭唇:闭紧双唇,维持 5 s,放松,重复做5 次。或发"yi""wu"音,维持 5 s,放松;重复做 5 次。发"yi"音,随即发"wu"音,然后放松,快速重复5～10 次。说"ba"或"ma"音,重复10 次。抗阻练习:双唇含着压舌板,或压舌板放嘴唇左、右面,用力闭紧及拉出压舌板,跟嘴唇抗力,维持 5 s,放松,重复做 5 次。吹气练习:吹气、吹肥皂泡、吹哨子等。唇肌张力低下时的训练方法:用手指围绕口唇轻轻叩击;用冰块迅速敲击唇部 3 次;用压舌板刺激上唇中央,令患者在抗阻力下紧闭口唇。

2. 下颌运动训练 可促进咀嚼功能,做尽量张口,然后松弛及下颌向两侧运动练习,即下颌开合:把口张开至最大,维持 5 s,然后放松,重复做 5 次。下颌向左、右移动:把下颌移至左、右侧,维持5 s,然后放松,或做夸张的咀嚼动作,重复做 5 次。对张口困难患者,小心将软硬适中的物体插入患者切齿间令其咬住,逐渐牵张下颌关节使其张口,持续数分钟至数十分钟不等,轻柔地按摩咬肌,使咬肌放松,可降低肌紧张。为强化咬肌肌力,可让患者做白齿咬紧压舌板的练习。

3. 舌的运动训练 可以促进舌对食团的控制及向咽部输送的能力。可让患者把舌头尽量伸出口外,维持 3 s,然后缩回,放松,重复做 5 次。把舌头尽量贴近硬腭向后缩向口腔内,维持 3 s,然后放松,重复做 5 次;舌尖伸向左唇角,维持 3 s,放松,再转向右角,维持 3 s,放松,重复做 5 次。伸舌不充分时,可用纱布裹住舌尖轻轻牵拉,然后让患者用力缩舌,促进舌的前后运动;通过以舌尖舔吮口唇周围,练习舌的灵活性,用压舌板压向舌尖,与舌尖抗力,维持 5 s,重复做 5～10 次;两侧抗阻训练,即把舌尖伸向左、右唇角,与压舌板抗力,维持 5 s,然后放松,重复做 5～10 次。

4. 冷刺激 冷刺激能有效地强化吞咽反射,提高软腭和咽部的敏感度,反复训练可以使吞咽反射容易发生且吞咽有力。将冰冻棉棒蘸少许水,轻触软腭、腭弓、咽后壁及舌根部,慢慢移动棉签前端,然后嘱患者做吞咽动作。如出现呕吐反射即应终止刺激;如患者流涎过多,可对患侧颈部唾液腺行冷刺激。训练时棉签应大范围、长时间地接触需要刺激的部位,至皮肤稍发红,3 次/d,10 min/次。

5. 声门内收训练 通过声带内收训练,以达到屏气时声带闭锁,防止食物进入气管。患者坐在椅子上,患者深吸气,双手支撑椅面或在胸前对掌用力推压,此时胸廓固定、声门紧闭,闭唇、憋气5 s,然后突然松手,声门打开,呼气发声。

6. 咳嗽训练 吞咽困难患者由于肌力和体力下降、声带麻痹,咳嗽会变得无力。强化咳嗽有利于排出吸入或误咽的食物,促进喉部闭锁。

7. 促进吞咽反射训练 此种方法可用于口中含有食物却不能产生吞咽运动的患者。具体方法：用手指上下摩擦甲状软骨至下颌下方的皮肤，可引起下颌的上下运动和舌部的前后运动，继而引发吞咽。

（三）直接训练（摄食训练）

摄食训练的适应证：意识清醒，对环境能够理解，对听觉、视觉刺激和简单指令能做出正确反应，全身状态稳定，具有张口、吸吮和咀嚼能力，能产生吞咽反射，少量吸入或误咽能通过随意咳嗽咳出，不会导致吸入性肺炎的发生。

1. 体位　开始训练时，应选择既有代偿作用且又安全的体位。如患者一般状况较差，开始可先取躯干30°仰卧位、头前倾，该体位食物不易从口中漏出，有利于食团向舌根运送，还可以减少向鼻腔逆流及误咽的危险，提高食物有效通过咽喉部的数量。颈部前倾可使颈前肌群放松，有利于吞咽。

2. 进食姿势　①空吞咽与交互吞咽：每次吞咽食物后，当咽部已有食物残留，如继续进食，则残留积累增多，容易引起误咽，因此做几次空吞咽，使食团全部咽下，再继续进食下一口食物。亦可每次吞咽食物后，饮极少量的水，这样既有利于诱发吞咽反射，又可去除咽部残留食物。②点头样吞咽：会厌谷是一个容易残留食物的部位，每次吞咽食物后，先颈部后屈，会厌谷会变狭小，然后颈部尽量前屈，同时做空吞咽动作，残留食物可被挤出。③头后仰：头后仰时，由于重力的作用，食物易通过口腔到达舌根部，适用于食团在口内运送慢的患者。④低头吞咽：吞咽时颈部尽量前屈。可将前咽壁向后推挤，对延迟启动咽期吞咽、舌根部后缩不足、呼吸道入口闭合不足的患者是比较好的选择。可避免食物渗入喉前庭，有利于保护气道；同时，咽后壁后移，食物会远离气管入口。⑤侧方吞咽：每次吞咽食物后，咽部两侧的梨状隐窝最容易残留食物，使患者头颈部分别向两侧转动，侧屈吞咽，可去除梨状隐窝残留食物。

3. 食物的准备　应根据患者的吞咽障碍程度及饮食习惯进行选择，与此同时要对患者所进食的食物要从外观、味道、颜色及温度上着手，使患者对所选择的食物感兴趣。此类食物的特征为柔软、密度均一，有适当的黏性，不易松散且容易咀嚼，通过咽及食管时容易变形，不易在黏膜上滞留。

4. 一口的量　即最适合患者一口的摄食量。正常人一般为液体1~20 mL，浓稠泥状食物3~5 mL，布丁或糊状食物5~7 mL，固体食物2 mL。如果一口量过多的话，食物易从口中漏出或者产生咽部残留食物，增加误咽的危险；过少则会因刺激强度不够，难以诱发吞咽反射，所以开始进食时宜选用小的匙子。

5. 调整进食速度　指导患者以较常人缓慢的速度进行摄食、咀嚼和吞咽。进食稀流食时，应用力快速吞咽；进食糊状、半固体食物时，需要慢速进食，确认前一口已吞完，方可进食下一口，出现呛咳则停止。一般每餐进食的时间控制在45 min左右为宜。

6. 吞咽辅助技术　吞咽辅助技术可以去除咽部的滞留食物，通过特定的训练使得进食食物时更加安全可靠。主要训练方法：声门上吞咽训练、超声门上吞咽训练、用力吞咽训练和门德尔松吞咽技术。这些辅助技术可以增加患者口、舌、咽等结构本身的运动范围，增加运动力度，增强患者对感觉和运动协调性的自主控制。此法需要一定的技巧和多次锻炼，应在吞咽治疗师的指导和密切观察下进行。

（四）电刺激治疗

电刺激治疗作为吞咽障碍治疗的重要手段已广泛应用在临床上，主要利用低频电刺激咽部肌肉，改善各种原因所致的神经性吞咽障碍。目前临床上最常用的是Vitalstim治疗仪，可强化肌力，帮助喉提升，增加吞咽肌群的力量和速度，强化吞咽的反射刺激。将治疗用的电极放在咽喉部表面,当电流刺激咽喉部肌肉时,迫使患者完成吞咽动作。

（五）导管球囊扩张术

导管球囊扩张术能有效缓解环咽肌失弛缓症,操作简单,安全有效。选用不同型号的导管,经口腔或鼻腔自上而下插入通过失弛缓的环咽肌,通过环咽肌后注入适量的水,使球囊直径增大,通过这种方法来充分地扩张环咽肌,降低环咽肌的肌张力。

（六）经颅磁刺激治疗

经颅磁刺激(transcranial magnetic stimulation,TMS)的基本原理为法拉第电磁感应原理,即电场和磁场可以相互转换,将刺激线圈置于头颅的特定部位,当有电流通过时,线圈周围产生电磁场,穿过颅骨在相应部位的皮质组织诱发电流,使局部神经轴突发生去极化,从而影响脑皮质的活动而产生治疗作用。TMS 产生的脉冲磁场作用于脑组织,可影响脑细胞的代谢和功能。它不仅可以应用于临床诊断,也可应用于疾病治疗。

（七）手术治疗

施行环咽肌切断术治疗环咽肌松弛障碍并且经保守治疗无效的患者;施行甲状软骨上抬、下颌骨固定或舌骨固定术治疗喉上抬不良的患者;施行咽形成术治疗软腭麻痹导致鼻咽闭锁不能、吞咽时食物逆流上鼻腔的患者,进而加大吞咽的压力。

第五节　康复心理治疗

康复心理治疗(psychotherapy)又称为精神治疗,是由经过专业培训的治疗者应用心理学的原则和方法,对患者进行心理疏导的过程。通过治疗者与患者的相互作用,消除或缓解患者心理情绪、认知行为等问题,促进患者健康发展。

康复心理治疗原则:①良好的医患关系是心理治疗的基础;②心理治疗的首要目的是通过语言、表情、行为来增强患者信心,缓解和消除负面情绪,从而解决心理上的问题;③心理治疗过程是解释、说服、支持、同情、理解和尊重患者的过程;④要绝对保证患者的隐私安全;⑤对于疾病的诊断和预后等敏感问题要采取灵活的回答。

一、残疾心理特性及适应理论

（一）分阶段模式

认为人们经历生活剧变后会按照可预言的、有顺序的情感反应过程发展。按顺序一般可以分为 6 个阶段,包括震惊阶段、否定阶段、抑郁或焦虑阶段、愠怒阶段、对抗独立阶段及适应阶段。残疾后的心理从反应到适应的过程具有下述特点:①初期反应除了震惊外,有的也表现出麻木,表面上的冷静和镇定自若,或者是焦虑恐惧或哭喊;②残疾发生后情感反应并不一定遵循同种方式,具有情感多变的特点,解决危机的处理机制也有多变性,往往不会通过固定的阶段而最终接受;③不是所有患者都能进入最终的接受和重新适应阶段。

（二）残疾适应行为模式

该模式着重突出外在因素作用,这种模式对患者的认知功能强调得不多,主要注重行为。残疾人必须做到这 4 项任务:获得残疾适应行为,消除残疾不适应行为,必须留在康复环境中,取得残疾适应行为的结果。

(三)心理应对技术模式

该模式是认知与行为因素双重突出的技术模式,是建立在危机理论基础上的。该理论认为个体需要心理和社会相平衡的感觉。当人们受到外伤后会产生危机状态及无组织状态。在危机过程中,一个人的特征性行为模式对建立平衡无效,这种失平衡状态一般是暂时的,新的平衡状态会在几天或几周内产生并建立。对心理应对技术模式的处理通常有这些方法:①将危机的严重性最小化或直接否定,将残疾人的负面情感降低到可控制的范围;②需要情感支持和再次保证,社会的支持是通过减少负面效果的感情状态而增强处理能力,从而建立自信心,提高对新事物的接受力;③通过寻找相关知识来降低情感痛苦的程度;④充分了解自身相关疾病的过程;⑤根据自身情况来设定具体的有限的可完成的目标,从而减少挫败感,增加自身的自信心,很可能获得某种有意义的东西;⑥反复练习有可能产生的结果,例如,可以让患者多做一些正确的能减轻焦虑、紧张和恐惧的活动;⑦在治疗过程中要善于找到有意义的总目标或方法。

二、康复患者心理问题治疗

其实无论患了何种疾病,当人们察觉到自己失去健康的时候,通常会产生某种痛苦或不适的感觉,而当面对疾病,尤其是有严重功能损害或生命威胁的疾病,任何人都会产生不同程度的精神或心理反应。

(一)新近残疾患者的心理治疗

新近残疾患者较容易接受暗示,使用合理的医疗技术和措施,患者的情况能够得到改善。环境是否稳定和平静,直接影响患者的治疗效果。应以平静、理解、审慎及合作的态度展开治疗,此外还要让患者家属也认识到这一点的重要性。

行为治疗的基本原则是重建新的替代行为,目的是帮助病残者在新的环境中重新生活,从而提高病残者的自我适应能力,追求并达到新的康复目标。如新近损伤的高位截瘫患者,由生活能够自理变成了事事求助于人的状态,往往不适应,且由于所用的方法不当,往往效果欠佳,而不能很好地获得帮助。如心理治疗师将交流的技巧教给患者,用不同的表达方式请求帮助,这可以同时达到目标,提高疗效,首先可以改善并增进医患关系,使患者得到良好的躯体帮助和心理安慰,其次使患者建立起控制感,并帮助其学习各种变通行为,以代替沉思、幻想、任性和思想不集中行为。

(二)残疾认同过程中的心理治疗

当人们突然发生残疾后,患者会立即失去维持他正常工作生活的良性强化条件,与此同时会伴随疼痛、感觉缺失及功能丧失,患者会表现出懊丧、崩溃的状态。因此从患者的角度看,对其进行康复治疗就如同惩罚他们。患者认为是良性强化刺激的丧失或恶性刺激的开始。此外周围的人对其负面的评价也会给患者心理上造成很大影响。不论是良性强化刺激的丧失还是恶性刺激形式出现的惩罚,都可能增加患者回避康复治疗的行为,此后患者很可能会把残疾和与其有关的康复治疗看作是对其惩罚的刺激。为了回避其认为是惩罚的各种活动,患者可能表现出不愿参与康复过程的行为。

在康复治疗过程中的残疾认同心理治疗,应该把重点放在建立良好的医患关系,减少不易被患者接受的康复治疗,减少逃避行为造成的不良后果。包括以下几个方面。

其一,康复治疗在刚刚开始的阶段,治疗者应强调有效行为,要用积极的、双向的临时强化代替自然强化。当患者获得较多的功能行为,并重新参加家庭和工作活动时,有效行为就易被患者

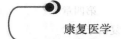
采用。

其二,在康复训练开始时,治疗者应该关注康复过程中一次训练任务的强度。当增加训练内容,识别并找出哪些是积极强化的刺激,然后在初始阶段按1:1的比例连续实施。然后,在保持或减少强化刺激的同时,通过增加训练任务的内容来增加要完成的训练量。如果收到了效果,患者在治疗中既可体会到成功的喜悦,又可以减少孤立感和由感觉缺失造成的不良心理状态,从而进一步强化效果。

其三,康复过程中,当患者出现退缩或攻击时,应该尽量减少这种强烈的刺激。一方面,康复人员可以结合患者的日常活动和康复的内容,实现更好的康复疗效。另一方面,它还应该帮助残疾人家庭了解完成康复计划的重要性,让他们知道如何在康复计划中发挥作用,并观察治疗的有效性。

(三)抑郁症的心理治疗

抑郁症是一种以显著而持久的低落情绪为主要特征的疾病,在临床上主要表现为情感低落,伴有相应的认知和行为改变,包括抑郁发作和持续性情绪障碍,常伴有复发倾向。抗抑郁药是临床治疗抑郁症最常用的治疗方法,对于有明显焦虑、失眠和身体不适的人,可以同时使用抗焦虑药物,例如,具有幻觉和妄想的精神病症状的患者,可合并抗精神病药治疗。认知行为疗法对抑郁症有较好的疗效,大多数研究认为,治疗效果与抗抑郁药相当,且不良反应小,预后良好,特别适合拒绝服用精神类药物的患者。通常认为,心理治疗和抗抑郁药相结合比单独使用其中一种更好。此外,也可对抑郁症患者进行深层精神分析心理治疗,但治疗时间较长。

(四)焦虑症的心理治疗

焦虑症是一种以焦虑为特征的神经症状。其特点是持续性紧张或恐慌发作状态,但这种状态不是由实际威胁引起的,或者说其恐慌程度与实际事件不相称。抗焦虑药物治疗应该是焦虑症的首选治疗方法,它们有更快的缓解焦虑、镇静和增强睡眠的作用,一些抗抑郁药也有很好的抗焦虑作用。一般来说,抗焦虑药在短期治疗中的不良反应较少,但长期使用容易产生耐药性和依赖性。深层心理治疗可以找到患者的原因和冲突,并对其进行处理,以防止疾病的进一步发展。支持性心理治疗可以增强患者的心理支持,促进焦虑的缓解。认知心理治疗主要是对引起焦虑的认知成分进行治疗,包括纠正那些症状的存在和对发病的身体和情感经验的不合理解释,促使患者意识到这种感觉和经历不会严重损害身体健康,以减少焦虑、恐惧和回避。行为治疗的暴露疗法、系统脱敏和放松训练对焦虑症患者具有良好的治疗效果。此外,催眠疗法、音乐治疗和生物反馈疗法对焦虑症患者也有较好的辅助治疗作用。

(五)睡眠障碍的心理治疗

睡眠障碍是指由各种心理社会因素引起的非器质性睡眠和唤醒障碍,以及某些间变性睡眠异常。睡眠障碍包括失眠、嗜睡、睡眠觉醒节律紊乱、睡行症、夜惊及梦魇等。睡眠障碍需要药物治疗和心理治疗相配合才能取得很好的效果,但由其他疾病引起的,则依赖于消除病因。使用药物进行治疗时,要注意催眠药的依赖性,以及对患者心理和生理功能的影响。对于某些以精神心理因素为主的失眠症患者,主要运用支持性心理治疗、放松训练、催眠治疗和行为矫正治疗(如兴奋性调节和异常意图方法)。支持性心理治疗主要集中在了解患者的深层心理问题,表达对患者的痛苦和身体不适的关注和同情,以提高患者对心理治疗的依从性,提高治疗效果。支持性心理治疗还可以改善患者的负面情绪,从而帮助患者提高睡眠质量。放松训练是通过训练使患者学会有意识地控制自己的心理活动,以改善机体的功能障碍,而放松训练也可以引导患者进入睡眠状态。催眠治疗主要是让患者处于催眠状态,通过体验睡眠的感觉来应对心理冲突,增加睡眠的信心。

三、常用康复心理治疗的方法

(一)支持性心理治疗

该治疗是指心理治疗师通过用治疗性语言对患者进行指导、启发、劝解、支持、鼓励、解释、疏导和改变环境等方法,来支持和协助患者处理问题,消除疑虑、改善心境、矫正不良行为、增加战胜疾病的信心,从而促进心身康复的过程。当残疾发生后,患者处于焦虑、易怒、恐惧、郁闷和悲观之中,治疗师所给予的保证,对改善患者的情绪和促进康复是十分有益的。治疗师应该满怀热情投入地、认真地听,并用当事人的眼光理解患者,如多用开放式问题提问,少用封闭式问题提问,及时用简单肯定的词语及躯体的语言回应谈话,重复对方说话的内容表示关注对方的谈话,简单说明对方谈话内容,确认对方传达的信息。在良好的医患关系的基础上,指导、鼓励患者表达深层的情绪和情感,协助患者分析发病及症状迁延的主客观因素。将康复的结局实事求是地告诉患者,针对患者对病情和治疗等方面的疑惑,要进行积极的、合理的解释,以帮助患者解除顾虑、树立信心、加强配合,为治疗创造良好的心理环境,并告诉患者从哪些方面努力才能实现其愿望。要调动患者的主观能动性,鼓励患者通过自己的努力改善功能,对患者的诊断和预后要做出其能接受的保证,以缓解其心理压力,增强其战胜疾病的信心。改善环境主要指改善与患者有关的人际环境,以缓解患者的心理压力,增强他们战胜疾病的信心。

(二)认知疗法

该治疗是根据认知过程影响情感和行为的理论假设,心理障碍的产生源于错误的认知,通过认知行为技术来改变患者错误认知的治疗方法。由于情绪来自思考,所以改变情绪或行为要从改变思考着手,通过接受理性的思考,改变自己的不合理思考和自我挫败行为。要让患者接受疾病存在的事实,要让患者了解适应能力可通过锻炼而改善,且能使器官功能处于一种新的动态平衡,从而更好地执行各种康复措施。使患者认识到自己的不合理信念及这些信念的不良情绪后果,通过修正这些潜在的非理性信念,最终获得理性的生活哲学。激发其奋发向上的斗志,积极主动地克服困难,争取各项功能的最佳康复。

(三)行为治疗

该治疗是指以行为学习理论为指导,按一定的治疗程序,能帮助患者消除或建立某种行为,从而达到治疗目标的心理治疗方法。它的主要理论基础是行为主义理论的学习学说、巴甫洛夫的经典条件反射及斯金纳操作条件反射理论。行为治疗强调,患者的症状即异常行为或生理功能,是通过条件反射作用即"学习"过程而固定下来的。所以可以设计某些特殊的治疗程序,通过条件反射作用方法,来消除或矫正异常的行为或生理功能。人的心理病态和各种躯体症状都是一种适应不良的或异常的行为,是在生活经历中通过"学习"固定下来,同样可以通过"学习"来纠正或者消除。常用的行为疗法的主要种类有系统脱敏疗法、阳性疗法、厌恶疗法、消极疗法、自我控制法、模仿法。针对行为的问题包括以下治疗方法。

1.强化良好行为 ①阳性强化刺激在某些行为发生后,给予能增加该种行为被重复的可能性。这种刺激可以是直接的、实际的物质,如患者喜爱的食物或饮料;也可以是精神鼓励,如称赞患者认为有价值的纪念品、钱币,并且应该在良性行为后立即以明确而肯定的方式给予,这一点十分关键。②运用其他相关技术,加强对良性行为的刺激。例如,对早晨不愿穿衣服的患者,最初在患者注视衣服时应该给予适当奖励,如果患者经过一段时间训练,可能去触摸衣服或将衣服放置在床上适当的位置时再给予奖励,这样是对患者每点进步的充分肯定。③对有较明显的进步时应该再给予奖励。例如,患者不仅主动穿上衣,而且还完成了整个动作,应该再给予奖励。开始提示一段时间之后,应逐渐减少提示。治疗师要多进行良性行为的模仿,这是很必要的。④在康复中心可以采用代币法,代币作为奖励物,可以用来换取额外的食物、饮料及参加集体活动的机会。

2. 抑制不良行为　①暂停技术:不良行为一出现马上取消阳性强化,这是众所周知的方法,已被广泛应用。如果表扬是作为阳性强化刺激给予的,那么在出现不良行为后的一定时期内就不给予表扬。要及时制止不良行为的产生,要继续保持与患者的沟通并且促使患者忘记这种不良行为,或者是直接离开患者。要立刻暂停正在进行的治疗,迅速把出现不良行为的患者从现场带出,并转入另一个房间或者单独的房间,并持续特定的时间。②反应代币:指在代币情况下,对患者所表现出的良性行为给予代币,而对患者表现出的不良行为扣除代币。③厌恶刺激:指患者在治疗过程中出现不良行为时,立刻给予不愉快的气味、味道甚至电休克刺激,该项治疗虽然似乎有用,但是由于常受到道德和伦理方面的谴责,因此不提倡使用。④差异强化:如果患者出现的一些行为是恰当的,但并不是治疗师所要求的,也应该给予适当的表扬。

(四)家庭治疗

家庭治疗是指把家庭看作一个整体进行相关的心理治疗,心理治疗师通过与全体家庭成员系统地、规律地谈话和接触,加强家庭成员对患者的充分认识,促使全体家庭成员发生变化,并通过家庭成员影响患者,使患者的症状减轻或消除。家庭治疗的过程大致可以分为3个阶段。

1. 开始阶段　刚开始时要将家庭治疗的性质和程序,对家属做简明扼要的解释,表明要有互相遵守的原则,以便使治疗工作顺利进行。心理治疗师在早期要重视与家庭建立良好的治疗关系,并共同寻找问题所在及改善方向。

2. 中间阶段　使用各种具体治疗方法,帮助家庭成员改善个人和彼此之间的关系。这一阶段,特别注意要时刻关注家庭成员间的关系,及时处理家庭对行为关系改变所产生的阻力,适时地调整家庭系统的变化与进展,以免有些成员变好时,其他成员相对变得更坏,协助其不断平衡地发展。

3. 终结阶段　家庭成员可以做到自行审察、改进家庭的行为,并维持已修正的能力与习惯。心理治疗师应该逐渐把家庭的领导权归还给家庭成员,恢复家庭的自然秩序,以便在治疗结束后,家庭仍能维持良好的功能,并继续发展及成熟。

(五)生物反馈疗法

通常是指通过现代化的电子科学仪器,训练患者学习如何利用反馈信息调整自我心理、生理活动的能力,加快疾病的康复,从而得到更好的治疗。通常状态下,患者自身的内脏活动是不能被自身随意支配的,如通过生物反馈技术,可以相对准确地采集到不被患者感知的生理信息(内脏活动、各种电生理活动),并经过仪器的处理和放大后,可以转换为被患者感知的视听信号显现出来,从而使患者更容易了解自身的生理活动变化,并逐步学会在一定程度上有意识地自我调整和控制,达到治疗康复的目的。生物反馈治疗技术常用的仪器有肌电、皮温、皮电、脑电、脉搏、血压等生物反馈治疗仪。主要适用于治疗焦虑症、恐惧症、支气管哮喘、紧张性头痛、慢性精神分裂症、周围及中枢神经损伤引起的瘫痪等。

(六)催眠治疗

催眠治疗是指心理治疗师运用催眠治疗的方法对患者进行心理疏导。通常来说,指心理治疗师利用催眠的方式,使患者进入被催眠的状态,并在这种特殊心理生理状态下,通过心理治疗师特定的暗示性指导用语进行心理疏导,从而达到治疗目的的一种心理治疗方法。催眠状态是人类所表现的一种特殊意识状态,患者处于催眠状态中时,被暗示性会明显提高,会毫无抵抗地顺从暗示的指令。催眠治疗的标准程序分为 5 个阶段:询问解疑阶段、诱导阶段、深化阶段、治疗阶段和解除催眠阶段。催眠治疗可用于治疗和缓解康复患者的恐惧、焦虑、抑郁情绪,并且也可以治疗在康复治疗过程中出现的头痛、失眠及强迫等症状。同时也用于分析患者心理原因,矫正不良心理行为和健全人格等。配合其他心理治疗方法,治疗效果更佳。此外,如能教会患者一些催眠的技巧和方法,让患者在每天睡觉前进行自我催眠治疗,可明显改善患者情绪,巩固心理治疗的效果。

（郑州大学第一附属医院　宋　斌）

第六节　康复辅具

一、概述

康复辅具,全称为康复辅助器具,是指利用辅助技术将辅助器具产品因人而异地配置,能预防、代偿、监护、抵消或缓解损伤、活动障碍和参与局限性的产品。康复辅具是现代科学技术与人体康复需求相结合的产物,属于康复工程范畴。对于某些身体功能障碍患者,配置康复辅具是唯一的康复手段。

（一）康复辅具的作用

1. 自理生活的帮手　辅助技术装置涉及起居、洗漱、进食、行动、如厕、家务、交流等生活的各个层面,是功能障碍者发挥潜能、实现生活自理的帮手。

2. 全面康复的工具　辅助技术装置涉及医疗康复、教育康复、职业康复、社会康复和康复工程的各个领域,它是促使功能障碍者全面康复必不可少的工具。

3. 回归社会的桥梁　功能障碍者的活动受限和参与限制是自身损伤和环境障碍交互作用的结果,通过辅助技术装置构建的无障碍环境,为功能障碍者在潜能与障碍之间架起一座回归社会的桥梁。

（二）康复辅具的特点

1. 个体性　每一种装置的应用都是独立的、特殊的。

2. 广泛性　由于每个人都有可能受伤或者患病,每个人都必然进入老年,因此,每个人都有可能使用辅助技术装置。

3. 多样性　辅助技术装置的种类繁多,既有成品,又有半成品,还可定专门订制。

（三）康复辅具的分类

1. 按国家标准规定分类　①假肢、矫形器。②技能训练康复辅具。③个人医疗康复辅具。④生活自理和防护康复辅具。⑤个人移动康复辅具。⑥家务康复辅具。⑦家庭和其他场所使用的康复辅具。⑧电子通讯类康复辅具。⑨产品和物品管理康复辅具。⑩环境改善的康复辅具。⑪休闲娱乐康复辅具。

2. 按使用人群分类　①视力残疾者:助视器和导盲辅助产品。②听力残疾者:助听器。③语言残疾者:语训器和沟通板。④精神残疾者:手工作业或感觉统合辅助产品。⑤智力残疾者:智力开发的物品和教材。⑥老年人:老花镜、手杖。⑦肢体残疾者:假肢、矫形器、轮椅。⑧活动受限者:转移装置和防压疮床垫。

3. 按使用环境分类　①个人日常生活所用的康复辅具。②个人室内或室外移动和运输所用的辅具产品和技术。③通信辅具产品和技术。④教育辅具产品和技术。⑤就业辅具产品和技术。⑥文化、娱乐和体育用的辅具产品和技术。⑦精神实践活动和宗教辅具产品和技术。⑧公共建筑物的设计、建设及建造的产品和技术。⑨私人建筑物的设计、建设及建造的产品和技术。

（五）康复辅具的功能

1. 代偿失去的功能　如截肢者装配假肢后，可以像健全人一样行走、骑车和负重劳动。

2. 补偿减弱的功能　如戴助听器能够使具有残余听力的耳聋患者重新听到外界的声音。

3. 恢复和改善功能　如足下垂者配置足托矫形器能够有效地改善步态，偏瘫患者能够通过平行杠、助行器等康复辅具的训练恢复行走功能。

（五）康复辅具与医疗器械的关系

有些辅具本身就属于医疗器械，如个人医疗用辅具，世界上有不少国家是将辅具纳入医疗器械管理。但辅具又不同于医疗器械（表4-7）。医疗器械是用来治病和挽救生命必不可少的重要工具和手段，医疗器械的好坏关系到诊断的精准、手术的成败及治疗的有效性，甚至会直接影响患者的生命安危。辅具是根据个人意愿提供的辅助性工具和手段，辅具能够加快患者的康复进程，提高患者生活质量，在整个医疗过程中起着重要的补充作用。

表4-7　康复辅具与医疗器械的区别

序号	项目	康复辅具	医疗器械
1	服务对象	功能障碍者	伤患者
2	使用目的	改善功能障碍、提高生活质量	治病和挽救生命
3	使用方法	多数为个人专用	多数为公用
4	使用时间	长期个人使用	短期轮流使用
5	设计特色	个性化	通用化
6	安装特色	体外装置	体内、体外均用
7	购买方式	个人购买为主	机构购买为主
8	购买价格	便宜	昂贵

二、康复辅具的评定和设计

（一）康复辅具的评定

1. 专业基本评定　先由残疾人主诉基本情况、居住条件。然后，由医师检查肢体功能（障碍部位、关节活动度、肌力、活动能力、痛觉等），并了解残疾人的居家生活自理能力、家务及社区活动能力（做饭、洗衣、清扫、购物、娱乐等），以及就学或就业的相关活动。再由残疾人和家属提出康复工程产品专业评定需求。最后由医师写出综合建议。

2. 坐姿椅评定　当协作组决定残疾人需要坐姿椅来维持坐姿和矫正坐姿时，则需进行坐姿椅评定。先参考功能评定的结果，再仔细进行全面评定，为坐姿椅设计提供依据。如头在坐位的控制情况。若头控制困难，则加头靠垫或调整座位角度。躯干，包括坐位和卧位的脊柱情况，若有轻中度脊柱侧弯用手法复位时,则根据三点力半原理安装躯干旁侧承托来矫正。若畸形严重手法无法复位时,则需穿脊柱形器。再看骨盆及髋关节有无倾斜及挛缩,是否影响保持正常坐位,若有则根据具体情况调整坐垫。若内收肌则加髋内收控制垫。若下肢肌张力高,导致屈膝困难,则加小腿带。若足跟不着地则加踝-足矫形器,严重者需手术。当从头到脚评定后,就要决定坐垫种类及配件,最后写出综合建议。

3. 轮椅(电动轮椅)坐姿摆位评定　当协作组决定残疾人需要轮椅来移动并保持坐位时,则需进行轮椅(电动轮椅)坐姿摆位评定。先要了解现在的坐位情况(轮椅或电动轮椅)、坐位平衡能力、轮椅坐姿的问题等。然后进行轮椅坐位检查,包括身体坐姿尺寸测量、坐垫及背靠评价等,并提出轮椅要求(轮椅类型、尺寸、配件)。若需电动轮椅,还需提出电动轮椅要求(类型、控制器功能、输入系统及使用的身体部位)。最后拟出综合建议处置。

4. 移位辅具的评定　当协作组决定残疾人需要移位辅具来实现转移时,则需要进行移位辅具评定。先要了解主要照顾者的情况、移位辅具使用者及地点、移位能力、采购条件、希望移位的内容(轮椅与床、沙发、椅子、浴室、马桶等,上下楼梯或出门远行等),最后写出综合建议。

5. 环境评定　流程中的环境评定最好是就地评定,需了解住宅类型、人口状况(台阶、大门、入口走廊)、进门后的状况(走廊、楼梯、门、电梯)、户内移动能力、卧室(能否开灯、开窗户,床和床头柜高度,衣服取放)、洗手间(是否用轮椅,水池的高度及扶手,能否洗澡)、客厅(是否用轮椅,能否开灯、开窗户,能否开各种电器),还有餐厅、厨房、洗衣、打扫卫生等,特别是如何应对紧急情况。最后写出综合建议,包括需要改造的项目。

(二)康复辅具的设计

根据需要评定功能障碍者的功能障碍状况,分析比较,然后通过专门的工程技术设备,帮助功能障碍者由不能变为能(转换作用)或由弱变强(放大作用),以达到克服其功能缺陷的目的。

在设计产品时,需要首先测量功能者在行为方面可利用的手段,测定残疾人在完成某一任务时在行为方面所需的手段,分析距离的大小和性质;初步选定适合的方法解决差距;确定辅具的一般结构,包括选择适当的人-机接口;详细分析行为转换器和(或)放大器系统的操作要求,以保证在输入侧、在操作上所需的手段少于残疾人目前可利用的手段;保证输出的大小与完成日常生活活动任务所需的相符性,甚至比后者更大,最后做出设计。

康复辅具的设计与人体运动的分析和控制模型、人体运动功能的质量评定、机械生理学等基础技术密切相关。

无论是选用市场现有的辅具,还是改制或重新设计专用的辅具,都需要在治疗师的指导下进行适应性训练,并定期由协作组进行训练效果评定,目标是使康复工程产品和残疾人融为一体,运用自如。这是因为残疾人生活在"人-机-环境"系统中,该系统中一些要素不完善,会造成系统效能不高,以致降低了残疾人的生存质量。为了提高该系统效能,不仅要提高人-机接口的水平,如人性化的适配和仿生性、工艺性、高质量等,而且还要进行反复训练,使残疾人和康复工程产品成为一个整体,才能提高系统效能。

三、康复辅具的临床应用

(一)康复辅具应用的基本对象

我国巨大的人口基数将使老龄化和残疾人问题在未来 10 年内成为严重的社会问题。早在2000 年我国就已跨入老年型人口国家的行列,截至 2019 年底,我国 60 岁及以上老年人口已达

2.5 亿,占总人口的 18.1%。老年人口以每年 3.2% 的速度增加,80 岁以上的高龄老人则以每年 5% 的速度增长。根据《2019 年中国民政统计年鉴》及康复辅具产业技术创新战略联盟提供的数据,我国老年人中,长期卧床、生活不能自理的约有 4 000 万人,偏瘫的约有 1 494 万人,1 000 多万阿尔茨海默病患者中有 200 多万长期卧床。我国 3.74 亿个家庭中,长期卧床患者的家庭约占全国家庭总户数的 8%。随着计划生育国策的实施,我国已形成"4+2"的家庭模式,1 对夫妇需要承担 4 位老年人的养老义务。此外,中国残联最新统计的数据显示,我国残疾人总数为 8 500 万人,占人口总数的 6.21%,涉及 2.6 亿家庭人口。据统计,仅有 23.3% 左右的残疾人得到康复服务,残疾人主动要求配置辅具的占 38.56%,而实际配置辅具的只占 7.31%。大力发展康复辅具技术和产品,利用科技的力量来减轻家庭护理的负担,将是我国很长一段时间内的发展趋势。

康复辅具应用的具体对象:肢体运动功能障碍,包括截肢、脑瘫、偏瘫、截瘫、脑外伤、多发性硬化、肌肉萎缩等引起的肢体运动障碍;脑功能障碍,包括先天性脑病、脑损伤和老年性脑病;感官功能障碍,包括先天、后天疾病引起的视觉、听觉障碍;言语交流功能障碍,包括先天、后天疾病引起的言语功能障碍。

(二)康复辅具服务中医务人员的工作任务

康复辅具服务的主要手段是提供能帮助功能障碍者独立生活、学习、工作、回归社会和参与社会实际活动的产品,即辅具或称残疾人用具。辅具的研发和运用包括从功能障碍者的实际康复中提出问题、界定问题、提出设计、进行定制、临床试用、使用效果信息反馈、产品鉴定到批量生产、产品咨询、产品使用指导等,是一个系统性工作。例如,截肢者需要通过安装假肢重新获得肢体的功能,因此假肢是截肢者康复必不可少的代偿物。为了制造出性能良好的假肢,需要研究人体肢体功能的原理、假肢的仿生原理和控制方法,需要设计出假肢机构及控制系统。除此之外,为了合理地安装到患者肢体的残端上,还要有合理的连接方法、装配方法及与之相配合的设施。同时,对假肢的性能和装配质量也要有相应的检测方法和设备。由此可见,从假肢的原理、设计、装配、检测和质量评定都与康复工程密切相关。为了做好康复产品的服务工作,需要康复工作者,特别是康复医师、治疗师与康复工程人员分工合作。在具体的临床服务工作中,医务人员的主要工作有以下几条。

1. 开具康复辅具处方。在熟悉功能障碍情况的基础上,根据总体治疗或康复治疗计划开出假肢矫形器及轮椅等辅具的处方。要求处方中写明辅具的品种和规格要求,如果是定制产品,则应写明关键部件选择和配置中的具体要求。

2. 让患者知道被选用康复辅具的使用目的、必要性、方法和可能出现的问题,以提高患者使用辅具的积极性,保证使用效果。

3. 负责康复辅具的康复训练和评定工作。对患者使用的辅具进行正确的使用训练,对其使用效果进行全面评定,假肢和新形器等定制产品的评定应分临床初检和终检两步,初检时产品容易修改,经济损失小。

4. 对康复辅具使用效果的随访和提出修改意见。任何实用的、有良好疗效的辅具都一定是医工良好结合的成果,实现医工结合,要求康复工程人员深入康复临床工作第一线,从选题立项、方案制订、功能和性能的确定,直到对所开发产品的验收,都需要与第一线康复医师共同进行。康复工程人员还应经常参与康复门诊,跟随康复医师一起查房,共同分析病例和疗效,了解患者和医师对设备的意见,以便对设备进行进一步改进。

四、最基本的康复辅具

(一) 轮椅

1. 轮椅　轮椅是康复工程的重要工具,主要用于伤残功能障碍或行走困难者,使其借助轮椅进行身体康复训练,进而能够从事日常生活活动和参与社会活动。目的是提高使用者的独立性,扩大生活范围;避免过多体力消耗,提高行走功能;减少对家人的依赖,有利于就业和回归社会。

2. 种类和结构　种类分为普通轮椅、电动轮椅和特制轮椅。特制轮椅是根据乘坐者肢体的残存功能和使用目的从普通轮椅中改制而成,常用的轮椅有站立式、单侧驱动式、躺式、竞技式等。普通轮椅由轮椅架、大车轮、小车轮、刹车装置、椅座、靠背五部分组成。

3. 轮椅的尺寸　①座位宽度:测量坐下时两臀间或两股之间的距离,再加 5 cm,以及坐下后两边各有 2.5 cm 的空隙。座位太窄,上下轮椅比较困难,臀部及大腿组织受到压迫,容易擦伤皮肤;座位太宽,则不易坐稳,操纵轮椅不方便,双上肢易疲劳,进出大门或过道时比较困难。②座位长度:测量坐下时后臀部至小腿腓肠肌之间的水平距离,将测量结果减去 6.5 cm。座位太短,体重主要落在坐骨上,局部易受压过多;座位太长会压迫腘窝部,影响局部血液循环,并刺激该部皮肤,对大腿特短或髋膝屈曲挛缩的患者,则使用短座位较好。③座位高度:测量坐下足跟至腘窝的距离,再加 4 cm,放置脚踏板时,板面至少离地 5 cm。座位太高,轮椅不能入桌旁;座位太低,坐骨承受重量过大。④坐垫:为了舒适和防止压疮,座位上应放坐垫,可用 5～10 cm 厚的泡沫橡胶或凝胶垫子。为防止座位下陷,可在座位下放一张 0.6 cm 厚的胶合板。⑤靠背高度:靠背越高,越稳定,靠背越低,上身及上肢的活动就越大。低靠背:测量座面至腋窝的距离,将此结果减去 10 cm。高背靠:测量座面至肩部或后枕部的实际高度。⑥扶手高度:坐下时,上臂垂直,前臂平放于扶手上,测量椅面至前臂下缘的高度,加 2.5 cm。适当的扶手高度有助于保持正确的身体姿势和平衡,并可使上肢放置舒适的位置上。扶手太高,上臂被迫上抬,易感疲劳。扶手太低,则需要上身前倾才能维持平衡,不仅容易疲劳,也可能影响呼吸。⑦轮椅其他辅助件:为了满足特殊患者的需要而设计,如增加手柄摩擦面,车闸延伸,安装防震装置,扶手安装托臂。

4. 临床应用　普通轮椅适用于脊髓损伤、颅脑损伤、下肢伤残、体弱多病者及老年人。

(二) 助行器

为了帮助下肢功能障碍者减轻下肢负荷、辅助人体支撑体重、保持平衡和辅助人体稳定站立及行走的工具或设备称为助行器,也称为步行辅具器。

1. 助行器的作用　①支持身体重力,减轻下肢负荷。②保持身体平衡。③增强上肢肌力。④缓解疼痛,改善或纠正异常步态。⑤辅助患者移动或者行走。⑥其他辅助及代偿。

2. 助行器的分类　①根据机构和功能分类:无动力式助行器、动力式助行器和功能性电刺激助行器。其中,无动力式助行器结构简单。②根据操作方式分类:单臂操作助行器和双臂操作助行器。

3. 注意事项　①明确使用助行器的环境及目的,符合患者所处环境要求。②对患者进行全面评定,了解患者整体情况及对助行器的使用需求。③患者具有正确使用助行器的能力,能及时发现助行器的缺陷,遇到紧急情况时能及时做出调整和对应。④使用助行器时,应检查其牢固完整,保证安全。定期维护,及时更新,避免发生危险及意外。

(三) 矫形器

矫形器是在人体生物力学的基础上,作用于人体四肢或躯干,用于改变或者代偿神经、肌肉、骨骼系统的功能或结构的体外装置。

1.矫形器的分类

（1）按装配部位分类　上肢矫形器、下肢矫形器、脊柱矫形器。

（2）按治疗阶段分类　临时型矫形器、治疗型矫形器、功能代偿型矫形器。

（3）按基本功能分类　固定性矫形器、保持用矫形器、矫正矫形器、免荷式矫形器、步行用矫形器、牵引式矫形器等。

（4）按制作主要材料分类　塑料矫形器、纤维制品矫形器、金属框架式矫形器、石膏矫形器、皮革矫形器等。

（5）按治疗疾病分类　儿童矫形器、脊柱侧弯矫形器、先天性髋关节脱位矫形器、骨折矫形器、马蹄内翻足矫形器等。

2.矫形器的作用　①固定和保护的作用。②保持稳定和支持的作用。③预防与矫正畸形的作用。④功能代偿的作用。⑤免负荷的作用。⑥抑制肌肉痉挛的作用。

3.矫形器的临床应用及使用原则　临床适应证:骨与关节损伤、颅脑损伤、脑血管意外、小儿脑瘫、周围神经及肌肉疾病、烧伤等。

临床上要做到正确使用矫形器,发挥矫形器的作用,在制作装配前应对患者的肌肉力量、关节运动范围、肌肉协调能力等进行全面评定。根据评定结果确定最合适的矫形器处方。

制作的矫形器不但要符合治疗要求,还要穿着方便、舒适、轻便、透气。医护人员还应认真向患者讲明矫形器的使用方法、穿戴时间、出现问题的处理方法,并定期随访矫形器的使用效果,发现问题及时解决,必要时给予修改和更新。

4.假肢　假肢是用于弥补截肢患者肢体缺损、代偿而专门设计、制造和装配的人工肢体。

（1）假肢的分类

1）按结构分类　可分为壳式假肢(外骨骼式假肢)和内骨骼式假肢。壳式假肢形似肢体外形,并以此承担假肢外力,结构简单,重量轻,但其表面坚硬易磨损衣物。内骨骼式假肢是以中间的类似骨骼的管状结构支撑假肢外力的,外面再包以海绵物及覆盖人造皮,因此外观好,不易磨损衣物,容易调整肢体对线,但结构复杂,较为沉重。

2）按装配时间分类　分为临时假肢和正式假肢。临时假肢一般用于截肢的早期,以促进残肢定型。正式假肢则为长期使用的完整假肢。

3）按驱动假肢的动力来源分类　分为自身动力源假肢和外部动力源假肢(如电动假肢、气动假肢)。

4）按假肢的主要用途分类　分为装饰性假肢、功能性假肢、作业性假肢及运动假肢。装饰性假肢仅起装饰作用而无功能,如装饰性假手。功能性假肢既有肢体外形又能代偿部分肢体功能。作业性假肢是为辅助截肢者完成某些特定作业而设计的假肢,一般没有肢体的外形。运动假肢是辅助截肢者参加各种残疾人运动的专用假肢。

5）按假手的功能分类　①机械手:这种手以患者自身肩关节运动为动力来源,既能完成抓、取、握等手的基本动作,又具有手的外形而起到装饰作用。②工具手:这种手结构简单,不具有手的外形,但可以通过工具衔接器换用各种专用劳动和生活工具,从而帮助患者进行专业性劳动或日常生活。③装饰手:这种假手仅能弥补上肢的外观缺陷,而不能从事劳动和日常生活活动,仅起装饰和平衡肢体的作用,多用于难以发挥残肢功能及不便安装机械手的患者。④外部动力手:是指利用患者自体以外的力量作动力的假手,如电动手和气动手。

6）按截肢部位分类　①截指和经掌骨截肢假肢:截肢后保留了腕关节和前臂旋转功能而部分

或全部丧失手的取物功能者可选用此类假肢。装配此类假肢的原则是使装配假手能更好地代偿失去的功能,而不应妨碍残手功能的发挥。②手掌截肢假肢:保存了腕关节功能的患者,可以装配此种假肢,它由多轴连杆系统构成,依靠患者的腕部运动作为动力完成手的张开和闭合动作。这种手功能好但外观差。③腕关节离断假肢:目前多安装机械性的腕离断假手,此种假手由于缺乏腕部的伸屈装置,功能略差于前臂假肢。④前臂假肢:残肢达到前臂长度的 35% ~ 80% 的截肢患者可安装此种假肢,假肢一般由机械手、腕关节机构、残肢接受腔及固定牵引装置构成,是一种代偿功能较好的上肢假肢。⑤上臂假肢:残肢长度为上臂长度的 50% ~ 85% 者,应装配此类假肢。此类假肢的手部、腕关节与前臂假肢相同,肘关节增设了带锁的屈肘结构,可以进行主动屈肘,但由于上肢功能丧失严重,尤其是丧失了肘关节,上肢假肢的使用效果远不如前臂假肢。⑥肩关节离断假肢:残肢长度少于上臂长度 30% 的截肢者可装配此类假肢。这些患者由于丧失了肩关节主动活动能力,假肢功能很不理想,只能起到装饰和平衡身体的作用。

7)按部位分类 ①上肢假肢:任何部位的上肢截肢都会给患者带来生活、工作困难及沉重的精神负担。因此上肢截肢者迫切需要良好的假肢来代偿失去的功能。上肢假肢应该达到功能好、外形逼真、操纵随意、轻便、耐用、可以自行穿脱的基本要求。但由于人类手的动作灵巧、感觉灵敏、功能复杂,目前的上肢假肢还远不能满足患者的要求,但患者经过训练和适应后上肢假肢在日常生活中仍能起相当的作用。②下肢假肢:从骨盆以下至趾关节以上的任何部位截肢所装配的假肢,都称为下肢假肢。下肢的主要功能是站立、步行、跑、跳。目前大多数下肢假肢仅能弥补下肢缺陷,完成支撑和行走。下肢假肢的基本结构是假足、机械关节、容纳残肢的接受腔和固定、悬吊装置等。

一个功能良好的下肢假肢要保证截肢者步行稳定,步态接近正常和良好的行走功能,应具有以下性能:合适的长度,一般应与健侧等长;有良好的承担体重功能;有良好的悬吊功能,使步行中残肢在假肢的接受腔内上下移动很小;有类似下肢生理性关节功能的仿生机械关节;有正确的假肢承重力线;重量轻等。

(2)各部位假肢的特点

1)半足假肢 跖骨截肢或跖跗关节离断的截肢者可装配半足假肢,这种假肢既可以弥补外观缺陷,又可以保持足的行走时稳定性。

2)跗骨截肢假肢 跗横关节和跟部保留的患者,残肢断面要有良好的皮肤覆盖,可安装此类假肢。这种假肢的功能良好,但外形不够美观。

3)踝关节离断假肢 有踝关节不能活动和踝关节可动两种假肢,后者应用较为广泛。此种假肢兼有跗踝骨假肢和小腿假肢的功能,但如手术不好则假肢外形不够美观。

4)小腿假肢 适用于膝关节以下、踝关节以上各部位截肢的患者。有传统小腿假肢、髌韧带承重假肢、骨骼式小腿假肢等几种。传统小腿假肢为了更好地悬吊、辅助承重、控制假肢,不得不装配金属膝关节铰链和大腿围帮,易影响血液循环,但负重能力强,价格便宜,在我国仍广泛使用。髌韧带承重假肢不需要金属铰链和大腿围帮,重量轻,穿脱方便,同时外形美观,残肢不易萎缩,行走时步态优美。

5)大腿假肢 适用于膝关节以上、髋关节以下各部位截肢者。一般由假脚、踝关节、小腿、膝关节、接受腔、悬吊装置等几部分组成。有传统大腿假肢、骨骼式大腿假肢两种。传统大腿假肢虽然接受腔承重功能较差,步态不佳,重量大,患者易疲劳,但工艺简单,价格便宜,易于维修,在我国仍大量使用。骨骼式大腿假肢,也称组合式大腿假肢,是按照仿生学原理研制出来的。这种假肢可借助接受腔紧紧吸在残肢上,穿脱方便。

6)髋关节离断假肢 适用于大腿残肢过短、髋关节离断及半骨盆切除者。传统的髋离断假肢的缺点是步行中髋关节不能屈曲,迈步小,步态不美观,且相当笨重。现代的髋关节离断假肢有良好的稳定性。

五、康复辅具的选用原则

1. 以功能为主的原则。装配假肢的目的是恢复肢体的基本功能。有些情况如部分手截肢后装了装饰。

2. 注重实效和价格:不盲目追求高价格,国产和进口种类很多,价格差距也很大,要了解和比较假肢的性能、特点和价格。选择经济、实用、适合自己的假肢最为重要。

3. 要考虑是否便于维修、便于更换易损部件。

（郑州大学第一附属医院　詹丽倩）

第七节　注射治疗

一、概述

(一)定义

注射治疗是应用各种注射器将各种药物注射到体内来缓解疼痛和功能障碍的治疗技术。自古以来就有用尖锐的物体注射各种混合物到体内,以此来解除疼痛和功能障碍的方法。19世纪末期人们发明了麻醉药物注射,且将可卡因作为一种局部麻醉药和注射镇痛药广泛应用。20世纪初期,普鲁卡因用于注射发炎关节的滑膜,暂时缓解疼痛。1951年,Hollander介绍和报道了小剂量局部(关节和关节周围)注射醋酸氢化可的松以治疗由创伤或关节炎所产生的炎症与疼痛。肌肉的痛点在19世纪已由众多的研究者确定。神经阻滞应用原则在1953年由Bonica详细描述,麻醉剂注射治疗急、慢性疼痛患者有效,其机制是阻止了伤害感受沿传导通路的传入,关节内和关节周围注射皮质类固醇能减轻炎症和疼痛,并促进活动性及功能。

(二)注射前准备

1. 医生应该具备的知识和培训　神经肌肉和骨骼结构(滑囊、关节和肌腱)的注射是一种重要的治疗疼痛和功能障碍的方法,注射技术包括诊断和治疗方法两部分,在对患者治疗之前,应仔细收集病史和进行全面的体检,搞清楚疼痛和(或)功能障碍的原因,重要的是应把注射当作成套治疗技术的一个组成部分,最好是互相协调应用。不配合适当运动和其他的治疗,单用注射常不能完全减轻疼痛和恢复功能。封闭诊所在20世纪三四十年代颇为盛行,但很快被包括多种学科的疼痛诊所替代。注射应在患者整体康复环境内进行,注射之前常采用非创伤性治疗(如理疗、药物和运动治疗等)。不幸的是,药物注射常被孤立地用来治疗许多疼痛问题。

应用注射技术的医生必须具备诊断和治疗疼痛综合征的知识,基层医生应当明白每一种可供选择的疗法的禁忌证、并发症、优点和缺点,以决定最佳的治疗。医生高超的注射技术都基于教育、培训和经验,要求有丰富的解剖基础及注射药物药理特性的相关知识(包括可能出现的不良反应及并发症的预防和治疗)。

2. 与患者的交流　提供患者足够的关于注射方面的信息,使患者明白整个程序,增加对治疗的信心,减少焦虑。包括充分与患者讨论,如可能的效益、供选择的治疗、常见的不良反应和危险因素,应当给患者机会询问关于注射的详细情况。一般来说患者需要签署知情同意书。知情同意书中应强调注射常见的不良反应,如全身中毒反应、其他全身反应(肾上腺素反应、血管迷走神经反应、过敏反应、低血压)、意外脊髓阻断、伴发的其他医学问题(如感染、气胸、神经损伤、血肿)等。

3. 药物配置及物品准备　治疗前要确定注射的药物无误,估算需要的量,确定注射的药物浓度及注射部位,并准备要引导注射的设备和仪器。患者注射治疗之前病情应当稳定,并做好严重不良反应的监测和最佳的治疗方案,使这些危险因素降到最低。

(三)注射治疗

1. 注射体位　任何注射的最佳结果取决于注射前、注射中、注射后的适当体位。适当的体位使得医务人员更容易接近注射点,且患者感觉舒适。骨突处应垫一垫子,以减少受压引起的不适感。如果可能,应取斜卧位,因为此体位患者通常感到最舒服,且治疗中迷走反应引起的体位性低血压的机会最少。体位能避免在患者和医务人员身上造成的人体功效学的不良状态。

2. 注射前皮肤的准备　注射过程中应严格地遵循无菌操作原则,注射部位用消毒剂将皮肤的微生物减少到最低水平。常用药物包括氯己定、碘伏和乙醇。应用上述任何消毒剂后应等待2 min,以便取得最好的杀菌效果。

3. 进针　为了减少进针开始的疼痛,将皮肤绷紧,然后快速刺入皮肤。当皮肤刺穿后张力减弱了,缓慢地推进针,随着药物的快速推入,注射局部组织膨胀而引起疼痛。

(四)常见并发症的预防和治疗

1. 感染　对于所有的注射技术,感染的综合预防是需要的,以便降低感染率。预防措施包括戴手套和保护针眼等。在医疗过程中,血源性的传播有潜在的危险,成为患者和医务人员常见的关注点。虽然这种关注大量集中在人类免疫缺陷病毒(HIV)上,但其他的病原,特别是乙型、丙型或戊型肝炎病毒是较大的危险因素。有资料显示,医务工作者从患者身上感染的可能性明显大于患者从医务工作者身上获得的感染。重要的是所有放针的容器应进行适当的处理。研究显示,针刺是造成职业性传播的最大危险因素,回收针使针刺感染的发生率增加,因此注射针应当放在无菌的地方或丢入一定的容器中。

2. 气胸　在注射操作过程中,针有可能进入胸腔引起气胸,发生率<1%。这些患者多数不难治疗,给予吸氧及密切监测血氧饱和度及生命体征,必要时用针抽吸空气。仅有明显呼吸困难的气胸或张力性气胸需要进行胸廓造口插管或空气引流术。

3. 神经损伤　注射中有3种因素可产生神经损伤:创伤、中毒和缺血,这是导致神经损伤的最常见原因。神经阻滞是麻醉药在神经周围浸润的结果,不是直接进入神经组织。神经内,注射可直接损伤神经纤维,同时导致血神经屏障的破坏。应用短斜面针能明显少注射所致的神经损伤。注射部位沿神经分布的剧烈疼痛,常是因为注入神经,需要立即终止注射,重新进针。

二、常用注射技术

(一)神经阻滞技术

1. 定义　神经阻滞是指采用化学的或是物理的方法,作用于神经节、丛、干和周围神经末梢,使其传导功能暂时或永久被阻断的一种技术,广义上神经阻滞分为化学性神经阻滞和物理性神经阻滞两大类。化学性神经阻滞是指使用局部麻醉药及神经破坏药进行阻滞。物理性神经阻滞是指用加热(电凝法)、加压(穿刺压迫法)、冷却(冷冻)及微创介入(射频、激光)的方法进行阻滞。使用低浓度和常规浓度局部麻醉药进行的神经阻滞为可逆性阻滞;使用高浓度局部麻醉药、神经破坏药、某些物理方法进行的神经阻滞为不可逆性阻滞。

采用神经阻滞为主的方法诊断和治疗疼痛称为神经阻滞法。

2.临床应用及并发症

（1）神经阻滞的适应证　神经阻滞可以用来诊断、预测和治疗疼痛,使患者容易参加综合康复治疗。选择性神经阻滞以判定特殊的伤害性感受的通路和其他涉及疼痛的发生机制为指征;诊断性神经阻滞有助于疼痛的原因和部位的鉴别诊断;预测性神经阻滞用来评估神经破坏的可能结果;治疗性的神经阻滞以减少急性术后疼痛、创伤后疼痛和因制动引起的疼痛的发病率为指征,能终止疼痛的恶性循环,长时间地缓解疼痛。

（2）神经阻滞的禁忌证　①阻滞部位有感染、炎症或全身重症感染患者。②有出血倾向的患者,如血友病。③有药物过敏史者,需做皮内或点眼过敏试验。

（3）并发症

1）感染　是发生最多、最常见的并发症。原因一是无菌观念不强、无菌条件达不到标准;二是操作技术不规范,局部反复穿刺所致。

2）张力性气胸　是比较常见的并发症,可发生于颈、背、肋部和肩部,是由穿刺过深、位置不当、刺破胸膜、损伤肺组织所引起。

合并气胸时的表现:首先是穿刺时患者突然感到特殊的疼痛或刺痛,系刺激胸膜所致;注入少量药液即可引发胸背广泛性剧痛或伴咳嗽;数小时或次日逐渐出现胸愿气呼吸困难或呼吸时胸痛;胸透或胸片（立位）可发现气胸或血气胸。

处理意见:住院观察;给予抗生素预防,控制感染;半坐位休息;适当应用镇静、镇咳剂;轻者1~2周可自行吸收,重者应抽气、抽液必要时行胸腔闭式引流;对症治疗。

3）刺破硬脊膜　刺破硬脊膜是硬膜外间隙穿刺时最常见的一种并发症。如果刺破硬脊膜未能及时发现,误将药物注入蛛网膜下腔（鞘内）,将引起严重后果。

4）药物不良反应　主要是局部麻醉药、糖皮质激素类药物引起的不良反应和神经坏死造成的功能障碍。

神经破坏药常可合并神经炎和周围组织的坏死等,同时又有一定的镇痛效果,经常是效果与并发症并存。因此术前必须告知患者,请患者或家属签署患者知情同意书。

由于神经破坏药亦可以引起相应的知觉、运动异常和功能障碍,往往会涉及患者的生理、心理障碍,甚至是毁容和仪表缺欠等医学伦理问题。所以使用神经破坏药物前应慎重从事,严肃对待,按照操作常规进行神经毁损,不可逆性神经毁损治疗应作为最后的治疗措施,不可滥用。

3.常用的神经阻滞法

（1）枕部神经阻滞法　枕部神经分成枕大神经和枕小神经两支,故枕部神经阻滞分为枕大神经阻滞及枕小神经阻滞。

枕大神经阻滞:患者取坐位,头端正微前屈。对体弱或神经质患者,为预防脑缺血,可采取俯卧位,刺入点是枕外隆凸中点外侧2.5 cm的上项线上,如能触及枕动脉,则由其内侧刺入。垂直进针,抵骨后回吸无血注入1%~2%利多卡因2~3 mL。

枕小神经阻滞:进针点位于枕大神经点外侧2.5 cm处的上项线上,此处常有压痛点,垂直刺至骨膜回吸无血后注入1%~2%利多卡因2~3 mL（包括皮下）即可。

适应证:枕后区各种疼痛、肌收缩性头痛、外伤性颈部综合征、颈椎病性枕部痛。

并发症及注意事项:无严重并发症。因头皮血管丰富易出血,故阻滞后应压迫数分钟。

（2）三叉神经阻滞法　三叉神经阻滞分为末梢支阻滞及半月状神经节阻滞。前者又分为第一支阻滞，包括眶上神经和滑车上神经阻滞；第二支阻滞，包括眶下神经和上颌神经阻滞；第三支阻滞，包括颏神经和下颌神经阻滞。

眶上神经阻滞、滑车上神经阻滞因解剖位置相近，常不需要分别阻滞，在穿刺点注药后药液即可扩散而阻滞这两支神经。

操作方法：眶上神经阻滞、滑车上神经阻滞时，患者取仰卧位，术者位于患者头侧，先在眼眶上缘中间偏内侧部摸出切迹，此处多数有压痛，距正中线耳侧约 2.5 cm，此处即为刺入点。使用针长 2.5 cm 的 6 号针头，与皮肤垂直刺入，如有骨孔可将针头插入少许。回抽无血，注入 2% 利多卡因 0.5 ~ 1 mL，此时用左手示、拇指捏压注入部位的皮肤，使药液横行扩散 1 cm 左右，此操作目的是使眶上神经及滑车上神经都得到阻滞，使药液不向眼睑的软组织扩散。如需做破坏性神经阻滞者，注入局部麻醉药 5 min 后检查额部感觉缺失，可注入无水乙醇或 7% ~ 10% 酚甘油 0.5 mL。拔针后为了防止出血，用纱布压迫刺入点 5 min。

适应证：三叉神经第一支疼痛、眼部痛；带状疱疹后疼痛；此部的继发性神经痛（由头皮或由颅内引起的头痛的鉴别）。

并发症：①眼睑水肿、肿胀，乙醇扩散至眼睑软组织时水肿严重，需 4 ~ 5 d 方能恢复。刺伤眶上动脉可出现血肿，预防手段是用左手示指压迫眶上切迹部皮肤。②眼睑下垂，药物阻滞了动眼神经上支所致，需数日至数周方可得到改善。

（3）眶下神经阻滞法

操作方法：患者取仰卧位或坐位，用手可摸到眶下孔，有压痛。刺入点在鼻翼旁 0.5 cm，穿刺针长 5 cm，用 22 G 芯神经阻滞针。穿刺时用左手示指触及眶下孔以指引针尖方向，刺至 1.5 ~ 2 cm 即达到眶下孔边缘，刺及眶下神经时，患者产生由鼻翼向上唇的放射痛。然后再向外、上、后方呈 40° ~ 50° 角进针 0.3 ~ 0.5 cm，充分抽吸无血，注入 2% 利多卡因 0.5 ~ 1 mL。如需做破坏性神经阻滞，待眶下神经分布区麻木后，再缓慢注入无水乙醇或 7% ~ 10% 酚甘油 0.5 mL。

适应证：三叉神经第二支痛，其他情况引起的下眼睑、鼻旁、上唇或上颌中切牙、尖牙等部位疼痛。

并发症：①面部水肿、肿胀；②皮下出血、血肿，动脉性出血时可波及眼睑，不能睁眼，不需要特殊处理，2 ~ 3 d 可恢复；③酒精性神经炎，应早日施行星状神经节阻滞；④视力障碍，针尖刺入眶下管过深使药液渗入眶内，或在眶下管内刺破血管后出血，使眶内压升高，出现复视、眼球突出、视力障碍及眼球疼痛等症状。

（4）上颌神经阻滞法　上颌神经阻滞法是在三叉神经末梢支阻滞中技术操作难、并发症多的神经阻滞法。操作方法如下。

侧入法：是几种阻滞方法中最常用者。患者取仰卧位，头稍转向健侧。穿刺点在外耳孔前 3 cm，颧弓下缘中点。由侧方看，在下颌的髁状突和喙突之中间点。穿刺针为 22 G、8 cm 长的针尖斜面呈 35° ~ 45° 的钝针。穿刺针与皮肤呈直角刺入 4.5 ~ 5 cm 即达蝶骨的翼突外侧板，此时将标志置于距皮肤 1 cm 处，将针拔至皮下，再将针的方向改为向前上方 1 cm 处刺入，使针尖进入翼腭窝，此时上唇及牙龈、颊部都出现放射痛，在充分抽吸无血时注入 2% 利多卡因 0.5 ~ 1 mL。如需做破坏性神经阻滞，在充分观察镇痛效果、触觉消失及无并发症发生的情况下，15 ~ 20 min 后注入无水乙醇或 7% ~ 10% 酚甘油 0.5 mL。

侧前入法：体位同侧入法。穿刺点由侧面看在下颌骨喙突与颧骨下缘交点，穿刺针用 8 cm 长的 22 G 阻滞针，由刺入点向前方眼窝尖部刺入 4 ~ 5 cm 深度，针尖可触及颌骨后面（针尖过于向前方）

或触到蝶骨的翼突外侧板的根部(针尖过于向后方),经几次试验使针尖对准两者的中间点,5～5.5 cm的深度可达上颌神经而出现其区域的放射痛。经充分抽吸无血后注局部麻醉药0.5～1 mL,如需做破坏性神经阻滞者,再行侧入法,观察15～20 min后注神经破坏药0.5 mL。要注意,针刺入超过6 cm时可能刺入眶内或鼻腔。

适应证:三叉神经第二支痛,尤其疼痛范围广及经眶下神经阻滞失效者;蝶腭神经痛,继发性神经痛,上颌、齿部手术疼痛等。

并发症:①出血、血肿;②视力障碍;③复视;④面神经麻痹;⑤三叉神经全支阻滞;⑥酒精性神经炎。

(5)颏神经阻滞法 操作方法:颏神经阻滞时患者取仰卧位或坐位。术者在患者仰卧位时,如病变在右侧则立于头侧,如病变在左侧则立于左侧。患者头转向健侧。刺入点位于颏孔外侧0.5 cm、头侧0.5 cm处,用左手示指找到第二尖牙,向下滑动即可触到颏孔,作为针尖的进针方向。在刺入点与皮肤呈45°角刺向前下方直达骨面,再滑向左手示指所指的颏孔,刺及颏神经时出现下唇部放射痛。再向孔内进针0.5 cm,充分抽吸无血后注入1%～2%局部麻醉药0.5 mL。如做破坏性神经阻滞,经15～20 min后已证实下唇及颊部触觉、痛觉消失后注无水乙醇或5%～8%酚甘油0.4 mL。

适应证:三叉神经第三支痛已局限于颏部、下唇及其附近黏膜者,以及其他继发性神经痛。

并发症:并发症甚少,可有穿刺局部出血,拔针后压迫数分钟可防止出血及肿胀。

(6)下颌神经阻滞法 下颌神经阻滞操作技术略易于上颌神经阻滞,并发症较少。

操作方法:患者取仰卧位,面偏向健侧。穿刺点在耳屏软骨前缘前方2 cm,颧弓中点下方,位于下颌骨髁状突与喙突的中间。穿刺针为22 G、8 cm长的带芯针,并带可移动标志。穿刺针由皮肤垂直刺入4.0～4.5 cm,达蝶骨翼突外板,此时将标志放至距皮肤1 cm处。将针拔回到皮下,再使针尖方向指向原接触点0.5 cm后方及稍上方刺入5 cm左右深度,即可得到向下颌、牙龈部的放射痛。充分回吸无血后注入2%利多卡因0.5～1 mL。如做破坏性神经阻滞,经15～20 min证实有效后,注无水乙醇或7%～10%酚甘油0.5 mL。

适应证:主要是三叉神经第三支痛,或经颏神经及下齿槽神经阻滞无效者,继发性神经痛及下颌、齿手术。

并发症:①出血;②咽损伤;③面神经麻痹;④咬肌麻痹;⑤味觉障碍;⑥酒精性三叉神经炎;⑦三叉神经全支阻滞。

(7)三叉神经半月节阻滞法 半月节阻滞是指穿刺针穿过卵圆孔,向颅内三叉神经节注入局部麻醉药、神经破坏药。卵圆孔距皮肤远、孔小,由于解剖上个体差异大,故操作技术难度大,易发生严重并发症,因此要求医生有熟练的操作技术。为准确安全起见,可在X射线引导下进行。操作方法如下。

侧入法:患者仰卧,头偏向健侧,微张口。穿刺点取颧弓下缘中点之下约1 cm处的下颌切迹上缘。穿刺针用9～10 cm长、21 G带芯针头。针尖紧贴下颌切迹上缘由前向后15°～20°、向上15°～30°角方向刺入皮肤,直抵翼突外板,标记进针的深度后退针至皮下,然后再取上述的角度,重新推进到所测深度,局部注射少量局部麻醉药,凭触觉找到卵圆孔,沿其骨缘缓缓滑入0.3～0.5 cm,即可达半月神经节。当针尖抵达卵圆孔后,向内推进时应十分小心,切忌过深。神经阻滞的范围与刺入卵圆孔内的深度直接有关。如只阻滞第二、三支,深入0.3 cm即可,如再推进少许,则可达第一支,回抽无血及脑脊液,注入2%利多卡因0.5 mL。如需做破坏性神经阻滞,待2 min后同侧面部感到麻木,测其感觉丧失范围符合要求后,宜稍候10～15 min再缓慢注入无水乙醇或7%～10%酚甘油

$0.3 \sim 0.5$ mL。

前入法:患者取仰位或坐位,双眼看前方。在口角侧方 3 cm,与眶外缘垂直线的交点,上颌第 2 磨牙的位置为穿刺点。经下颌喙突前缘与上颌粗隆之间的间隙,向上、向后沿卵圆孔水平线缓慢前进。从前面观针尖方向正对同侧正视的瞳孔,从侧面观针尖方向正对同侧颧弓根部的关节结节。进针约 5 cm,即可触及颅底卵圆孔前方较平坦的骨面,然后凭针尖触觉沿骨面继续向深部轻轻移动少许或稍向左右试探,如针尖滑至卵圆孔并刺中下颌神经及半月节内,则立刻出现下颌及面颊部放射痛。回抽无血及脑脊液后,注入2%利多卡因 $0.1 \sim 0.5$ mL,$1 \sim 2$ min 后三叉神经分布区出现麻木感,针刺皮肤痛觉消失,则证实穿刺位置正确。如需做破坏性神经阻滞,$10 \sim 15$ min 后再缓慢注入神经破坏药 $0.1 \sim 0.3$ mL。

(8)肩臂神经阻滞法

1)正中神经阻滞　正中神经阻滞分为肘部正中神经阻滞及腕部正中神经阻滞。操作方法如下。

肘部正中神经阻滞:患者取仰卧位,肘关节伸展,前臂取外旋位。于肱骨内外上髁之间画一横线,在此线上触到肱动脉搏动的稍内侧即为进针点。使用 25 G、2.5 cm 长的针头,垂直刺入 $3 \sim 5$ mm 患者即可出现向手指尖的放射痛,回吸无血后注入局部麻醉药 5 mL,如出现放射痛,注入局部麻醉药 $10 \sim 15$ mL 也可收到相同效果。

腕部正中神经阻滞:患者握拳,腕关节微屈可看到掌长肌腱和桡侧腕屈肌腱,经桡骨茎突,横过腕关节画一横线。在此横线水平上,上述两肌沟间为进针点,垂直刺入数毫米即可出现放射痛,注入局部麻醉药 3 mL。

适应证:用于正中神经支配区小手术的麻醉及疼痛性疾病的诊断及治疗,如腕管综合征及狭窄性神经病,可在局部麻醉药中加糖皮质激素治疗。

并发症:常见的有出血、血肿及神经炎。

2)尺神经阻滞　尺神经阻滞分为肱部尺神经阻滞、肘部尺神经阻滞和腕部尺神经阻滞。操作方法如下。

肱部尺神经阻滞:患者取仰卧或坐位,在上臂内侧腋、肘的中点,肱二头肌与肱三头肌之间触到肱动脉,在肱动脉搏动的后侧进针并指向肱动脉后方,当得到向小指的放射痛后注入局部麻醉药。在此部位尺神经与正中神经相邻,易同时阻滞。

肘部尺神经阻滞:前臂屈曲 90°,在骨内上及尺骨鹰嘴间沟内,手指可触及尺神经,在此处做皮丘,并以另一手拇指与示指固定尺神经,用 $23 \sim 25$ G、$2.5 \sim 3.2$ cm 长的针头,与尺神经平行进针或由稍内侧进针,出现放射痛后注入局部麻醉药。

腕部尺神经阻滞:在桡骨与尺骨茎突的连线上,以尺侧屈腕肌腱与尺动脉间为进针点。操作时让患者腕关节稍屈曲,握举,即可显露尺侧屈腕肌腱,在其桡侧可触及尺动脉。阻滞针垂直刺入,获得放射痛后注入局部麻醉药。为了阻滞背侧支,可由进针点至腕关节背面中央部行环形皮下阻滞。

适应证:尺神经阻滞应用于尺神经支配区的各种疼痛,常与星状神经节阻滞、颈部硬膜外阻滞合用,陷夹性神经病是末梢神经受肌腱、韧带的压迫及局部活动等慢性刺激引起的疼痛和麻痹,联用交感神经节阻滞及局部阻滞疗法(局部麻醉药与糖皮质激素)甚有效。尺神经出现的陷夹性神经病有腕管综合征及尺管综合征,可行尺神经阻滞治疗。

并发症:常见的为神经损伤及血肿。

(9)胸、背、腰部神经阻滞法

1)肋间神经阻滞　根据阻滞部位不同,患者可取俯卧位、侧卧位和仰卧位。

在肋骨角线以后的肋间神经阻滞者采取俯卧位。肋骨角连线在背部为斜线,第2肋的肋骨角距棘突6 cm,第10肋为10 cm,第11、12肋无肋骨角,第1~4肋因肩胛骨覆盖住肋骨角,只能行椎旁阻滞。

在肋骨角线及腋后线处阻滞者取侧卧位,阻滞侧臂举向前上方,使肩胛骨移向外上方。

施行腋前线及锁骨中线处阻滞者取仰卧位。采用22 G、5 cm长的针头,在肋骨下缘稍上方垂直进针,直达肋骨外侧面,之后将针尖轻轻移至肋骨下缘,再进入约0.3 cm,抽吸无血、无气即可注入1%~2%利多卡因3~5 mL。

适应证:主要用于肋间神经痛、带状疱疹及肋骨骨折疼痛的治疗;亦可用于胸腹手术后疼痛的治疗。

并发症:气胸、局部麻醉药中毒、酒精性神经炎。

2)颈部椎旁神经阻滞 颈部椎旁神经阻滞时患者取坐位或健侧卧位。用22 G、6 cm长的阻滞针,距棘突3 cm外侧为进针点,稍向内侧进针达关节突,将标志移至更深入1.5 cm处后拔针至皮下,再将针稍移向外侧,当患者出现异感时注入1%~1.5%利多卡因,诊断用1 mL,治疗用5~8 mL。

适应证:颈椎病、落枕疼痛。

并发症:误入蛛网膜下腔或硬膜外腔;阻滞喉返神经、膈神经或星状神经节;出血及误入血管内。

(10)交感神经阻滞法 星状神经节是由$C_{6、7}$神经节构成的颈部节和T_1神经节融合而成,有时也包括T_2神经节和颈中神经节,其大小为$(1.2~2.5)$cm×$(0.3~1.0)$cm×0.5 cm。星状神经节节前纤维始自$T_{1~10}$节段,其节后纤维的皮肤分布区域是$C_3~T_{12}$节段,而以$C_6~T_5$分布最多。星状神经节阻滞是向含有星状神经节的疏松结缔组织内注入局部麻醉药而阻滞了支配头、面部、颈部、上肢及上胸部的交感神经的方法。阻滞前应检查阻滞部位有无甲状腺肿大、颈部肿瘤、气管切开伤口、放射线照射史及有无眼睑下垂、结膜充血、缩瞳、义眼、视力异常,并检查手部冷热及有无出多。

操作方法:患者取仰卧位,使枕、背等高,故不垫枕。面部向正前方,颏部前抬,颈椎前弯及微张口可松弛紧张的颈部肌肉,使易触及第6颈椎横突,阻滞右侧者术者位于患者右侧,阻滞左侧者术者立于头侧。用左手示指或示指、中指尖端在胸锁乳突肌前缘处将颈总动脉、颈内静脉压向外侧,这样使横突根部距离缩至最小。在胸锁关节上方2 cm处为第7颈椎横突,可由此处进针,但此处进针深,有误伤胸膜出现气胸的危险。如在环状软骨水平,此处皮肤与第6颈椎横突距离最近,将针尖斜面对向尾侧注药易于阻滞星状神经节,一般用国产22 G针头进针抵横突,回吸无血后注入2%利多卡因5 mL或1%利多卡因8~10 mL。阻滞成功则出现Horner综合征,面、颈及手掌皮肤温度升高,出汗终止等体征。

适应证:①支配区域疾病,如带状疱疹、反射性交感神经萎缩症(灼热痛、幻肢痛、断端痛);头痛(偏头痛、肌收缩性头痛、丛集性头痛及颞动脉炎)、脑血管痉挛、脑血栓、脑梗死、脱发;面部疾病,如末梢性面神经麻痹、面部痛(非典型面部痛、咬肌综合征、颞下颌关节病);耳鼻喉科疾病,如过敏性鼻炎、急慢性鼻窦炎、耳聋、耳鸣;上肢疾病,如雷诺病、颈肩臂综合征、外伤性颈部综合征、肩周炎、颈椎病、乳房切除后水肿、臂神经痛、多汗症、冻伤。②心脏病,如心肌梗死、心绞痛、窦性心动过速等。③呼吸系统疾病,如慢性支气管炎、肺栓塞、肺水肿等。④其他,如不定陈诉综合征、自主神经功能紊乱、更年期综合征、痛经等。

并发症:喉返神经阻滞、误注入血管内的中毒反应、出血、蛛网膜下腔或硬膜外阻滞、感染、疼痛及硬结、气胸等。

（二）肌肉内神经（运动点）阻滞技术

1. 指征　肌肉内神经阻滞用来诊断、预测和治疗肌张力障碍。

2. 操作方法　征得患者同意后，取最容易接触受累肌肉的舒适体位，局部消毒按标准的无菌操作，并在主要注射肌肉表面的皮肤上做皮丘，用 4～10 cm 绝缘针向运动点进针。通过神经刺激器确定运动神经分支或肌肉运动点，神经刺激器电流逐渐减小，直到最小的电流引出肌肉收缩。当针尖在运动神经的 1 mm 范围内，回抽阴性后，将药物注入进行神经肌肉阻滞。常用的神经肌肉阻滞药物有肉毒毒素、苯酚及无水乙醇。该部分近年来的发展很迅速，尤其是肉毒毒素的临床应用推动了注射技术的发展。

（三）肌筋膜扳机点注射技术

1. 定义　肌筋膜扳机点（trigger point）是一个在骨骼肌上能够激惹疼痛的位置，通常可在这个位置上摸到一个疼痛的绷紧带或结节，挤压时可能引起远处的牵涉痛，有触压痛交感现象，也称为肌筋膜痛性综合征。

2. 临床特点　在身体的任何肌肉或肌群中，可能发生扳机点，扳机点通常在过分紧张或未能经历完整的收缩和松弛周期的肌群中发现。一个骨骼肌扳机点疼痛可以引起与周神经无关的远处牵涉疼痛。每一块肌肉常有几个不同的固定疼痛点，每一个疼痛点都有自己固定的触发牵涉痛区域。一个原发疼痛点可触发另一个邻近疼痛点（继发性扳机点），第二个疼痛点又可触发更远处的疼痛点，从而造成疼痛的远距离牵涉痛。潜在的扳机点处于休眠状态，仅有压痛和引起受累的肌肉无力和关节运动受限。活动的扳机点伴有牵涉痛，直接刺激引起扳机点的疼痛和牵涉痛。各个扳机点引起的临床综合征都有各自的特征，可造成失眠和精神焦虑。有时患者可以指出原发疼痛点，并告知其牵涉痛的位置。有时患者只感到牵涉痛，而不知原发疼痛扳机点的位置，只有靠医生的检查来做出诊断，特别是头部、手臂和腿部的牵涉痛。

3. 诊断要点　首先要排除疼痛的主要部位是否有其他器质性的病变；突然发作的肌肉过用或跟随肌肉过用发作的一个短暂时期后的疼痛病史；反复和慢性过用受累肌肉引起的肌痛；每个肌的痛点（扳机点）伴有它特征性的牵涉痛；受累肌肉的运动和牵张范围受限和肌力稍变弱；受累肌肉内常可触及痛性拉紧的带状条索和结节；快速触诊和针刺痛点（扳机点）可引发局部抽搐反应；压力和针刺痛点（扳机点）可引发疼痛和牵涉痛。不同的肌肉常有几个不同的固定疼痛点，每个疼痛点都有自己固定的触发牵涉痛区域。睡眠不足时疼痛加重。

4. 定位　扳机点通过对受累肌肉的深部触诊来定位。

5. 扳机点注射指征　扳机点注射用来确定疼痛的来源并治疗肌筋膜痛，以便于进行扳机点牵伸的物理治疗。

6. 扳机点注射禁忌证　扳机点注射的绝对禁忌证包括局部感染，皮肤状况妨碍充分的皮肤准备，注射部分肿胀，局部麻醉药过敏史，严重凝血障碍，败血症或患者不合作。

7. 并发症　扳机点注射的并发症包括感染、疼痛增加、局部麻醉药过量或注入血管内产生中枢神经系统毒性反应，并且有一些病例会发生心搏呼吸暂停。注入神经内可引起神经损害。其他的并发症根据扳机点注射部位的不同将分开讨论。

8. 操作方法　注射前触摸受累肌肉，定位并标记扳机点，消毒皮肤并晾干 2 min，戴消毒手套，便于在消毒区内操作过程中能触摸肌肉。注射前重新触摸扳机点并在两手指间固定以便于注射，常规用 4 cm 针穿过皮下组织，平稳地进入扳机点区。通过反跳或重现疼痛以肯定检验针在扳机点内。注射药物之前，尝试回抽，避免注入血管内，如果注入血管内，针应当重进，并再次回抽确保血管已经避开,然后将药物注入。药物在扳机点区呈扇形注射,因增加了局部麻醉的范围,常产生长时间的疼痛缓解,然后将针抽回稍加压迫减少出血。患者应当很熟悉相关肌肉的牵拉程序并受指导在家进行,不成功的家庭牵拉程序仅产生短时的疼痛缓解。

(四)常用关节及特殊结构注射技术

1. 临床应用

(1)适应证 ①急性发病的关节肿胀、疼痛或伴有局部皮肤发红和发热,尤其表现在单个关节,怀疑感染性或创伤性关节炎。②未确诊的关节肿痛伴积液,需采集关节液作诊断用途。③已确诊的关节炎,但个别关节持久不愈的关节腔较多积液,影响患者关节功能时。④通过关节镜进行肉眼观察,滑膜活检或切除,游离体清除等处理。⑤向关节腔内注入造影剂以做关节造影等检查。⑥作为关节腔内注入药物等治疗措施的术前操作。

(2)禁忌证 ①穿刺部位局部皮肤有破溃、严重皮疹或感染;严重凝血障碍,如血友病等。②除非用支架或外科手术进行了合适的固定,否则不稳定的关节内注射是另一特殊的禁忌。③继发于关节内骨折的创伤性关节炎是类固醇注射的另一种禁忌。④关节周围区的严重的骨质疏松症注射类固醇也是禁忌的。⑤人工置入的关节注射是相对禁忌证,因为这些关节更易于感染,炎症继发于感染而不是滑膜炎。⑥皮质类固醇注射到非动性的关节没有价值,因为那里没有滑液囊可以减轻炎症。

2. 术前准备

(1)需经主治医生或三级医生确定该项操作,主管医生须向患者解释该项操作的必要性、可能出现的问题及术前和术后的注意事项,征得患者及家属的同意后,由患者家属签字。

(2)穿刺前必须完成各种关键性检查,如血常规、出凝血时间、肝肾功能等。观察穿刺部位有无皮肤及皮下组织的感染及破溃,凝血机制是否异常。要时常清洗皮肤。

(3)选择好合适大小的穿刺针及其质量,检查穿刺包和关节腔用药是否超过有效期;使患者的关节做被动或主动的全方位运动,以便于关节内容物的重新悬浮。

3. 操作方法

(1)先仔细选择好穿刺点,穿刺点应避开血管、神经、肌腱、皮损等,选择易于进入关节腔的部位。操作时术者的手指不可接触进针点的皮肤及针点。

(2)操作时应遵守无菌原则。术者应戴一次性帽子、口罩及无菌手套。

(3)常规消毒和铺洞巾,用2%的利多卡因局部麻醉,并术前准备好需要注射的药物。

(4)穿刺针进入皮肤速度要快,轻轻抽取同时将针向前推进,直到出现滑液。穿刺如遇到骨性阻挡,宜略退针少许或略退后并稍改变穿刺方向,再边抽吸边进针;穿刺时边抽吸边进针,如突然发现关节囊外有感染性液体或脓液,应立即停止继续进针;最好先对穿刺到的软组织感染区进行抗菌治疗,如对有明显脓液的感染灶切开引流,并应探明感染灶的范围和明确与关节腔的关系,切不可轻易进入关节腔,穿刺完毕,拔出针头后,应用碘伏消毒穿刺点。

(5)术后嘱患者的负重关节休息 $1\sim2$ d,接受抗凝治疗的患者应制动 $1\sim2$ d,必要时关节附近可用冰块冷敷和应用弹性绷带缠绕关节。3 d 内穿刺局部勿沐浴。

5. 注意事项

(1)穿刺时,切忌在深部大幅度改变方向或反复穿刺,以免损伤关节。

(2)注射皮质类固醇时,注射的激素用局部麻醉药稀释或先注射激素,再注射局部麻醉药至关节腔稀释。

(3)某些严重感染(如心内膜炎、肾盂肾炎)引起的败血症或有化脓性关节炎禁止内注射;避免将激素直接注入附近的神经(如腕管综合征);皮质类固醇注射不应在急性创伤后即刻或运动之前。

(4)发炎的负重关节激素注射不应比每3~4个月1次更频繁,以减少对关节软骨及韧带的损害,1 d内注射的关节数量只限于2个以内,关节越小,注射激素的量应越大,关节每年注射不应超过4次,或总累积不超过10次。

(5)当皮质类固醇注射到关节间隙以外或从关节间隙渗漏,注射区的组织将发生萎缩,如果注射到关节内的皮质类固醇吸收进入体循环,可导致血糖升高。

(6)注射之后患者应当有一段关节制动休息期,并且防止进一步操作。

(7)透明质酸钠关节内注射是骨关节炎治疗的一项较新的技术,黏性药剂起到类似于滑液以维持关节润滑的作用,用于骨关节炎的早期。

(郑州大学第一附属医院　王　杰)

第八节　　中医康复学

一、概述

(一)定义

中医康复学是中医学的重要组成部分,是在中医学的理论指导下,具有独特功能的康复理论、技术和方法的一门应用型学科。中医康复技术是中医康复医学体系中所应用的具体的康复手段和方法,包括针刺、推拿、艾灸、拔罐、刮痧、中药内外治法及太极拳、气功、八段锦等。中医康复学的目标与现代康复医学是一致的,不止立足于疾病的"痊愈",更注重于恢复和提高病伤残者的机体功能和潜在能力,以获得生理、心理和社会功能的整体康复,从而提高生活自理能力和生存质量,更好地重新回归社会。中医康复学历史悠久、内容丰富,许多康复技术对各类病伤残者的康复有着良好的效果。中医康复学是世界康复医学体系的重要组成部分,从20世纪80年代以来,在临床康复治疗中,将现代康复治疗方法与中医康复技术结合运用,取得了良好的疗效,在此基础上发展了具有中国特色的现代康复与中医康复相结合的康复疗法,为康复医学的发展做出了积极的贡献。

(二)中医康复学的理论基础

中医康复学是中医学体系中的一个组成部分,它的基本观点和基本理论与中医学同属于一个体系。中医学的理论体系有两个基本特点:一是整体观念,二是辨证论治。这两个特点同样体现在中医康复治疗之中,即整体康复和辨证康复。整体康复和辨证康复是中医康复治疗的核心思想。

1. 整体康复　　中医学认为人体是一个有机的整体,脏腑、组织在生理上相互联系,保持协调平衡。人体正常的生理活动一方面有赖于脏腑、组织发挥自身的功能,另一方面又要通过它们之间相辅相成的协同作用和相反相成的制约作用来维持生理平衡。人体各个部分是以五脏为中心,协调六腑,通过经络系统有机地联系起来,构成一个表里相连、上下沟通、协调共济、井然有序的统一整体。因此,人体局部的病理变化往往与全身脏腑、气血、阴阳的盛衰有关。诊断时,可以通过机体外在的变化来判断内在的病变。治疗时,对于机体局部的病变,也应当从整体出发,制订和采用相应的治疗、康复方法。同时,中医学也强调人体与自然环境的相互关系,认为人体与外界环境也是一个密切相关的整体。人是大自然的组成部分,人是社会的成员,应顺应自然、适应社会,这也是中医康复学的基本观点。因时、因地、因人制宜成为中医学与中医康复学的重要治疗原则。在进行康复治疗时也应当充分考虑到，每一个康复对象不仅存在着身体上的障碍和精神上的障碍，还往往存在着许多家庭、婚姻、职业、经济、教育等各种社会方面的问题。因此，在进行机体功能康复的同时，还要针对患者的情况进行认知功能、语言功能及相应的精神心理康复，以达到整体康复的目的。

2. 辨证康复　辨证康复是中医康复学理论体系的另一个重要的核心思想，是其认识和治疗疾病的基本原则，是对疾病及其功能障碍的一种独特的研究和处理方法，是中医学理、法、方、术在康复临床上的具体运用。证，是机体在疾病发展过程中的某一阶段的病理概括。它包括了病位、病因、病性及正邪关系，反映疾病发展过程中某一阶段的病理变化的本质，因而它比症状更全面、更深刻、更正确地揭示了疾病的本质。辨证，就是将四诊（望、闻、问、切）所收集的资料，包括症状、体征，进行综合分析，判断为某种证候。论治，就是确定相应的治疗与康复方法。中医学治病首先着眼于证，而不是病的异同。因此，同一疾病的证候不同，治疗方法就不同；而不同疾病，只要证候相同，便可以用同一方法治疗，这就是"同病异治、异病同治"。这种针对疾病发展过程中不同质的矛盾用不同的方法去解决的法则，就是辨证论治的精神实质。中医康复学强调通过观察和分析患者的综合证候，寻找引起功能障碍的原因，并针对这些原因采取相应的中医康复治疗措施或训练方法，这就是辨证康复的原则。贯彻这一原则时，除了强调辨明阴阳、虚实、寒热，进行同病异治或异病同治之外，还要考虑对患者进行康复治疗时的季节气候、地域方位、生活环境、职业特点、个体体质等的不同，因人、因地、因时制宜，采用不同的治疗或康复训练方法，这样才能取得最佳的效果。

二、常用中医康复技术

（一）针刺技术

针刺技术（acupuncture technique），又称为针法或刺法，是指利用金属制成的针具，通过一定的手法，刺激人体经络腧穴，从而激发经气，调整经络、脏腑功能，达到疾病防治与康复目的的一门技术。针刺疗法具有操作简便、经济安全、适应证广、疗效显著等优点，普遍应用于临床各种疾病，在中医康复治疗中发挥着重要作用。

1. 针刺技术的治疗作用

（1）通络镇痛　经络不通和气血运行不畅是伤残及病损诸证的主要病机，临床表现为疼痛、麻木、肿胀、瘀斑等症状。中医认为疼痛的机制：一是气血运行不畅，"不通则痛"；二是气血荣养不足，"不荣则痛"。针刺腧穴可以激发经气，一方面"通其经脉，调其气血"，使气血运行通畅，达到"通则不痛"；另一方面是脏腑、组织得到气血正常荣养而恢复功能，达到"荣则不痛"，从而排除病理因素，恢复机体功能。

（2）扶正祛邪　针刺扶正祛邪的作用主要是通过针刺手法和腧穴等来完成的。一般认为，毫针刺法中的补法有扶正和补虚的作用，而泻法和放血疗法则有祛邪的作用，但在具体应用时必须结合腧穴的特殊性来考虑。例如，膏肓、气海、命门等穴，多在扶正时用之；而十宣、十二井穴、水沟等穴，多用于祛邪。

（3）调和阴阳　针灸调和阴阳的作用是通过经络阴阳属性、经穴配伍和针刺手法完成的。《黄帝内经·灵枢·根结》说："用针之要，在于知调阴与阳。调阴与阳，精气乃光，合形与气，使神内藏。"例如，高血压头痛多由肾阴不足、肝阳上亢引起，治当育阴潜阳，可取足少阴经穴针以补法，配合足厥阴经穴针以泻法。

2. 常用针刺技术

（1）毫针刺法　毫针刺法是以毫针为针刺工具，通过在人体经络腧穴上施行一定的操作方法，以通调营卫气血，调整经络、脏腑功能而治疗相关疾病的一种方法。毫针为古代"九针"之一。毫针刺法泛指毫针的持针法、进针法、行针法、补泻法、留针法、出针法等完整的针刺方法，是针灸疗法中的一项非常重要的内容。《标幽赋》中说："观夫九针之法，毫针最微。七星上应，众穴主持。"说明细巧的毫针适用于全身任何穴位，应用面最广，是针灸医生必须掌握的基本方法和操作技能。

由于康复的对象多为老弱伤残、形神虚损者，因此在处方上要遵循体位适宜、补多泻少的原则，而在操作上要做到深浅适宜、刺激量适中。处方主要是根据针刺治则，参照患者的禀赋、病情、环境等综合因素，采用局部、远端、循经取穴相结合的取穴方法，并根据各种病证的需要，选择具有调节作用的2个或2个以上的穴位加以配伍应用，从而达到最佳的康复治疗效果。例如，漏肩风（肩周炎）在取穴上主要用局部的穴位如肩髃、肩髎、肩贞、阿是等穴，属手太阳经证者可配合远端的后溪穴，外邪入侵者可配合外关、风池等穴。

操作方法是治疗能否取效的关键因素，包括进针、行针、留针和出针。进针方法因各医家师承的原因而形成了多种不同的进针手法，但总的来说，可概括为单手进针和双手进针。行针是指进针后为了使患者产生针感而施以一定的手法，行针的基本手法是提插法和捻转法。针刺得气后还应施以一定的补泻手法而后留针。针刺补泻包含单式补泻和复式补泻手法，其中比较常用的为单式补泻手法，复式补泻手法因其操作较为复杂，因此在临床上不常使用，但个别患者因病情特殊也可酌情选用。针刺康复法很强调留针候气、调气治神，但留针的长短要根据病证及患者的耐受程度而定。当达到一定的治疗要求后便可出针。出针后嘱患者休息片刻，注意保持针孔部的清洁，以防感染。例如，上例漏肩风要求先刺远端的配穴并做较长时间及刺激量较大的行针手法，行针时应鼓励患者运动肩关节，促进经气通行达到病所以提高治疗效果。

（2）头针法　头针，又称为头皮针，是在头部特定的穴线进行针刺防治疾病的一种方法。头针的理论依据主要有二：一是根据中医脏腑经络理论，二是根据大脑皮质的功能定位在头皮的投影，选取相应的头穴线。现头穴线标准线的名称和定位主要是采用1984年在日本召开的WHO西太区会议上正式通过的《头皮针穴名标准化国际方案》所制定的方案。该方案按颅骨的解剖名称分额区、顶区、颞区、枕区4个区，共14条标准线（左侧、右侧、中央共25条），即额中线、额旁1线、额旁2线、额旁3线、顶中线、顶颞前斜线、顶颞后斜线、顶旁1线、顶旁2线、颞前线、颞后线、枕上正中线、枕上旁线、枕下旁线。

头针主要用于治疗脑源性疾病，如中风偏瘫、肢体麻木、失语、皮质性多尿、脑性瘫痪、癫痫等。由于此类患者是目前临床康复治疗的主要对象，因而头针在康复治疗中的应用相当广泛。头针的操作主要是采用28~30号长1.5~3寸的毫针，与头皮呈30°角快速将针刺入头皮下，当针尖达到帽状腱膜下层时，指下感到阻力减小，而后使针与头皮平行继续捻转进针，根据不同穴区可刺入0.5~3寸。头针的捻转速度为200次/min左右，进针后捻转2~3 min，留针20~30 min。留针过程中可适当配合康复训练以增强治疗效果。由于头皮血管丰富，容易出血，故出针时必须用干棉球按压针孔1~2 min，以防出血。

（3）电针法　电针法是在毫针刺法的基础上，用电针器输出微量脉冲电流，通过毫针作用于人体经络腧穴用于治疗康复的一种方法。它的优点：在针刺得气的基础上，加以脉冲电的治疗作用，两种刺激同时刺激腧穴，可以提高治疗效果，而且电针能节省人力，能比较客观地控制刺激量，故临床应用广泛。临床常用于各种痛证，痹病，痿病，心、胃、肠、胆、膀胱、子宫等器官的功能失调，癫狂病，肌肉、韧带、关节的损伤性疾病等，并可用于针刺麻醉。

电针法与毫针刺法治疗大致相同,但需选取2个以上穴位。电针的选穴,既可以按照经络选穴,也可以结合神经的分布,选取有神经干通过的穴位或肌肉神经运动点。电针刺激参数包括波形、波幅、波宽、频率等。电针的刺激量对临床治疗具有指导意义。一般的脉冲波有方形波、尖峰波、三角波和锯齿波,单个脉冲波以不同方式组合而形成连续波、疏密波、断续波和锯齿波等。

不同波形的电流作用不同,故治疗作用亦不同。疏密波是疏波、密波自动交替出现的一种波形,疏密交替持续的时间各约1.5 s,能克服单一波形易产生适应的缺点。动力作用较大,治疗时兴奋效应占优势。能增加代谢,促进血液循环,改善组织营养,消除炎性水肿。常用于止血、扭挫伤、关节周围炎、气血运行障碍、坐骨神经痛、面瘫、肌无力、局部冻伤等。断续波是有节律地时断、时续自动出现的一种波形。断时在1.5 s时间内无脉冲电输出;续时是密波连续工作1.5 s。断续波形不易产生电适应,其动力作用颇强,能提高肌肉组织的兴奋性,对横纹肌有良好的刺激收缩作用。常用于治疗痿病、瘫痪等。锯齿波是脉冲波幅按锯齿自动改变的起伏波。16~20次/min或20~25次/min,其频率接近人体呼吸频率,故可用于刺激膈神经,做人工电动呼吸,配合抢救呼吸衰竭。

关于电针刺激参数与疗效关系方面,一般认为刺激频率以变量刺激最好;刺激强度要因人而异,一般为中等强度,以患者能耐受为宜,过强或过弱的刺激都会影响疗效。

(4)其他针刺技术　中医针刺技术还包括三棱针刺法、皮肤针刺法、皮内针刺法、火针刺法等,针刺技术与现代理疗手段相结合后又产生了电磁针、激光针、微波针等治疗方法。

按刺激的部位分类,又可分为体针、耳针、头针、眼针、鼻针、腕踝针、手针、足针等。多种针刺方法给临床提供了多种选择,扩大了针刺技术的适应证,提高了疗效。

3.针刺技术的临床应用

(1)适应证

1)内科疾病　冠心病、高血压、支气管哮喘、糖尿病、甲状腺疾病、慢性阻塞性肺疾病、脑血管意外、颅脑损伤、周围性面瘫、面肌痉挛、三叉神经痛、神经性头痛、眩晕、失眠、痴呆、癫痫、帕金森病等。

2)外科疾病　落枕、颈椎病、肩周炎、网球肘、慢性腰肌劳损、第3腰椎横突综合征、腰椎间盘突出症、梨状肌损伤综合征、退行性骨关节病、脊髓损伤、颞下颌关节功能紊乱、痛证、带状疱疹后遗症、各种关节炎、急慢性扭挫伤、各部骨关节手术后功能康复等。

3)儿科疾病　脑性瘫痪、儿童发育迟缓、儿童自闭症遗尿、百日咳、脊髓灰质炎后遗症等。

4)其他　乳腺肿瘤术后康复、产后尿失禁、戒烟戒毒、肥胖症等。

(2)禁忌证

1)妇女妊娠3个月以内者,下腹部禁针;妊娠3个月以上者,腹部及腰骶部不宜针刺;三阴交、合谷、肩井、昆仑、至阴等穴有通经活血作用,孕妇禁针;月经期间慎用针灸;有习惯性流产史者,尤须慎用针灸。

2)小儿囟门未闭合,其所在部位的腧穴不宜针刺。

3)皮肤感染、溃疡、瘢痕或肿瘤的部位不宜针刺。

4)自发性出血或出血不止的患者不宜针刺。

(二)推拿技术

推拿(massage)是运用一定的手法技巧或借助器具在人体的穴位及经脉或某个部位上施术操作,以达到防治病残、养生保健和功能障碍康复目的的一种物理治疗,是中医康复学中最主要、应用最广泛的康复治疗技术。

1. 推拿疗法的治疗作用

（1）疏通经络，行气活血　经络是人体运行气血、联系脏腑肢节、沟通上下内外的通路，经络不通是导致病残和功能障碍的重要因素。一方面推拿能激发和调整经气，并通过经络影响所连属的脏腑、组织的功能活动，以调节机体的生理病理状况。另一方面，气血是构成和维持人体功能活动的基本物质，气血循环不息地运行于身体各部，维持正常的生理功能。经络通畅，气血充盈，正气强盛，则机体健康。反之，如果经络不通，气血运行不畅，则出现气血的偏盛、偏衰或者循行发生障碍，就会导致病残和功能障碍。推拿手法对人体体表的直接刺激和做功，既可促进气血运行，又产生热效应，使气血循行通畅，机体偏盛或偏衰的状况得到纠正，最终达到防治病残和功能障碍康复的目的。

（2）理筋整复，滑利关节　各种损伤可使人体筋、骨关节原有的形态及解剖位置发生改变，失去正常生理功能。根据不同情况，采用相应的推拿手法，使错位或移位得以还原，使筋络通顺，气血运行通畅，以利于局部组织的修复和功能的重建。此外，各种损伤常累及气血，致脉络受损，气滞血瘀或复加风寒湿邪侵袭，导致筋脉拘急，关节僵硬，屈伸不利。适当的推拿手法能舒筋活络、软坚散结、松解粘连、活血化瘀、消肿镇痛，使筋挛拘急得以缓解，关节活动得以恢复。

（3）调整脏腑功能，增强抗病能力　脏腑是化生气血、储藏精气、传化水谷和维持机体活动的重要器官，脏腑功能与人体正气的盛衰有密切的关系。脏腑功能失调，人体气血精微化源不足，正气虚弱，抗病能力低下，就会出现病损、伤残、功能障碍，并通过经络反映在体表。推拿手法作用于体表相应的经络腧穴，刺激穴位、痛点，通过经络的传导作用，改善和调整脏腑功能，使脏腑阴阳得到平衡，从而达到治疗病损、伤残、功能障碍和预防疾病的目的。

2. 常用推拿手法　手法是一种以特定技巧和规范性动作在患者体表操作的特殊技能，主要用于伤残和功能障碍康复及保健强身的目的。手法的熟练程度及恰当运用，是取得良好康复效果的关键。因此，手法的基本要求是持久、有力、均匀、柔和、深透。持久是指手法按要求能够持续操作一定的时间而不间歇或停顿；有力是指根据患者的体质、施术部位、病情等不同情况而增减的一种巧力；均匀是指手法操作的节律、速度和压力能够保持均匀一致，连绵不断；柔和是指手法轻而不浮，重而不滞，柔中有刚，刚中有柔，刚柔相济；深透是指手法达到了持久、有力、均匀、柔和4项基本要求，可使力透皮入内，直达内脏及深层组织。要熟练掌握各种手法，必须经过一段时间的练习和临证实践，这样才能由生疏到熟练，由拙到巧，进而达到得心应手，运用自如。

根据手法的作用、运动形式及特点，可将手法分为基本手法、复合手法两大类。基本手法有滚法、揉法、摩法、擦法、推法、按法、点法、抖法、捏法、拿法、捻法、拍法、摇法等，多具有舒筋活络、活血镇痛、开闭通塞、松散肌肉的功效。复合手法有按揉法、拿捏法、拔伸法、牵抖法等，多具有理筋整复、滑利关节、纠正错位的作用。

医生首先要认真诊察患者病情，明确诊断，确定治疗方案。根据病情需要选择相应的治疗手法。各种手法必须严格按操作步骤进行，做到心中有数。患者体位要选择得当，推拿前要把患者安置在合适的体位上，使患者坐卧舒适，治疗部位肌肉放松。治疗时医生要全神贯注，在治疗过程中态度要严肃认真，精力集中，操作仔细，并密切注意患者对手法治疗的反应，若有不适，应及时进行调整，以防止发生意外事故。医生手法力量要轻重适宜，手法力量是否得当对治疗效果有直接影响，治疗时即使选择的手法是正确的，但由于没有掌握好手法的强度，也不能取得良好的效果。手法的轻重程度，要根据患者的病情、体质和耐受程度而定，要避免手法过重，防止加重原有的损伤。

3. 推拿疗法的临床应用

（1）适应证

1）内科、外科、妇产科、五官科疾病　上呼吸道感染、中暑、呕吐（呃逆）、胃痛、腹痛、泄泻、痢疾、便秘、胁痛、心悸、胸痹、不寐、头痛、消渴、面瘫、三叉神经痛、眩晕、中风偏瘫、坐骨神经痛、慢性疲劳症、痛经、闭经、月经不调、慢性盆腔炎、产后耻骨联合分离症、乳少、近视、鼻渊、牙痛、肥胖症、术后肠粘连、关节手术后功能康复等病证。

2）骨伤科疾病　颈椎病、落枕、肩周炎、软组织的急慢性扭挫伤、关节脱位、胸胁岔气、急性腰扭伤、慢性腰肌劳损、第3腰椎横突综合征、腰椎间盘突出症、梨状肌损伤综合征、退行性骨关节病、跟痛症、桡骨茎突部狭窄性腱鞘炎、截瘫等。

3）儿科疾病　发热、咳嗽、百日咳、惊风、胃痛、呕吐、便秘、尿闭、遗尿、夜啼、疳积、厌食症、小儿肌性斜颈、小儿脑瘫、脊髓灰质炎后遗症等。

4）其他　保健、美容、戒烟、减肥等。

（2）禁忌证

1）年老体弱、久病体虚、极度疲劳、剧烈运动后、过饥过饱或酒醉者均不宜用或慎用推拿。

2）孕妇的腰骶部、臀部和下腹部禁用推拿；妇女经期不宜用或慎用推拿。

3）某些感染性和传染性疾病，如丹毒、骨髓炎、化脓性关节炎、肝炎、肺结核患者不宜用推拿。

4）有自发出血倾向、血液病或出血症，如尿血、便血、消化道出血、血小板减少性紫癜、血友病等患者不宜用推拿。

5）有严重的心、肺、脑、肾等脏器疾病，外伤出血、骨折早期、截瘫初期、骨质疏松症患者，以及烫伤和溃疡性皮炎的局部等禁用推拿。

（三）灸法技术

灸法技术（moxibustion technique）是用艾绒或其他药物放置在体表的穴位部位上烧灼、温熨，借灸火的温、热力及药物的作用，通过经络的传导，起到温通气血、扶正祛邪的作用，以达康复治疗目的的一种外治法。

1. 灸法技术的治疗作用

（1）温经镇痛，散寒除湿　风、寒、湿等外邪侵袭人体，会导致气血凝滞、经络受阻，出现肿胀、疼痛等症状和一系列功能障碍。灸法对经络穴位的温热刺激，可以温经散寒、通络镇痛、祛风除湿，所以临床多用于外邪留滞、气血运行不畅引起的痹病、疮疡疖肿、冻伤、扭挫伤等疾病，也常用于跌打损伤等其他原因引起的气血不畅、瘀血停留之证。

（2）升阳举陷，扶阳固脱　灸疗能益气温阳、升阳举陷，可用以治疗脾肾阳虚、命门火衰引起的久泄久痢，以及气虚下陷之脏器下垂等证。故《黄帝内经·灵枢·经脉》云："陷下则灸之。"临床常取百会穴，大炷重灸，还能扶阳固脱、回阳救脱，用于挽救阳气衰微、阴阳离决等垂危之疾，在临床上常用于中风脱证、急性腹痛吐泻、痢疾等急证的急救。

（3）预防疾病，保健强身　灸疗可以温阳补虚，所以除了有治疗、康复作用外，还有预防疾病和保健的作用，是防病保健的方法之一。灸足三里、中脘穴，可使胃气常盛，气血充盈；灸命门、关元、气海穴，可温阳益气、填精补血。民间俗话亦说"若要身体安，三里常不干""三里灸不绝，一切灾病息"。《针灸大成》亦提到灸足三里可以预防中风。因此，灸疗是重要的防病保健方法之一。

2. 常用灸法技术

（1）艾炷灸　把艾炷放在穴位上施灸，称为艾炷灸。根据艾炷和与皮肤之间是否间隔药物，艾炷灸分为直接灸和间接灸两类。直接灸根据灸后皮肤刺激的程度不同，分为化脓灸和非化脓灸两种。间接灸根据衬隔物的不同，分为隔姜灸、隔蒜灸、隔盐灸及隔附子饼灸等。临床常用间接灸，因其火力温和，具有艾灸和药物的双重作用，患者易于接受。

（2）艾条灸　艾条灸即将艾绒制作成艾条进行施灸的方法，有悬起灸和实按灸之别。悬起灸：将点燃的艾条悬于施灸穴位上熏烤的一种施灸方法。其操作方式有温和灸、雀啄灸和回旋灸3种。实按灸：在施灸部位垫上布或纸，点燃药条一端后，趁热按到施术部位，使热力透达深部的灸法。由于用途不同，艾绒里掺入的药物处方各异，又有太乙针灸、雷火针灸等。

（3）温针灸　温针灸是将针刺与艾灸结合使用的一种方法，适用于既需要留针，又需要施灸的疾病。操作方法是针刺得气后，将毫针留在适当的深度，在针柄上套置一段约2 cm的艾条，或将艾绒捏在针柄上点燃，直到艾绒燃尽为止，使热力通过针身传入体内，达到治疗目的。本法既能发挥针刺的作用，又能发挥灸法的作用，还解放了施灸者人力，故临床应用较多。用此法时应注意防止灰火脱落烧伤皮肤。

（4）温灸器灸　温灸器灸是将艾绒及药末放入温灸盒和温灸筒内点燃，然后在施灸的腧穴或部位上来回熨烫，到局部发红为止。本法患者乐于接受，可用于女性、小儿及惧怕灸治者，因此，目前临床应用较广。本法其实是熨法的一种。施行这种灸法，必须要有特制的温灸器。温灸器的式样很多，金属制作的底部均有数十个小孔，内有1个小筒，可以装艾绒和药物。此法适用于灸治腹部、腰部的一般常见病。

（5）天灸　天灸又称为药物灸、发疱灸，即将一些具有刺激性的药物涂敷于穴位或患处，敷后皮肤可起疱，或仅使局部充血潮红。所用药物多是单味中药，也有用复方者。常用药物有新鲜的毛茛叶、墨旱莲大蒜泥、生白芥子等，将这些捣烂敷置穴位上，使之发疱，可以治疗多种病证。也可将斑蝥浸于醋中，擦抹患部，用于发疱。

3. 灸法技术的临床应用

（1）适应证

1）神经系统疾病：脑血管疾病、小儿脑瘫及颅脑损伤等产生的运动功能和感觉障碍。

2）消化系统疾病：胃痛、腹痛、呕吐、泄泻、便秘、胃肠痉挛、慢性阑尾炎、慢性肝炎等。

3）免疫系统疾病：风湿性关节炎、类风湿关节炎、系统性红斑狼疮、干燥综合征等。

4）生殖系统疾病：痛经、经闭、阴挺、崩漏、阳痿、早泄等。

5）心肺系统疾病：冠心病、高血压、动脉硬化、急慢性支气管炎、支气管哮喘等。

6）痛证：腹痛、腰背痛、头痛、三叉神经痛，以及退行性骨关节病、肩周炎、软组织劳损等产生的疼痛。

（2）禁忌证

1）面部穴位、乳头、大血管等处均不宜使用直接灸，以免烫伤形成瘢痕。关节活动部不宜使用化脓灸，以免化脓溃破，不易愈合，甚至影响功能活动。

2）一般空腹、过饱、极度疲劳和对灸法恐惧者，应慎用灸法；对于体弱患者，灸疗时艾炷不宜过大，刺激量不可过强，以防"晕灸"；一旦发生晕灸，应及时处理。

3）孕妇的腹部和腰骶部也不宜施灸。

4）高热、抽搐或极度衰弱、形瘦骨弱者，不宜施灸。

（四）拔罐技术

拔罐技术（cupping technique）是以罐为工具，利用燃烧、挤压等方法排除罐内空气，造成负压，使罐吸附于体表特定部位（患处、穴位），产生广泛刺激，形成局部充血或瘀血现象，而达到防病治病目的的康复治疗技术。拔罐是一种古老的民间医术，儿童同样适用。拔罐与针灸一样，也是一种物理治疗，而且是物理治疗中最优秀的疗法之一，有火罐、气罐等。

1. 拔罐技术的治疗作用

（1）平衡阴阳　阳盛则热，阴盛则寒。发热是阳气盛实的表现，而寒战恶寒是阴气盛实的症状，在大椎进行拔罐能够治疗发热的疾病，而在关元进行则能治疗寒性的疾病。

（2）调和脏腑　拔罐疗法通过在经络、穴位局部产生负压吸引作用使体表穴位产生充血、瘀血等变化，穴位通过经络与内在的脏腑相连，从而治疗各种脏腑疾病。

（3）疏通经络　拔罐疗法通过其温热机械刺激及负压吸引作用，刺激体表的穴位及经筋皮部，而穴位及经筋皮部是与经络密切相连的。所以，拔罐能够疏通经络，使营卫调和，祛除经络中的各种致病的邪气，使气血畅通，筋脉关节得以濡养、通得，从而治疗各种疾病。

（4）协助诊断　通过观察拔罐后体表的变化，可以推断疾病的性质、部位及与内脏的关系。

（5）祛除病邪　拔罐疗法因为以负压吸拔体表的穴位，不仅能够开腠理、散风寒，而且还能调整脏腑经络的作用，鼓舞人体的正气，也有助于体内致邪气的排出。

2. 常用拔罐技术

（1）留罐法　又称为坐罐法，将罐吸拔于施术部位后，留置10~15 min，然后将罐取下。留罐时需要随时观察皮肤变化，若罐大吸拔力强时，可适当缩短留罐的时间，以免起疱。此法是拔罐最常用的一种方法，一般疾病均可应用，根据病情可采取单罐或多罐。留罐法拔多个罐时，依罐具距离的不同，有密排法（罐具距离<3 cm，主要用于身体强壮且有疼痛者）和疏排法（罐具距离>7 cm，主要用于身体虚弱、肢体麻木、酸软无力者）。

（2）闪罐法　闪罐是将罐拔住后随即取下，再迅速拔住，如此反复直至皮肤潮红为度的方法。此法不仅避免了皮肤瘀斑，还增强了对某些病证的疗效，多用于局部皮肤麻木、疼痛或功能减退患者，尤其适用于不宜留罐的患者，如小儿及年轻女性的面部。

（3）走罐法　在罐口或欲拔罐部位涂一层凡士林油膏、乳液、香油或刮痧油等润滑油（夏季也可用清水），再将罐拔住，然后双手握住罐子，上下、左右往返推移，至所拔部位皮肤潮红、充血甚或瘀血时将罐起下。

（4）针罐法　留针拔罐法简称针罐法，是将针刺和拔罐结合应用的一种方法。先在穴位上针刺（此法不宜使用过长过细的针，留在体外的针身、针柄不宜过长），待施毕补泻手法得气后，将针留在原处，再以针为中心的部位上拔上火罐，留置10~15 min，然后起罐出针。本法具有针刺与拔罐的双重治疗作用，疗效明显优于单纯拔罐，常用于比较顽固的病证，如顽固性风湿痛、陈旧性筋骨损伤、坐骨神经痛等。如果与药罐结合，称为针药罐法。

（5）刺血拔罐法　刺血拔罐法又称为刺络拔罐，在拔罐部位的皮肤消毒后，用三棱针点刺出血或用皮肤针叩刺，然后将火罐吸拔于点刺部位使之出血，以加强刺血治疗作用。一般针后拔罐留置10~15 min，多用于治疗扭伤、丹毒、乳痈等。应用刺血拔罐时，刺血工具要严密消毒，出血量要适当。眼区及面颊部，贫血、肿瘤、出血性疾病患者，体质虚弱者、孕妇及女性月经期不宜采用此法。

3. 拔罐技术的临床应用

（1）适应证

1）神经系统疾病　神经性头痛、枕神经痛，取大椎、大杼、天柱、至阳等穴位拔罐；肋间神经痛，取章门、期门等穴位及肋间疼痛区域拔罐；坐骨神经痛，取秩边、环跳、委中等穴位拔罐；风湿劳损引起的四肢神经麻痹，取大椎、膏肓、肾俞、风市等穴位及麻痹部位拔罐；面神经麻痹，取下关、印堂、颊车等穴位，行闪罐法，连续拔10~20次。

2）运动系统疾病　颈椎病、肩周炎、肘关节痛，在压痛点及病变关节周围拔罐；背痛、腰痛、骶椎痛、髋痛，则在疼痛局部及病变关节周围拔罐；膝痛、踝部痛、足跟痛，在疼痛部位及病变关节周围，用小型玻璃火罐进行拔罐。

3）皮肤疾病　急性湿疹、慢性荨麻疹、带状疱疹、痤疮、黄褐斑等。

4）其他内外科疾病　上呼吸道感染、发热、咳嗽、支气管哮喘、慢性支气管炎、慢性胃炎、功能性消化不良、功能性便秘、胃痛、腹痛、腹泻、老年习惯性便秘、肠易激综合征、流行性腮腺炎、急性乳腺炎、急性淋巴管炎等。

5）其他　保健、美容、减肥、慢性疲劳综合征、职业倦怠、青少年假性近视、毒蛇咬伤促进伤口毒血排出等。

（2）禁忌证

1）年老体弱、久病体虚、极度疲劳、剧烈运动后、过饥过饱过渴或酒醉者慎用火罐。

2）孕妇的腹部、腰骶部禁用拔罐。妇女经期慎用拔罐。

3）皮肤有过敏、溃疡、水肿及大血管的部位不宜拔罐；传染性皮肤病的患部不宜拔罐。

4）五官部位、前后二阴部位不宜拔罐。

5）常有自发性出血和损伤性出血不止的患者，不宜拔罐。

6）高热抽搐者不宜拔罐；重度心脏病、心力衰竭、严重水肿等患者不宜拔罐。

（五）刮痧技术

刮痧（skin scraping）是以脏腑经络学说为指导，用刮痧器具刮拭皮肤经络穴位，达到养生保健与康复等目的的一种物理治疗，是中医外治法之一。

1.刮痧技术的作用

（1）调整阴阳　刮痧有明显的调整阴阳平衡的作用。如肠蠕动亢进者，在腹部和背部等处进行刮痧，可使蠕动亢进的肠道受到抑制而恢复正常；反之，肠蠕动减弱者，则可促进其蠕动恢复正常。这说明刮痧可以改善和调整脏腑功能，使脏腑阴阳得到平衡。

（2）活血祛瘀　刮痧可调节肌肉的收缩和舒张，使组织间压力得到调节，以促进刮拭组织周围的血液循环，增加组织血流量，从而起到活血化瘀、祛瘀生新的作用。

（3）舒筋通络　刮痧可增强局部血液循环，使局部组织温度升高。在刮痧板直接刺激下，局部组织的痛阈提高。通过刮痧板的作用使紧张或痉挛的肌肉得以舒展，从而消除疼痛。

（4）排除毒素　刮痧过程可使局部组织形成高度充血，血管、神经受到刺激，使血管扩张，血流及淋巴回流增快，吞噬作用及搬运力量加强，使体内废物、毒素加速排除，组织细胞得到营养，从而使血液得到净化，增加全身抵抗力，减轻病势，促进康复。

（5）预防保健　刮痧疗法作用部位是体表皮肤，皮肤是机体暴露于外的最表浅部分，直接接触外界，且对外界气候等变化起适应与防卫作用。皮肤之所以具有这些功能，主要依靠机体内卫气的作用。健康人常做刮痧（如取背俞、足三里等穴）可增强卫气，卫气强则护表能力强，外邪不易侵表，机体自可安康。若外邪袭表，出现恶寒、发热、鼻塞、流涕等表证，及时刮痧（如取肺俞、中府等穴）可将表邪祛除，以免表邪进入五脏六腑而生重病。另外，刮痧还可用于诊断、美容和减肥等。

2.常用刮痧技术　刮痧操作一般分为持具操作和徒手操作。

（1）持具操作　如刮痧法、挑痧法、放痧法和焠痧法等，其中以刮痧法为最常用方法，又可分为直接刮痧法和间接刮痧法。直接刮痧法是指在患者体表均匀涂上刮痧介质后，治疗师用刮痧工具直接接触患者皮肤，在体表的特定部位反复进行刮拭，直到皮肤发红发紫或出现青紫红色的瘀点、瘀斑，本法多用于患者体质比较强壮而且病证又属于实盛者。间接刮痧法是指在患者要刮拭的部位上放一层薄布或棉纱物，然后再用刮痧工具在其上面进行刮拭，使其皮肤发红发紫或出现青紫红色的瘀点、瘀斑，本法在具有刮痧功效的同时，还具有保护皮肤的作用。主要用于儿童、年老体弱者及高热、中枢神经系统感染、抽搐、某些皮肤病患者。

（2）徒手操作　又称为撮痧法、揪痧法、扯痧法、挤痧法、拍痧法或抓痧法，是指在患者的受术部位和术者的手涂上介质，然后治疗师五指屈曲，将中指和示指的第二指节对准施术部位，夹起皮肤和肌肉，然后松开，如此一揪一放，反复进行，并可发出"巴巴"的声响，在同一部位可连续操作5～7遍，直到皮肤发红发紫或出现青紫红色的瘀点、瘀斑。本法具有通经活络、活血镇痛、引血下行的作用。适用于皮肤张力较小的头面部及腹、颈、肩、背部等处。

3. 刮痧技术的临床应用

（1）适应证

1）内科常见疾病　如高血压、低血压、心悸、心绞痛等；头痛、失眠、眩晕、面神经麻痹、脑卒中后遗症等；呃逆、胃炎、胆囊炎、胃痉挛、腹泻、腹胀、便秘等；咳嗽、哮喘、上呼吸道感染等；高脂血症、糖尿病等。

2）外科常见疾病　如落枕、颈椎病、肩周炎、腰痛、膝关节痛、腓肠肌痉挛、足跟痛、荨麻疹、痔疮等。

3）妇科常见疾病　如月经不调、痛经、闭经、盆腔炎、带下病、乳腺增生、更年期综合征等。

4）五官科常见疾病　如牙痛、鼻窦炎、咽喉肿痛、目赤肿痛、视力减退等。

5）儿科常见疾病　如小儿腹泻、小儿厌食症、小儿遗尿症等。

6）其他疾病　如美容养颜、减肥、保健等。

（2）禁忌证

1）孕妇的腹部、腰骶部及女性的乳头禁刮；孕妇及女性月经期的三阴交、合谷、肩井等穴应慎刮。

2）活动性出血疾病、白血病、血小板减少、血友病患者禁刮。

3）危重病，如急性传染病或有心力衰竭、肝肾衰竭、肝硬化腹腔积液、全身重度水肿者禁刮。

4）破伤风、狂犬病患者禁刮。

5）大病初愈、重病、气虚血亏及饱食、饥饿状态下也不宜刮痧。

6）恶性肿瘤中晚期患者或身体极度消耗者禁刮。

7）精神失常及精神病发作期患者禁刮。

8）凡刮治部位的皮肤有溃烂、损伤、炎症，体表有溃疡、疮痈，或不明包块处，均不宜刮痧。

9）急性软组织损伤部位、骨折处或有开放性伤口处禁刮。

（六）传统运动疗法

传统运动疗法（traditional exercise therapy），古代称"导引按蹻"，是指在中医理论指导下，根据患者病情特点，运用我国传统的运动形式以帮助患者康复或治疗疾病的方法。它是中医康复治疗的重要手段之一。

1. 传统运动疗法的治疗作用

（1）调摄情志　参加适宜的传统运动疗法，一方面可移情易性，减少不良情绪的影响；另一方面可以调畅气机，愉悦身心，同时主动积极的锻炼还可增强患者的康复信心，使其树立康复信念。

（2）促进肢体功能　传统运动疗法对功能恢复有着独特的作用。偏瘫、痹病、痿病等均可有不同程度的肢体功能障碍，积极的传统运动疗法的锻炼可疏通经络、调和气血、强筋壮骨，促进肢体功能恢复。

（3）促进代偿功能　病伤残者可通过积极的运动疗法的锻炼，提高健侧的代偿功能，尽量恢复机体协调，维持正常的整体功能。

2. 常用传统运动疗法　传统运动疗法是我国古代劳动人民在长期与衰老及疾病斗争的实践过程中逐渐认识、创造和总结而来的,源于导引,即"导气令和,引体令柔",使"骨正筋柔,气血以流"。

传统运动疗法有其自身特点,它是根据患者的体质及病情特点,选择相应的运动方法,选取其中对应的段式,安排合理的运动量,以康复或治疗疾病,这一点有别于现代运动疗法;传统运动疗法不同于其他中医康复技术,它要求患者主动参加康复治疗过程,通过运动来恢复和增强机体功能,有别于针刺、推拿、中药等康复治疗手段,其强调自身参与;传统运动疗法又不同于一般的体育运动,它是我国历代名家不断探索与总结而形成的具有运动疗效的固定套路,并配合呼吸、意念,从而调理内在的脏腑气血功能,以达到康复治疗目的。

传统的运动疗法有多种,如五禽戏、易筋经、八段锦、太极拳、太极剑等,其祛病、健身、康复、延年的养生保健效果为世人所公认。现代最常用的传统运动疗法是太极拳,因此以下就对该疗法做简要介绍。

太极拳是一种意识、呼吸、动作三者密切结合的体育运动,也是融武术、气功、导引于一体的内家拳。可用于治疗神经、循环、呼吸、消化、运动系统的各种疾病。太极拳拳理包含动静、阴阳两方面,动而生阳、静而生阴,既对立又统一。太极拳拳路与太极图一样以浑圆为本,一招一式均由各种圆弧动作组成,形动于外,以分阴阳虚实,意守于内,以静御动,用意念引导气血运行周身,如环无端,周而复始。打太极拳能达到动静结合、内外合一、形神兼备、浑然一体的境地,体现了"太极"本意的内涵,借以激发人体自身的调节能力,达到"阴平阳秘"的状态,所以能起到使机体康复及"治未病"的作用。太极拳的流派很多,各有特点,国家体育总局根据杨氏太极拳整理编创了简化太极拳即太极二十四势,动作由简到繁、从易到难、循序渐进,便于普及和掌握,是比较理想的康复疗法。

3. 传统运动疗法的临床应用　传统运动疗法主要是通过增强人体的自身调节功能及稳态机制,以改善人体整体功能状态,全面提高人体整体的身体素质。康复专业人员可结合残疾人的功能障碍有针对性地指导其应用传统运动疗法进行康复治疗,使传统运动疗法在残疾的三级预防中发挥重要作用。

(1)残疾一级预防　传统运动疗法通过各种训练方法锻炼人的精气神,而精气神则代表了人体正气,是"人之三宝"。通过训练,可使精充、气足、神旺,阴阳调和,气血流畅,增强人体正气,"正气存内,邪不可干",从而增强了人体的抗病能力,避免疾病和各种损伤的发生,还可益寿延年。

(2)残疾二级预防　疾病和损伤发生后,采用相应的传统运动疗法可调整肌张力,纠正异常姿势,预防关节挛缩、变形,增强肌力和肌耐力,提高平衡功能和运动协调性,预防运动系统残疾;同时,传统运动疗法还能够缓解疼痛,改善呼吸及循环系统功能,改善情绪,缓解压力,提高认知功能。

(3)残疾三级预防　偏瘫、痿病、痹病、颈椎病、截瘫、骨折、伤筋等均可伴有不同程度的肢体功能障碍,残疾发生后,要积极应用传统运动疗法,加强局部或全身的运动锻炼,疏通经络,调和气血,强筋壮骨,以促进肢体功能的恢复,减轻残疾程度。另外,传统运动疗法作为在我国民众中喜闻乐见的活动形式,具有广泛的群众基础。在社区康复中,将传统运动疗法的有关训练要领融入日常生活活动中,可以提高训练者的活动能力;若以集体形式开展传统运动疗法的训练,还能寓练于乐,成为社交活动的一种形式,对于促进残疾人回归社会具有重要意义。

中医康复学与西方康复医学在性质、内容和任务等方面,有着许多相同之处,但也存在着区别,各有特点。中医康复技术具有能防、能治、能养的特点,既可用于常人保健、老年养生,也能有效地用于残疾、慢性病、老年病患者的康复和病后养生。同时,中医康复方法简便且易行,既适于建立正规的康复机构,也可因地制宜,开展社区康复工作。西方康复医学是建立在现代医学的基础之上,运用医学物理学和康复工程学的先进技术,在康复诊断、功能评定、功能训练、矫形外科和人工装置代替或补偿等方面占有优势。西方康复医学在其发展过程中吸收了不少中医康复学的思想和方法,如中医导引和肢体功能训练技术、推拿按摩、情志和心理治疗、饮食治疗和自然治疗等。这些方法不仅丰富了西方康复医学的康复手段,还成为现代康复医学领域中不可缺少的内容。

　　中医康复学与西方康复医学的结合,是我国医学发展的导向,也是现代康复医学的发展模式。在康复医疗的工作中,只有融合两者的优点,既吸收现代康复医学的先进技术,又发挥中医康复学的优势,才能提高临床康复的水平,推动我国现代康复医学事业的蓬勃发展。

（郑州大学第一附属医院　马炳全）

第五章
神经系统常见疾病的康复

学习目标

1. 脑卒中的临床特点、常见的功能障碍、康复评定方法;脑卒中的康复时机选择、康复目标和康复治疗原则。
2. 颅脑损伤的发生机制及其病理特点;颅脑损伤的康复评定方法及康复治疗。
3. 神经平面、运动平面、感觉平面的评定;运动评分、感觉评分;脊髓损伤急性期和恢复期的康复方法;脊髓损伤的并发症及处理。
4. 小儿脑瘫的概念、分级、康复评定方法;小儿脑瘫的康复治疗,特别是运动疗法和作业治疗的方法;运动再学习方法的理论基础;小儿脑瘫日常生活能力训练。
5. 周围神经损伤康复评定内容;周围神经损伤康复治疗方法。
6. 帕金森病的临床特点、常见的功能障碍;帕金森病的康复评定方法;帕金森病的康复目标和康复治疗原则。

第一节　脑卒中的康复

一、概述

脑卒中(脑血管意外)是指突然发生的、由脑血管病变引起的局限性或全脑功能障碍、持续时间超过 24 h 或引起死亡的临床症候群。它包括脑梗死(cerebral infarction)、脑出血(intracerebral hemorrhage)和蛛网膜下腔出血(subarachnoid hemorrhage)。脑梗死包括脑血栓形成(cerebral thrombosis)、脑栓塞(cerebral embolism)和腔隙性脑梗死(lacunar stroke)。

(一)流行病学

在中国,脑卒中是继冠心病和癌症的第三大致死原因。中国约有 70 000 000 例脑卒中患者;每年有 2 000 000 例新发病例;约 70% 的患者会遗留功能障碍,不能独立生活。

(二)危险因素

可改变(治疗)的因素:高血压、短暂性脑缺血发作或既往脑卒中病史、冠心病、糖尿病、吸烟、颈

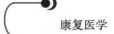

动脉狭窄、高脂血症。

不可改变的因素：年龄、性别、人种、家族脑卒中病史。

（三）临床表现

由于脑卒中时脑损伤的部位、大小和性质等不同，其临床表现可以分为以下几种。

①感觉和运动功能障碍：表现为偏身感觉（浅感觉和深感觉）障碍、偏瘫和偏盲。②交流功能障碍：表现为失语、构音障碍等。③认知功能障碍：表现为记忆障碍、注意障碍、思维障碍和失认等。④心理障碍：表现为焦虑、抑郁等。⑤其他功能障碍：如吞咽困难、大小便失控、性功能障碍等。

按照"国际功能、残疾和健康分类"（international classification of functioning, disability, and health，ICF），脑卒中患者功能受损的程度可分为 3 个水平，即身体结构和功能的损伤、活动（日常生活活动）受限和参与（社会活动）受限。

脑卒中康复是经循证医学证实的对降低致残率最有效的方法，是脑卒中组织化管理中不可或缺的关键环节。现代康复理论和实践证明，脑卒中后进行有效的康复能够加速康复的进程，减轻功能上的残疾，节约社会资源。脑卒中早期康复的根本目的是预防并发症，最大限度地减轻障碍和改善功能，提高日常生活能力，其最终目的是使患者回归家庭、回归社会。规范的康复流程和康复治疗方案对降低急性脑血管病的致残率，提高患者的生存质量具有十分重要的意义。

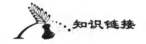知识链接

卒中单元

卒中单元（stroke unit）是指在医院的一定区域内，针对脑卒中患者的、具有诊疗规范和明确治疗目标的医疗综合体。它是可延伸到恢复期、后遗症期，针对脑卒中患者的一个完善的管理体系，其中包括社区医疗、家庭医疗及各个收治机构。为了最大限度地降低脑卒中的致残率，提高患者的生活质量，应在及时抢救治疗的同时，积极开展早期康复治疗。目前，许多国家都已建立了比较完善的卒中单元，卒中单元将早期规范的康复治疗与急性期神经内科治疗有机地结合，防治各种并发症，尽可能使脑卒中患者受损的功能达到最大限度的改善，从而提高其日常生活能力。

二、脑卒中康复评定

（一）脑损伤严重程度的评定

1. 格拉斯哥昏迷量表　格拉斯哥昏迷量表（GCS）是根据睁眼情况（1～4 分）、肢体运动（1～6 分）和言语表达（1～5 分）来判定患者脑损伤的严重程度。GCS≤8 分为重度颅脑损伤，呈昏迷状态；9～12 分为中度脑损伤；13～15 分为轻度脑损伤。

2. 美国国立卫生研究院卒中量表　美国国立卫生研究院卒中量表是国际上公认的、使用频率最高的脑卒中评定量表，有 11 项检测内容，得分低说明神经功能损害程度重，得分高说明神经功能损害程度轻。

（二）运动功能评定

1. Brunnstrom 运动功能评定方法　该方法将脑卒中偏瘫运动功能恢复分为 6 期,根据患者上肢、手和下肢肌张力与运动模式的变化来评定其运动功能恢复情况(表 5-1)。

表 5-1　Brunnstrom 运动功能评定方法

分期	运动特点	上肢	手	下肢
1	无随意运动	无任何运动	无任何运动	无任何运动
2	引出联合反应、共同运动	仅出现协同运动模式	仅有极细微的屈曲	仅有极少的随意运动
3	随意出现的共同运动	可随意发起协同运动	可有钩状抓握,但不能伸指	在坐位和站立位上,有髋、膝、踝的协同性屈曲
4	共同运动模式打破,开始出现分离运动	出现脱离协同运动的活动:肩 0°,肘屈 90°的条件下,前臂可旋前、旋后;肘伸直情况下,肩可前屈 90°;手臂可触及腰骶部	能侧捏和松开拇指,手指有半随意的小范围伸展	在坐位上,可屈膝 90°以上,足可向后滑动。足跟不离地的情况下踝可背伸
5	肌张力逐渐恢复,有分离精细运动	出现相对独立于协同运动的活动:肩前屈 30~90°时,前臂可旋前旋后;肘伸直时肩可外展 90°;肘伸直,前臂中立位,上肢可举过头	可做球状和圆柱状抓握,手指同时伸展,但不能单独伸展	健腿站,病腿可先屈膝,后伸髋;伸膝下,踝可背伸
6	运动接近正常水平	运动协调近于正常,手指指鼻无明显辨距不良,但速度比健侧慢(≤5 s)	所有抓握均能完成,但速度和准确性比健侧差	在站立位可使髋外展到抬起该侧骨盆所能达到的范围;坐位下伸直膝可内外旋下肢,合并足内外翻

2. Fugl-Meyer 评定法　该方法是由 Fugl-Meyer 等在 Brunnstrom 评定法的基础上制定的综合躯体功能的定量评定法。内容包括上肢、下肢、平衡、四肢感觉功能和关节活动度的评测,科学性较强。简化 Fugl-Meyer 运动功能评定法是一种只评定上肢、下肢运动功能的简化评定形式,具有省时、简便的优点,各单项评分充分完成为 2 分,不能完成为 0 分,部分完成为 1 分。其中上肢 66 分,下肢 34 分,上肢、下肢满分为 100 分。可以根据最后的评分对脑卒中患者的运动障碍严重程度进行评定。

3. 痉挛的评定　采用改良 Ashworth 痉挛评定量表进行评定。

（三）平衡功能评定

1. 三级平衡检测法　该方法在临床上经常使用,Ⅰ级平衡是指在静态下不借助外力,患者可以保持坐位或站立位平衡;Ⅱ级平衡是指在支撑面不动(坐位或站立位)身体某个或几个部位运动时可以保持平衡;Ⅲ级平衡是指患者在外力作用或外来干扰下仍可以保持坐位或站立位平衡。

2. Berg 平衡评定量表　Berg 平衡评定量表(Berg balance scale test,BBS)共有 14 项与平衡相关的日常生活活动,大致可分成 3 个部分:①在不同姿势下维持平衡的能力,如两脚前后站立与并拢站立;②在不同姿势间转换的能力,如由坐到站;③预期性姿态控制的能力,如站立时手臂往前伸,弯腰拾起东西。评分的方式则是每项分为 0~4 分,0 分代表完全无法完成,4 分代表能独立完成。最后每项加总后之总分为 0 ~ 56 分。由总分来表示出个体在平衡表现上的差异性。BBS 的优点在于施测简便,10 ~ 15 min 即可完成。也不需要特殊的评估设备,比起一般实验室中复杂的动作分析系统,它更具有目标指向性及功能化,平民化的特质。

(四)日常生活能力评定

日常生活能力的评定是脑卒中临床康复常用的功能评定,常用量表主要有 Barthel 指数评定量表和功能独立性评定量表。

(五)认知功能评定

使用总体上大致检查出患者是否存在认知功能障碍的方法。

1. MMSE MMSE 简单易行,国内外应用广泛,是痴呆筛查的首选量表。该量表包括以下 7 个方面:时间定向力,地点定向力,即刻记忆,注意力及计算力,延迟记忆,语言,视空间。共 30 项题目,每项回答正确得 1 分,回答错误或答不知道得 0 分,量表总分范围为 0 ~ 30 分。测验成绩与文化水平密切相关,正常界值划分标准:文盲>17 分,小学>20 分,初中及以上>24 分。

2. 蒙特利尔认知评估量表 蒙特利尔认知评估量表(MoCA)敏感性高,覆盖重要的认知领域,测试时间短,适合临床运用。但其也受教育程度的影响,文化背景的差异、检查者使用 MoCA 的技巧和经验,检查的环境及被试者的情绪及精神状态等均会对分值产生影响,对于轻度认知功能障碍的筛查更具敏感性。

(六)其他功能障碍评定

其他功能障碍评定还有感觉功能评定、失语症评定、构音障碍评定和心理评定等,请参见有关章节和相关书籍。

三、脑卒中康复问题

脑卒中患者的康复问题主要表现为运动功能障碍(偏瘫)、感觉障碍、认知障碍、言语障碍等各种功能障碍及日常生活能力障碍和心理障碍等。

(一)运动功能障碍

最常见的是病变对侧肢体的中枢性偏瘫,临床上以肌张力异常、腱反射亢进及出现联合反应、共同运动和病理反射为特征。脑卒中偏瘫主要是上运动神经元损伤导致正常姿势反射机制紊乱,即运动系统失去了高级中枢的调控,使脑干等皮质以下中枢原始的运动反射释放出来,导致患侧肢体肌群间协调紊乱,抗重力肌群痉挛,从而形成异常的姿势和运动模式。

1. 联合反应 联合反应是指若用力使健侧肌肉收缩时,可以诱发患侧的肌肉收缩。这种发生在健侧与患侧之间的联合反应,称为对侧性联合反应。发生在患侧上、下肢之间的联合反应,称为同侧性联合反应。临床表现为肌肉活动失去自主控制,常伴随痉挛出现,且痉挛的程度越高,联合反应就越明显。联合反应在偏瘫早期非常明显,尤其是当患者用力活动来维持平衡、避免跌倒或紧张时更为明显。

2. 共同运动 共同运动是指偏瘫患者期望完成某项活动时,所引发的一种刻板的协同动作。一般来讲,共同运动都伴有肌张力异常,多表现为肌张力增高甚至痉挛,而且以一种由意志诱发而又不随意志改变的固定运动模式进行。

偏瘫患者中常见的共同运动模式有屈肌共同运动模式和伸肌共同运动模式,这两种模式在上下肢均可发生,大部分患者上肢以屈肌共同运动为主,下肢以伸肌共同运动为主,典型的肢体异常运动模式见表5-2。

表5-2　典型的肢体异常运动模式

部位		表现
上肢	肩胛带	后缩,肩带下降
	肩关节	外展、外旋
	肘关节	屈曲
	前臂	旋后或旋前
	腕关节	掌屈伴有尺侧偏
	手指	屈曲、内收
下肢	髋关节	伸展、内收、内旋
	膝关节	伸展
	踝关节	内翻、足跖屈
	足趾	跖屈

3.异常肌张力　肌张力异常在脑卒中的不同时期表现不同,随着病情的自然恢复,肌张力也在发生变化,可表现以下几种情况:①肌张力低下逐渐恢复正常;②肌张力低下发展为肌张力增高,以后逐渐恢复正常;③肌张力低下发展为肌张力增高,持续处于肌痉挛状态;④持续处于低肌张力状态。

肌张力除受头部和躯干姿势的影响外,还受情绪、体位、温度、年龄、生理状态等多因素的影响。肌张力的正常有助于正确姿势的建立和平衡的恢复,同时可避免错误模式的形成。在偏瘫的康复治疗中调节肌张力是重要的一环。

(二)感觉障碍

脑卒中患者根据病变性质、部位和范围的不同,可伴有不同程度的感觉障碍,与患者直接相关的感觉障碍有偏盲、关节位置觉和运动觉的减弱或丧失及感觉异常。由于偏盲造成视野缺损,患者看不见患侧半边全部或部分的物体,进而产生身体姿势异常和步态异常。而本体感觉的减弱或丧失会产生感觉性共济失调,出现动作不准确,静态或动态的平衡障碍及姿势异常。这类患者在运动中往往需要以视觉来补偿本体感觉的缺失。感觉异常可以限制被动和主动活动,使关节活动度减小、痉挛加重,同时还影响患者的情绪,不利于功能的恢复。

(三)认知障碍

部分脑卒中患者可出现认知功能障碍。例如,意识的改变、记忆障碍、听力理解异常、空间辨别障碍、失用症、忽略症、失认症、体象障碍、智能减退等,病变部位不同可有不同的表现。

(四)言语障碍

脑卒中患者如果病变损伤了优势半球的颞叶和额叶,可引起言语功能的异常,主要引起构音障碍和失语症。

(五)日常生活能力障碍

对于脑卒中患者来说,早期由于运动等功能障碍,使得其吃饭、排泄、洗漱、穿衣、洗澡等生活中重要的日常生活动作很难完成。

(六)心理情感问题

脑卒中患者由于突发性疾病造成身体多方面的功能障碍,给个人、家庭带来极多不便,患者往往表现为情绪低落、悲观失望,处于抑郁或焦虑状态。

四、脑卒中康复治疗

脑卒中康复的根本目的是最大限度地减轻功能障碍和改善功能,预防并发症,提高日常生活能力,最终使患者回归家庭,融入社会。规范的康复流程和治疗方案对降低急性脑血管病的致残率,提高患者的生活质量具有十分重要的意义。

(一)康复治疗的基本原则

1. 选择合适的病例和早期康复时机。早期康复有助于改善脑卒中患者受损的功能,减轻残疾的程度,提高其生活质量。通常主张在生命体征稳定48 h后、原发神经疾病无加重或有改善的情况下开始进行康复治疗(脑出血患者脑水肿程度相对较重,一般主张发病后1~2周、病情稳定后开始康复治疗)。对伴有严重合并症(如血压过高、严重的精神障碍、重度感染、急性心肌梗死或心功能不全、严重肝肾功能损害或糖尿病酮症酸中毒等)的患者,应在治疗原发病的同时,积极治疗并发症,待患者病情稳定48 h后方可逐步进行康复治疗。

2. 康复治疗计划是建立在康复评定的基础上,由康复治疗小组共同制订,并在治疗方案实施过程中逐步加以修正和完善。

3. 康复治疗贯穿于脑卒中治疗的全过程,应做到循序渐进。

4. 康复治疗必须有脑卒中患者的主动参与及其家属的配合,并与日常生活和健康教育相结合。

5. 采用综合康复治疗,包括物理治疗、作业治疗、言语治疗、心理治疗、中医康复治疗和康复工程方法等。

(二)急性期的康复治疗

此期患者从偏瘫肢体无主动活动到肌肉张力开始恢复,并有弱的屈肌和伸肌共同运动。脑卒中急性期卧床患者的良肢位摆放、床上体位转移技术、关节活动度训练技术,是脑卒中康复护理的基础和早期康复介入的重要方面,早期良好的体位摆放和适当的关节活动度训练,能够减少并发症、提高护理质量、加快脑卒中患者的康复速度。有充分的证据证明,脑卒中后长期卧床不活动会严重影响患者的神经肌肉功能、心血管功能、呼吸功能和免疫功能;脑卒中后制动相关的并发症如深静脉血栓、关节挛缩等亦明显增多;此外,长期不运动也会影响患者功能恢复潜力,特别是平衡功能的恢复,降低大脑的可塑性和功能重组。同时,偏瘫侧各种感觉刺激和心理疏导及相关的康复治疗(如吞咽功能训练、发音器官运动训练、呼吸功能训练等),有助于脑卒中患者受损功能的改善。

1. 良肢位摆放　良肢位摆放是利用各种软性靠垫将患者置于舒适的抗痉挛体位,正确的体位摆放应该贯穿在偏瘫后的各个时期,注意定时改变体位,一般每2 h体位转换1次。鼓励患侧卧位,该体位增加了患肢的感觉刺激,并使整个患侧被拉长,从而减少痉挛,且健手能自由活动;适当健侧卧位;应尽量避免半卧位,因半坐卧位能引起对称性颈紧张性反射,增加肢体上肢屈曲、下肢伸直的异常痉挛模式;尽可能少采用仰卧位,因为这种体位受颈紧张性反射和迷路反射的影响,会加重异常运动模式和引发骶尾部、足跟和外踝处压疮的发生,可仅作为一种替换体位或者患者需要这种体位时采用;保持正确的坐姿,与卧床相比,坐位有利于躯干的伸展,可以达到促进全身身体及精神状态改善的作用。

2.床上体位转移 体位转移的实施应当由治疗师、患者、家属、护士和其他陪护人员共同参与,主要包括被动体位转移、辅助体位转移和主动体位转移等方式,训练的原则应该按照完全被动、辅助和完全主动的顺序进行。床上体位转移的训练内容包括患者床上侧面移动、前后方向移动、被动健侧翻身、患侧翻身起坐训练、辅助和主动翻身起坐训练、床上搭桥训练及床上到轮椅、轮椅到床上的转移训练等。床上体位转移技术的实施要注意转移过程的安全性问题,在身体条件允许的前提下,应尽早离床偏瘫肢体被动活动。

3.关节活动度训练 关节活动度训练可以维持关节正常的活动范围,有效防止失用性肌萎缩的发生,促进全身功能恢复。关节活动度训练开始时可以完全被动形式进行,以后可以过渡到辅助和完全主动的方式进行。一般每个关节每天活动2~3次。开始肢体软瘫时关节活动范围应在正常范围的2/3以内,特别是肩关节,并注意保护关节,避免不必要的损伤,防止异位骨化。关节活动度训练不仅包括肢体关节,还包括躯干的脊柱关节活动度训练,训练以患侧为主,长期卧床者要兼顾健侧肢体。

4.床上活动 ①上肢上举运动:双手叉握,偏瘫手拇指置于健侧手拇指掌指关节之上(Bobath握手),在健侧上肢的帮助下,做双上肢伸肘、肩关节前屈、上举运动。②桥式运动:仰卧位,上肢放于体侧,双下肢屈髋屈膝,足平踏于床面,伸髋使臀部抬离床面,维持该姿势并酌情持续5~10 s。

5.站立、步行训练 偏瘫、步态异常是脑卒中患者主要的功能障碍,也是影响患者日常生活能力和生活质量的主要因素。脑卒中患者病情稳定后早期离床训练、坐位训练、起坐训练、站立训练能够提高移动能力和日常生活能力。偏瘫的步行基本要素主要有以下几个方面:①颈部、躯干及偏瘫下肢抗重力肌能够抗重力;②患侧下肢能负重、支撑身体;③站立时重心能够前后、左右移动;④患侧下肢髋关节能够屈曲、迈步。根据脑卒中患者离床后的功能状态,针对性地按照上述步行基本要素进行早期步行训练,是临床上简单有效的基本步行康复训练方法。进一步的优化步行康复训练,则需要对偏瘫步态进行全面的分析才能制订精细化的训练方案。

6.物理因子治疗 常用的有局部机械性刺激、冰刺激、功能性电刺激、肌电生物反馈和局部气压治疗等,可使瘫痪肢体肌肉被动引发收缩和放松,逐步改善其张力。

7.传统疗法 常用的有按摩和针灸治疗等。

(三)恢复期的康复治疗

本期的主要治疗目标是抑制痉挛、促进分离运动恢复,加强偏瘫侧肢体的主动活动并与日常生活活动相结合,同时注意减轻偏瘫肢体肌痉挛的程度和避免加强异常运动模式(上肢屈肌痉挛模式和下肢伸肌痉挛模式)。顺序如下:床上移动翻身→坐位→坐位平衡→双膝立位平衡→单膝立位平衡→坐到站→站立平衡→步行→上下楼梯。在康复训练过程中,应强调的是重建正常运动模式,其次才是加强软弱肌力训练。训练中应包含患侧恢复和健侧代偿。

1.床上活动 ①上肢上举运动:仍采用前述双侧同时运动的方法,只是偏瘫侧上肢主动参与的程度增大。②桥式运动:基本动作要领同前,可酌情延长伸髋挺腹的时间,偏瘫侧下肢单独完成可增加难度。

2.坐位平衡训练 通过重心(左、右、前、后)转移进行坐位躯干运动控制能力训练。开始训练时应有治疗师在偏瘫侧给予帮助指导,酌情逐渐减少支持,并过渡到日常生活活动。

3.站立和站立平衡训练 先做站立准备活动(如坐位提腿踏步、患侧下肢肌力训练等,有条件可利用站立床训练),然后扶持站立→平衡杠间站立→徒手站立→站立平衡训练,要达到在他人一定外力推动下仍能保持站立平衡。

4.上肢和手的治疗性活动 活动偏瘫侧上肢和手功能的恢复较偏瘫侧下肢相对滞后,这可能与上肢功能相对较精细、复杂有关。在偏瘫侧上肢和手的治疗性活动中,尤其是在运动控制能力的训练中,尤其要重视"由近到远,由粗到细"的恢复规律,近端关节的主动控制能力直接影响该肢体远端关节功能恢复。

5. 下肢的治疗性活动 当偏瘫侧下肢肌张力增高和主动运动控制能力差时,常先抑制异常的肌张力,再进行有关的功能性活动(以主动活动为主,必要时可给予适当的帮助)。在运动控制训练中,主要练习不同屈膝位的主动伸膝运动、主动屈膝运动和踝背屈活动,可加用指压第一、二跖骨间肌肉。下肢的功能除负重以外,更重要的是行走,人们通过行走可以更好地参与日常生活、家庭生活和社区生活,以实现其自身的价值。如果患者的踝背屈无力或足内翻明显,影响其行走,可用踝-足矫形器使其患足至踝背屈位,以利于行走,休息时可将其去除。

6. 作业性治疗活动 针对患者的功能状态选择适合的功能活动内容,如书写练习、画图、下棋、打毛线、粗线打结;系鞋带、穿脱衣裤和鞋袜、家务活动、社区行走,使用交通、通信工具等。

7. 助行器和轮椅的应用 对于年龄较大、步行能力相对较差的患者,为了确保安全,可使用助行器增加支撑面,提高步行稳定性。下肢瘫痪程度严重,无独立行走能力者可用轮椅代步,以扩大其活动范围。在患者出院前,治疗师应教会患者及其家属进行床椅转移和轮椅的使用。

8. 物理因子治疗 重点是针对偏瘫侧上肢的伸肌(如肱三头肌和前臂伸肌),改善伸肘、伸腕、伸指功能;偏瘫侧下肢的屈肌(如股二头肌、胫前肌和腓骨长短肌),改善膝和踝背屈功能。常用方法有功能性电刺激、肌电生物反馈疗法和低中频电刺激等。

9. 中医康复治疗 常用的有按摩和针灸治疗等,深浅感觉刺激有助于局部肌肉的收缩和血液循环,从而促进偏瘫侧肢体功能的改善。

10. 心理治疗 鼓励和心理疏导,加强患者对康复治疗的信心,以保证整个康复治疗顺利进行。

(四)后遗症期的康复治疗

一般认为脑卒中患者在发病后 6 个月进入后遗症期。此期是患者功能恢复的平台期,导致脑卒中后遗症的主要原因有颅脑损害严重、未及时进行早期规范的康复治疗、治疗方法或功能训练指导不合理而产生的误用综合征、危险因素(高血压、高血糖、高血脂)控制不理想致原发病加重或再发等。脑卒中常见的后遗症主要为偏瘫侧上肢运动控制能力差和手功能障碍、失语、构音障碍、面瘫、吞咽障碍、偏瘫步态、患足下垂行走困难、血管性痴呆等。但是,通过技巧学习、使用辅具和耐力训练等还可恢复一定的能力。一些过去从没有接受过正规康复治疗的、以废用综合征(如肌痉挛、关节挛缩、姿势异常等)为主的偏瘫患者,如能接受康复治疗,仍然可能获得一定进步。

此期的康复治疗应加强残存和已有的功能,即代偿性功能训练,包括矫形器、步行架和轮椅等的应用,以及环境改造和必要的职业技能训练,以适应日常生活的需要,同时注意防止异常肌张力和挛缩的进一步加重,避免废用综合征、骨质疏松症和其他并发症的发生,帮助患者下床活动和适当的户外活动,注意多与患者交流和进行必要的心理疏导,激发其主动参与的意识,发挥家庭和社会的作用。

五、脑卒中特殊临床问题的处理

(一)语言功能障碍

交流障碍[如说、听、读、写、做手势和(或)语言运用的问题]及其相关的认知损害存在于高达40%的脑卒中患者中。脑卒中后最常见的交流障碍是失语症和构音障碍。必要的干预措施有助于最大限度地恢复交流能力,并且可以防止习得性失用或不适当的代偿行为。语言治疗的目标:①促进交流的恢复;②帮助患者制订交流障碍的代偿方法;③教育并促进患者周围的人们与患者进行交流,减少患者的孤独感,并满足患者的愿望和需求。

(二)认知障碍

针对脑卒中后认知障碍,可应用简易精神状态检查量表(MMSE)、蒙特利尔认知评估量表(MoCA)进行筛查。进一步认知功能检查和康复,可待急性期过后进行认知障碍详细的评测和针对性的康复。脑卒中后早期偏侧忽略明显影响康复的预后,早期发现和干预偏侧忽略能有效促进脑卒中患者的功能恢复。

(三)吞咽障碍

吞咽障碍是脑卒中患者的常见症状,发生率为22%~65%,常对患者的生理、心理健康造成严重影响。在生理方面,吞咽功能减退可造成误吸、支气管痉挛、气道阻塞窒息及脱水、营养不良,脑卒中后误吸与进展为肺炎的高危险性有关。饮水试验是较常用的临床筛查方法。视频X射线透视吞咽检查(VFSS)是评价吞咽功能的"金标准"。

吞咽障碍的治疗与管理最终目的是患者能够安全、充分、独立地摄取足够的营养及水分。脑卒中急性期、亚急性期吞咽障碍的干预及营养支持的荟萃分析表明,吞咽行为学治疗及针灸可减轻吞咽障碍。经皮咽部电刺激和重复经颅磁刺激亦可改善吞咽功能。

鼻胃管长期应用会出现一些并发症,影响吞咽功能的恢复;有胃食管反流和误吸风险的重度吞咽障碍患者,建议使用鼻肠管进行肠内营养;另外,鼻胃管拔出时间没有统一的规定,一般来说重度吞咽障碍达到以下要求可试拔出鼻胃管:病情稳定,饮水试验基本正常;意识清楚并有一定的认知功能;进食训练中每餐可进食200 mL以上,连续3 d无不适;行常规体位或体位代偿下仪器检查未见严重误吸、重度口咽腔滞留。

(四)心肺功能障碍

脑卒中早期卧床不动可导致严重的心血管功能障碍。脑卒中后给予特定任务的心血管适应性训练是有益的,脑卒中后适应性训练可提高作业负荷、步行速度、步行距离及有氧代谢能力。

在意识障碍及吞咽困难状态下发生的误吸是导致脑卒中相关性肺炎的最主要原因。在系统并发症导致的脑卒中死亡中,肺部感染也是最常见的原因。应加强呼吸道管理,尽早进行呼吸功能康复,预防和治疗吸入性、坠积性肺炎,减少气管切开的风险。对已经气管切开的患者,积极加强呼吸功能康复,防止胃食管反流和误吸,能缩短机械通气时间、封管时间,可尽早拔出气管套管,改善心肺功能,减少住院时间,为将来的系统康复打下基础。呼吸功能康复的主要内容包括呼吸道管理、手法震动排痰、胸廓活动度训练和抗阻训练、腹式呼吸训练等,目的是增加咳嗽的效率,保持或改善胸廓的活动度;改善呼吸肌的肌力、耐力及协调性,改善肺通气,提高呼吸功能,从而增强患者整体的功能。

(五)肩部问题障碍

肩痛是脑卒中患者常见的并发症之一,可以发生在脑卒中早期,也可以发生在中后期,通常发生在脑卒中后2~3个月,发生率为5%~84%。脑卒中后肩痛有很多原因,具体机制仍不明确,粘连性关节囊炎、拖曳/压迫、复杂区域疼痛综合征、肩外伤、滑囊炎/肌腱炎、肩轴撕裂及异位骨化等都有可能导致。不适当的肩关节运动会加重损伤和肩痛,如双手做高过头的滑轮样动作进行肩关节运动,会造成过度的肩部屈曲外展,损伤局部关节囊和韧带从而引起肩痛。肩痛会影响患者主动的康复训练,妨碍患者日常生活的独立,使患者情绪低落,影响睡眠和休息。肩手综合征(shoulder-hand syndrome)是特殊类型的肩痛,又称为反射性交感神经营养障碍,表现为肩、手部疼痛性运动障碍、肿胀,后期可出现营养不良性改变、肌肉萎缩、关节挛缩变形、皮肤色素沉着等。经皮神经肌肉电刺激、肩关节的保护和运动、外加压装置改善循环、A 型肉毒毒素局部注射等措施可减轻肩痛。

脑卒中患者肩关节半脱位的发生率为 17% ~81%,多数在发病 3 个月内,主要由周围肌肉张力下降、关节囊松弛等原因造成。治疗和护理不当、直立位时缺乏支持及不适当的护理牵位上肢均可造成肩关节半脱位。肩关节半脱位的预防十分重要。一旦发生肩关节半脱位,其处理策略是防止进一步恶化,肩关节局部支撑装置、经皮电刺激、持续肩关节位置保持训练等方法有利于预防和治疗肩关节半脱位。

(六)痉挛与挛缩

脑卒中后早期肢体多是迟缓性瘫痪,随着病情的恢复和主动运动的增加,瘫痪肢体肌张力逐渐增高,并出现痉挛,痉挛是中枢神经损伤后的阳性症状,痉挛加重将会限制肢体的活动能力和掩盖肢体恢复的潜力。痉挛的处理要从发病早期识别和处理开始,严重痉挛的预测因素包括持续升高的肌张力、严重的瘫痪、偏身感觉障碍。痉挛的处理原则应该是以提高患者的功能为主要目的。治疗痉挛的典型方法是阶梯式的,开始以最小侵入式的疗法,逐渐过渡到更多侵入式的疗法。体位摆放、被动伸展和关节活动度训练可以缓解痉挛,而且痉挛的患者应该每天做数次。影响到功能的挛缩其矫正方法还包括夹板疗法、连续性造模或手术纠正。没有可靠的资料对不同的运动疗法、使用或不使用抗痉挛药物做过比较。替扎尼定、巴氯芬、丹曲林是常用的治疗痉挛的口服药物。康复训练结合早期局部注射 A 型肉毒毒素,可以减少上下肢的痉挛程度,提高肢体功能。

(七)下肢深静脉血栓

深静脉血栓(deep vein thrombosis,DVT)和与之相关的并发症肺栓塞,是脑卒中后数周内非常严重的危险状况,重症脑卒中、卧床、制动、感染、脱水等是脑卒中急性期 DVT 形成的危险因素,出现 DVT 的患者应用抗凝药是常规治疗。低分子肝素皮下注射对预防和治疗缺血性脑卒中后 DVT 和肺栓塞是有明确疗效的,高剂量相关的出血不良反应也明显增多,3 000 ~6 000 U/d 是合适的,且不显著增加出血风险。目前应用的几种预防脑卒中患者 DVT 的方法包括早期运动、抗凝、间歇性气压静脉驱动、弹力袜等,研究认为药物预防和穿弹力袜能明显降低 DVT 的发生。虽然没有直接临床证据支持,但是组织化脑卒中机构均认为,早期运动可能对防止 DVT 非常重要。

(八)压疮

脑卒中患者发生压疮主要是由于某一体位时间过长,使得局部长时间受压迫,血液循环障碍造成皮肤组织缺血坏死。定时翻身(每 2 h 翻身 1 次),减轻局部压力充气垫应用,清洁床面和皮肤护理,注意营养可以预防压疮的发生。对已出现的压疮应及时解除压迫,进行创面处理,紫外线治疗和增加营养,必要时考虑外科治疗。

(九)抑郁

脑卒中后抑郁(poststroke depression,PSD)是脑卒中后以持续情感低落、兴趣减退为要特征的心境障碍(mood disorder)。总体发生率高达 40% ~50%,其中约 15% 为重度抑郁,可伴严重自杀倾向甚至自杀行为。脑卒中后抑郁易患因素包括持续加重的功能障碍、认知障碍和脑卒中的严重程度重。脑卒中后抑郁可发生于脑卒中后各个时期,显著增加脑卒中患者的病死率、致残率和认知功能障碍,降低患者的生活质量,给患者及其家庭乃至社会带来十分沉重的负担,并且在临床工作中容易被忽视。近年来,越来越多的学者认为对脑卒中后抑郁进行早期积极治疗是非常必要的,推荐对所有脑卒中患者进行标准的抑郁筛查。治疗的目的依次是:①减少并最终消除心理障碍的所有症状和体征;②恢复心理、社会和职业功能,保持良好心理状态;③尽量减少复发和再发的可能性。出现脑卒中后抑郁或情绪不稳的患者应该尽可能地使用成功把握最大、不良反应最小的方法,可以使用选择性 5-羟色胺再摄取抑制剂等抗抑郁药物治疗、心理治疗和社会支持等。

六、脑卒中的预后

(一)死亡因素

前 30 d 脑梗死的死亡率为 17% ~34% ;脑出血的症状往往更严重,死亡率可以达到 48% ;脑卒中 1 年内的死亡率一般为 25% ~40% ;脑卒中 1 年内的再发风险一般为 12% ~25% 。

(二)功能恢复和残疾因素

1.年龄 年龄≥75 岁的脑卒中患者受损功能恢复不如年轻患者。

2.合并症与继发性功能损害 合并心脏病、糖尿病、肺病等的脑卒中患者,合并症可影响原发病造成的功能障碍的改善;继发性功能损伤(如吞咽困难、认知障碍、抑郁等),可延长脑卒中患者的住院时间,影响其受损功能恢复的速度,从而使其生活质量下降。

3.病灶部位与严重程度 若有忽略存在,在损害程度相同的情况下,右半球损害的患者较左半球损害预后更差。一般来说,脑卒中后受损功能程度越重,持续时间越长,其功能结局越差。

4.康复治疗 早期康复介入不仅可以预防并发症的发生,缩短住院日,加快恢复时间,其效果也较非早期康复者为好。

5.家庭与社会的参与 家庭成员的积极配合和社会相关因素的参与,都对其功能结局产生积极的影响。

第二节 颅脑损伤的康复

一、概述

(一)流行病学

颅脑损伤(traumatic brain injury,TBI)是指外力作用于头部所导致的颅骨、脑膜、脑血管和脑组织的机械性变,引起暂时性或永久性神经功能障碍。外伤是导致 1 ~44 岁人群死亡的主要原因,其中约半数是颅脑损伤。在中国,颅脑损伤年发病率为 55.4/10 万人口。颅脑损伤男女比例为 2∶1,男性死亡率比女性高 3 ~4 倍。颅脑损伤主要见于交通事故、工伤、运动损伤、跌倒和撞击等。几个危险因素中,最常见为损伤前饮酒,在所有的损伤中交通意外占一半。交通事故是青少年和成年人颅脑损伤最常见的原因。暴力伤害是导致青年颅脑损伤第二位原因。乙醇和颅脑损伤直接相关。

(二)颅脑损伤的机制

1.原发性损伤 发生在撞击和创伤瞬间的直接结果,颅脑表面的脑挫裂伤、弥漫性轴索损伤、弥漫性血管内出血/多处点状淤血、脑神经损伤。脑组织挫伤常伴有擦伤和压伤,但脑组织的连续性并未破坏。伤后立即发生意识丧失,昏迷可为数小时、数日、数周、数月不等,同时伴有阳性神经系统体征。神经功能障碍的发生率和死亡率均比脑震荡高。脑撕裂伤有神经结构的损伤,死亡率可高达 50% 。后遗神经功能障碍,如运动功能、认知和语言障碍等。

弥漫性轴索损伤(diffuse axonal injury,DAI)是外伤使颅脑产生旋转加速度和(或)角加速度,使脑组织内部易产生剪切力,使脑组织在受压和回位的过程中相对运动,导致神经轴索损伤伴或不伴小血管撕裂的一种弥漫性脑损伤。主要损伤部位为脑内各部连接处或不同密度转折部,本质为神经元沃勒变性,现在通常认为脑震荡是最轻的类型,原发性脑干损伤是最重的类型。①脑震荡:有短暂的意识丧失,一般不超过6~12 h,无明显结构上的变化,没有永久性的脑损伤,也不遗留神经功能障碍,患者几天后可恢复正常的活动。临床表现为头痛、头晕、疲劳、轻度恶心、呕吐等,并有逆行性遗忘,神经系统检查无阳性体征。②原发性脑干损伤:占重型颅脑损伤的7%~10%,头部受到打击或身体其他部位受到撞击,可使脑干撞击在小脑幕裂孔的切迹缘上或枕骨的斜坡上,或沿纵轴向下剧烈移动或扭转而造成脑干的损伤;或头部外伤导致颅骨严重变形,通过脑室内脑脊液冲击造成中脑导水管周围或四脑室底的损伤。原发性脑干损伤常合并有大脑半球弥漫性损伤。

2.继发性损伤　继发性损伤是指在原发性损伤的基础上发生的病变。一般继发性损伤发生在受伤12~24 h内,在严重颅脑损伤5~10 d内均有可能出现继发性损害。继发性损伤包括颅内出血、脑水肿、脑缺氧、颅内感染、脑积水等,这些是可以预防的。颅内出血是一种较为常见的致命的继发性损伤,依部位不同分为硬脑膜外血肿、硬脑膜下出血、蛛网膜下腔出血和脑内出血。症状和体征在伤后一段时间内逐渐出现,呈进行性发展。未经处理病例几乎100%死亡,即使经过处理的患者,死亡率也非常高。

二、颅脑损伤康复评定

(一)颅脑损伤严重程度的评定

脑损伤程度主要通过意识障碍程度来反应,昏迷的深度和持续时间是判断颅脑损伤严重程度的指标。国际上普遍采用格拉斯哥昏迷量表(GCS)。该方法检查颅脑损伤患者的睁眼反应、言语反应和运动反应3项指标,确定这3项反应的计分后,再累计得分,作为判断伤情轻重的依据,具体评分标准见第三章表3-37。

GCS总分为15分。根据GCS计分和昏迷时间长短判断病情:13~15分为轻度损伤,昏迷时间在20 min以内;9~12分为中度损伤,伤后昏迷20 min至6 h;3~8分为重度损伤,伤后昏迷时间在6 h以上,或在伤后24 h内出现意识恶化并昏迷6 h以上。

持续植物状态(persistent vegetative state,PVS):丧失与环境互动的能力,有可能自发或经刺激唤醒(由于缺乏皮质活动)。临床特征:①认知功能丧失,无意识活动,不能执行指令;②保持自主呼吸和血压;③有睡眠-觉醒周期;④不能理解和表达言语;⑤能自动睁眼或刺痛睁眼;⑥可有或无目的性眼球跟踪活动;⑦丘脑下部及脑功能基本保存。以上条件持续1个月以上。

(二)认知功能障碍的评定

认知功能主要涉及记忆、注意、理解、思维、推理、智力和心理活动等,属于大脑皮质的高级活动范畴。认知功能障碍包括意识的改变、记忆障碍、听力理解异常、空间辨别障碍、失用症、失认症、忽略症、体象障碍、皮质盲和智力障碍等。认知功能障碍是大脑损伤后常出现的障碍,应对其进行重点评定。

1.失认症评定　知觉功能是脑部的高级功能,主要包括脑部对各种外界事物识别和处理的过程。当大脑损伤后,即使无感觉功能缺陷、智力障碍、意识障碍、言语困难,患者对自己以往熟悉的事物不能以相应感官感受加以识别,这种现象称为失认症。

(1)视觉失认　患者对所见物体、颜色、图画不能辨别其名称和作用,但经触、听等其他感觉,则能辨认。如将梳子和牙膏等物品(物品失认)、熟人的照片(相貌失认)、颜色匹配图(颜色失认)、不同形状图片(图形失认)放在桌上,让患者辨认,不能辨认者为阳性。

(2)触觉失认 患者尽管触觉、本体觉和冷热觉正常,但不能通过触摸辨认物体。请患者闭目,用手触摸物体,识别其形状和材料,如金属、布等,不能辨认者为阳性。

(3)听觉失认 患者能分辨出有无声音,但辨别不出是什么声音。请患者听日常熟悉的声音(如雷声、闹钟声等),回答不正确者为阳性。

(4)一侧空间失认(单侧忽略) 患者对大脑病损对侧的一半视野内的物体、身体或空间不能辨认。

(5)左、右失定向失认 即格斯特曼综合征(Gerstman syndrome),包括左右失定向、手指失认、失写、失算4种症状。

2.失用症评定 是指脑损害者不是由于运动瘫痪、感觉丧失、共济失调或记忆、理解障碍等原因,而不能完成已习得的、有目的或熟练的技巧性动作,又称为运用障碍。

(1)意念(观念)运动性失用 即使患者完全了解动作的概念或意念,也不能模仿或进行有目的的运动。模仿动作测试:检查者做举手、伸示指和中指("V"字形)、刷牙等动作,不能模仿者为阳性。口头指令测试:让患者执行口头指令,不能完成者为阳性。

(2)运动性失用 可让患者完成舌部运动,做刷牙、划火柴、用钥匙开门、弹琴样动作、扣纽扣等,不能完成或动作笨拙为阳性,常见于上肢和舌。

(3)意念(观念)性失用 无法正确完成日常习惯的动作,如把牙膏、牙刷放在桌上,让患者打开牙膏盖,拿起牙刷,将牙膏挤在牙刷上,然后刷牙。患者动作顺序颠倒为阳性。

(4)结构性失用 患者不能按命令或自发地描绘或搭拼图形、结构。在仿画图、仿搭积木时出现的障碍,是视觉空间结构能力的障碍,是对整体空间分析和综合能力的障碍,能认识各个构成部分,也能理解相互位置关系。

3.注意力评定 注意力是心理活动对一定事物有选择的指向和集中,分为集中注意力和分散注意力,要完成任何一件事,都需要两者的参与并不断交替发挥作用。

(1)注意标准化评定 大多数用于评价脑功能认知或神经心理学的检查都含有一般的注意成分,包括William数字顺背及倒背测验、注意过程测验、日常生活注意测验等。

(2)信息处理速度和效率的测试 除上述标准化测试外,注意过程可通过评价信息处理速度和效率的测试,以及注意力水平的测试直接评定。

(3)注意水平的测试 几种注意类型都有许多相应量表进行测试,如配对测试、WAIS-R数字符号分测验、数学分测验、威斯康星卡片分类测验、数字警觉测试、连续行为测试,临床实践中要根据需要加以选择。

4.记忆力评定 常用的成套记忆力评定量表有韦氏记忆量表、临床记忆测验等。记忆是人们对过去的体验、经验和事物在大脑中的反映(留下的痕迹),是复杂的心理过程,分为瞬时记忆、短时记忆和长时记忆3种。

5.LOTCA认知功能评定 检查内容分为四大类:定向检查、知觉检查、视运动组织检查和思维运作检查。检测的物品有指导及评分标准1册、4种颜色的积木20块、100孔塑料插板1块、塑料插钉15个、测试图片48张、塑料形板22块(6种形状4种颜色)、拼图板1套(一分为九)、检查用图册1本、生活用品若干。但LOTCA评定中还缺少注意力功能、记忆功能的评定,需采用特殊量表进行评定。

(三)运动障碍的评定

与脑卒中所致的运动障碍评定一致。

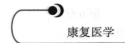
(四)日常生活能力评定

由于脑损伤患者多有认知障碍,所以在评定日常生活能力时,宜采用包括认知项目的评定,如功能独立性测试。

(五)颅脑外伤结局评定

采用格拉斯哥结局量表,预测颅脑外伤的结局(表5-3)。

表5-3　格拉斯哥结局量表

分级	简写	特征
Ⅰ死亡	D	死亡
Ⅱ持续性植物状态	PVS	无意识、无言语、无反应,有心搏、呼吸,在睡眠觉醒阶段偶有睁眼,偶有呵欠、吸吮等无意识动作,从行为判断大脑皮质无功能。特点:无意识,但仍存活
Ⅲ严重残疾	SD	有意识,但由于精神、躯体残疾或由于精神残疾而躯体尚好而不能自理生活。记忆、注意、思维、言语均有严重残疾,24 h均需他人照顾。特点:有意识,但不能独立
Ⅳ中度残疾	MD	有记忆、思维、言语障碍、极轻偏瘫、共济失调等,可勉强利用交通工具,在日常生活、家庭中尚能独立,可在庇护性工厂中参加一些工作。特点:残疾,但能独立
Ⅴ恢复良好	GR	能重新进入正常社交生活,并能恢复工作,但可遗留有各种轻的神经学和病理学的缺陷。特点:恢复良好,但仍有缺陷

三、颅脑损伤康复问题

(一)轻度颅脑损伤

轻度颅脑损伤患者早期可以产生很多躯体、认知和行为方面的症状,包括头痛、注意力差、思考时间延长、健忘、失眠、对光和噪声敏感等。大多数患者经治疗观察2 d后清醒、生命体征稳定、CT扫描复查无颅内异常者,可回家或在门诊治疗。

(二)中、重度颅脑损伤

易出现以下较典型的功能异常。

1.认知功能障碍　认知是认识和理解事物过程的总称,包括知觉、注意、思维、言语等心理活动。颅脑损伤后常见的认知障碍是多方面的,有注意力分散、思想不能集中、记忆力减退、学习困难、归纳、演绎推理能力减弱等。

2.行为功能障碍　由于患者承受各种行为和情感方面的困扰,如对受伤情景的回忆、头痛引起的不适、担心生命危险等不良情绪都可导致包括否认、抑郁、倦怠嗜睡、易怒、攻击性及躁动不安等类神经质的反应,严重者会出现人格改变、行为失控。

3.言语功能障碍　言语是人类特有的复杂高级神经活动,言语功能障碍直接影响患者的社会生活能力和职业能力,使其社交活动受限。脑损伤后的言语运动障碍常见的有构音障碍和言语失用症。构音障碍时患者表现为言语缓慢、用力、发紧,辅音不准,吐字不清,鼻音过重,或分节性言语等。言语失用症患者表现为言语表达能力完全丧失,不能数数,不能说出自己的姓名,复述、呼名能力均丧失,不能模仿发出言语声音等。

4.**运动功能障碍** 是运动控制和关节肌肉方面的问题。由于颅脑损伤形式多样,导致运动功能障碍差异很大,通常以高肌张力多见。出现痉挛、姿势异常、偏瘫、截瘫或四肢瘫、共济失调、手足徐动等,表现为患侧上肢无功能,不能穿脱衣物,下肢活动障碍,移动差,站立平衡差,不能如厕、沐浴和上下楼梯。

5.**迟发性癫痫** 有一半患者在发病后0.5~1年内有癫痫发作的可能,它是神经元阵发性、过度超同步放电的表现。其原因是瘢痕、粘连和慢性含铁血黄素沉积的刺激。全身发作以意识丧失5~15 min和全身抽搐为特征;局限性发作以短暂意识障碍或丧失为特征,一般持续数秒,无全身痉挛现象。

6.**日常功能障碍** 主要由于患者的认知能力不足及运动受限,在日常自理生活及家务、娱乐等诸方面受到限制。

7.**职业能力障碍** 中、重度患者恢复伤前的工作较难,持续的注意力下降、记忆缺失、行为控制不良、判断失误等使他们不能参与竞争性的工作。

四、颅脑损伤康复治疗

(一)康复治疗目标

脑外伤的康复可以分为3个阶段进行:早期、恢复期和后遗症期。早期指的是病情稳定后以急症医院为主的康复治疗,患者处于恢复早期阶段;恢复期指的是经急性期康复处理后,一般1~2年以内的治疗,主要在康复中心、门诊或家庭完成。后遗症期是指病程2年以上,各器官功能障碍恢复到一定水平,以社区及家庭重新融入性训练为主的治疗。三者是衔接良好的延续过程。

颅脑损伤患者病情重,卧床时间长,体质差,机体抵抗力降低,除疾病本身造成的各种功能障碍外,还易发生各种并发症。积极有效的康复措施可以消除和减轻患者功能上的缺陷,为未来适应生活奠定基础。

1.**急性期的康复治疗目标** 稳定病情,保留身体整体功能,预防并发症,促进功能的恢复。

2.**恢复期的康复治疗目标** 使颅脑损伤患者最大限度恢复感觉运动功能、认知功能、言语交流功能,尽可能在工作、个人生活各方面达到自理。

3.**后遗症期的康复治疗目标** 各器官功能恢复到一定水平的颅脑损伤患者要学会应付功能不全状况,以便回归家庭和社会。轻度颅脑损伤的患者需要重新获得丧失的功能。对中、重度颅脑损伤的患者需要学会新的方法来代偿完全不能恢复的功能。

(二)康复治疗原则

1.与临床治疗紧密配合,病情稳定后应积极早期康复治疗。在治疗中如出现并发症或病情反复,宜及时协商处理。

2.强调患者积极配合治疗,以主动活动为主,被动活动为辅,鼓励重复训练。

3.根据每个患者的实际情况制订相应短期、长期康复治疗目标。最后的康复目标是达到日常生活自理。

4.针对病变的不同时期,采取综合康复治疗手段,从不同的方面帮助患者恢复功能。提倡家庭及社会的参与。

(三)早期康复治疗

颅脑损伤后,无论手术与否,适当的非手术治疗均不可缺少。所以非手术治疗在治疗中占据十分重要的地位,而且应采取综合性措施。早期康复处理有助于预防并发症,如挛缩、压疮、异位骨化及神经源性肠道和膀胱等问题。这些并发症如不积极防治,将给运动功能的恢复造成极大的困难,甚至成为不可逆的状态,严重阻碍存活患者以后的康复。

1. 药物和外科手术治疗　目的是减少脑水肿、治疗脑积水、清除血肿及监测脑压和脑灌注等。一般说来,一旦患者病情(包括基础疾病、原发疾病、并发症等)稳定48~72 h后,即使患者仍然意识不清,康复就可以介入了。

2. 支持疗法　给予高蛋白、高热量饮食,避免低蛋白血症,提高机体免疫力,促进创伤的恢复及神经组织修复和功能重建。当患者逐渐恢复主动进食时,应鼓励和训练患者吞咽和咀嚼。

3. 保持良肢位　让患者处于感觉舒适、对抗痉挛模式、防止挛缩的体位。偏瘫侧上肢保持肩胛骨向前、肩前伸、肘伸展,下肢保持髋、膝微屈、踝中立位。要定时翻身、变换体位,预防压疮、肿胀和挛缩。

4. 促醒治疗　严重颅脑损伤的恢复,首先从昏迷和无意识开始,功能恢复的大致顺序为自发睁眼→觉醒周期性变化→逐渐能听从命令→开始说话。可以应用各种神经肌肉促进和刺激方法加速其恢复的进程,帮助患者苏醒、恢复意识。应对昏迷的颅脑损伤患者安排适宜的环境,有计划地让患者接受自然环境发出的刺激,让家庭成员参加并对其教育和指导,定期对患者语言交流。家庭成员和治疗小组成员须了解对患者说话的重要性、在床边交谈时须考虑患者的感觉、尊重患者的人格,并提供特定的输入鼓励患者主动的反应。家庭成员应提供一些重要的信息如患者喜欢的名字、兴趣、爱好和憎恶。还可以让患者听喜爱和熟悉的歌曲、音乐等。通过患者面部表情或脉搏、呼吸、睁眼等变化观察患者对各种刺激的反应。

5. 排痰引流、保持呼吸道通畅　每次翻身时用空掌从患者背部肺底部顺序向上拍打至肺尖部,帮助患者排痰;指导患者做体位排痰引流。

6. 维持肌肉和其他软组织的弹性、防止痉挛或关节畸形　被动关节活动范围练习,对易于缩短的肌群和其他软组织进行伸展练习,2次/d,以保持关节、软组织的柔韧性。

7. 尽早活动　一旦患者生命体征稳定、清醒,应尽早帮助其进行深呼吸、肢体主动运动、床上活动和坐位、站位练习,循序渐进。可应用起立床对患者进行训练,逐渐递增起立床的角度,使患者逐渐适应,预防体位性低血压。在直立练习中应注意观察患者的呼吸、心率和血压的变化。应让患者在其能耐受的情况下站立足够长的时间,以牵拉易于缩短的软组织,使身体负重,防止骨质疏松症及泌尿系统感染。站立姿势有利于预防各种并发症,对许多器官的良好功能是重要的:刺激内脏功能如肠蠕动和膀胱排空;改善通气;如果自动调节正常,由于脑静脉回流增加可降低增高的颅内压(如果自动调节受损,患者站立期间,应监测血压和颅内压,因为直立位可导致脑血流大幅度下降);改善心理等。

8. 物理因子治疗　对弛缓性瘫痪患者,可利用低频脉冲电刺激增强肌张力、兴奋支配肌肉的神经,以增强肢体运动功能。

9. 支具的应用　如果运动和训练不能足够使肌肉主动拉长,就使用矫形器固定关节于功能位;对肌力较弱者给予助力,使其维持正常运动。

10. 高压氧治疗　颅脑损伤后及时改善脑循环、保持脑血流相对稳定,防止灌注不足或过多,将有利于减轻继发性损害,促进脑功能恢复。高压氧在这方面有不可低估的作用。高压氧的基本原理和对神经的作用:提高血氧张力,增加血氧含量;增加脑组织、脑脊液的氧含量和储氧量;提高血氧弥散和增加有效弥散距离;减少脑皮质血流、降低脑耗氧量,增强脑缺血的代偿反应,改善脑缺氧所致的脑功能障碍,促进脑功能的恢复;收缩脑血管,减轻脑水肿,降低颅内压,改变血脑屏障的通透性;促进脑电活动,促进觉醒状态。

(四)恢复期康复治疗

脑是高级神经中枢所在的部位,是学习的重要器官。不同程度的脑损伤后,出现不同程度的认知障碍,以致学习困难。随着损伤的修复,经过训练,患者仍可以学习新的东西。康复治疗也是学习过程。

颅脑损伤是一种弥漫性、多部位的损伤,在躯体运动、认知、行为和人格方面的残损,因损伤方式范围和严重程度差异而有很多不同。而认知和行为的相互作用,更增加其复杂性。在颅脑损伤康复中,运动、语言、心理等治疗可参见脑卒中的康复。

1.认知障碍的治疗　认知康复是在脑功能受损后,通过训练和重新学习,使患者重新获得较有效的信息加工和执行行动的能力,以减轻其解决问题的困难和改善其日常生活能力的康复措施。认知功能训练是提高智能的训练,应贯穿在治疗的全过程。方法包括记忆力训练、注意力训练、理解判断能力训练、推理综合能力训练等。

(1)注意力与集中能力缩短的训练　注意力与集中能力是指患者为促进理解并做出适当反应集中足够时间的能力。注意力是活动的基础,脑损伤患者往往不能注意或集中足够的时间去处理一项活动任务,容易受到外界环境因素的干扰而精力涣散。对这类患者应重点选用改善注意力的训练,并对活动程序进行简化、分解;或延长患者完成活动的时间;对提供的新的信息不断重复;鼓励患者参与简单的娱乐活动。

1)猜测游戏　取两个杯子和一个弹球,在患者注视下治疗师将一个杯子反扣在弹球上,让其指出球在哪个杯子里。反复数次,如无误差,改用两个以上的杯子一个弹球,方法同前;成功后可改用多个杯子和多种颜色的球,扣上后让患者分别指出被扣的各颜色球。

2)删除作业　在纸上连续打印成组的数字符号或字母,让患者用笔删去指定的符号或片段,反复多次无误后,可增加难度。如可缩小字体,增加字符行数,要求区分大小写等。

3)时间感　给患者秒表,要求患者按治疗师指令开启秒表,并于 10 s 内停止秒表。以后将时间延长至 1 min,当误差小于 1～2 s 时改为不让患者看表,开启后心算到 10 s 停止,以后延长至 2 min 停止。当每 10 min 误差不超过 1.5 s 时,改为一边与患者讲话,一边让患者进行上述训练,要求患者尽量不受讲话影响而分散注意力。

(2)记忆力损伤的训练　记忆力是指保持恢复并以后可再次使用信息的能力。记忆由短期记忆和长期记忆组成。短期记忆是指保持信息 1 min 至 1 h 的能力;长期记忆是保持信息 1 d 或更长的时间的能力。常采用的康复训练如下。

1)朗诵法　反复朗诵需要记住的信息,随后进行大脑回忆与朗诵相一致的图示印象,如回忆不出再朗诵,最终达到能回忆起来。

2)提示法　用活动信息的第一个字母或首个词句来提醒记忆,如"今天我要练习步行",让患者记住"今天"一词。在练习步行前可问患者"今天"有何安排,使患者回忆"今天"一词,随之联想到"练习步行"。

3)叙述法　将需要记住的信息融合到一个故事里,当患者在表达故事情节时,记忆信息不断地叙述出来,提示患者去从事已安排好的工作。

4)印象法　在患者大脑中产生一个印象帮助记忆,例如,将购物活动信息在大脑中形成一个熟悉的商店印象,当这个印象出现之后,随之回忆商店的距离、交通条件等,为购物做准备。

5)建立常规的日常生活活动程序　如同样的吃饭时间,相同的穿衣顺序,将各种物品分类按一定规律的摆放等。

6)辅助法　让患者利用写日记、填写表格、记录活动安排来帮助记忆,也可将每天的活动制成

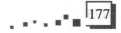

时间表,按计划执行,利用闹钟、手表提醒患者等。无论什么方法,训练初期均要提示患者。

(3)判断力损伤的训练 判断力是患者理解确定采取行为后果的能力,以安全恰当的方式采取行动的能力。常用的康复训练:让患者做简单的选择,如下跳棋和猜谜;让患者参与做决定的过程;提供多项活动选择的机会;提供频繁的反馈;降低/减少注意力涣散(精力涣散)而提供安静的环境;提供充裕的时间。

(4)顺序排列困难的训练 大多数脑损伤患者不能说出自己认为完成一项活动各步骤的适当时序。常用处理方法:把活动分解成简单的步骤;对活动的每一步都提供暗示;在提供下一步的暗示前,允许患者尽已所能完成每一步的活动。

(5)失认的训练 失认是大脑损伤患者在没有知觉障碍、视力障碍或语言障碍的情况下对先前已知刺激的后天性辨别能力的损害。通常针对不同的失认状态如视觉空间失认、身体失认、触觉失认、听觉失认、单侧忽略等通过重复刺激、物体左右参照物对比、强调正确的答案及其他感觉的方式促进认识,如熟悉物体的照片可以帮助患者记忆其名称。

1)单侧忽略 训练方法参见"脑卒中的康复"。

2)颜色失认 用各种颜色的图片和拼板,先让患者进行辨认、学习,然后进行颜色匹配和拼出不同颜色的图案,不正确时给予指示或提醒,反复训练。

3)面容失认 先用亲友的照片让患者反复看,然后把这些照片混放在几张无关的照片中,让患者辨认出亲友的照片。

4)结构失认 让患者按治疗师的要求用火柴、积木、拼板等构成不同图案。如用彩色积木拼图,先由治疗师向患者演示拼积木图案,然后要求患者按其排列顺序拼积木,如正确后再加大难度。

(6)失用的训练 训练时应遵循先分解训练、再逐步连贯训练;先做粗大活动,再逐步练习精细的运动技能;对难度较大的动作要反复练习的原则。治疗者在指导患者练习时,要用柔和、缓慢和简单句子。方法如下。

1)结构性失用 要针对患者选择有目的、有意义的作业活动,如训练患者对家庭常用物品进行排列、堆放等。治疗师可先示范,再让患者模仿练习,开始时对每一步练习可给予较多的暗示和提示,待患者有进步后逐步减少提示,增加难度。

2)运动性失用 如训练患者完成刷牙动作,治疗师可与患者一起讨论活动的方法步骤,分解刷牙动作,先给患者示范,然后提示患者一步步完成或手把手地教患者。反复训练,改善后可减少暗示、提示,并加入复杂动作。

3)意念性失用 如患者不能按指令要求完成系列动作,如令其倒一杯茶,患者常会出现顺序上的错误,即不知道先要打开杯盖,再打开热水瓶塞,然后倒水这一顺序等。训练时治疗师可通过视觉暗示帮助患者,首先将每一步骤分解开,给患者演示,然后分步进行训练。在上一个动作要结束时,提醒下一个动作,启发患者有意识地活动或用手帮助患者进行下一个活动,反复练习,直到患者改善或基本正常为止。

4)意念运动性失用 训练前向患者说明活动的目的、方法和要领。治疗师要设法触动患者无意识的自发运动。如要让患者刷牙,可以将牙刷放在患者手中,通过触觉提示患者完成一系列动作。如患者划火柴后不能吹熄,可把点燃的火柴放到患者面前,他常能自动吹熄。每次的重复练习活动都要按照同样的顺序和方法去做。计算机在认知康复中的应用较普遍,它可用于注意、集中、视知觉、手眼协调、分辨、言语等方面的训练,患者往往乐于使用。

2.行为障碍的治疗 对行为异常的康复目标是积极消除他们不正常的、不为社会所接受的行为,促进他们的亲社会行为。

（1）躁动不安与易激惹行为的处理　提供安全、结构化的安静环境,减少不良刺激,如导管、引流管等有害刺激;避免过于限制或约束患者的行动能力,避免治疗次数过多、时间过长;对恰当的行为提供积极的反馈;对于不安的情绪提供宣泄的方式,如散步或其他体力性活动;最大限度减少与不熟悉工作人员的接触。

（2）易冲动行为的处理　提供一个安全、布局合理、安静的房间;用简单的奖励方法（如实物、代币券等）教会患者自我控制。对所有恰当的行为进行奖励;在不恰当行为发生后的短时间内拒绝奖励性刺激;一旦出现不恰当行为,应用预先声明的惩罚;在极严重的不良行为发生后,给患者厌恶刺激。

3. 言语障碍的治疗　在患者清醒、一般情况稳定、能够保持坐位 2 h 的情况下,即可开始训练。

4. 运动障碍的治疗　运动控制训练的目的是通过抑制异常运动模式,使脑损伤患者重新恢复其机体的平衡、协调及运动控制功能。可采用综合促进技术、传递冲动练习、站立床负重及电动体操等,以促进神经功能的恢复,防止肌萎缩并诱发主动运动(参见"脑卒中的康复")。

5. 日常生活能力障碍的治疗　脑损伤患者由于精神、情绪异常、行为失控常出现拒绝进食、不能自我料理日常生活的情况,作业治疗对其功能恢复有着特殊的意义。如床上肢体功能位的放置、起坐、翻身、床边站立、床-轮椅、轮椅-浴室等之间的转移训练;尽量让患者自己进食,减少不必要的他人帮助。卧位时可让患者自己用瓶子、吸管喝水;服药时也应将药递到患者手中,让他自己放入口中;在患者能够独立坐稳后,让患者采用坐位将患侧肩前屈、肘伸展、手平放在桌子上,躯干、双肩保持端正地平稳进餐;在获得了一定的运动功能后,还可利用全身镜子训练患者动态平衡坐的同时,练习穿、脱鞋、裤子、上衣等动作;当患者站立动态平衡达到Ⅲ级时,让患者学习站着提裤子、系腰带;试着让其站在卫生间的水池边练习洗漱,如单手洗脸、挤牙膏、拧毛巾等,万一有不稳或跌倒的感觉,学会利用周围的建筑、设施以缓冲下跌的速度,避免倒下;有目的地训练患者对周围事物和物体的认识能力,与周围人物的交流有助于提高患者的记忆和理解能力等。

（五）后遗症期康复治疗

颅脑损伤患者经过临床处理和正规的早期和恢复期的康复治疗后,各种功能已有不同程度改善,大多可回到社区或家庭,但部分患者仍遗留有不同程度的功能障碍。

1. 日常生活能力训练　利用家庭或社区环境继续加强日常生活能力的训练,强化患者自我照料生活的能力;逐步与外界社会直接接触。学习乘坐交通工具、购物、看电影等。

2. 职业训练　颅脑损伤患者中大部分是青壮年,其中不少在功能康复后尚需重返工作岗位,部分可能要转变工作。应尽可能对患者进行有关工作技能的训练。

3. 矫形器和辅具的应用　有些患者需要应用矫形器改善功能;运动障碍患者可能需要使用各种助行工具、轮椅;自理生活困难时,可能需要各种自助具等。

五、颅脑损伤后常见的并发症

（一）静脉血栓形成

静脉血栓疾病,包括深静脉血栓和肺血栓,是颅脑损伤的并发症之一,是影响康复效果最重要的因素。DVT 发生率为 10% ~18% 。DVT 最常出现下肢,与静止不动、偏瘫、软组织损伤、年龄大于 40 岁等因素有关。

治疗方法:应用低分子肝素和低剂量的阿司匹林可以达到抗凝效果;间歇挤压是合理的预防措施;必要时可使用华法林或下肢滤网。

（二）异位骨化

异位骨化是指在软组织中形成成熟的层状骨，在颅脑损伤中常见，发生率为11%～76%（在严重病例中，发生率为10%～20%）。危险因素：长时间昏迷（>2周）、固定体位、瘫痪肢体张力增高、长骨骨折、压疮、水肿。异位骨化的高危阶段：脑损伤后3～4个月。

临床表现：疼痛和关节活动度下降（最常见），局部肿胀、红斑、皮温升高，肌张力增高，低热。最常受累的关节：①髋关节；②肘关节/肩关节；③膝关节。

预防措施：关节活动度训练、控制肌肉张力、非甾体抗炎药。

治疗措施：①二磷酸盐和非甾体抗炎药已经应用于临床患者，但它们的疗效还不清楚。②关节活动度训练。③使用预防性药物来预防异位骨化并作为一种治疗手段（防止强直）。④只有在打扫卫生、坐等发生功能障碍时才会进行手术切除。

第三节　脊髓损伤的康复

一、概述

脊髓损伤（spinal cord injury，SCI）是指各种原因引起的脊髓结构、功能损害，造成损伤平面以下正常运动、感觉、自主功能的障碍。脊髓损伤往往造成不同程度的四肢瘫或截瘫，是一种严重致残性的创伤。目前世界范围内针对脊髓损伤的功能恢复进行了各种研究，动物实验虽然取得了一定进展，但临床上尚未取得有效结果。在脊髓损伤患者的医治过程中，脊髓损伤康复就显得尤为重要，康复能够使患者在尽可能短的时间内，用较少的治疗费用，得到最大限度的功能恢复，提高患者的生活质量，减轻家庭、社会负担，为患者回归社会奠定了基础。

脊髓损伤的部位分布因损伤机制而异，统计数字也受病例来源的影响。损伤原因：车祸占40.4%，高空坠落占27.9%，外伤占15.0%，运动损伤占8.0%。中国康复研究中心对605例脊髓损伤患者的部位分析显示，颈椎占28.6%，胸$_1$～胸$_{10}$占18.2%，胸腰段占50.6%，腰骶段占2.6%。脊柱最易受伤的部位是下段颈椎（颈$_5$～颈$_7$）、中段胸椎（胸$_4$～胸$_7$）、胸腰段（胸$_{10}$～腰$_2$）。

二、脊髓损伤康复评定

统一的脊髓损伤功能评定标准对于临床及科研人员之间进行正确的交流具有重要的意义。损伤后运动和感官功能的范围对个体的医疗和康复需要有很大的影响。1982年美国脊柱损伤委员会（American Spinal Injury Association，ASIA）首次制定了脊髓损伤神经功能分类标准，随后经过了多次修正。目前国内广泛使用的ASIA 2000标准综合了ASIA残损分级、ASIA运动评分、ASIA感觉评分，确定了完全损伤和不完全损伤的定义，为脊髓神经损伤国内评价提供了一种相对量化的指标。

（一）神经检查

神经检查包括感觉和运动两部分，有必查项目和选择项目。必查项目来评定感觉或运动神经平面，根据感觉或运动功能的特征评分确定损伤是否完全。

感觉检查的必查部分是检查身体两侧各自的28个皮节的关键点（表5-4）。每个关键点要检查两种感觉，即针刺觉和轻触觉，并按3个等级分别评定打分：0级，感觉缺失；1级，感觉障碍（部分障碍或感觉改变，包括感觉过敏）；2级，感觉正常；NT，无法检查。

针刺觉检查时常用一次性安全针。轻触觉检查时用棉花。在针刺觉检查时,不能区别钝性和锐性刺激的感觉应评为 0 级。

表 5-4　运动关键点和感觉关键点

平面	运动关键肌	感觉关键点
C_2	枕骨粗隆	—
C_3	锁骨上窝	—
C_4	肩锁关节的顶部	—
C_5	肘屈肌(肱二头肌、肱桡肌)	肘前窝的外侧面
C_6	腕伸肌(腕桡侧伸肌长和短肌)	拇指近节背侧皮肤
C_7	肘伸肌(肱三头肌)	中指近节背侧皮肤
C_8	中指屈指肌(指深屈肌)	小指近节背侧皮肤
T_1	小指外展肌	肘前窝的内侧面
T_2	—	腋窝的顶部
T_3	—	第 3 肋间
T_4	—	第 4 肋间(乳线)
T_5	—	第 5 肋间(在 $T_4 \sim T_6$ 的中点)
T_6	—	第 6 肋间(剑突水平)
T_7	—	第 7 肋间(在 $T_6 \sim T_8$ 的中点)
T_8	—	第 8 肋间(在 $T_6 \sim T_{10}$ 的中点)
T_9	—	第 9 肋间(在 $T_8 \sim T_{10}$ 的中点)
T_{10}	—	第 10 肋间(脐)
T_{11}	—	第 11 肋间(在 $T_{10} \sim T_{12}$ 的中点)
T_{12}	—	腹股沟韧带中点
L_1	—	T_{12} 与 L_2 距离的一半
L_2	屈髋肌(髂腰肌)	大腿前中部
L_3	伸膝肌(股四头肌)	股骨内侧髁
L_4	踝背伸肌(胫前肌)	内踝
L_5	拇长伸肌	足背第 3 跖趾关节
S_1	踝跖屈肌(腓肠肌和比目鱼肌)	足跟外侧
S_2	—	腘窝中点
S_3	—	坐骨结节
$S_4 \sim S_5$	—	肛周区(作为 1 个平面)

注:C 为颈椎,T 为胸椎,L 为腰椎,S 为骶椎。—表示无。

在脊髓损伤的评定中,建议将位置觉和深压觉或深痛觉检查列入选择性检查。检查时建议用缺失、障碍和正常来分级,同时建议每一肢体只查一个关节,即左右侧的示指和趾。

运动检查的必查项目为检查身体两侧各自10个肌节中的关键肌(表5-4)。检查顺序为从上而下。各肌肉的肌力均分为6级(表5-5)。选择这些肌肉是因为它们与相应节段的神经支配相一致,并且便于临床做仰卧位检查。

表5-5　徒手肌力分级评价标准

肌力分级	肌力评价标准
0	完全瘫痪
1	可触及或可见肌收缩
2	在无地心引力下进行全关节范围的主动活动
3	对抗地心引力进行全关节范围的主动活动
4	在中度抗阻下进行全关节范围的主动活动
5	在完全抗阻下进行全关节范围的主动活动
NT	无法检查,患者不能够可靠地进行用力或者因制动、疼痛、挛缩导致无法进行

除对以上这些肌肉进行两侧检查外,还要检查肛门括约肌,以肛门指检感觉括约肌收缩,评定分级为存在或缺失(即在患者总表上填有或无)。如果肛门括约肌存在自主收缩,则患者的运动损伤为不完全性。

(二)脊髓损伤的平面

神经平面是指在身体两侧有正常的感觉和运动功能的最低脊髓节段。感觉平面是指身体两侧具有正常感觉功能的最低脊髓节段。运动平面的概念与此相似,指身体两侧具有正常运动功能的最低脊髓节段。本标准将评定分为运动(3级以上肌力)及感觉两大部分,每部分按脊髓各阶段,分出运动关键点及感觉关键点,从而判断损伤水平。

运动平面的确定应进一步分析每个节段的神经支配1块以上的肌肉,同样大多数肌肉接收1个以上的神经节段支配(常为2个节段),因此,用1块肌肉或1组肌肉(即关键肌)代表1个脊神经节段支配旨在简化检查。在确定运动平面时,相邻的上一个关键肌肌力必定是5级,因为预计这块肌肉受2个完整的神经节段支配;桡侧腕长伸肌由 C_6 和 C_7 神经支配。例如, C_7 支配的关键肌无任何活动, C_6 支配的肌肉肌力为3级,若 C_5 支配的肌肉肌力为5级,那么,该侧的运动平面在 C_6。如果临床无法检测运动水平,则感觉水平等同于运动水平。实际上身体两侧感觉、运动检查正常的神经节段常常不一致。例如,一个患者的感觉平面是左侧 C_5,右侧 C_8,运动平面是左侧 C_5,右侧 T_1。因此,在确定神经平面时,适合用右侧感觉和左侧感觉及右侧运动和左侧运动平面来区分。

(三)ASIA 残损分级(修订的 Frankel 分级)

下列分级用于判定残损程度。

A 级,完全性损伤: $S_4 \sim S_5$ 无感觉,运动功能保留。

B 级,不完全性损伤:损伤水平以下保留感觉功能,包括 $S_4 \sim S_5$ 的感觉,但无运动功能。

C 级,不完全性损伤:损伤水平以下保留运动功能,但其平面以下至少一半以上关键肌的肌力小于3级。

D 级,不完全损伤:损伤水平以下保留运动功能,其平面以下至少一半以上关键肌的肌力大于或等于3级。

E 级,正常:运动和感觉功能正常。

(四)日常生活能力的评定

为了反映脊髓损伤对个体患者的影响,评估患者功能恢复的变化和通过治疗所取得的进步,必须要有一个标准的日常生活能力的测定,即功能独立性评定量表(FIM)。包括评价入院时、住院中、出院时 6 个方面的内容、18 个项目。每一项按完成情况评为 7 个等级,最高为 7 级,最低为 1 级。6 个方面的内容和 18 个项目如下。

1. 自我料理　①进食;②梳理;③洗澡;④穿衣;⑤穿裤;⑥如厕。
2. 括约肌控制　①膀胱处理;②肠道处理。
3. 活动转移　①床/椅/轮椅;②如厕;③盆浴或淋浴。
4. 运动　①步行;②上下楼梯。
5. 交流　①理解;②表达。
6. 社交　①社会关系;②问题解决;③记忆。

(五)脊髓休克的评定

当脊髓与高位中枢离断时,脊髓暂时丧失反射活动能力而进入无反应状态的现象称为脊髓休克。脊髓休克为一种暂时现象,以后各种反射可逐渐恢复。临床上常用球海绵体反射是否出现来判定脊髓休克是否结束,此反射的消失为休克期,反射的再出现表示脊髓休克结束。但须注意的是极少数正常人不出现该反射,圆锥损伤时也不出现该反射。脊髓休克结束的另一指征是损伤平面以下出现感觉、运动或肌肉张力升高与痉挛。

(六)脊髓损伤平面的康复治疗效果评定

对于脊髓损伤患者而言,要达到理想的预后目标,需要及时的临床抢救和合适的康复治疗,但患者的损伤水平与预后有一定关系,可根据脊髓损伤水平推断康复治疗效果和进行功能恢复的预测(表5-6)。

表 5-6　脊髓损伤平面的康复治疗效果评定

损伤平面	肌肉功能	康复功能目标	生活能力
$C_1 \sim C_3$	控制颈肌	依赖膈肌起搏维持呼吸,可用声控方式操纵某些活动	完全依赖
C_4	控制颈肌,抬肩胛	使用电动高靠背轮椅,用口或下颌操纵	高度依赖
C_5	部分控制肩部,部分屈肘(三角肌、肱二头肌)	可用手在平坦路面上驱动高靠背轮椅,需要上肢辅具及特殊改进轮椅	大部依赖
C_6	控制肩、屈肘、伸腕、外旋	可用手驱动轮椅,独立穿上衣,上下床及上下汽车,基本可以独立完成转移,可驾驶特殊改装汽车	中度依赖
$C_7 \sim C_8$	压肩、屈肘,部分手功能	轮椅使用,可独立完成床-轮椅/厕所/浴室的转移	大部自理
$T_1 \sim T_5$	上肢功能	独立轮椅活动,上下轮椅,协助站立,用长腿矫形器、扶拐短距离步行	大部自理
$T_6 \sim T_{10}$	部分躯干稳定	长腿矫形器扶拐步行,长距离行动需要轮椅	基本自理
$T_{11} \sim L_1$	躯干稳定	短腿矫形器扶手杖步行,不需要轮椅	基本自理
L_2	屈髋	家务活动	基本自理
$L_3 \sim L_4$	股内收,股外展	公共活动	基本自理
$L_5 \sim S_2$	伸髋、内收,屈膝,控制踝	公共活动	基本自理

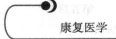

（七）其他

对于脊髓损伤的患者，还需进行神经源性膀胱与神经源性直肠的评定、性功能障碍的评定、心肺功能的评定、心理障碍的评定。

三、脊髓损伤康复治疗

（一）康复治疗目标

脊髓损伤患者因损伤水平和损伤程度的不同，每个患者的具体康复目标也是不同的。确定患者康复目标，主要依据其脊髓损伤的分类诊断，同时参考患者的年龄、体质及有无其他并发症等情况。根据脊髓损伤的处理原则，脊髓损伤患者的康复基本目标主要包括增加患者的独立能力，建立新生活，重返社会。

1. 重获独立能力　重获独立能力是康复的首要目标。独立能力既包括身体或生理功能上的独立，也包括独立做出决定和解决问题的能力。对高位脊髓损伤的患者可通过指导、别人的协助和应用辅具达到一种相对独立的生活方式。

2. 重建新生活　患者要掌握如何在残疾的状态下，最大限度地利用残存功能（包括自主的、反射的功能），以便尽可能地在较短时间内最大限度的生活自立，恢复与家人、朋友的人际关系，重新开始和建立有意义的新生活，尽量恢复对社会适应能力及潜在的就业能力，以达到全面康复重返社会的目的。

（二）康复治疗原则

脊髓损伤基本处理原则是急性期重点抢救患者生命，预防及减少脊髓功能丧失，预防及治疗并发症；恢复期着重改善活动能力。主要有以下几个方面。

1. 代偿和替代　对于完全性损伤，主要是加强残存肌肉的功能，采用矫形器固定关节，掌握拐或助行器的使用方法，采用电动轮椅可以使四肢瘫患者具备移动能力。

2. 改善与训练　通过肌力和维持关节活动度训练等治疗方法，促进残存肌肉的功能，补偿不足的肌力，维持和增加关节活动度，防止关节挛缩，促进神经肌肉功能的恢复。

3. 训练与学习　通过神经反射再建立或神经肌肉再学习的途径，帮助患者适应新的模式，完成日常生活动作。例如，膀胱训练等作业治疗。

（三）康复治疗方法

脊髓损伤康复的要点：急性期着重预防并发症，恢复期改善活动能力。完全性脊髓损伤主要是加强残存肌肉的功能，促进关节活动度的恢复，掌握轮椅、支具的使用，达到生活自立、重返社会的目的；不完全性脊髓损伤主要是促进瘫痪肌的功能恢复，减轻肌肉的痉挛以改善功能障碍。

1. 早期康复治疗　伤后1～4周为早期（卧床恢复期），此期临床治疗与康复治疗是同时进行并互相配合的。当患者生命体征和病情基本稳定，在保证脊柱稳定性的前提下即可开始康复训练，早期康复训练宜在床上或床边进行，1～2次/d，训练强度不宜过量。主要目的是防止失用综合征（制动综合征），预防肌肉萎缩、骨质疏松症、关节挛缩等。早期康复的主要内容如下。

（1）体位的摆放与变换　患者在床上保持正确的体位，不仅可保持骨折部位的正确排列，而且可以预防压疮、关节挛缩及痉挛的发生。在发病后立即按正确体位摆放患者。急性脊髓损伤后2～4周之内，脊柱和病情相对不稳定，患者需要卧床和必要制动。卧床患者要保持肢体处于良好的功能位置，定时变换体位，一般每2 h翻身1次，当病情稳定，脊柱经固定并保持稳定后，提倡仰卧、侧卧及俯卧位体位变换,并逐步增加俯卧位的耐力。

1)仰卧位 双上肢放于身体两侧的枕头上,双肩下垫物使肩向前,肘伸直,腕背屈约45°,指关节自然屈曲;髋关节伸展,在两腿之间放1~2个枕头,以保持髋关节轻度外展。膝关节伸直,但应防止过度伸直。双足底抵住软枕使踝关节背屈。

2)侧卧位 双肩均向前,呈屈曲位。肘关节屈曲,前臂旋后,上侧的前臂放于胸前的枕头上。腕关节自然伸展,指关节自然屈曲,躯干后放置一枕头给予支持。卧侧下肢的髋膝关节伸展,上侧下肢的髋膝关节屈曲放在枕头上并与下侧腿隔开,踝关节自然背屈。

(2)关节被动运动 在生命体征稳定之后就应立即开始全身各关节的被动活动,1~2次/d,每一关节在各轴向活动5~6次,以避免关节挛缩。进行被动活动时要注意动作轻柔、缓慢、有节奏,活动范围应达到最大生理范围,但不可超过,以免拉伤肌肉或韧带。髋关节外展要限制在45°以内,以免损伤内收肌群。对膝关节的内侧要加以保护,以免损伤内侧副韧带。在下胸段或腰椎骨折时,进行屈髋屈膝运动时要注意控制在无痛范围之内,不可造成腰椎活动。禁止同时屈曲腕关节和指关节,以免拉伤伸肌肌腱。腰椎平面以上损伤的患者需要特别强调髋关节屈曲及腘绳肌牵张运动,因为只有髋关节屈曲达到或超过90°时才有可能独立坐在床上,这是各种转移训练和床上活动的基础。高位脊髓损伤患者为了防止肩关节半脱位,可以使用肩矫形器。同时注意使用踝-足矫形器防止足下垂和跟腱挛缩。肩胛骨和肩带肌的被动活动与训练对于恢复上肢功能意义重大,不可忽视。

(3)直立适应性训练 逐步从卧位转向半卧位到坐位,倾斜的高度每日逐渐增加,以无头晕等低血压不适症状为度,循序渐进。下肢可使用弹性绷带,同时可使用腹带,以减少静脉血液淤滞。从平卧位到直立位需要1周的适应时间。适应时间长短与损伤平面相关。颈胸髓损伤的患者应该进行起立床训练。

(4)呼吸训练及排痰训练 脊髓损伤后因呼吸肌及体位等受影响致使呼吸道分泌物不易排除,引起肺不张和肺部感染,是四肢瘫早期的主要死因。必要时行气管切开,连接人工呼吸机,严密观察呼吸功能。呼吸训练包括胸式呼吸训练和腹式呼吸训练。重点是通过长呼气和深吸气,增加每次换气量。也可单手或双手放在患者胸骨下部或上腹部,在呼气时加压,在吸气接近结束时突然松开双手,以替代腹肌功能。对能随意支配呼吸者,进行缩口训练(吹蜡烛等)以增加呼气阻力,使气体缓慢呼出,增大肺泡扩张。同时进行手法按摩肋间肌及躯干肌的训练。排痰训练应先做X射线检查,了解痰所在的部位,采取适当体位,双手叩击配合手部加压、震颤以促进痰的排出。还可做咳嗽训练或雾化吸入促进排痰。

(5)膀胱和直肠训练 脊髓损伤后早期常有尿潴留和尿失禁。在早期尿道括约肌痉挛期需保留导尿管,每4~6 h开放导尿管排尿1次。留置导尿管时要注意卧位时男性导尿管的方向必须朝向腹部,以免导尿管压迫尿道壁,造成尿道内压疮。掌握夹放导尿管的时机。要记录水的出入量,以判断放尿时机(膀胱储尿在300~400 mL时有利于膀胱自主收缩功能的恢复)。每日进水量必须达到2 500~3 000 mL,以避免膀胱尿液细菌的繁殖增长。留置导尿管者发生泌尿系统感染可以没有症状,抗菌药物往往无效,最好的办法是拔出导尿管。一旦出现全身性菌血症,可以采用敏感的抗菌药物治疗。痉挛期后拔出导尿管采用间断清洁导尿。脊髓损伤后的直肠问题主要是便秘。灌肠、肛门-直肠润滑剂和缓泻剂都可以采用。腹泻少见,多半为合并肠道感染。可以采用抗菌药物及肠道收敛剂治疗。

(6)压疮处理 要点是保持皮肤清洁、干燥;保持良好的营养状态;避免长时间皮肤受压。

(7)理疗 减轻损伤部位的炎症反应,除采用足量、有效的抗生素外,可应用物理治疗,物理治疗还有改善神经功能的作用。临床常用的有超短波疗法、紫外线局部照射、药物离子导入法等。

（8）心理治疗　康复治疗时必须为患者进行耐心细致的心理工作,对于患者的问题给予鼓励性的回答,帮助患者建立信心,积极参加康复训练。

（9）康复护理　①床和床垫:脊椎稳定者可使用减压床或床上加气垫。②翻身:强调每2 h翻身1次,防止发生压疮。③体位:患者可以采用平卧或侧卧,但要求身体与床接触的部位均匀地与床接触,避免某一局部压力过重发生压疮。病情许可的前提下,逐步让患者由平卧位向半卧位和坐位过渡。④个人卫生护理:协助患者梳洗,注意采用中性肥皂。大小便及会阴护理,注意避免局部潮湿,以减少发生压疮的可能性。大小便后用软纸擦拭,避免擦伤皮肤。

2. 恢复期康复治疗　一般12周后为恢复期。患者生命体征稳定、骨折部位稳定、神经损害或压迫症状稳定、呼吸平稳后即可进入恢复期治疗。

（1）肌力训练　肌力训练的目标是使肌力达到3级以上,以恢复实用肌肉功能。肌力训练的重点是3级肌力的肌肉,可以采用渐进抗阻练习;肌力2级时可以采用滑板运动或助力运动;肌力1级时只有采用功能性电刺激的方式进行训练。脊髓损伤者为了应用轮椅、拐或助行器,在卧位、坐位时均要重视锻炼肩带肌力,包括上肢支撑力训练、肱三头肌、肱二头肌训练和握力训练。对于采用低靠背轮椅者,还需要进行腰背肌的训练。步行训练的基础是加强腹肌、髂腰肌、腰背肌、股四头肌、内收肌等训练。卧位时可采取举重、支撑训练,坐位时利用支撑架等训练。

（2）肌肉与关节牵张训练　包括腘绳肌、内收肌和跟腱牵张训练。腘绳肌牵张是为了使患者直腿抬高大于90°,以实现独立坐。内收肌牵张是为了避免患者因内收肌痉挛而造成会阴部清洁和行走困难。跟腱牵张是为了保证跟腱不发生挛缩,以利于步行训练。牵张训练还可以帮助降低肌肉张力,从而对痉挛有一定的治疗作用。牵张训练是康复治疗过程中必须始终进行的项目。

（3）坐位训练　正确的独立坐是进行转移、轮椅和步行训练的前提。床上坐位可分为长腿坐（膝关节伸直）和短腿坐（膝关节屈曲）。实现长腿坐才能进行床上转移训练和穿裤、袜和鞋的训练,但前提是腘绳肌必须牵张度良好,髋关节屈曲活动超过90°。坐位训练还应包括平衡训练,即躯干向前、后、左、右侧平衡及旋转活动时的平衡。这种平衡训练与脑卒中和脑外伤时平衡训练相似,可参考相应章节。

（4）转移训练　包括独立转移和帮助转移。帮助转移指患者在他人的帮助下转移体位,可由两人帮助和一人帮助转移。独立转移指患者独立完成转移动作。转移包括:卧位-坐位转移、床上或垫上横向和纵向转移、床-轮椅的转移、轮椅-凳的转移及轮椅-地转移等。在转移时可以借助一些辅具如滑板。

（5）步行训练　先要进行步态分析,以确定髂腰肌、臀肌、股四头肌、腘绳肌等肌肉的功能状况。完全性脊髓损伤者步行的基本条件是上肢有足够的支撑力和控制力。如果具有实用步行能力,则神经平面一般在腰或以下水平。对于不完全性损伤患者,则要根据残留肌力的情况确定步态的预后。步行训练的基础是坐位和站位平衡训练,重心转移训练和髋、膝、踝关节控制能力训练。关节控制肌的肌力经过训练仍然不能达到3级以上水平者,必须使用适当的矫形器以代偿肌肉的功能。达到站位Ⅲ级平衡时,患者可以开始平行杠内练习站立及行走,包括三点步、四点步和二点步,并逐步过渡到借助助行器或双拐行走。行走训练时要求上体挺直、步伐稳定、步态均匀。耐力增强之后可以练习跨越障碍、上下台阶、摔倒及摔倒后起立等训练。步行训练一般分为单纯站立、治疗性行走、家庭功能性行走和社区功能性行走4种功能水平。

1）治疗性行走　行走只用于训练中,戴骨盆托矫形器或膝-踝-足矫形器,借助双拐进行短暂步行,一般适合于$T_6 \sim T_{12}$平面损伤患者。

2）家庭功能性行走　可在室内行走,但行走距离不能达到900 m,一般适合于$L_1 \sim L_3$平面损伤患者。

3)社区功能性行走 L$_4$以下平面损伤患者戴踝-足矫形器,能上下楼,能独立进行日常生活活动,能连续行走900 m。

(6)轮椅训练 损伤部位较低,上肢功能健全的患者,伤后2～3个月坐位训练已完成,可开始进行轮椅训练。训练之前要学会手闸操作,从地板上拾物、手移到脚踏板及轮椅上的支撑动作等。轮椅训练包括向前驱动、向后驱动、左右旋转训练,前轮翘起训练,上斜坡训练和跨越障碍训练,上下楼梯训练,越过马路镶边石的训练,过狭窄门廊的训练及安全跌倒和重新坐起的训练。注意在轮椅上每坐30 min,必须用上肢撑起躯干或侧倾躯干,使臀部离开椅面减轻压力,以免坐骨结节发生压疮。

(7)辅具的应用 辅具的应用是脊髓损伤康复治疗的重要组成部分。脊髓损伤的水平不同其康复目标和所需要的辅具也不相同。同时患者的年龄、体质、生活环境和经济条件也是影响选择辅具的重要因素。一般来说,四肢瘫患者主要应用上肢支具和自助器及轻型轮椅;截瘫患者主要应用下肢支具和助行器及标准轮椅。

1)上肢支具及自助器 主要包括手部夹板和自助器。手部夹板对颈髓损伤患者是必需的,应在入院后48 h内提供,其应用目的是保持手部的正常位置和手指功能位,以防止畸形。夹板应在卧床期持续佩戴,洗漱和关节活动度训练时可摘下。自助器可代偿因瘫痪或肌肉无力或关节活动受限所致的部分身体功能障碍,保持所抓握的物体稳定,代偿不自主运动所致的功能障碍。自助器包括进食自助器、穿衣自助器及书写自助器等。

2)下肢支具 配用适当的下肢矫形器为很多截瘫患者站立步行所必需。通常对于腰髓平面损伤有踝关节不稳,但腰、腹肌功能存在,尚能控制骨盆者可用膝-踝-足矫形器(knee-ankle-foot orthosis,KAFO);下胸髓水平损伤,腰、腹肌受损时须用带骨盆托的髋-膝-踝-足矫形器(hip-knee-ankle-foot orthosis,HKAFO)。KAFO与HKAFO的踝关节宜固定在背屈10°的位置,使站立时下肢稍前倾,以便利用髋过伸姿位保持髋部稳定及平衡。支具的固定注意使应力分散于各节段肢体,以防止压疮的形成。

(8)日常生活能力的训练 早期主要练习床上生活自理活动,如进食、梳洗、穿上衣、脱裤子和鞋的动作。能在床上进行时,就应过渡到轮椅上进行。出院前练习沐浴和如厕动作,达到能够在沐浴椅上淋浴、自己移到便器上及便后清洁的目的。此外,日常生活能力训练应与手功能训练结合进行。

(9)心理治疗 脊髓损伤后大多数患者会有心理问题,表现为孤独感、自卑感、敏感、情绪反应强烈且不稳定,针对不同心理问题给予及时治疗。

四、脊髓损伤并发症及其防治

脊髓损伤后,根据损伤平面及损伤程度,除有运动、感觉功能障碍外,常引起一系列各系统改变及并发症,正确的康复治疗和康复护理在脊髓损伤并发症的防治中具有重大作用,脊髓损伤并发症防治是脊髓损伤康复的重要组成部分。

(一)疼痛

疼痛为脊髓损伤的主要并发症之一。一般按疼痛的性质和来源大致分为周围神经痛、脊髓痛、内脏痛、肌张力或机械性疼痛。常用的处理方法:①预防和减少引起疼痛发生的外在因素,如感染、压疮、肌痉挛和内脏病变的发生;②采用中西医结合的方法治疗;③长期使用手动轮椅的患者易出现肩关节和(或)腕关节劳损而致疼痛,需训练患者正确使用手动轮椅,以减少或避免劳损的发生;④理疗;⑤心理治疗。

(二)肌肉痉挛

一般在损伤后3～6周开始发生,6～12个月达到高峰。常见诱因是膀胱充盈或感染、结石、尿路阻塞、压疮及机体的其他感染或损伤。因此患者反复发生痉挛时要注意是否有合并症,及时去除诱发因素是缓解痉挛有效的治疗方法之一。康复治疗方法:①去除诱发因素,如结石、感染等;②牵张运动及放松训练;③应用解痉药物。

(三)泌尿系统并发症

1. 尿路感染　患者由于感觉障碍,发生尿路感染时尿道刺激症状不明显,只能通过对尿液混浊、尿中有红细胞和白细胞、尿培养阳性、外周血白细胞增多和体温升高等感染现象观察。没有全身症状时一般不必要采用药物治疗。增加饮水量是有效的治疗方法。出现全身症状时,最好进行尿培养和药敏试验,以选择恰当的抗菌药物。理疗(超短波等)有明确的效果。

2. 尿路结石　脊髓损伤患者饮水一般偏少,加上长期卧床使尿液浓缩,长期不活动造成高钙血症和高磷酸血症,容易发生尿路结石。防治方法:适当增加体力活动,减少骨钙进入血液,多饮水,增加尿量和尿钙排泄,根据结石的性质适当改变尿液的酸碱度;必要时可以采用超声振波碎石、中药排石等。

(四)深静脉血栓

据报道,脊髓损伤患者中,深静脉血栓的发生率为40%～100%,但具有大腿或小腿肿胀、体温升高、肢体局部温度升高等临床表现的只占15%。值得注意的是患者感觉功能减退,相当一部分患者症状轻容易被忽视,因此测量大、小腿的周径非常重要,早期需每日测量,中、后期也需要每周测量。脊髓损伤患者应尽量避免在下肢静脉输液,特别是刺激性液体。长期卧床休息时适当抬高下肢有助于静脉血回流,但不宜在膝下垫枕头,反而影响回流。要协助患者每日进行下肢被动运动。未发现和未处理的深静脉血栓可导致肺栓塞和突然死亡,因此需要早期诊断,立即给予肝素或右旋糖酐和尿激酶静脉滴注。

(五)自主神经反射障碍

本病是脊髓损伤后自主神经系统中交感与副交感神经系统平衡失衡所致,脊髓损伤水平以下的刺激一旦引起交感神经肾上腺素能的递质突然释放而引起的一个可能导致脑出血和死亡的严重并发症。多见于上胸段(T_6以上)的脊髓损伤,在脊髓休克结束后发生。主要症状为头痛(有时剧烈跳痛)、视物不清、恶心、胸痛和呼吸困难。体征为面色潮红、出汗、缓脉或变快、血压升高、烦躁不安等。

治疗方法:立即抬高床头或采用坐位以减少颅内压力,监测血压和脉搏。立即检查和排除一切可能的自主神经障碍的诱因:①膀胱过度充盈,检查是否有导尿管堵塞或扭曲,如果没有留置导尿,可插导尿管缓慢排空膀胱。但如果排空膀胱过快,可导致痉挛,而使血压再次升高。②检查直肠内有无大量粪便未排出,如有粪便,需手工清除,可先用麻醉药利多卡因,5 min后再清除粪便,以避免因刺激直肠而使血压更高。③残肢部分是否有位置不当、扭曲或互相重叠,是否有过伸、压迫。④是否有压疮或深部感染。⑤指(趾)甲有无嵌甲、甲沟感染等。如果排除诱因后不能缓解症状,需使用药物降压,每2～5 min监测1次血压,缓解后仍需继续监测2 h。

(六)异位骨化

异位骨化通常指在软组织中形成骨组织。脊髓损伤后异位骨化的发生率为16%～58%,发病机制不明。脊髓损伤后的运动治疗与此病的发生无多大关系,因此休息不动并不能减少异位骨化的发生。此症脊髓损伤4~10周后,患者的大关节(好发于髋关节,其次为膝、肩、肘关节及脊柱),周围出现肿胀及热感。肿胀消退后,髋关节前面及大腿内侧可触及硬性包块。从而影响关节活动范围,使其坐位、转乘及更衣等动作造成不便,也容易导致压疮的发生。嘱患者家属在髋关节被动运动时不宜过度用力,尤其不能过度屈伸、按压。

(七)骨质疏松

由于脊髓损伤造成长期卧床,患者骨质疏松是非常多见的。骨质疏松的机制尚不完全清楚,防治的方法是强调早期康复训练,尤其是站立训练,每天不应少于2 h(可分2次进行);饮食和药物中适当补充钙;鼓励患者多到户外活动;在体位变化、被动活动等时应动作轻柔,否则会引起病理性骨折。

(八)性功能障碍

大多数男性患者虽有反射性或精神性勃起,但总是不完全的,故性交能力很低。经心理治疗及有计划的训练,15%~25%的患者可获得满意的性生活。目前国外采用阴茎假体及直肠电刺激法解决性生活和排精问题,成功率较高,但仍有一定不良反应。

(九)迟发性神经功能恶化

神经功能状态的恶化可以在损伤数年后出现(3~5年占12.1%),对患者的独立生活能力有明显的影响。迟发性神经功能恶化的原因不明,可能与过度使用或废用有关,也可能是退变的结果。

第四节 小儿脑性瘫痪的康复

一、概述

(一)定义及流行病学

小儿脑性瘫痪简称脑瘫(cerebral palsy,CP),是指在出生前、出生时或出生后1个月内,因损伤或病变而致大脑发育障碍,以非进展性中枢性运动障碍和姿势异常为主要表现的临床综合征。因损伤部位和程度的不同,瘫痪的表现也不相同。脑瘫康复就是针对脑瘫患儿存在的各种功能障碍问题,帮助他们获得或学会新的运动功能及生活的能力,达到生活能力自理。

脑瘫的发生率在发达国家平均在2‰左右,我国为1.5‰~5‰。脑瘫不仅影响患儿身体的发育,而且也影响患儿的能力、个性、认知及与家庭、社会的关系,它是儿童致残的主要疾病之一。

(二)危险因素

1.遗传因素 家族中曾有脑瘫、智力低下、先天畸形患者,染色体异常。

2.妊娠时因素 母亲妊娠时有宫内感染、妊娠中毒症、一氧化碳中毒、受过量X射线辐射等。

3.分娩时因素 早产、低体重儿,新生儿窒息等。

4.出生后因素 新生儿惊厥、颅内出血、核黄疸、新生儿感染等。

以上因素可能造成大脑发育不全或颅脑损伤,导致脑瘫;而大脑缺血、缺氧是导致新生儿大脑损伤的关键环节。基本病理变化为大脑皮质神经元变性、坏死、纤维化,导致大脑传导功能异常。肉眼观察发现大脑皮质萎缩,脑回变窄,脑沟增宽,皮质下白质疏松、囊变性,脑室增大、脑积水。镜下改变为大脑皮质神经元数量减少,皮质下白质萎缩,神经胶质细胞增生。

(三)小儿脑瘫的分类

根据运动障碍的性质可分为痉挛型、共济失调型、手足徐动型和混合型;根据肢体障碍可分为单肢瘫、偏瘫、三肢瘫、四肢瘫、截瘫、双瘫;根据疾病严重程度可分为轻度、中度、重度。

(四)诊断要点

1. 在出生前至出生后 1 个月内有致脑损伤的高危因素存在。
2. 在婴儿期出现脑损伤的早期症状。
3. 有脑损伤的发育神经学异常,如中枢性运动障碍和姿势、反射异常。
4. 有不同类型瘫痪的临床表现及其他伴随异常,如智力低下、言语障碍、惊厥、感知觉等障碍。
5. 需除外进行性疾病所致中枢性瘫痪及正常儿的一过性运动发育滞后。

二、脑瘫康复评定

康复评定是通过对患儿的身体情况、家庭环境和社会环境,进行全面的检查、询问和了解,分析判断患儿瘫痪的严重程度及潜在能力,为设计康复治疗方案提供依据,也是衡量康复疗效的尺度。评定应由康复医师、小儿内科医师、小儿外科医师、康复治疗师、康复矫形师、心理治疗师、教育工作者和家长等在内的小组来完成,在治疗前、中、后对脑瘫患儿进行反复多次评定,以制订个体化的治疗目标和及时调整方案。康复评定内容应包含 3 个层面,即残疾的 3 个水平:残损、能力和参与。脑瘫的评定主要有以下几个方面。

(一)脑瘫严重程度分级

脑瘫严重程度分级见表5-7。

表5-7　脑瘫严重程度分级

分级	功能	活动能力	手功能	智商	言语	教育	工作
轻度	能独立生活	能独立行走,可能需要辅助物	不受限	>70	能说出完整句子	能进普通学校	能充分受雇
中度	在辅助下生活	能自己驱动轮椅,能极不稳定地走或爬	受限	50～70	只能说短语、单词	在辅助下能进普通学校	在庇护或支持下受雇
重度	完全不能自理	由他人推动轮椅	无有目的的活动	<50	无可听认的言语	特殊教育设施	不能受雇

(二)原始反射和自动反应的评定

常见反射的出现与消退意义见表5-8。

表5-8 常见反射的出现与消退意义

反射类型	存在时间	持续阳性意义	过早阴性意义
拥抱反射	0~6个月	大脑损伤	早产儿阴性
手握持反射	0~6个月	痉挛性瘫痪	重度脑、脊髓损伤皮质功能障碍标志
侧弯反射	0~2个月	脑损害	—
足抓握反射	会走路以前	脑损伤	—
交叉性伸展反应	1~4个月	脊髓高位	—
非对称性紧张性颈反射	2~4个月	锥体束、锥体外系病变	脑瘫
对称性紧张性颈反射	5~8个月	锥体束、锥体外系病变	—
足底反射	0~16个月	锥体束损害	—
放置反应	0~2个月	脑瘫左右有差别	—
倾斜反应	6个月以后	正常	异常（脑损伤）
坐位平衡反应	7个月以后	正常	异常（脑损伤）
立位平衡反应	12~21个月以后	正常	异常（脑损伤）
Landau反应	6个月至2年	发育迟滞	—
降落伞反应	6个月以后	正常	—
自动步行反应	<3个月	痉挛型脑瘫	脑瘫低肌张力

注:—表示无。

(三)运动和感觉功能评定

1.运动功能评定 脑瘫的运动功能评定方法较多,其中粗大运动功能测试量表(the gross motor function measure,GMFM)是一个以评价脑瘫儿童的运动功能变化为目的而创建的标准参考评定,它有助于定量评定患儿的运动功能。GMFM主要包括5个方面,共88个小项:①卧位和翻身(17项);②坐位(20项);③爬行和跪位(14项);④站立(13项);⑤行走、跑和跳(24项)。评分范围为0~100分。

2.肌力评定 通常采用徒手肌力测试法。

3.关节活动范围测量 测量关节活动范围是比较客观的方法,同时还要注意测量肢体周径。

4.肌张力的评定 年龄小的患儿常做以下检查。

(1)硬度 通过触诊了解肌张力,肌张力增高时肌肉硬度增加,被动运动有紧张感。肌张力低下时触诊肌肉松软,被动运动无抵抗感。

(2)摆动度 固定肢体近端,使远端关节及肢体摆动,肌张力增高时肢体摆动幅度小,肌张力低下时无抵抗,肢体摆动幅度大。

(3)关节伸展度 被动伸屈关节时观察伸展、屈曲角度。肌张力增高时关节伸屈受限,肌张力低下时关节伸屈过度。

常用的检查方法有内收肌角、腘窝角、足背屈角及足跟耳试验(表5-9)。

表 5-9 小于 1 岁正常小儿的关节伸展度

月龄/月	内收肌角（外展角）	腘窝角	足背屈角	足跟耳角度
1~3	40°~80°	80°~100°	60°~70°	80°~100°
4~6	70°~110°	90°~120°	60°~70°	90°~130°
7~9	100°~140°	110°~160°	60°~70°	120°~150°
10~12	130°~150°	150°~170°	60°~70°	140°~170°

小于 1 岁正常小儿的各关节活动范围，若大于表 5-9 中内收肌角、腘窝角及足跟耳角度，提示肌张力低下；小于表中所示角度，提示肌张力增高。足背屈角相反，大于 70° 为肌张力增高，小于 60° 为肌张力低下。

年龄大的患儿还可采用改良 Ashworth 痉挛评定量表进行评定。

5. 协调功能评定 如共济运动、不自主运动等。

6. 特殊感觉障碍的评定 视觉障碍的评定：检查有无斜视、弱视、屈光不正、散光等。听觉障碍的评定：利用一般的声音发射动作来检查和利用客观的电反应测听检查做出评定。

（四）综合发育能力评定

人体的中枢神经系统在胎儿时期由神经管发育而成，出生时脑和脊髓外观虽已基本成形，但脑的发育还很不完善。新生儿主要表现为粗大的运动，无精细、协调的随意运动；缺乏躯体姿势控制和平衡反应；原始反射尚未抑制，平衡反射未建立；言语、认知功能低下；大小便不能自控等。这个时期其皮质下低位中枢比较成熟，延髓以上的呼吸、循环、吞咽等中枢已基本发育成熟，但大脑皮质高位中枢的发育还不完善，缺乏对低位中枢的控制。随着婴幼儿年龄的增长，大脑发育的成熟，神经系统功能不断完善，可以对儿童不同年龄阶段各种能力发育情况进行综合评定，了解患儿的综合功能状态（表 5-10）。

表 5-10 儿童不同年龄阶段综合发育能力评定

年龄	头与躯干控制	翻身	坐	爬行和步行	上肢和手部控制	看	听
1个月	头能部分抬起	—	—	—	将手指置于其手中时有抓握动作出现		在有大的声响时会出现动作或哭闹
2个月	短时间保持头部抬起	—	在有完全支撑时可坐着	—	双眼能追踪近距离物体		
3个月	头能抬得高且保持此体位	能从俯卧位翻身至仰卧位	需一些支撑可端坐	—		喜欢鲜艳的色彩/形状	头转向声音发出的地方

续表 5-10

年龄	头与躯干控制	翻身	坐	爬行和步行	上肢和手部控制	看	听
4个月	保持头和肩抬起	—	—	开始爬行	开始伸手取物	—	对妈妈的声音出现反应
5~6个月	转头并转移重心	能从仰卧位翻身至俯卧位	—	—	—	—	—
7~8个月	—	开始不需要支撑而端坐	能爬行	伸手并抓握物体	能识别不同的面孔	喜欢节律性音乐
9~10个月	在拉起时能保持头抬起	游戏时能轻易地翻身	—	能抓着家具站起来	会将物体从一手放至另一手中	双眼可注视远方的物体	—
11~12个月	—	—	不需要支撑而端坐得很好	—	—	—	理解简单的指令
12个月至2岁	头可向各个方向自如地活动	—	坐位时能自如地扭转身体并做运动	会迈步→行走	会用拇指和示指抓握	观看小的事物图片	—
2~3岁	—	—	—	跑步→能踮着脚尖和以脚后跟行走	能自如地以手反映交替指点物体和鼻子	能清楚地看到6 m以外的物体形状	—
3~4岁	—	—	—	自如地后退	—	—	能清楚听到和理解大部分简单语言
4~5岁	—	—	—	单脚起跳	抛掷和接球	—	—

注：—表示无。

(五)儿童日常生活能力评定

儿童日常生活能力(ADL)与成年人有别,国外采用儿童功能独立性评定量表(WeeFIM 量表)、国内主要采用中国康复研究中心制定的脑瘫患儿日常生活能力评定表对儿童的日常生活能力进行评定。

三、脑瘫康复治疗

(一)脑瘫儿童发展特点和康复治疗原则

1. 脑瘫儿童发展特点

（1）运动发展缓慢和异常　运动障碍、运动发育迟缓,姿势和运动模式异常是脑瘫患儿的特有表现。患儿常以异常的模式运动,会形成固有的模式,甚至难以纠正。因此,虽然患儿的大脑损伤是非进行性的,但如果没有进行早期的干预,孩子的异常模式可能会越来越明显。

（2）全面发展可能受影响　运动障碍可能会影响患儿的认知、交流和社会技能发展。已有认知、感觉、语言等障碍的患儿全面发展会更加困难。

（3）对环境的依赖增加　由于运动障碍,患儿可能需要运用一些特别的辅助设备,需要在一些特别的环境中生活。

（4）对家庭和父母的依赖增加　患儿可非常依赖父母的帮助,由于环境的限制,脑瘫儿童的活动范围较小。

（5）融入社会有障碍　孩子融入普通社会生活时,除了有能力和环境的障碍外,还可能因为孩子的心理障碍,比较自卑、孤僻,不愿意参与社会活动。但脑瘫患儿也同样对新鲜事物好奇,喜欢游戏和玩具。

2. 康复治疗原则　①三早原则:早发现、早确诊、早治疗(6个月龄以前),争取达到最理想效果。②康复治疗与教育、游戏相结合。③康复治疗需取得家庭的积极配合。④康复治疗和有效药物、必要手术相结合。⑤康复治疗和中医治疗相结合。⑥康复训练要保持长期性。

（二）适应证

各种类型的脑瘫患儿,一旦明确诊断均可进行康复治疗。

1. 痉挛型　主要采用神经肌肉促进技术中Bobath技术缓解痉挛,加强体位控制,抑制异常痉挛模式;改善平衡、步行功能;注意关节活动范围训练,防止关节挛缩畸形;及时进行作业治疗,提高ADL能力。

2. 迟缓型　主要采用Bobath技术、感觉促进技术提高肌张力,增强肌力;提高躯干控制和肢体负重能力,配合理疗、作业治疗,注意支具保护。

3. 手足徐动型　通过躯干肌的平衡和控制训练,提高患儿在各种体位下完成作业治疗的能力,实现ADL自理。

（三）康复治疗方法

1. 运动疗法　根据运动学、神经生理和神经发育学的理论,借助器具或徒手的方法,对脑瘫患儿实施的运动治疗,目的是改善其运动功能,尽可能使其正常化,提高其生活活动自理能力。下面重点介绍常用的3种方法。

（1）Bobath法(应用最广泛)　神经发育对肌张力正常化,抑制异常的原始反射模式并促进自动反应和随后的正常发育。小儿脑瘫是由于脑损伤造成了脑的异常发育,从而使运动发育落后或停滞,以及异常姿势反射活动的释放而出现异常的姿势运动模式。治疗原则:抑制异常反射活动,纠正异常姿势,促进正常运动功能的出现和发展,提高活动或移动能力的治疗原则。痉挛性脑瘫的治疗原则是缓解肌肉紧张和僵硬,使患儿躯干充分伸展,避免痉挛姿势的运动,尽早诱导出正常运动模式。手足徐动型脑瘫的治疗原则是抑制上部躯干肌紧张,对短缩肌进行牵伸性训练,促进抗重力姿势的稳定性和动态平衡,对徐动的上肢可行调节训练。

（2）Vojta法　欧洲治疗方法,激活姿势发育和平衡反应,引导正常发育。让患儿取一定的姿势,通过对身体特定部位(诱发带)的压迫刺激,诱导患儿产生全身性、协调化的发射性移动运动,促进与改善患儿的运动功能,又称为诱发运动。基本观点:从神经运动生理学的观点出发,促进反射性俯爬和反射性翻身两种移动运动的完成与协调发展,通过这两种移动运动反复规律地出现,促进正常反射通路和运动,抑制异常反射通路和运动,达到治疗目的。

(3)引导式教育　从理论上讲,运动障碍的困难是学习的问题。它是通过合格的训练人员,根据患儿的活动能力、言语、认知或智力、社会交往及行为、情感等发育的状况和问题制订相应的、系统的、相互关联的训练计划,可以是个体单独接受训练,更多的是以小组的形式,采取有节律、有韵律、活动目的强的训练手法或指令,应用特殊的训练用具,使患儿在愉快的训练环境中,积极主动地学会和完成不同阶段目标的功能性技巧性活动,以逐步达到生活能力的提高和自理。

2.平衡训练

(1)坐位平衡训练　包括起坐训练和坐位平衡训练。①从卧位坐起:教会患儿如何从卧位坐起至单独坐。②用手支撑坐:教会患儿身体前倾,用手臂支撑。③单独坐:患儿坐在凳上,双腿分开,保持两足平放地上。做身体向各个方向的旋转、前倾等平衡训练。

(2)立位平衡训练　站立是行走的基础,包括站起训练和站立平衡训练。①从跪位到站立:手膝四点跪训练—双膝跪立训练—蹲起训练—站立训练。②从坐位到站起训练。能保持站稳后,进行站立平衡训练。

3.步行训练　步行要求有一定的动态平衡能力,即重心转移能力,同时要有很好的上、下肢协调能力,脑瘫儿童常有这些方面的功能障碍,因此,必须通过训练来改善。步行训练包括借助性步行和独立步行。平地行走可用助行器或在双杠内训练。以上训练可参照第五章第一节脑卒中的康复治疗。

4.作业治疗　作业治疗中最重要的是日常生活能力训练。训练前、后对患儿的日常生活能力的评定,是制订针对性训练方案和判断治疗效果的参考依据。脑瘫患儿的日常生活能力的评定包括进食与饮水、如厕、穿衣与脱衣、梳理、淋浴/盆浴、坐、体位转换、上床与下床、站立与步行、精细的手眼协调和高级运动功能。

5.言语矫治　脑瘫发生言语障碍常见的是构音障碍和言语发育迟缓。对构音障碍患儿的言语治疗包括基本言语运动功能的刺激和促进,改善呼吸,增加面部的活动(如笑、哭)等,以提高患儿的言语能力;对言语发育迟缓的患儿要根据儿童的年龄、训练频率、康复的效果设定短、长期目标,促进语言发音、使用语言符号、理解语言概念和含义,逐步训练患儿具有语言交往能力。

6.理疗　理疗也是治疗脑瘫的重要手段。如神经肌肉电刺激治疗,可以防止瘫痪肌肉的萎缩和促进功能恢复,适用于软瘫型、手足徐动型患儿;中频电疗法,可用来解除肌肉痉挛,恢复肌肉疲劳、镇痛、消肿,适用范围较广;生物反馈治疗适用于年龄较大儿童,让其学会控制肌电信号,能够自我放松或加强肌肉收缩。

水的温度刺激和水对皮肤的按摩作用,有利于解除脑瘫患儿的肌痉挛,消除其在地面上活动的紧张心理,水中浮力减轻了身体的负重,容易矫正患儿的异常姿势。采用的水温因人而异,一般在34～38 ℃。

7.支具和辅具治疗　对于脑瘫后肌痉挛或肌无力引起的功能丧失或肢体畸形,可以采用支具。如对于脑瘫伴有严重残疾的患儿,影响到下肢的行走,可用拐杖辅助行走,不能行走者可用轮椅代步;各种生活能力的辅助用具可以改善患儿的日常生活能力,如抓物器、系扣器等。

8.心理行为治疗　脑瘫患儿常见的心理行为问题有孤独症、多动症等。健康的家庭环境,增加与同龄儿交往,以及尽早进行心理行为干预是防治心理疾病的关键。

9.教育和职业训练　脑瘫患儿应该像正常儿童一样享有受教育的权利,不少患儿尽管有肢体残疾,但智力发育正常,他们渴望学习,获得知识。0～3 岁者可送到残疾儿童服务中心进行幼儿期教育,>3～6 岁者可在弱能康复训练班接受教育,7 岁及以上的患儿,教育部门可根据其自身能力和需要的特殊设备,制订特别的课程和采用不同的教学方式进行特殊教育,让他们尽早接受教育。注意对他们在学习上、精神上、思想品德上的指导,给他们创造一个方便活动与交流的环境,鼓励他们与正常儿童交往,同时学校和家长应密切配合,拿出更多的时间和精力共同关心患儿的教育。在患儿受教育的同时,及早为其将来就业做准备,可以提供一些职业性教育的内容,如学习电脑打字、接打电话、整理文物、编织、缝纫、木工、烹饪等职业技能训练。

（四）药物和手术治疗

常用的药物有脑神经营养药、肌肉松弛剂、抗癫痫药等。痉挛型脑瘫采用肌肉松弛剂,手足徐动型脑瘫配合多巴胺类药物。药物治疗只有在必要时才使用,它不能替代功能性训练。

手术治疗主要用于痉挛型脑瘫患儿,目的是解除严重不可逆转的肢体痉挛,改善肌张力和矫正畸形。对于下肢肌肉广泛痉挛且肌力基本正常的患儿,可采用选择性脊神经后根切断术的方法。如果已出现固定畸形,且上述方法无效,则可采用肌肉或骨关节矫形手术。

（五）痉挛的治疗

1. 定义　挛缩指肌腱、肌肉和软组织变短,肌肉和纤维伸展性丧失,导致关节活动受限,甚至引起关节骨性结构改变和永久性变形。它可能发生在脑瘫患儿的一个或多个关节。

如果孩子的某个关节出现了挛缩,会出现该关节运动困难、运动范围缩小,甚至变形、疼痛,最终影响全身的功能。如果挛缩发生在屈曲一侧的肌肉和软组织,关节就很难完全伸直;如果发生在伸展一侧,关节就不能完全屈曲。

2. 原因　挛缩发生的关键原因是肌肉或软组织长期处在一个短缩的位置,日久发生退化、萎缩、纤维化,因此,任何关节如果在一段时间内固定不动,都有可能发生挛缩。

3. 预防措施　挛缩是因为关节长期固定在一个位置,逐渐发生的,因而是可以预防和避免的。挛缩会引起关节活动受限、运动模式异常,甚至关节严重畸形、疼痛;如果肌肉软组织明显缩短、挛缩严重,无法用其他方法使其恢复,就只有手术解决。预防挛缩是脑瘫康复训练的一个重要目标,因为,只有保持关节有正常的活动范围,肢体才有进行功能活动的基础。只要能够保持关节经常活动,避免长期固定在一种姿势,就可以预防挛缩的发生。

4. 治疗方法　治疗的主要方法是应用各种模式,主要是治疗性运动、运动范围、冷热应用、铸造和夹板。

（1）神经/肌肉点阻滞　神经/肌肉点阻滞可以减少内收肌痉挛和马蹄内翻足导致的剪刀步态。包括闭孔神经阻滞（阻滞前束和后束）、坐骨支阻滞（阻滞半腱肌和半膜肌）、胫神经阻滞（阻滞腓肠肌头部）、股神经阻滞。通常使用苯酚或者乙醇,它们基本上会导致化学性神经切除,3~6个月内有效,4~6个月后失去效果（对于运动点来说时间更短）。多用于下肢,神经阻滞后需要进行伸展和步态训练。缺点:暂时性的感觉障碍（神经阻滞）,特别是胫神经和胫神经上端神经阻滞后出现肌肉萎缩导致畸形。

（2）肉毒毒素注射　肉毒毒素影响神经肌肉连接点,对技术要求低,不会导致感觉障碍。

（3）矫形器的应用　踝-足矫形器:通过控制马蹄足畸形达到矫正步态的目的。膝-踝-足矫形器（KAFO）:增加了对膝关节弯曲和伸展的控制及足内翻和外翻,但是矫形器会增加体重。髋-膝-踝-足矫形器（HKAFO）:增加了对髋部的控制。KAFO或HKAFO均不能改善步态,但确实防止畸形。

（4）药物　常用的药物有对痉挛型脑瘫采用肌肉松弛剂,对手足徐动症脑瘫配合多巴胺类药物。药物在必要时使用,配合康复功能训练,以减缓临床症状。

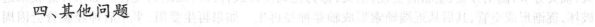

四、其他问题

(一)预防措施

坚持优生优育,保证胎儿健康发育;积极开展早期产前检查,如有高血压、妊娠毒血症应及时治疗,避免难产;保证孕妇良好的营养、预防早产;妊娠期避免不必要的服药,妊娠期间(尤其最初 3 个月)做好风疹预防工作;鼓励母乳喂养,增强婴儿抵抗感染的能力。婴儿出生后定期去医院检查,以尽早发现发育迟缓的症状,并给予及时指导及治疗;定期进行预防接种,防止脑膜炎及其他传染病发生。

(二)早发现、早治疗

早期发现可疑脑瘫的患儿是实施脑瘫康复治疗的关键,主要从运动、语言和进食三方面来观察。如有异常现象,应及时就诊,明确诊断,进行针对性治疗。

(三)家庭治疗

对于脑瘫患儿,家庭治疗非常重要。父母除了正确的指导和训练外,还要帮助患儿树立自信心,使患儿学会生活的基本技能,能更多地照顾自己;学会适应环境,步入社会。

第五节　周围神经损伤的康复

一、概述

身体的神经系统由两部分组成。中枢神经系统包括大脑和脊髓。周围神经系统将从大脑和脊髓发出的神经连接到身体的其他部位,如手臂和手,腿和脚,内部器官,关节甚至嘴、耳朵、眼睛、鼻子和皮肤。周围神经病变是对周围神经的损害或疾病,其可能损害感觉、运动、腺体或器官功能或健康的其他方面,这取决于受影响的神经类型。

周围神经病变是下运动神经元的病变,一般分为周围神经损伤和周围神经病两大类。周围神经损伤是由于周围神经丛、神经干或其分支受外力作用而发生的损伤。周围神经病是指周围神经的某些部位由炎症、中毒、缺血、营养缺乏、代谢障碍等引起的病变。习惯上将受外力作用而发生损伤的称为周围神经损伤;将炎症引起的损伤称为神经炎;将营养、代谢障碍等所致的损伤称为周围神经病。

(一)病因及病理

1. 病因　周围神经损伤的原因有多种,常见原因如下。

(1)机械性损伤　大多由金属、刀、玻璃及机器造成的损伤,如刀割伤、挤压伤、挫伤、撕裂伤和骨折脱位所致损伤等。

(2)火器伤　由枪弹或弹片造成的损伤。

(3)医源性损伤　如注射、产伤、手术等技术操作有误造成的损伤。

(4)其他　如感染、中毒、缺血、营养代谢障碍、结缔组织病、肿瘤及放射损伤等所致的周围神经损伤。

2. 病理　周围神经损伤后的主要病理变化是受损远端神经纤维24~48 h后发生的传导功能表

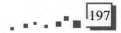

失,轴突分节,髓鞘分裂、呈脂肪变性、消失,称为瓦勒变性或神经纤维脂肪变性。如果神经膜未遭破坏,逐渐形成空管,其后从近端轴索形成轴芽神经再生。如果再生受阻,半年后神经膜管会因周围组织的压迫而萎缩,再生无望。

(二)分类

英国学者 Seddon 将周围神经损伤分为 3 类。

1. 神经失用　神经失用(neurapraxia)为轻度损伤,多为牵拉、短时间压迫、邻近组织的振荡波及所致。神经轴突和神经膜均完整,传导功能暂时丧失,一般于数日至数周内自行恢复。

2. 轴突断裂　轴突断裂(axonotmesis)为中度损伤,多为挤压、牵拉、骨折、药物刺激、较长时间压迫、缺血等所致。神经轴突部分或完全断裂,神经内膜和施万细胞完整,出现瓦勒变性,运动和感觉功能部分或完全丧失。经过一段时间后神经功能可自行恢复,但轴突需要较长时间地从损伤部位向远端再生,再生速度为 1~2 mm/d。

3. 神经断裂　神经断裂(neurotmesis)为重度损伤,多为严重拉伤或切割伤、化学性破坏、严重缺血等所致。神经干完全断离,神经失去连续性,运动和感觉功能完全丧失。神经断裂必须手术修复,术后神经功能可恢复或恢复不完全。3 种周围神经损伤的特征见表 5-11。

表 5-11　3 种周围神经损伤的特征

类型	原因	病理（主要损害）	症状				电诊断				恢复		
			解剖的延续性	运动瘫痪	肌萎缩	感觉障碍	自主神经障碍	变性反应	病灶远端神经传导	运动单位动作电位	纤颤电位	手术修复	恢复速度	性质
神经断裂	切伤、撕裂伤、枪弹伤、骨折、牵引、注射、手术、缺血等	完全解体	可丧失	完全	进行性	完全	完全	有	无	无	有	主要	修复后 1~2 mm/d	不完全
轴突断裂	同上,另有长期压迫、摩擦、冻伤等	神经纤维断裂、施万鞘保持	保持	完全	进行性	完全	完全	有	无	无	有	不需要	1~2 mm/d	完全
神经失用症	枪弹伤、牵拉、短暂压迫、冻伤、手术、缺血等	较大纤维的选择性脱髓鞘,无轴突变性	保持	完全	很少	常无	常无	无	保存	无	偶见	不需要	迅速、数日或数周	完全

(三)临床表现

1. 运动障碍　该神经支配的某些肌肉迟缓性瘫痪、肌张力低下、肌肉萎缩。

2. 感觉障碍　表现为感觉减退或消失、感觉过敏,局部有麻木、灼痛、刺痛、自发疼痛,实体感缺失等。

3．反射障碍　该神经所支配区域的深、浅反射及腱反射减弱或消失。

4．自主神经功能障碍　局部皮肤发红或发绀，皮温升高或降低，无汗、少汗或多汗，指（趾）甲粗糙、脆裂，毛发脱落等。

二、周围神经损伤康复评定

（一）运动功能评定

1．观察肢体有无畸形、肌肉萎缩、肿胀。

2．肌力和关节活动度的评定，参见第三章。

3．患肢周径的测量。用皮尺测量或用容积仪测量受累肢体周径并与相对应健侧肢体比较。

4．运动功能恢复等级评定。由英国医学研究院神经外伤学会提出，将神经损伤后的运动功能恢复情况分为 6 级，简单易行，是评定运动功能恢复最常用的方法（表 5-12）。

表 5-12　周围神经损伤后运动功能恢复评定

恢复等级	评定标准	恢复等级	评定标准
0 级（M_0）	肌肉无收缩	3 级（M_3）	所有重要肌肉能抗阻力收缩
1 级（M_1）	近端肌肉可见收缩	4 级（M_4）	能进行所有运动，包括独立的或协同的运动
2 级（M_2）	近、远端肌肉均可见收缩	5 级（M_5）	完全正常

（二）感觉功能评定

周围神经损伤后感觉消失区往往较实际损伤小，且感觉消失区边缘存在感觉减退区。感觉功能评定参见第三章第一节。

（三）反射检查

反射检查时需患者充分合作，并进行双侧对比检查。常进行的反射检查有肱二头肌反射、肱三头肌反射、桡骨骨膜反射、膝反射、踝反射等。

（四）电生理学检查

电生理学评定对判断周围神经损伤的部位、范围、性质、程度和预后等均有重要价值。在周围神经损伤后康复治疗的同时，定期进行电生理学评定，还可监测损伤神经的再生与功能恢复的情况。

（五）日常生活能力的评定

周围神经损伤后，会不同程度地影响患者日常生活能力。具体评定方法参见第三章第二节。

三、周围神经损伤康复问题

（一）运动功能障碍

肌肉失神经支配而引起肌力减退或肌瘫痪，导致随意运动功能障碍。由于关节活动的肌力平衡失调，常出现一些特殊的畸形和运动异常，如桡神经肘上损伤的垂腕畸形、尺神经腕上损伤的爪形手、坐骨神经损伤出现异常步态和行走困难等障碍。

(二)感觉功能障碍

感觉障碍因神经损伤的部位和程度不同而表现不同,如局部麻木、刺痛、灼痛、感觉过敏、感觉减退、感觉消失或实体感消失等。

(三)肿胀

肢体肿胀的主要原因是静脉与淋巴回流受阻。如各种损伤伤及了血管周围的交感神经;血管张力丧失;肌肉瘫痪使肌肉对内部及附近血管的交替挤压与放松停止;广泛瘢痕形成及挛缩,压迫静脉血管及淋巴管等。

(四)挛缩

由于肿胀、疼痛、不良肢位、受累肌与其拮抗肌之间失去平衡等因素的影响,常易出现肌肉、肌腱挛缩。

(五)自主功能神经障碍

该病是一个牵涉交感神经系统功能障碍的综合征,常伴发于周围神经损伤,特别是神经撕裂伤。包括疼痛、水肿、僵直、骨质疏松、皮肤营养变化、血管舒缩和出汗功能改变。

(六)日常生活能力、职业能力和社会生活能力下降

周围神经损伤后,由于运动、感觉等功能障碍,患者的日常生活能力、工作能力和劳动能力会不同程度地降低。

(七)心理问题

心理问题主要表现有急躁、焦虑、忧郁、躁狂等。担心神经损伤后不能恢复,承受不了长期就诊的医疗费用。常影响其与他人的正常交往,严重时可产生家庭和工作等方面的问题。

四、周围神经损伤康复治疗

(一)康复治疗目标

周围神经损伤不同阶段有不同的治疗目的,主要有早、中、后3期目标。

1. 早期　主要是镇痛、消肿、减少卧床并发症,预防伤肢肌肉和关节挛缩。

2. 中期　通过训练促进神经再生,恢复肌力,增加关节活动度和感觉功能的恢复。

3. 后期　对于不能完全恢复的肢体,使用支具,使患者最大限度恢复其生活能力和社会活动。

(二)康复治疗原则

1. 促进病损神经的恢复与再生　对于保守治疗的患者,发病后应早期应用神经营养药物和促神经再生药物,还应尽早应用物理因子治疗(超短波、脉冲短波、微波、超声波等)促进病损部位的水肿消退及炎症吸收,改善局部血液循环及组织营养、代谢,加快周围神经的恢复与再生。对保守治疗无效而又有手术指征的周围神经损伤患者应及时进行手术治疗。

2. 促进运动功能的恢复　周围神经损伤早期可采用按摩、被动运动、肌电生物反馈及功能性电刺激治疗,维持关节正常活动范围,增加感觉输入,防止或延缓肌肉萎缩,促进肌肉收缩功能恢复。应注意保护瘫痪的肌肉,避免过度牵伸。

3. 促进感觉功能恢复　如果患者存在浅感觉障碍,可以选择不同质地(旧毛巾、丝绸、卵石等)不同温度(凉水、冰块、温水)的物品分别刺激健侧及对应的患侧皮肤,增加感觉输入。有深感觉障碍者,在关节被动运动、肌力训练过程中,应强调局部的位置觉及运动觉训练。

4. 防止关节畸形、挛缩　损伤后应及早进行主动或被动关节运动,牵伸关节周围的纤维组织防止挛缩,辅以必要的支具支持。

5. 提高日常生活能力　在进行病损部位运动功能训练的同时,应该指导患者结合自己的生活方式,在日常生活、工作过程中多使用患肢,使康复治疗贯穿于日常生活活动之中。

6. 改善心理状态　减轻或解除因损伤带来的焦虑、忧虑、躁狂等心理障碍。

(三)康复治疗适应证和禁忌证

周围神经损伤存在功能障碍者均可做康复治疗,但任何情况下都禁忌做过伸运动。如果挛缩的肌肉和短缩的韧带有固定关节的作用,则应保持原状。训练应适度,不可因过分疲劳而加重损伤。

(四)康复治疗方法

1. 理疗

(1)消肿、镇痛　局部无金属内固定者用无热量超短波,根据部位的大小,对置或并置,每次治疗 8～10 min,1 次/d。紫外线照射,若用红斑量(指产生红斑的最低剂量),1 次/d。抬高患肢,弹力绷带压迫,被固定的肢体静力性收缩,对患肢进行轻柔的向心性按摩和被动运动等来改善局部血液循环和营养状况,促进组织水肿和积液的吸收。

镇痛可采用直流电药物离子导入疗法、槽浴、低频电疗法、电按摩等。

(2)促进神经再生　失神经支配后 1 个月,肌肉萎缩最快,宜及早应用神经肌肉电刺激。此外还可选用直流电、调制中频、水疗法、蜡疗等温热疗法进行治疗。应用神经生长因子和成纤维细胞生长因子等神经营养药物。

2. 运动疗法　采用增加肌力和耐力的辅助运动、抗阻运动等训练和扩大关节活动度的训练。根据肌力的不同,选择不同的训练方法。①受累神经支配肌肉肌力为 0～1 级时,使用被动运动。②受累神经支配肌肉肌力为 2～3 级时,使用范围较大的辅助运动、主动运动及器械性运动;随着肌力的增强,应减少辅助力量。③受累神经支配肌肉肌力为 3～4 级时,可进行抗阻训练,以争取肌力的最大康复。同时进行速度、耐力、灵敏度、协调性与平衡性的专门训练。

3. 作业治疗　根据功能障碍的程度、肌力及耐力的评定结果,进行有关的作业治疗以增加肌力,促进功能的恢复。如上肢周围神经损伤者可进行木工、编织、泥塑、打字、拧螺丝、修配仪器等操作,下肢周围神经损伤者可踏自行车、缝纫机等练习。在治疗中不断增加训练的难度和时间,以增强身体的灵活性和耐力。

4. 感觉训练

(1)感觉脱敏训练　神经再生阶段患者常有感觉过敏现象,这是由于再生的神经末梢及感觉终末器官尚未成熟之故。通过反复刺激过敏区,可以克服过敏现象。如将肢体置于漩涡水中 15～30 min,漩涡从低速逐渐到快速;经常按摩过敏区,或用不同质地的物品(如毛巾、刷子、小珠子等)刺激。对实体感觉缺失者,指尖感觉有所康复时,进行触摸训练,先睁眼后闭眼练习,可将日常可见的一些大小、形状或质地不同的物品(如手表、钥匙、螺丝、纽扣、橡皮等),让患者触摸辨认。

(2)感觉重建训练　即训练大脑对新刺激的重新认识。可将不同的物体放在患者手中,在其睁眼或闭眼时触摸各种不同形状、大小的木块,然后用不同织物识别和练习,最后用一些家庭常用物品练习。感觉训练原则:先进行触觉训练,再进行振动觉训练;由大物体到小物体,由简单物体到复杂物体,由粗糙质地到细滑质地,由单一物体到混合物体。一般患者在训练 4～5 d 后感觉功能就有改善,原来没有两点辨别能力的患者,在 2～6 周可获得正常功能。

5. 矫形器的应用　神经麻痹后,肌力减弱或完全消失,造成肢体不能保持功能位,可使用器械矫治。例如上肢腕、手指肌肉无力者可使用夹板固定；胸神经损伤致前锯肌麻痹时，使用复杂的肩胛固定架；足部肌力不平衡所致足内翻、外翻、足下垂，可用下肢短矫形器；大腿肌群无力致膝关节支撑不稳，小腿外翻、屈曲挛缩，可用下肢长矫形器矫正。

6. 心理治疗　消除患者的心理障碍，采用心理咨询、集体治疗、患者示范等方式，使患者积极主动进行康复治疗。

五、常见周围神经损伤的诊断和治疗

（一）神经嵌压/压迫综合征

神经嵌压/压迫综合征较为常见，可累及几乎任一外周神经。较长的外周神经，如正中神经、尺神经、桡神经、腓神经和胫神经最易受累，常见于其远端。由外部受压、神经肿胀或供给血管受压及缺血引起的压迫可为急性或慢性。神经卡压/压迫体征和症状：①神经支配区域麻木或感觉减退；②尖锐，疼痛或灼痛，可向外辐射；③刺痛，针刺感觉（感觉异常）；④受影响区域的肌肉无力；⑤经常感觉脚或手已"入睡"。确诊嵌压性神经病并判断其病程的最佳方式是电诊断评估。嵌压/压迫综合征的保守治疗能缓解压力及神经压迫。常用方法：用夹板限制关节活动，降低对神经的间歇性压力的增高；对任何造成液体潴留的潜在因素或者导致组织增厚的任何异常，如黏液水肿、痛风或肢端肥大症，都应采取治疗；药物，包括局部注射类固醇，可减轻炎症、水肿和疼痛。

其他疗法还包括按摩和肌腱活动。夹板能改善手的位置及限制可能造成神经牵拉伤的活动。手术松解的指征是非手术治疗失败，需要立即减压以保存神经活力或存在异物/外物压迫神经。

（二）正中神经损伤

正中神经控制前臂中的大部分肌肉。它支配拇指外展、手腕屈曲、手指中节指骨屈曲和前三指的感觉神经等。如果正中神经受损，拇指的外展和对掌可能因鱼际肌肉瘫痪而丢失。

正中神经损伤可分为两类：高位和低位的正中神经损伤。高位正中神经涉及肘部和前臂区域的病变，损伤后导致手腕难以或甚至无法弯曲或翻掌。腕部病变引起的低中位神经损伤可能导致拇指和3个相邻手指麻木或刺痛。在正中神经的不同水平的压缩产生可变的症状和（或）综合征。

最常见的压迫症状是腕管综合征，它是由腕部穿过腕管的正中神经受压引起的。通常出现的症状是用手或手指感觉异常和疼痛。另一个常见的症状是手的笨拙和持物不能。超过50%的患者最终有双侧表现。

在检查时，正中神经支配区域的两点辨别及触觉减弱或消失。鱼际隆起（正中神经掌皮支支配）、桡神经浅支和尺神经支配的皮肤区域皮肤的感觉保留。检查正中神经支配的大鱼际肌肉可发现萎缩。拇短展肌无力，但正中神经支配的前臂肌肉不出现无力。在临床中最常用的两种激发试验是Phalen和Tinel测试。在Phalen测试中，要求患者弯曲手腕并将其保持在该位置60 s。阳性反应是正中神经分布区产生或加剧疼痛或感觉异常。Tinel测试是叩击腕部的屈肌支持带。阳性反应是正中神经支配区域手指的感觉异常。腕管综合征的治疗分为两类：保守治疗和外科治疗。保守治疗的选择包括口服和经静脉注射类固醇、维生素 B_6 和维生素 B_{12}、非甾体抗炎药，超声，瑜伽，腕骨松动和手夹板的使用。掌侧腕夹板可限制手腕运动并将手腕置于中立位置。每天使用夹板的时间越长，症状的减少就明显。横向腕骨韧带伸展和肌腱滑动练习都很有用。

腕管综合征的手术治疗是腕管解压的一种方式，是切割横向腕骨韧带以增加腕管内的空间并因此降低腕管内压力的过程。

（三）尺神经损伤

尺神经是手臂中 3 个主要神经之一。它从颈部向下至手,沿途中有几个位点可以发生嵌压或压迫。尺神经卡滞或压迫可发生在该神经历程的几个位点。压迫神经常见的部位是肘部的肘管(尺骨沟内侧或尺侧腕屈肌头之间的远端)和腕部(腕管,在钩状骨和豌豆骨之间)。肘部尺神经受压称为肘管综合征。肘管综合征可导致肘内侧疼痛。然而,大多数症状发生在手掌。压迫也可以在小鱼际隆起期间最远端发生(通常由于重复性劳损)。

尺神经损伤的确切原因尚不清楚。尺神经特别容易受到肘部的压迫,因为它必须穿过狭窄的空间,并且周围有很少的软组织保护。根据压迫程度,可发现尺骨前臂肌群、指深屈肌(尺神经支配)和尺侧腕屈肌的无力。尺神经损伤会导致特定解剖分布的症状,影响小指、无名指的尺骨一半及手的内在肌肉。临床测试,例如,Froment 标志的卡片测试可评估尺神经。患有尺神经麻痹的患者拇指、示指远侧指间关节不能屈曲,需要拇长屈肌的屈曲代偿以保证握力。带衬垫的支架或夜间穿的分体可以使肘部保持笔直的位置。帮助尺神经滑过肘部的肘管和手腕处的腕管的练习可以改善症状。这些练习还可以帮助防止手臂和手腕僵硬。

（四）桡神经损伤

桡神经沿着手臂的下侧向下延伸并控制肱三头肌的运动,肱三头肌位于上臂后部。桡神经不仅负责伸展手腕和手指,还控制手的部分感觉。

桡神经损伤的最常见原因是手臂断裂、手臂过度劳累及运动和工伤事故。肘部、腕部或手指伸展时可能会出现肌无力。感觉缺失可以发生在手臂后部、前臂或手。

腕部夹板用于腕持续下垂以防止腕部屈曲挛缩的进展。尽管主动抓握无法恢复,动态矫形器,特别是对于高度积极和参与的患者,可以在必要时提供手腕和手指伸展。

当神经在 Frohse 弓被挤压时,通常需要手术释放。

（五）坐骨神经损伤

坐骨神经是来自腰$_{4、5}$和骶$_{1～3}$神经。髋关节脱位、臀肌挛缩、手术伤和臀部肌注药物均可致其高位损伤,引起股后部肌肉及小腿和足部所有肌肉瘫痪,表现为膝关节不能屈曲,踝关节与足趾运动功能完全丧失,呈足下垂,跨越步态,小腿外侧及足部麻木,感觉丧失,皮肤干燥。足内在肌瘫痪,跟腱挛缩,跟腱反射消失。

康复治疗:应用理疗和运动疗法,应配用支具(如足托)或矫形鞋,以防治膝、踝关节挛缩及足内外翻畸形等。

（六）胫神经损伤

胫神经是坐骨神经的延续段,可因膝部外伤、胫骨中远段骨折等致伤,表现为小腿屈肌群和足底肌麻痹,足趾不能跖屈、呈仰趾畸形,足内翻受限,小腿后侧、足背外侧和足底感觉消失。

康复治疗:应用理疗和运动疗法,采用矫形器具等。

（七）腓总神经损伤

腓总神经损伤是下肢神经损伤中最常见的一种,原因为腓骨小头骨折、膝关节外侧的创伤、小腿石膏固定或夹板固定不当等。腓总神经损伤后出现足下垂并内翻、小腿外侧及足背皮肤感觉障碍。

康复治疗:可用超短波、中低频电疗;足托或穿矫形鞋使踝保持 90° 位。如为神经断裂,应及早手术缝合。

六、康复注意事项

1. 康复治疗应早期介入。

2. 受累肌肉训练时,应根据肌肉力量选择运动方式,运动量不宜过大,以免肌肉疲劳。肌肉功能恢复期间不要使用代偿性运动训练,只有当肌肉功能恢复无望时才能发展代偿功能。

3. 感觉障碍的患者要注意防止皮肤损害。告知患者要经常意识到无感觉区的存在,注意检查皮肤有无发红、水疱、烫伤、青肿等,并学会保护患肢,防止再损伤,例如,用患手端热锅时,应该戴厚手套避免烫伤;患者外出时,应避免他人碰撞患肢,必要时戴支具使患肢保持功能位。

4. 鼓励患者积极参加家务活动,尽量生活自理,在避免损伤的前提下尽可能多用患肢,将康复训练贯穿于日常生活中。家属要学会一些被动、简易器械牵引的方法,配合患者在家继续治疗,促进患者功能早日恢复。

(郑州大学第一附属医院　陈　思)

第六节　帕金森病的康复

一、概述

(一)定义与流行病学

帕金森病(Parkinson disease, PD),又称为震颤麻痹(paralysis agitans),由英国医师 James Parkinson 在 1817 年首先描述,是一种多发生于中老年人,主要累及中脑黑质纹状体的中枢神经系统退行性疾病,临床表现以静止性震颤、运动迟缓、肌强直和姿势步态异常为主要特征,并伴随多种非运动症状。据统计,我国 65 岁以上的老年人群帕金森病患病率为 1 000/10 万,随年龄增加而升高,男性稍高于女性。目前我国帕金森病患者约有 200 万人,且每年新发患者数达 10 万人以上。帕金森病具有高致残性,有报道称,发病 1~5 年,致残率为 25%,5~9 年达 66%,超过 10 年达 80% 以上,给患者本人、家庭和社会带来沉重的负担。

(二)病因

在 James 医生首次报道约半个世纪后,帕金森病开始引起学术界的重视,然而经过 150 多年的研究,其病因和发病机制仍未得到彻底阐释,目前的观点认为可能与下列因素密切相关。

1. 环境因素　20 世纪 80 年代美国几个年轻的海洛因成瘾者,在尝试自行合成的海洛因制剂后出现与帕金森病极其相似的神经症状,且在服用左旋多巴后症状缓解。研究者分析该海洛因成分时发现一种名为 1-甲基-4-苯基-1,2,3,6-四氢吡啶(MPTP)的副产品。动物实验证明,MPTP 可选择性引起黑质致密区多巴胺能神经元损伤,使黑质纹状体内的多巴胺递质排空。进一步研究发现,环境中与 MPTP 分子结构相似的工业或农业毒素,如某些除草剂等,可能导致帕金森病。现有的流行病学调查结果也显示,长期接触或生活在上述相关环境中的人帕金森病发病率较高。

2. 遗传因素　帕金森病患者中大多数为散发病例,仅有 10% 的患者有阳性家族史。遗传因素在 40 岁以下的年轻患者中可能起着更为重要的作用,目前已发现的帕金森病相关基因(如 *PIN K*1/ *parkin*、*SIRT*1、*LRRK*2 等)超过 20 种。随着相关研究工作的进展,还会有更多的致病基因及其调控路径被揭示,对了解帕金森病的病因和发病机制将起到重要作用,有利于我们采取预防和治疗措施。

3. 年龄因素 帕金森病主要发生于 50 岁以上的中、老年人,65 岁以后的发病率明显增多,提示衰老可能与本病密切相关。相关研究也发现,随着年龄的增加,正常人黑质多巴胺能神经元数目逐渐减少,纹状体内多巴胺递质水平也随之下降。然而只有多巴胺能神经元数目减少 50% 以上时,临床上才会出现明显的帕金森病运动症状,正常的神经系统老化并不会达到这种水平。因此,年龄也只是可能导致帕金森的因素之一。

另外还有一些因素,如外伤、脑血管意外等,也有可能导致帕金森病。目前认为帕金森病并非单一因素,而是多种因素共同作用所致。

(三)病理特点

帕金森病患者的尸检结果显示,大脑外观并无明显改变,重量一般也在正常范围内。组织切片可发现主要的变化在中脑黑质、脑桥的蓝斑和迷走神经背核等处脱色,以黑质最为显著,严重者可完全无色。光镜下的特征性病理改变是黑质多巴胺能神经元大量丢失,残留的神经元细胞质中有 α-突触核蛋白聚集形成的路易小体(Lewy body)。路易小体形成是帕金森病最显著的病理特征之一,是确诊帕金森病的重要指标。要注意的是,路易小体不是帕金森病的特有改变,阿尔茨海默病、路易体痴呆等也伴随路易小体的形成。

在生化学上,帕金森病最显著的改变是基底核多巴胺水平减少,且与黑质致密区多巴胺能神经元丢失的严重程度密切相关。当帕金森病患者表现出明显的运动症状时,其黑质致密区多巴胺能神经元已丢失 50% 以上,基底核多巴胺递质也已减少超过 80%。多巴胺递质减少越多,患者的症状也就越严重。

(四)临床表现

本病起病隐匿,早期常无特殊症状,多为便秘、嗅觉减退、失眠,因此早期诊断较困难。早期进展缓慢,可在发病 2~5 年后才出现典型症状,随后逐渐进展加重。运动症状常自一侧上肢开始,逐渐蔓延至同侧下肢、对侧上下肢及头部、躯干。

1. 静止性震颤 静止性震颤(static tremor)常为本病的首发及特征症状,多自一侧上肢远端开始,表现为拇指与屈曲的示指间呈"搓丸样"(pill-rolling)动作,频率为 4~6 Hz,以粗大震颤为主,幅度不等,可逐渐累及至四肢,上肢通常比下肢明显,先出现震颤的一侧始终比后出现的一侧为重,表现为明显的不对称性。震颤在静止时出现,精神紧张时加剧,随意运动时减轻,睡眠时消失。少数患者可不出现震颤,部分患者可合并轻度姿势性震颤。

2. 肌强直 帕金森病的肌强直(rigidity)表现为伸肌和屈肌的张力同时增高。当被动运动关节时,检查者感受到的阻力增高是均匀一致的,且不受被动运动的速度和力量影响,类似弯曲软铅管的感觉,称为"铅管样强直"。如患者合并有震颤,则在活动关节时可感受到在均匀阻力上出现断续的停顿,如同齿轮转动一样,称为"齿轮样强直"。

3. 运动迟缓 运动迟缓(bradykinesia)是帕金森的一种特殊运动症状,患者可表现出多种动作的缓慢及随意运动减少,尤以动作起始时为甚,如卧位时翻身、起床困难,坐位时起立困难,站立时起步困难,解系纽扣或鞋带,穿鞋袜或衣裤,洗脸刷牙等日常活动均有障碍。手掌的轮替动作、拇指与示指的对指动作均明显缓慢。还可有书写困难,书写时越写越小,呈现写字过小症(micrographia)。面部表情肌少动,表现为面容呆板,眨眼少,双眼凝视,称为"面具脸"。

4. 姿势步态异常 患者因躯干和头颈部肌强直呈现一种特殊的姿势,称为屈曲体姿,表现为站立时头部前倾,躯干俯屈,肘关节屈曲,腕关节伸直,前臂内收,髋、膝关节略微屈曲。患者平衡功能减退、姿势反射消失而出现姿势步态不稳,容易跌倒,严重影响生活质量,是病情进展的重要标志,也是致残的重要原因之一。患者步态异常主要表现为起步困难,必须采取原地连续小步挪动才能迈开走。行走时患侧下肢拖拽,同侧上肢自动摆臂动作减少。病情加重时双上肢伴随动作消失,双足擦地行走,步幅变小,步速变慢,遇障碍物不敢跨越,转向困难,尤其是原地向后转时容易双腿拌在一起,走下坡路更为恐惧。有时行走过程中双脚突然不能抬起好像被黏在地上一样,称为冻结步态。还可出现慌张步态,表现为迈步时以极小的步伐前冲,越走越快,不能立刻停下脚步,这是帕金森病患者的特有体征。

5. 其他症状　自主神经症状常见,如便秘、出汗异常、性功能减退、直立性低血压和皮脂腺分泌亢进等。吞咽活动减少可导致口水过多、流涎。发声肌肉运动障碍使讲话缓慢,声音变低,严重时发音单调,吐字不清使别人难以听懂。精神方面有抑郁、焦虑、认知障碍、幻觉、淡漠、睡眠障碍等。疾病的晚期可出现智力衰退现象,甚至有少数患者发生痴呆。

(五)辅助检查

1. 血、脑脊液常规检查　均无异常,CT、MRI 平扫无特征性改变,但可作为临床鉴别诊断的证据。

2. 生化检测　高效液相色谱可检测到患者脑脊液和尿中高香草酸含量降低。

3. 基因诊断　DNA 印迹技术、PCR、DNA 序列分析等可能发现基因突变。

4. 功能显像技术　采用正电子发射体层成像(positron emission tomography,PET)/CT、单光子发射计算机断层成像(single-photon emission computed tomography,SPECT)/CT 进行特定的放射性核素检测,可显示脑内多巴胺转运体功能显著降低,多巴胺递质合成减少等;fMRI 进行功能重建,也可发现基底核某些部位体素(voxel)减少,对早期诊断、鉴别诊断及监测病情有一定价值,但非临床诊断所必需和常用。

(六)诊断及鉴别诊断

1. 诊断　帕金森病的诊断多依靠临床特点,中老年发病、单侧起病、缓慢进展,必备条件为运动迟缓及至少具备静止性震颤、肌强直和姿势步态异常中的一项,再结合对左旋多巴治疗敏感即可做出临床诊断。

2. 鉴别诊断　主要与帕金森综合征鉴别,后者是由确切致病原因(如药物、中毒、脑外伤、脑卒中等)引发的继发性帕金森综合征;帕金森叠加综合征,除了有帕金森病特征的锥体外系表现外,还伴有其他系统的症状,如多系统萎缩(multiple system atrophy,MSA)、进行性核上性麻痹(progressive supranuclear palsy,PSP)、皮质-基底核变性等。另外,早期患者还应与特发性震颤麻痹、脑血管病、抑郁症等鉴别。

二、帕金森病康复评定

在对帕金森病患者进行康复治疗前,应了解患者的临床特点和疾病严重程度,以及用药前后的症状变化,对患者的状况做全面综合的评估,确定患者现有的各种功能障碍,以制订客观的康复治疗目标和正确的康复措施。评定的范围分为以下几个方面:身体功能、日常生活能力、认知和心理状况及针对帕金森病患者设计的综合评定。

(一)身体功能评定

身体功能评定包括关节活动范围(ROM)测量、肌力和肌张力评定、平衡能力评定和步行能力评定、吞咽功能和语言功能的评定,具体参考本书第三章康复医学评定。

(二)日常生活能力评定

通常采用 Barthel 指数或改良 Barthel 指数和功能独立性评定量表(FIM)。具体参考本书第三章康复医学评定。

（三）认知功能评定

可采用简易精神状态检查量表（MMSE）、Rivermead 行为记忆能力测验（Rivermead behavioral memory test，RBMT）、韦氏成人智力量表等分析患者的精神状态、记忆、智力等认知功能。具体参考本书第三章康复医学评定。

（四）心理功能评定

帕金森病患者临床常见的心理障碍主要有抑郁和焦虑，因此常用汉密尔顿抑郁量表（Hamilton depression scale，HAMD）、抑郁自评量表（self-rating depression scale，SDS）及汉密尔顿焦虑量表（Hamilton anxiety scale，HAMA）、焦虑自评量表（self-rating anxiety scale，SAS）。具体参考本书第三章康复医学评定。

（五）综合评定

统一帕金森病评分量表（unified Parkinson disease rating scale，UPDRS）（表5-13）由 Fahn 等在1987年制定，该量表观察项目多而精细，现已广泛应用于帕金森病临床研究和疗效评估。UPDRS 包括精神、行为和情绪，日常生活活动，运动检查，治疗的并发症四大项。前3项每项分值为0～4分，0分为正常，4分为最严重；最后一项部分问题为全或无选项。评分越高说明功能障碍越严重。

表5-13　统一帕金森病评分量表（UPDRS）

分类	项目	评分内容
I.精神、行为和情绪	1.智能损害	0=正常 1=轻度记忆力下降，无其他智力障碍 2=中度记忆力下降，伴有定向障碍；中等程度的处理复杂问题的能力下降；轻度自理能力下降，有时需要别人提示 3=严重记忆力下降，伴时间和地点定向障碍，处理问题的能力严重受损 4=严重记忆力损害，仅保留对自身的判断能力；不能自行判断和处理问题；个人生活需他人照料，不能单独生活
	2.思维障碍（痴呆和药物中毒）	0=无思维障碍 1=有生动的梦境 2=有不严重的幻觉，但洞察力保留 3=幻觉或妄想，缺乏洞察力，可能影响日常生活 4=持续性的幻觉、妄想或明显精神障碍，不能自理
	3.抑郁	0=无抑郁 1=经常悲伤或内疚，但持续时间短 2=持续性抑郁，可持续1周或更长时间 3=持续性的抑郁和自主神经症状（失眠、厌食、体重下降、缺乏兴趣） 4=持续性的抑郁和自主神经症状，有自杀意图或倾向
	4.主动性	0=正常 1=与正常比缺乏主见，显得被动 2=缺乏主动性，对某些活动缺乏兴趣 3=缺乏主动性，对日常活动缺乏兴趣 4=完全没有兴趣，退缩

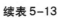

续表 5-13

分类	项目	评分内容
	5. 语言	0 = 正常 1 = 轻度受影响,但理解无困难 2 = 中度受影响,有时需要重复表达 3 = 严重受影响,经常需要重复表达 4 = 大多数时候听不懂
	6. 流涎	0 = 正常 1 = 轻度,口水多,可能有夜间流涎 2 = 中度,口水多,少量流涎 3 = 明显,口水很多,中量流涎 4 = 严重流涎,需不断用纸或手帕揩拭
	7. 吞咽	0 = 正常 1 = 很少呛咳 2 = 有时呛咳 3 = 需要进软食 4 = 需留置胃管或胃造瘘喂食
	8. 书写和笔迹	0 = 正常 1 = 轻度缓慢或字迹变小 2 = 中度缓慢或字迹变小,但各字均可辨认 3 = 严重影响,字迹中并非所有字都可辨认 4 = 大多数字不能辨认
Ⅱ. 日常生活活动("关"和"开"期)	9. 刀切食物和使用餐具	0 = 正常 1 = 有点缓慢和笨拙,但不需要帮助 2 = 虽然缓慢而笨拙,但能切大多数食物,需要一些帮助 3 = 需要别人切食物、夹菜,但能缓慢进食 4 = 需要喂食
	10. 穿衣	0 = 正常 1 = 有些缓慢,但不需要帮助 2 = 偶尔需要帮助其系纽扣或将手臂放入衣袖 3 = 需要相当多的帮助,仅能单独完成少数动作 4 = 完全需要帮助
	11. 卫生	0 = 正常 1 = 有些慢,但不需要帮助 2 = 淋浴或坐浴需人帮助,或在帮助下缓慢完成 3 = 洗面、刷牙、梳头或去洗手间均需人帮助 4 = 需用导尿管及其他便器
	12. 床上翻身和盖被褥	0 = 正常 1 = 有些缓慢和笨拙,但不需要帮助 2 = 能独自翻身或盖好被褥,但有很大困难 3 = 有翻身和盖被褥的动作,但不能独立完成 4 = 完全不能

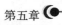

续表 5-13

分类	项目	评分内容
Ⅱ. 日常生活活动（"关"和"开"期）	13. 跌倒（与僵住无关）	0=无 1=偶尔跌倒 2=有时跌倒，少于 1 次/d 3=平均每天跌倒 1 次 4=平均每天跌倒 1 次以上
	14. 行走时被僵住	0=无 1=偶尔出现步行中僵住，仅在起步时呈犹豫状态（起步难或十分缓慢） 2=偶尔行走中出现僵住，每天少于 1 次 3=常有僵住，偶尔因僵住而跌倒 4=经常因僵住而跌倒
	15. 步行	0=正常 1=轻度困难，无手臂摆动或拖步 2=中度困难，很少需要帮助或不需要支撑物 3=严重行走困难，需支撑物 4=即使有支撑物也不能步行
	16. 震颤（身体任何部位的震颤）	0=无 1=轻度，不经常出现 2=中度，给患者造成麻烦 3=重度，干扰很多活动 4=极显著，大多数活动受干扰
	17. 与帕金森综合征有关的感觉主诉	0=无 1=偶尔有麻、刺或轻度疼痛 2=常有麻、刺或痛，患者不觉痛苦 3=频繁疼痛 4=剧烈疼痛
Ⅲ. 运动检查	18. 言语	0=正常 1=轻度的语言表达障碍，发音或声调异常 2=中度障碍，语音单调，含糊不清，能被理解 3=重度障碍，难以听懂 4=根本不能理解
	19. 面部表情	0=正常 1=极轻微的表情异常 2=轻度而肯定的表情呆板 3=中度的面部表情损害，仍能张口 4=呈面具脸，面部表情严重僵硬或完全消失，张口时双唇仅分开 0.5 cm 左右
	20. 静止性震颤（头、上肢、下肢）	0=无 1=偶尔有轻度震颤 2=持久存在较小振幅的震颤或间断出现中等振幅的震颤 3=经常出现中等振幅的震颤 4=持续的大幅度震颤

续表 5-13

分类	项目	评分内容	项目	分类
	21. 双手动作性或位置性震颤	0＝无 1＝轻度动作性震颤 2＝中等幅度的动作性震颤 3＝中等幅度的震颤，做某个动作和特定姿势时均出现 4＝重度震颤，影响进食		
	22. 僵硬（坐位放松状态下检查肢体大关节的被动动作，不注重齿轮样感觉）	0＝无 1＝轻微僵硬 2＝轻到中度增高 3＝明显增高，但最大关节活动可以容易的完成 4＝严重增高，最大关节活动完成很困难		
	23. 手指捏合（拇指和示指最大幅度、最快频率的捏合）	0＝正常（≥15 次/5 s） 1＝11～14 次/5 s，速度轻度减慢，幅度轻度变小 2＝7～10 次/5 s，中度损害，幅度越来越小，偶尔可有停顿 3＝3～6 次/5 s，严重损害，运动开始时犹豫或动作进行中有暂停现象 4＝0～2 次/5 s，几乎不能完成上述动作		
Ⅲ. 运动检查	24. 手部运动（单手最大幅度快速握拳、张开交替运动）	0＝正常 1＝动作轻度减慢，幅度轻度减小 2＝中度损害，幅度越来越小，似疲劳状，运动中偶尔有暂停 3＝严重损害，动作开始时犹豫，动作进行中有暂停现象 4＝几乎不能完成测试		
	25. 双手快速轮替动作（双手同时旋前—旋后、垂直—水平运动，幅度尽可能大）	0＝正常 1＝轻度减慢或幅度轻度变小 2＝明显受累，幅度越来越小，偶尔有停顿状态 3＝严重受累，动作开始时犹豫或动作进行中有暂停现象 4＝几乎不能完成测试		
	26. 下肢灵活度（快速反复踮起足跟使腿抬起，足跟抬高至少6 cm）	0＝正常 1＝动作轻度减慢或幅度轻度变小 2＝中度损害；幅度减小，易于疲劳，动作中偶尔有暂停 3＝严重损害；动作开始时犹豫，动作进行中有暂停现象 4＝几乎不能完成测试		

续表 5-13

分类	项目	评分内容
Ⅲ．运动检查	27.坐椅起立（双手交叉抱在胸前，从靠背椅中起立）	0＝正常 1＝缓慢,可能需尝试 1 次以上才完成 2＝需撑椅子把手才起立 3＝易跌回椅中;需尝试 1 次以上,没有他人帮助时,努力撑才能站起 4＝无他人帮助不能站起
	28.姿势	0＝正常 1＝不完全立直,轻度前倾,犹如通常老年人状态 2＝中度前倾姿势,显得异常;也可轻微向一侧倾斜 3＝严重前倾、弯背,也可中度向一侧歪斜 4＝躯体明显弯曲,姿势极度异常
	29.步态	0＝正常 1＝行走缓慢,可小步曳行,但无慌张或前冲步态 2＝行走困难,但很少或不需要扶持,可有一定程度的慌张、小步或前冲步态 3＝严重步态障碍,需要扶助 4＝无法行走,甚至扶助时也无法行走
	30.姿势平衡（睁眼直立、双足稍分开,做好准备;检查者自身后突然拉动肩部）	0＝正常 1＝后仰,但不需要帮助而恢复直立位 2＝姿势反应消失;如检查者不扶住患者可跌倒 3＝非常不稳,有自发失去平衡的倾向 4＝无人扶助不能站立
	31.身体运动迟缓和减少（包括协同缓慢、犹豫状态、手臂摆动少,全身运动幅度小而慢）	0＝无 1＝动作轻微减慢,可能伴摆动幅度减小;对某些人来说可能属正常 2＝动作轻度减慢,肯定的动作减少,可有动作幅度减小 3＝动作中度减慢,动作幅度减小 4＝动作明显减慢,动作幅度减小或消失

续表 5-13

分类	项目	评分内容
Ⅳ. 治疗的并发症（记录过去 1 周的情况）	A. 异动症	**32. 持续时间：异动症状占 1 d 觉醒时间的比例**
		0 = 无
		1 = 1% ～25%
		2 = 26% ～50%
		3 = 51% ～75%
		4 = 76% ～100%
		33. 功能障碍：异动症所致的功能障碍的程度
		0 = 无功能障碍
		1 = 轻度功能障碍
		2 = 中度功能障碍
		3 = 重度功能障碍
		4 = 功能完全丧失
		34. 痛性异动症：异动症的疼痛程度
		0 = 无痛性异动症
		1 = 轻度
		2 = 中度
		3 = 重度
		4 = 极重
		35. 清晨出现的肌张力障碍
		0 = 无
		1 = 有
	B. 症状波动	**36. "关"期是否可以根据服药时间来预测**
		0 = 不可预测
		1 = 可以预测
		37. "关"期是否不能根据服药时间来预测
		0 = 可预测
		1 = 不可预测
		38. "关"期是否均突然发生（几秒内）
		0 = 不是
		1 = 是
		39. "关"期所占 1 d 觉醒时间的比率
		0 = 无
		1 = 1% ～25%
		2 = 26% ～50%
		3 = 51% ～75%
		4 = 76% ～100%
	C. 其他并发症	**40. 厌食、恶心或呕吐**
		0 = 无
		1 = 有
		41. 是否存在睡眠障碍，如失眠或嗜睡
		0 = 无
		1 = 有
		42. 站立时是否有低血压或感觉头晕
		0 = 无
		1 = 有

修订的 Hoehn-Yahr 分级（表5-14）是最常用的帕金森病严重程度分级量表。

表5-14 修订的 Hoehn-Yahr 分级

分级	表现
0级	无疾病体征
1级	单侧肢体症状
1.5级	单侧肢体+躯干症状
2级	双侧肢体症状，无平衡障碍
2.5级	轻度双侧肢体症状，后拉试验可恢复
3级	轻至中度双侧肢体症状，平衡障碍，保留独立能力
4级	严重障碍，在无协助的情况下仍能行走或站立
5级	患者限制在轮椅或床上，需要人照料

三、帕金森病治疗

帕金森病患者的治疗应以药物为基础，加以康复治疗、心理治疗、家庭护理等，必要时还可行手术治疗。但这些手段均无法完全治愈帕金森病，只能改善或控制症状，不能阻止病情的进展。因此本病的治疗需考虑长远，维持终身。

（一）药物治疗

目前药物治疗是第一选择，且是整个治疗过程中必不可少的手段。选择一种或几种合适的抗帕金森病药物，通过维持纹状体内多巴胺的水平及其与乙酰胆碱的平衡，改善临床症状，并尽量减少药物的不良反应和并发症，达到提高生活质量的目标。

常用的药物主要有多巴胺替代制剂如左旋多巴，多巴胺受体激动剂如普拉克索，单胺氧化酶B（MAO-B）抑制剂如司来吉兰，儿茶酚-O-甲基转移酶（COMT）抑制剂如恩他卡朋，促多巴胺释放剂如金刚烷胺，抗胆碱能药物如苯海索等。其中，多巴胺替代疗法是帕金森病药物治疗中的重要一环，复方左旋多巴是目前最基本、最有效的药物，对各类运动症状均有较好的疗效，但对非运动症状疗效欠佳。不良反应包括中枢性和周围性两种，前者包括症状波动、异动症及精神症状等，后者为恶心、呕吐、低血压等。活动性消化道溃疡患者慎用，闭角型青光眼、精神病患者禁用。

药物治疗应遵循的原则：①掌握好用药时机，在疾病早期无须特殊治疗，鼓励患者进行适度的活动，如太极拳或者有氧运动，在有明显的运动症状或者疾病影响到患者的日常生活和工作时才开始药物治疗；②从小剂量开始，缓慢增加，以最小剂量达到较满意的效果；③强调治疗的个性化，不同患者的药物选择应充分考虑患者的病情，并兼顾患者的年龄、工作及经济承受能力，患者也应定期复诊以调整用药；④尽量避免或减少药物的不良反应和并发症。

（二）外科治疗

外科治疗包括丘脑毁损术、苍白球毁损术和脑深部电刺激术（deep brain stimulation，DBS）。

（三）干细胞移植治疗及基因治疗

干细胞移植治疗及基因治疗尚处于动物实验或临床试验阶段，效果不明。

（四）康复治疗

康复治疗是帕金森病综合治疗的重要组成部分。帕金森病是一种慢性进展性疾病，康复治疗虽不能改变疾病本身的进展和结局，但综合性的康复治疗手段，包括物理治疗、作业治疗、言语与吞咽治疗、心理治疗与认知疗法等，可以明显而持续改善症状，推迟和减少药物的应用，减轻功能障碍的严重程度，提高患者的工作生活能力，预防畸形的发生，提高患者的生活质量。

1.康复治疗的目标

（1）近期目标　保持主、被动关节活动度，以满足患者日常活动的需要，并预防关节挛缩；加强患者躯干旋转、重心转移和平衡训练，增强姿势稳定性和安全意识；改善患者运动幅度、速度和灵活性，促进运动的启动过程和协调能力；纠正异常姿势，改善步态；维持、改善患者耐力，预防或减轻失用性肌萎缩；教育患者节省体力和工作简化技术；改善患者心理状况及适应生活方式的调整。

（2）远期目标　预防和减少继发性损伤，如肌肉萎缩、骨质疏松、心肺功能下降、血液循环障碍、肺炎及压疮等并发症的发生；教会患者代偿策略；维持患者日常生活能力，提高患者的独立生活能力，延长寿命，改善生活质量。

2.物理治疗　帕金森病的物理治疗包括运动训练和物理因子治疗。

（1）运动训练　主要针对帕金森病的四大运动症状，以及由此可能产生的继发性功能障碍的预防。训练原则：抑制异常运动模式，使患者学会使用正常的运动模式；充分利用视、听觉反馈；调动患者积极主动地参与治疗；避免疲劳；避免抗阻运动进而引起更多的肌紧张。具体的训练方法如下。

1）松弛训练　主要针对肌强直和肢体僵硬。通过缓慢的前庭刺激，如柔和地来回摇动或者转动患者所坐的椅子和有节奏的动作如 PNF 技术使患者全身肌肉松弛。后者具体操作如下。

头、下肢反向运动：患者取仰卧位，双手自然交叉放于上腹部，双髋、膝关节呈屈曲位立于垫上。头缓慢地向右侧转动，同时缓慢地向左侧转动双下肢，复位，然后头缓慢地向左侧转动，同时缓慢地向右侧转动双下肢。如此交替运动，缓慢进行。

腰部旋转运动：患者取仰卧位，双手自然交叉放于上腹部，双髋、膝关节呈屈曲位立于垫上。双下肢保持不动，上半身缓慢右转，复位，然后双下肢继续保持不动，上半身缓慢左转，交替进行。该运动也可在侧卧位下进行，如开始时患者主动活动困难，治疗师可站在患者背侧，一手放在患者肩部，一手放在患者髂嵴上，嘱患者转动上半身的同时治疗师双手同时做相反方向的牵拉活动，以患者主动运动为主。一旦患者能自己运动，治疗师就不再辅助。

双肩反向运动：患者取仰卧位，双肩外展 45°，双肘屈曲 90°，双髋、膝关节呈屈曲位立于垫上。左上肢做外旋运动和左肩向外转动同时右上肢做内旋运动和右肩向内转动，然后双肩再做反方向的运动，如此交替反复，缓慢进行。

头、颈、肩、腰部组合运动：患者取仰卧位，双肩外展 90°，双肘屈曲 90°，双髋、膝关节呈屈曲位立于垫上。左上肢做外旋运动和左肩向外转动，头缓慢地向左转动，同时右上肢做内旋运动和右肩向内转动，双膝向右侧转动。复位，然后做相反方向的运动。

肩、胸部前伸、后退运动：患者取右侧卧位，上下肢自然伸展。左肩部和胸部同时缓慢向前活动，复位，然后左肩部和胸部同时缓慢向后运动。换左侧卧位，右肩和胸部重复上述动作。

松弛训练注意事项：开始时动作要缓慢，转动时要有节奏；从小范围到全范围转动；转动的角度以患者没有被牵拉，只有松弛的感觉为宜。

2）维持和改善关节活动度训练　主要活动的关节是颈、肩、肘、腕、指、髋、膝、踝关节，一般采取主动和被动相结合的训练方法，这是每天必须要进行的项目。治疗的重点是牵拉缩短的屈肌，防止挛缩的发生,维持正常的关节活动度。在训练中,应避免过度牵拉及出现疼痛,注意患者骨质疏松的可能,防止骨折的发生,并避免用力过大或活动过度造成软组织损伤。

3)姿势训练　帕金森病患者常有头颈、躯干前倾的异常姿势,可利用姿势镜让患者通过视觉反馈进行自我矫正。训练重点应活动伸肌,双肩屈曲、外展、外旋(PNF 的上肢对角屈曲模式),促进上躯干伸展,纠正脊柱后凸。双髋伸展、外展、内旋(PNF 的下肢对角伸展模式),纠正髋、膝关节屈曲姿势。并鼓励患者配合呼吸运动,增加肺活量和胸扩张。还可利用体操棒,双手持棒上举过头,挺胸、伸腰、头仰起,并维持该姿势 2～5 s,然后两手放下,全身放松。如果患者站位平衡困难,可在坐位下进行。

4)平衡训练　帕金森病患者由于重心转移障碍而难以维持坐位、跪立位及站立位的稳定,因此在进行平衡训练时,应有意识地在以上 3 种体位下进行前、后、左、右的重心转移训练;或在这 4 个方向上轻轻推、拉患者,使其在失去平衡状态下主动恢复平衡。逐渐增加活动的复杂性,增加重心转移的范围或附加上肢的作业及还可以增加垫上臀部的前后移动训练和坐站转移训练。另外,视觉跟踪和躯干控制的动态性活动训练,如抛接球,也有助于平衡功能的改善。

5)协调训练　帕金森病患者双上肢之间、双下肢之间及上肢与下肢之间的交互协调运动困难,使患者难以同时做 2 个或 2 个以上运动,可进行以下训练。

患者迈步时双足往复困难,可在俯卧位下两膝关节交替地做屈伸练习。

治疗师与患者相对而坐,让患者模仿治疗师的动作,如伸一侧下肢时,双上肢在头的另一侧击掌,交换左右后重复这一动作,反复练习。

上、下肢同时反方向运动。

上肢翻转交叉运动:患者首先以左手旋前、右手旋后的方式持棒,沿同一方向翻转180°,上肢交叉,然后复位。再左手旋后、右手旋前持棒,向另一方向翻转,上肢交叉。如此反复练习。

6)步态训练　针对帕金森病患者起步困难、慌张步态及冻结步态、转弯困难,姿势调整差和姿势反射差等,可进行以下训练。

步行前的足离地训练:患者双手水平持棒,双上肢先向左转动,同时躯干向左旋转,重心转移至左足,右足离开地面,然后向相反方向运动,反复进行,使步行时足易离地。另外,患者还可进行原地踏步训练,同时前、后摆动双臂。治疗师可帮助患者击掌或叫口令"1、2、1"以使患者有节奏地踏步。

视觉反馈控制步长训练:通过在地板上加设标记,如行走线路标记、转移线路标记或足印标记,根据患者的个人情况,两条标记间距(步长)一般在 60 cm 左右。

障碍物设置:在患者前进的路上设置 5～8 cm 高的障碍物,让患者行走时跨步,避免小碎步。也可在患者行走时由治疗师反复提醒患者大步前行,足尖抬起,足跟落地。

重心的前后转移训练:患者取站立位,右足向前迈一小步,双手平举并前伸,将重心转移至右足,左足跟离地、足尖着地,然后重心向后转移至左足,右足尖离地、足跟着地。如此缓慢反复练习。

摆臂训练:让患者双手各持两根体操棒的一端,治疗师持另一端,开始时可在原地由治疗师引导下进行前后摆臂训练,逐渐在原地踏步、行走、转弯时进行训练。

转弯训练:通过在地板上加设转弯标记提示患者进行转大弯训练。还可相距 2 m 左右摆放两把椅子,嘱患者双足分开与肩同宽,尽量不交叉双足变向绕过椅子走"8"字。

7)面部肌肉训练　帕金森病患者常有面部肌肉僵硬、表情减少,称为面具脸,可进行面部肌肉的控制训练。具体训练方法:尽量皱眉,然后用力展眉;用力闭眼;用力鼓腮,随之尽力将两腮吸入变凹;尽量大幅度的张口说"啊",维持 5 s;抿嘴唇和拢起嘴唇各维持 5 s,反复交替进行;口角向左右交替移动;下颌向左右交替移动;吹口哨或者吹气泡。

（2）物理因子治疗

1）热疗　光浴、短波透热、红外线、蜡疗等对缓解肌强直有一定效果。

2）水疗法　温水浸浴、漩涡浴治疗对肌强直有缓解作用。

3）离子导入治疗　眼-枕法碘或溴离子导入，额-枕法钙或镁离子导入，能调整中枢神经系统功能，改善脑部血液循环。

4）磁疗　经颅磁刺激对调整中枢神经系统功能、改善脑部血液循环有较好作用,重复经颅磁刺激对改善吞咽、言语障碍和失眠、焦虑、抑郁有一定作用。

5）神经肌肉电刺激治疗　利用两组电流交替刺激主动肌和拮抗肌,可缓解肌强直,并促进肢体血液循环,增强肌力。

6）肌电生物反馈治疗　将表面电极贴在张力过高的肌肉皮肤,检测其表面电位,放大后以声音、图像或曲线的形式表示幅度高低并反馈给患者,嘱患者设法控制反馈的幅度使其降低,经反复训练达到降低肌张力的目标。

3.作业治疗　主要内容包括手功能训练和日常生活能力的训练。

（1）手功能的训练　具体训练方法如下。

1）基础练习　包括肘关节屈、伸;前臂旋前、旋后训练;腕关节的屈、伸、尺侧偏和桡侧偏训练;手指的屈、伸、内收、外展、环转和对指训练等。

2）抓放训练　单手抓住一根垂直的短棒下端并悬空,松手让短棒落下少许,再抓紧,反复抓、放,让短棒一段一段地从手中滑落,直到握住短棒的上端,然后重新开始。

3）手精细动作训练　嘱患者练习写大字,严重者可用大字临摹本练习。系纽扣、鞋带,捏橡皮泥、打毛衣、使用筷子等都可以训练手的灵活性和精细动作,还可以在键盘上打字。

（2）日常生活能力训练　根据患者疾病进展和症状严重程度,可分为两个阶段的训练。

1）早期训练　通过维持、调整患者粗大和精细动作的协调活动、肌力、姿势及心理状态实现日常生活自理,并尽可能保留患者自己的习惯、兴趣爱好,与家人、社会正常交往。具体训练方法如下。

穿脱衣服:鼓励患者为自己完成穿衣、系纽扣、系鞋带、拉拉链等日常活动。当疾病影响患者的穿衣能力时,应尽量选择重量轻、宽松舒适、保暖耐寒、易伸缩、易穿脱的衣服。尽量避免套头衫,衣裤扣子改为暗扣、搭扣或松紧带。选择穿脱方便、支撑好、鞋底纹路多、弹性好的鞋子。治疗中要指导患者在安全、舒适、省力的体位(如坐位)下完成穿脱衣服。

个人卫生:尽可能保留患者的卫生、修饰习惯。选择把柄较粗或较长的牙刷、梳子,或使用电动牙刷。选择舒适、安全的体位洗澡,在浴室铺防滑垫,浴室周围合适的高度加装扶手。

如厕:患者尽量使用坐便,在坐便器两边合适的高度加装扶手。卫生纸、冲水开关安装在患者易于获取之处。

进食:指导患者调整食物的质地,选择易于咀嚼和吞咽的温热食物,缓慢咀嚼、少量多次吞咽。肘部支撑、双手端茶杯以减少震颤的影响。使用加粗的、摩擦力大的筷子和勺子。在有吞咽障碍的情况下积极寻求配合语言治疗师的指导进行吞咽训练。

2）中、晚期训练　帕金森病患者在中、晚期活动能力逐渐受限,应最大限度地维持其原有的功能,加强日常活动的安全性防护和监督,提供简单省力、易于操作的方法完成各种活动。例如,使用较高的餐桌以减少患者头颈和躯干的屈曲,用肘关节支撑桌面,仅凭借肘的屈伸完成进食,减少肩、和手腕的活动,使其做功减少并能保持躯干的伸展和稳定性。借助一些辅助装置和设施帮助患者完成日常活动,如系扣器、剪甲器、穿袜器、取物器等。另外,对家居环境进行适当改造,提高患者自理能力和活动的安全性。例如安装可调节的床边扶手,方便患者床上转移;用腿支撑架方便患者保持舒适的坐位;用旋转盘为患者躯干旋转提供便利,使躯干旋转受限的患者完成一些自我料理。在换鞋处放一凳子便于在坐位下穿脱鞋子。尽量使用摩擦力大的木地板,及时清除地板上的水渍,防止滑倒。保证厨房、卫生间、拐角处、楼梯间的明亮,保持室内温暖舒适,移除易绊倒的障碍物。对有潜在危险的活动和装置,应添加明显的视觉警示。合理安排家务活动,充分利用家电和各种辅助装置减少患者的家务负担。加强对家属和照料者的宣教和指导,使其与患者之间更好地合作,尽量做到照料者在给予最小的帮助下实现患者尽可能的生活自理。

4. 言语治疗　帕金森病的言语障碍属于运动过弱型构音障碍,主要表现为音量变小、声音发颤或嗓音嘶哑、语调变化少、语速变化多。治疗方法包括呼吸训练、发声肌肉的放松训练、克服鼻音化的训练及韵律训练等。常规的言语治疗的弊端在于患者只在治疗室有明显的改善,效果难以维持较长的时间。近年来有一种针对帕金森病患者言语障碍的治疗方法,名为励-协夫曼治疗法(Lee-Silverman voice treatment,LSVT),主要训练元音的持续大音量的发音,增强声带的内收闭合能力和呼吸力度,提高日常交流的音量和语调的变化。据研究显示,该方法可以显著改善患者发声音量、音调和清晰度,并能将这种效果持续 1~2 年。

5. 吞咽治疗　帕金森病患者在吞咽的口腔准备期、口腔期、咽期和食管期均存在障碍。治疗方法包括舌的灵活性训练和力量训练、头颈部和肩关节的活动训练以加快吞咽启动和食团形成;用力吞咽法、门德尔松吞咽手法等改善咽期障碍,辅以物理因子治疗可更好地改善吞咽功能。

6. 心理治疗　帕金森病患者中有近一半会产生抑郁或焦虑情绪和依赖倾向。治疗师要了解患者的心理状态,耐心听取其想法,针对不同的患者分析其心理活动,找出存在的心理问题,改善负面认知和不良情绪。向患者和家属讲解疾病的相关知识,使他们了解病情,正确对待疾病,适应患病状态和现实情况,坦然面对疾病,积极配合治疗。消除患者在漫长治疗过程中产生的疑虑和心理压力,对患者取得的成绩和进步给予肯定和鼓励,并帮助患者恢复兴趣爱好、重树信心。也可采取团体疗法,定期举行病友交流会或者建立病友群,让患者之间互相交流、鼓励。在有严重的情绪障碍时积极寻求专业精神科或心理科医生的帮助。充分发挥家庭和社会的力量,尽量形成良好的家庭、社会关系,帮助患者康复。

7. 认知疗法　早期帕金森病患者认知障碍表现为执行能力下降、视空间障碍和记忆力下降。15%~30%的患者在晚期发生痴呆,严重影响患者的生活质量。针对记忆力下降,可进行一些提高记忆力的训练,如视觉记忆训练、地图作业训练和彩色积木排列训练法等。针对智力障碍,可训练患者获取信息的能力、排列数字、处理问题的顺序、逻辑推理能力、分类及预算能力等。帕金森病患者认知障碍的康复训练方法是多种多样的,然而目前国内外并没有一种成熟而较有效的、系统的方法,治疗师和患者、家属应有更多的耐心坚持训练。

8. 中医康复治疗　中医康复治疗在帕金森病康复治疗中也发挥一定的作用,主要有中药、针刺、艾灸、推拿和传统运动疗法等。

在对帕金森病患者进行康复治疗时,要注意以下几项:①康复治疗应配合药物治疗,只有在药物治疗的前提下,康复治疗才能取得满意的疗效;②康复治疗对帕金森病患者功能障碍的改善是渐进性的,需要患者在家中进行长期、规律的训练;③训练要循序渐进,避免疲劳;④避免抗阻运动;⑤帕金森病患者的心理问题会影响康复训练的效果,训练中要加强心理疏导;⑥康复治疗中要注意对患者的保护,仔细观察患者的反应,及时调整治疗方案。

四、帕金森病康复结局

帕金森病是一种慢性进展的神经系统变性疾病,目前尚无法治愈,一般生存期为 5~20 年。发病初期若能得到及时诊断和正确治疗,多数患者仍能继续工作几年或生活质量较好,但数年后不可避免地逐渐失去工作和自理能力。到疾病晚期,由于严重的肌强直、关节畸形导致活动困难,最终导致卧床不起,并发肺炎、压疮等各种疾病。

每个患者的病情进展不一样,个体差异很大,仅少数患者数年内就会迅速进展致残,而经过合理治疗的患者,病程进展相对较慢。这除了与本病的进程有关以外,很大程度上还取决于患者本身的心理素质、医疗条件和家庭关怀。研究表明:那些保持乐观心情、坚持功能训练,有良好家庭护理并积极配合医治的患者能保持相对较长时间的生活自理能力。

(郑州大学第一附属医院 范 豪)

第六章

骨关节病损的康复

🌀 学习目标

1. 骨折的临床治疗原则,骨折后康复治疗的作用、康复评定方法及康复治疗方法。
2. 脊柱关节病的临床特点、常见的功能障碍、康复评定方法、康复目标、康复治疗方法和康复治疗原则。
3. 骨关节炎的基本概念、临床表现、主要功能障碍、康复评定方法及康复治疗方法。
4. 手外伤康复评定的内容,手外伤常见问题的处理;手部骨折后康复治疗的要点;屈指肌腱修复术后康复治疗的要点;周围神经修复术后康复治疗的要点。
5. 人工关节置换术的概念、康复评定、康复治疗方法;人工关节置换术后关节周围肌肉的训练方法;人工关节置换术后关节活动范围的训练方法。
6. 脊柱侧凸的临床诊断、康复评定方法及康复治疗方法。
7. 颈椎病的分型、特点、临床检查方法;颈椎牵引治疗的方法及作用。
8. 腰椎间盘突出症的定义、临床表现、影像学表现及物理因子治疗。
9. 肩周炎的临床表现、分期、诊断与鉴别、运动疗法。
10. 软组织损伤的定义、分类、康复评定方法及康复治疗原则。

第一节 骨折的康复

一、概述

(一)定义

骨折(fracture)是指骨的连续性和完整性中断。骨折的原因很多,可由直接暴力、间接暴力引起,也可由肌肉的牵拉力或骨骼的病理原因引起。各种类型骨折,经妥善复位、固定处理后均应及时开始康复治疗,以促进愈合,防止和减少后遗症、并发症。明确诊断及全面评估以确定骨折类型、愈合时期、骨质愈合状况、治疗方式(保守或手术)对骨折愈合及活动的影响,明确合并症和并发症,全面评估局部及全身功能状况。根据康复问题制订康复目标,以达到预防并发症(如深静脉血栓)、减少后遗症(如关节僵硬)、促进骨折愈合、改善功能(局部和整体功能)的目的。

(二)分类

1. 根据骨折的稳定性,分为稳定性骨折和不稳定性骨折。

2. 根据骨折周围软组织损伤程度,分为闭合性骨折和开放性骨折。

3. 根据导致骨折的原因,分为外伤性骨折和病理性骨折。

(三)临床表现

1. 外伤史　骨折患者都有外伤史,外伤也是引起病理性骨折的重要因素,尽管引起病理性骨折的暴力可能较小。

2. 疼痛、压痛和纵向叩击痛　骨折发生后均有不同程度的疼痛、压痛和纵向叩击痛。

3. 局部肿胀　骨折时骨组织或周围软组织血管破裂出血,局部肿胀,有些还会出现瘀斑,血肿的部位、大小对判断骨折的部位及严重程度很有帮助。

4. 肢体畸形　骨折移位大者可出现肢体畸形,这是由骨折断端移位较大造成的。如两断端重叠移位可出现短缩畸形;骨折远端由于失去正常的骨连续性在重力和肌肉牵拉的作用下,可出现旋转畸形和成角畸形。

5. 功能障碍　骨折后由于疼痛、肌肉反射性痉挛、肌肉失去骨应有的杠杆作用,特别是合并神经损伤时,会丧失正常功能。

6. 异常活动及骨擦音　在检查或移动患肢时会出现异常活动及骨折断端摩擦而产生的骨擦音,而且畸形会更加明显,是骨折的特有体征。

7. X 射线检查　X 射线检查可以显示骨折部位、类型和移位情况,应包括正、侧位相。

(四)临床处理原则

骨折临床处理的三大原则是复位、固定和康复治疗。这三者是有机结合、互相配合的过程,不能截然划分。骨折复位是骨折治疗的基础,方法有手法复位和切开复位,以期达到骨折段的解剖复位或功能复位;复位后需要固定,只有固定牢靠,才能保持骨折不再移位,并有利于骨折愈合及功能恢复,方法有外固定及内固定。常用外固定有小夹板固定、石膏绷带固定、外展架固定、持续牵引、外固定架。内固定主要用于切开复位,采用金属内固定物,如接骨板、螺丝钉、髓内钉和加压钢板等。因此,固定是骨折治疗的关键。骨折治疗不仅在于骨折本身的愈合,更为重要的是防止或减少后遗症和并发症的发生,减低残障率和残障程度,帮助患者早日恢复功能,重返社会,所以康复治疗是患者恢复功能的保证。

早期正确的康复治疗能够促进骨折的愈合,缩短疗程,减少关节粘连,避免肌肉萎缩,增进关节活动范围,促进伤肢运动功能的恢复。

(五)并发症

1. 早期并发症　①休克。②脂肪栓塞综合征。③重要脏器损伤。④重要周围组织(血管、神经)损伤。⑤骨-筋膜室综合征。

2. 晚期并发症　①坠积性肺炎:多见于骨折长期卧床不起的患者。②压疮:长期卧床,身体骨突处受压,局部血液循环障碍。③下肢深静脉血栓:长时间制动,静脉血回流缓慢,创伤致血液高凝状态等原因。④感染。⑤损伤性骨化:因骨折后处理不当使血肿扩大,血肿机化并在关节近软组织内广泛肌化。⑥创伤后关节炎。⑦关节僵硬:长期制动使关节周围组织纤维粘连及周围肌肉萎缩。⑧急性骨萎缩。⑨缺血性骨坏死。⑩缺血性肌挛缩:骨-筋膜室综合征处理不当的结果。

二、骨折康复评定

(一)评定内容

1. 骨折愈合评定 判断骨折是否愈合对于康复治疗极其重要,骨折康复治疗中最重要的是肌力训练、关节活动度训练和下地负重训练的时间、强度及方法等,这些均与骨折是否愈合有着密切的关系。了解是否有延迟愈合或不愈合,有无假关节、畸形愈合等。

2. 关节活动度评定 见第三章第一节。

3. 肌力评定 见第三章第一节。

4. 肢体长度及周径测量 骨折后,肢体的长度和周径可能发生变化,测量肢体长度和周径是必要的。

5. 感觉功能评定 见第三章第一节。主要是疼痛评定,通常用目测类比定级法评定疼痛的程度。

6. 日常生活能力评定 对上肢骨折患者重点评定生活自理能力情况,如穿衣、洗漱、清洁卫生、进餐、写字等。下肢骨折患者有步态异常者应进行步态分析,为步态训练提供依据。

(二)骨折愈合的评定标准

1. 临床愈合时间 骨折愈合的时间因患者的年龄、体质不同而异,并与骨折的部位密切相关,表6-1所列的各部位骨折愈合时间,为临床观察后经统计分析所得,以供参考。

表6-1 成人常见骨折临床愈合时间

上肢骨折	临床愈合时间	下肢及躯干骨折	临床愈合时间
锁骨骨折	1~2个月	股骨颈骨折	3~6个月
肱骨外科颈骨折	1~1.5个月	股骨粗隆间骨折	2~3个月
肱骨干骨折	1~2个月	股骨干骨折	3~3.5个月
肱骨髁上骨折	1~1.5个月	胫腓骨骨折	2.5~3个月
尺桡骨干骨折	2~3个月	踝部骨折	1.5~2.5个月
桡骨下端骨折	1~1.5个月	距骨骨折	1~1.5个月
掌指骨骨折	3~4周	脊柱椎体压缩骨折	1.5~2.5个月

2. 骨折临床愈合标准 ①骨折断端局部无压痛,无纵向叩击痛。②骨折断端局部无异常活动(主动或被动)。③X射线片显示骨折线已模糊,有连续性骨痂通过骨折线。④在解除外固定的情况下,如为上肢,能向前平举1 kg重物达1 min;如为下肢,能不扶拐在平地连续行走3 min,并不少于30步。⑤连续观察2周骨折处不变形。

3. 骨性愈合标准 ①具备上述临床愈合的所有条件。②X射线片显示骨小梁通过骨折线。

三、骨折康复治疗

(一)骨折愈合分期

①肉芽组织修复期(伤后2~3周)。②原始骨痂形成期(伤后6~10周)。③成熟骨板期(伤后

8～12 周）。④塑形期（伤后 2～4 年）。

（二）骨折的愈合过程

1. 骨折愈合　类似骨组织生长发育模式，不是以瘢痕形成作为结局，而是骨的再生，最终结局是恢复骨的正常结构与功能。这一过程与软组织的愈合不同，软组织主要通过纤维组织完成愈合过程，而骨折愈合还需要使纤维组织继续转变为骨组织来完成骨愈合过程。

2. 骨折延迟愈合　骨折经过治疗后，已超过同类型骨折愈合所需要的最长时限，骨痂较少或者无明显骨痂生长，骨折端仍未连接者，即可认为是骨折延迟愈合。经过恰当的保守治疗后，多数均有可能愈合。

3. 骨折不愈合　骨折后经过正规治疗，9 个月仍未愈合，且观察 3 个月没有进展迹象，就确认为骨折不愈合。这是骨折治疗失败的结果。确定发生骨折不愈合后，应尽早进行翻新手术，至今植骨内固定仍是公认的治疗骨折不愈合的有效方法。

4. 骨折畸形愈合　指骨折愈合的位置未达到功能复位的要求，存在成角、旋转或者重叠畸形。

（三）影响骨折愈合的因素

1. 全身因素，如年龄和健康状况。

2. 局部因素，如骨折的类型和数量，骨折部位的血液供应，软组织损伤程度，软组织嵌入，以及感染。

3. 治疗方法。

（四）骨折后长期制动带来的问题

骨折愈合是骨连续性的恢复，最后完全恢复原有的骨性结构和性能。骨折愈合期间要求患肢制动，但长时间的制动会造成患者心血管、呼吸、消化、泌尿等系统的功能下降和制动肢体的肿胀、肌肉萎缩，肌力和耐力下降，组织粘连，关节囊挛缩，关节僵硬等诸多并发症。患者长期卧床可产生焦虑、抑郁，对疼痛的受力下降，失眠等反应，严重者可出现幻觉及注意力、定向力障碍。

（五）骨折康复治疗的作用

骨折愈合是骨连续性的恢复，最后完全恢复原有的骨结构和性能，是骨再生的过程。从组织学和生理学的变化来看，骨折愈合可分 6 期，即撞击期、诱导期、炎症期、软骨痂期、硬骨痂期及重建期。骨折愈合期间需要患肢制动，而长时间制动会造成患者多个系统功能下降和制动肢体发生功能障碍等问题。并且长期卧床还会产生各种精神障碍。所以康复治疗的作用是协调骨折长期制动与运动之间的矛盾，预防或减少上述并发症的发生，控制或减轻组织肿胀，减轻肌肉萎缩，防止关节粘连僵硬，促进骨折愈合，有利于患者的功能恢复，并早日重返工作和社会。

（六）骨折康复治疗的原则

骨折的康复治疗一定要在骨折复位及固定牢靠后进行；具体的康复治疗措施要依据骨折愈合的过程来制订，并要适时调整；骨折的康复治疗要因人而异，制订个体化的治疗方案；要与手术医师密切合作，熟悉手术过程及内固定物的性质及应用。

1. 上肢功能康复主要目标　恢复上肢各关节活动范围，肌力，手的灵活性和协调性，从而恢复日常生活活动和工作能力。其中手的应用是最重要的，腕、肘、肩的功能是为手的劳作服务。当关节功能不能得到充分恢复时，则必须保证其最有效的、起码的活动范围，即以各关节的功能位为中心而扩大的活动范围。

上肢各关节功能位：肩关节外展 50°，前屈 20°，内旋 25°；肘关节屈曲 90°，最有用范围 60°～

120°；前臂旋前、旋后各45°；腕关节背伸20°。

2.下肢功能康复主要目标　负重和行走，要求各关节保持充分的稳定，并且具备一定的活动范围。

（1）站立、负重时重心稳定。

（2）行走时各主要关节位置的变化。髋关节伸屈5°～40°，左右外展20°，外旋20°；膝关节伸屈0°～67°，伸直时伴外旋4°～13°；踝关节背屈21°，跖屈23°；上楼梯：髋关节屈曲67°，膝关节屈曲83°；下楼梯：髋关节屈曲36°，膝关节屈曲90°；系鞋带：髋关节屈曲124°，膝关节屈曲106°。

（3）行走时下肢的主要肌肉运动。踝关节诸肌：主要是足部趾屈肌。膝关节诸肌：伸膝肌（主要是股四头肌）。髋关节诸肌：伸髋肌最重要，如臀大肌。

所以，下肢肌肉功能锻炼的重点是足趾屈肌、股四头肌及臀大肌。

（七）骨折康复治疗方法

根据骨折愈合的过程，康复治疗可分为早期和后期两个阶段。

1.骨折固定期（早期）　疼痛和肿胀是骨折复位固定后最主要的症状和体征，持续性肿胀是骨折后致残的最主要原因。因此要及早开始康复治疗。

（1）运动疗法　能消肿、镇痛，促进血液循环，防止肌肉萎缩及关节粘连。主动运动时，肌肉收缩舒张，有助于静脉和淋巴回流。

1）伤肢近端与远端未被固定的关节，需行全范围关节运动，每天数次，以保持各关节的活动度，防止挛缩。尽可能进行主动运动和抗阻运动，以防止肌肉萎缩，改善患肢血液循环。有困难时，可进行助力运动或被动运动。上肢应特别注意肩关节的外展及外旋，掌指关节屈曲及拇外展；下肢则需注意踝背伸运动。中老年人关节挛缩可能性很大，更应特别注意。

2）骨折固定部位进行肌肉有节奏的等长收缩练习，以防止失用性肌萎缩的发生，并使骨折断端挤压产生应力，有利于骨折愈合。无痛时可逐渐增加用力程度，每次收缩持续5 s，每次练习收缩20次，每天进行3～4次。开始时，可指导患者在健侧肢体试练习，以检验肌肉收缩情况。肌肉的等长收缩可以促进骨折断端紧密接触，克服分离趋势，并借助外固定物的三点杠杆作用所产生的反作用，维持骨折复位后的位置，防止侧方移位及成角。

3）关节内骨折，常遗留严重的关节功能障碍，为减轻障碍程度，在固定2～3周后，如有可能应每天短时间取下外固定装置，在保护下进行受损关节不负重的主动运动，并逐步增加关节活动范围，运动后继续维持固定。这样可促进关节软骨的修复，利用相应关节面的研磨塑形，并减少关节内的粘连。每次运动6～10次，每天进行1～2次。如有可靠的内固定，术后1～2 d开始连续关节被动治疗仪治疗，可获良好的效果。

4）对健侧肢体和躯干应尽可能维持其正常活动，可能时应尽早起床。必须卧床的患者，尤其是年老体弱者，应每天做床上保健操，以改善全身情况，防止压疮、呼吸系统疾病等并发症。

（2）抬高患肢　有助于肿胀消退，为了使肢体抬高有效果，肢体的远端必须高于近端，同时近端要高于心脏平面。

（3）物理因子治疗　能改善肢体血液循环，消炎、消肿，减轻疼痛，减少粘连，防止肌肉萎缩，促进骨折愈合。

1）温热疗法　传导热疗（如蜡疗）、辐射热疗（如红外线、光浴）均可应用。

2）超短波疗法或低频磁疗　可使成骨的再生区代谢过程加强，纤维细胞和成骨细胞提早出现。对软组织较薄部位的骨折（如手、足部骨折）更适合用低频磁场治疗，而深部骨折适合超短波治疗。此法可在石膏外进行，但有金属钢板内固定时禁用。

3）音频电疗或超声波治疗　可减少瘢痕与粘连,促进骨痂生长。

2. 骨折愈合期(后期)　此期的康复目标主要是消除残存的软组织肿胀,软化和牵伸挛缩的纤维组织,增加关节活动范围和肌力,重新训练肌肉的协调性和灵巧性。治疗方法主要是通过运动疗法,促进肢体运动功能的恢复。如果基本运动功能恢复不全,影响日常生活能力时需进行日常生活活动训练和步行功能训练。以适当的物理因子疗法做辅助,装配矫形器、拐杖、手杖、轮椅等作为必要的功能替代工具。

（1）恢复关节活动度　①主动运动:受累关节进行各运动轴方向的主动运动,轻柔牵伸挛缩、粘连的组织。运动时应遵守循序渐进的原则,运动幅度逐渐增大。每个动作重复多遍,每天数次。并非任何主动活动都有利,一般来说,凡是不增加或减弱骨折断端应力活动的锻炼都是有利的,反之都不利。例如,与原始移位一致的活动、引起骨折断端间的剪切力、成角及扭转应力的活动对骨折愈合不利。②助力运动和被动运动:主动活动和被动活动应该是主从关系,主动活动是锻炼的根本,被动活动是前者的准备和补充,不可能也不应该替代主动活动。有助于主动锻炼的被动活动有按摩、关节被动活动、起动与加强(关节运动开始时给予被动力量作为起动,以弥补肌力不足,谓之起动,在主动活动达到当时最大限度时为了扩大运动范围,也可给予有限的外力作为加强)、挛缩肌腱的被动牵伸、僵硬关节的手法治疗(关节松动技术)、持续被动运动(continuous passive motion,CPM)器械。刚去除外固定的患者可先采用主动助力运动,以后随着关节活动范围的增加而相应减少助力。对组织挛缩、粘连严重者,可应用被动运动,但被动运动方向与范围应符合解剖及生理功能。动作应平稳缓和、有节奏,以不引起明显疼痛为宜。③关节松动技术:对僵硬的关节,可配合热疗进行手法松动。治疗师一手固定关节近端,另一手握住关节远端,在轻度牵引下,按其远端需要的方向(前或后、内或外、外展或内收、旋前或旋后)松动,使组成关节的骨端能在关节囊和韧带等软组织的弹性范围内发生移动。如手的掌指关节可有被动的前后滑动侧向滑动、外展内收和旋前旋后滑动。对于中度或重度关节挛缩者,可在运动与牵引的间歇期,配合使用夹板,以减少纤维组织的回缩,维持治疗效果。随着关节活动范围的逐渐增加,夹板的形状和角度也做相应的调整。④关节功能牵引:轻度的关节活动度障碍经过主动、助力及被动运动练习,可以逐步消除。存在较牢固的关节挛缩粘连时,做关节功能牵引,特别是加热牵引,可能是目前最有效的方法。

（2）热疗　关节活动度练习前做适当的热疗也可增强练习的效果。治疗中宜经常进行关节活动度检查,以观察疗效。进步不明显时需考虑改进治疗方法。最后若关节活动度停止进步,应根据实际功能恢复程度采取相应的对策,如对日常生活及工作无明显妨碍时,可结束康复治疗。

（3）恢复肌力　逐步增加肌肉训练强度,引起肌肉的适度疲劳。骨折时,如不伴有周围神经损伤或特别严重的肌肉损伤,伤区肌力常在3级以上,则肌力练习应以抗阻练习为主,可以按渐进抗阻练习的原则做等长、等张肌肉收缩练习或等速收缩练习。等张、等速收缩练习的运动幅度随关节活动度的恢复而增加。肌力练习应在无痛的运动范围内进行,若关节内有损伤或其他原因所致运动达一定幅度时有疼痛,则应减小运动幅度。受累的肌肉应按关节运动方向依次进行练习,并达到肌力与健侧相等或相差小于10%为止。肌力的恢复为运动功能的恢复提供了必要条件,同时亦可恢复关节的稳定性,防止关节继发退行性变,这对下肢负重关节尤为重要。

（4）物理因子治疗　局部紫外线照射,可促进钙质沉积与镇痛。红外线、蜡疗可作为手法治疗前的辅助治疗,具有促进血液循环、软化纤维瘢痕组织的作用。音频电、超声波疗法可软化瘢痕、松解粘连。局部按摩对促进血液循环、松解粘连有较好的作用。治疗结束后冷敷15~20 min有利于消肿、镇痛。

（5）恢复日常生活能力及工作能力　可采用作业治疗和职业前训练,改善动作技能与技巧,增强体能,从而恢复至患者伤前的日常生活活动及工作能力。

(6)平衡及协调功能练习　应逐步增加动作的复杂性、精确性,加强速度的练习与恢复静态、动态平衡及防止跌倒的练习。在下肢骨折后,肌力及平衡协调功能恢复不佳,是引起踝关节扭伤或因跌倒引起再次骨折及其他损伤的重要原因,对老年人威胁更大,需特别注意。

(7)下肢长骨骨折后从非使用性的活动向站立行走过渡　从非使用性活动到肢体正常运用之间有一个过程,在运动的方式、时间间隔、每次锻炼持续时间、身体负重程度和时间等方面,要遵循循序渐进和个性化原则,视效果进展不断调整,最好根据患者的自我感觉自行掌握,没有硬性规定。骨折之后患者从一般关节肌肉活动练习,到正常行走之间,经过了一个练习负重的使用性锻炼过程。首先,判断该患者是否已经具备负重的条件:下肢有可靠的内固定,有足够的肌力和膝关节活动范围。其次,患者在训练负重过程中,会出现足肿胀、发绀和膝关节疼痛等问题。对于前者,予以暂时中止负重,立即抬高患肢,进行足踝自主活动和按摩,待肿胀消失、发绀转红,立即练习负重,循环往复后逐渐适应;对于膝关节疼痛问题,通过鉴别,该疼痛是在主动锻炼中而不是被动活动中出现,不是发生在骨折部位,是伴随着膝关节活动范围的进展而不是退步,是随着加大活动范围时逐渐出现而不是突然发生,打消患者的顾虑继续治疗,对膝关节局部予以对症治疗,症状好转。

(八)常见骨折的康复

1.肱骨干骨折　骨折整复以后,使用长臂管型石膏固定(起于腋窝皱襞,止于掌指关节近端)于肘关节屈曲90°、前臂中立位,用颈腕吊带将患肢悬吊于胸前,胸侧壁应置衬垫以利于骨折远端外展,固定8~10周。

肱骨干中下1/3骨折易合并桡神经损伤。肱骨中段骨折不愈合率较高,应定期复查X射线片,若骨折断端出现分离现象,应及时矫正。早期多做伸指、握拳、耸肩活动,避免患者在直立位肩的外展练习,预防发生肩关节和肘关节僵硬,特别是老年患者。

2.肱骨髁上骨折　常发生于儿童,预后良好,但容易合并血管、神经损伤及肘内翻畸形。伸展型骨折复位后,用石膏托固定患肢于90°肘屈曲功能位4~6周;屈曲型则固定于肘关节伸直位。治疗中应严密观察有无血运障碍,其早期表现为剧痛、桡动脉搏动消失、皮肤苍白、麻木及感觉异常,若处理不及时,可发生前臂肌肉缺血性坏死,造成严重残疾。外固定解除后,主动做肘关节屈伸练习,伸直型骨折主要练习屈肘位的肌肉等张收缩,屈曲型骨折主要练习在伸肘位的肌肉等张收缩。禁止暴力被动屈伸活动,以避免骨化性肌炎的发生。

3.尺桡骨干双骨折　治疗较为复杂,预后差。稳定性骨折经复位后,石膏固定时间一般为10周,并根据临床愈合程度决定拆除时间,切勿过早。不稳定性骨折需手术切开复位内固定。外固定期间或骨折尚未愈合前,不宜进行前臂旋转练习。外固定解除后可逐步进行主动前臂旋转和腕关节屈伸练习。

4.桡骨远端骨折　固定后即可做伸指和握拳练习及肘、肩关节活动。4~6周后解除外固定可进行腕关节和前臂旋转练习。

5.股骨颈骨折　多见于老年人,女性多于男性,常在骨质疏松症的基础上发生,其致残率和致死率较高。为避免长期卧床所引起的并发症,目前倾向于手术治疗。其中人工髋关节置换术是最常采用的手术方式。通常术后3~5 d即开始功能练习,待患者体能允许和骨折稳定,术后1~2周在保护下逐渐分级负重行走。禁止髋关节屈曲超过90°,过度内收和旋转。

6.股骨干骨折　治疗中易出现各种并发症,可影响下肢负重及关节活动。康复重点是预防膝关节伸膝装置粘连,应尽早开始股四头肌肌力练习和膝关节功能练习。在骨折未愈合前禁止做直腿抬高运动。术后次日即可开始进行股四头肌等长收缩、踝关节主动活动和髌骨被动活动。

负重和行走是下肢主要功能,为了确保下肢骨折后功能恢复,骨折稳定性重建和骨折愈合是前提,肌肉力量、关节活动范围的恢复是功能发挥的保证。所以进行评定时,除了感觉、运动功能、日常生活活动之外,还要评价骨折稳定性和骨折愈合情况,同时也应该对该疾病的临床特点及后转归有所了解,才能有针对性地展开评定和治疗。对患者的康复评定主要从以下几个方面进行。①运动功能:下肢各关节活动范围,尤其膝关节的关节活动度、肌力评定、肢体长度及周径,对于具备站立行走功能的患者,还要评估平衡协调能力和步态。②感觉功能。③日常生活能力,下肢骨折患者,重点评估步行、负重等功能,如果是上肢骨折患者,重点评定生活自理能力情况,如穿衣、洗漱、清洁卫生、进餐、写字等。④影像学评定:根据手术前后及近期骨折部位 X 射线检查结果,了解骨折对位对线,以及骨痂形成情况,评定是否有延迟愈合或不愈合,有无假关节、畸形愈合、感染、血管神经损伤、骨化性肌炎等。

股骨骨折畸形愈合:股骨干骨折成角畸形 >15°、旋转畸形 >20°,或缩短畸形 >2.5 cm,均应手术矫正。

7. 胫腓骨干骨折 治疗目的是恢复小腿长度及纠正骨折断端间的成角与旋转移位,以免影响日后膝、踝关节的负重功能和发生创伤性关节炎。为了保证下肢的功能不受影响,成人的患肢缩短应 <1 cm,成角畸形应 <15°,两骨折端对位至少应在 2/3 以上。膝关节保持伸直中立位,防止旋转。骨折固定后开始踝关节伸屈练习和股四头肌肌力练习。避免平卧位练习直腿抬高或者屈膝位练习主动伸膝,否则会产生骨折端剪切力、成角、扭转应力,从而影响骨折愈合。根据骨折愈合程度,可扶双拐逐渐进行分级负重练习。

第二节 脊柱关节病的康复

一、概述

(一)定义

脊柱关节病（spondyloarthropathy, SpA）,又称为血清阴性脊柱关节病（seronegative spondyloarthropathy）,是一组具有相似特点、相互关联的多系统炎性疾病,以强直性脊柱炎为原型,还包括赖特综合征、银屑病关节炎、反应性关节炎、炎性肠病关节炎、惠普尔病(肠道脂质障碍病)和未分化型脊柱关节病等。该组疾病的特点是血清类风湿因子一般阴性,具有家族聚集倾向,累及脊柱关节和(或)外周关节及关节周围组织,并可伴发特征性的关节外表现,包括常见的肌腱末端炎、指(趾)炎,急性前葡萄膜炎、皮肤黏膜病变、胃肠道或泌尿生殖系统炎症,以及少见的主动脉根部、心脏传导系统和肺尖部病变,且和 HLA-B$_{27}$ 相关。

(二)流行病学

一般认为该病与环境因素、遗传因素关系密切,而环境因素中感染最为重要,遗传因素中 HLA-B$_{27}$ 与 SpA 的相关性最强。SpA 是白种人最常见的风湿病,发生率为 1.9%,强直性脊柱炎和未分化型脊柱关节病是最主要的 SpA 亚型,炎性腰背痛且 HLA-B$_{27}$ 阳性者,有 50% 可能患骶髂关节炎。银屑病关节炎的患病率可为 1%,男性多见,男女比为 3∶1。外周关节受累者,HLA-DR$_4$ 和 HLA-B$_{38}$ 阳性率较高。

反应性关节炎发病除 HLA-B$_{27}$ 相关外,还与生活习惯有关。国外报道的反应性关节炎主要由泌尿生殖系统感染诱发,国内则以胃肠道感染为主,而近期国内报道泌尿生殖系统感染的发病者在增多。

(三)病因学研究

该病发病原因不明,早期认为与遗传因素和脑外伤有关。20世纪70~80年代,一些学者开始关注感染因素的研究,使得反应性关节炎、未分化型脊柱关节病的研究得到了一定程度的发展。现在一般认为,SpA的发病与遗传和感染因素密切相关。个体及遗传因素中,HLA-B$_{27}$与SpA关联性最强,在特发性强直性脊柱炎患者中超过90%的患者出现HLA-B$_{27}$阳性;其次是性别,男性占主要地位,最有戏剧性的性别差异是,性交后Reiter综合征患者男女比为50:1;另一个潜在的个体因素是年龄,在青春期和成年早期HLA-B$_{27}$阳性患者易感性增加。环境或感染因素在Reiter综合征患者中更为明显,性接触和杆菌性痢疾是主要的因素;而外周关节炎、放射学骶髂关节炎和强直性脊柱炎经常发生在银屑病和炎性肠病中。强直性脊柱炎具有较高的遗传性,与主要组织相容性复合体(major histocompatibility complex,MHC)密切相关,基因组扫描结果显示,其他的MHC和非MHC基因与疾病的易感性有关。

(四)临床研究

1. 诊断标准　鉴于多数血清阴性SpA可引起脊柱和外周关节的显著损害,近年来颇受国内外专家的重视。目前SpA的诊断常用欧洲脊柱关节病研究组(European Spondyloarthropathy Study Group,ESSG)标准和Amor标准。两者均涵盖了包括未分化脊柱关节病在内的所有SpA的诊断,其敏感性分别达88.5%和87.0%,特异性89.5%和86.0%,已广为应用。

(1)ESSG标准　炎症性腰痛或脊柱痛或以下肢为主的非对称性滑膜炎,加以下至少1项即可诊断SpA:阳性家族史,银屑病,炎症性肠病,发生关节炎前1个月内有尿道炎、宫颈炎或急性腹泻史,交替臀区痛,附着点炎,骶髂关节炎。所谓炎症性腰(或脊柱)痛,为符合以下5项标准之4项以上者:40岁以前发病,隐匿发生,持续3个月以上,伴晨僵,活动后缓解。

(2)Amor标准　以下12项积分≥6分者可诊断SpA。

1)临床症状或过去史　腰或背夜间痛或晨僵(1分);非对称性寡关节炎(2分);臀区痛(1分)、左右交替臀区痛(2分);腊肠样指或趾(2分);足跟痛或其他肯定附着点痛(2分);虹膜炎(2分);发生关节炎前1个月内非淋菌性尿道炎或宫颈炎(1分);关节炎前1个月内急性腹泻(1分);银屑病、龟头炎或炎症性肠病(溃疡性结肠炎或节段性回肠炎)(2分)。

2)放射学表现　骶髂关节炎(双侧≥2级或单侧≥3级)(2分)。

3)遗传背景　HLA-B$_{27}$阳性或强直性脊柱炎、反应性关节炎、虹膜炎、银屑病或炎症性肠病家族史(2分)。

4)对治疗反应　对非甾体抗炎药反应良好,48 h内症状明显改善,停药很快复发(2分)。

然而,无论ESSG分类标准或者Amor标准,只适应于广义上的SpA分类,对于个别的SpA如强直性脊柱炎、反应性关节炎的诊断应使用相应的诊断标准。

2. 影像学研究　SpA最具特征性的影像学变化在骶髂关节,X射线片检查可有骨质侵袭、关节间隙模糊、骨密度增高及关节融合等表现。而对临床疑似病例,X射线片显示尚不明确的或双侧Ⅱ级骶髂关节炎者可以进行CT扫描明确诊断。近年来,SpA的MRI研究取得了进展,在骶髂关节、脊柱、膝、踝、腕等关节部位,观察到滑膜炎、肌腱炎、指(趾)炎、骨水肿、骨质侵袭、软组织水肿、脊柱炎/骶髂关节炎和亚临床关节病等MRI表现。这对临床诊断和疗效观察等均有一定的意义,尤其是骶髂关节的MRI表现被认为是骶髂关节炎症早期的诊断方法之一。

二、脊柱关节病康复评定

本病发病过程中伴有炎症及骨质结构的破坏,会出现呼吸困难及关节活动的受限,同时也会出现心理障碍及生活自理能力的下降。常用的康复评定方法如下。

1. 脊柱活动度测定

(1)Schober 法 患者取直立位,在腰骶连接处向上 10 cm 处画一线作标记。令患者腰椎前屈,在弯腰情况测量两点之间的距离,如大于 14 cm 则表明患者腰椎前屈功能良好,如小于 14 cm 表示功能受限。

(2)指地距 患者取直立位,膝伸直,腰前屈,测量患者中指指尖与地面距离,此距离的大小可表示脊椎功能状态。指地距越小说明功能越好。

(3)枕墙距 主要评定颈椎、胸椎后凸程度。其方法是让患者靠墙站立,足跟及臀部贴紧墙面,双眼平视,测量后枕部与墙之间水平距离。正常人枕墙距应为 0。

2. 上肢功能评定 上肢关节最常受累的为双肩关节,测量肩关节活动度,亦可以手指摸触墙壁之高度,评定肩关节功能障碍情况。

3. 下肢功能评定 患者髋、膝、踝关节受累后影响下蹲,测量各关节的活动度或评定下蹲程度(全蹲、半蹲、不能),以评定这 3 个关节的功能障碍程度。

4. 肌力评定 疼痛、失用常影响肌力,包括背部肌肉肌力、呼吸肌及四肢的肌力。评定方法参照有关章节。

5. 日常生活能力评定 参照有关章节。

6. 胸廓呼吸差测定 由于脊肋关节受累及肌腱末端炎症,使胸廓活动受限。测定方法:前方可在第 4 肋与胸骨交界处(女),或在乳头上缘(男)的水平面上,后方在肩胛骨的下角作为测量标准水平测量深吸气和深呼气时的胸围,两次测量胸围之差称为呼吸差。正常青壮年胸廓呼吸差为 4 ~ 7 cm,一般不应少于 2.5 cm。

此外,临床上强直性脊柱炎疗效的临床评价指标还有 Bath 强直性脊柱炎病情活动性指数(Bath ankylosing spondylitis disease activity index,BASDAI)、Bath 强直性脊柱炎测量指数(Bath ankylosing spondylitis metrology index,BASMI)、Bath 强直性脊柱炎功能指数(Bath ankylosing spondylitis functional index,BASFI)、Bath 强直性脊柱炎健康综合指数(BASG)等评分量表。

三、脊柱关节病康复治疗

(一)常用临床处理

1. 非甾体抗炎药 该类药物可以迅速改善患者腰背部疼痛和发僵,减轻关节肿胀和疼痛,从而增加其活动范围,为治疗 SpA 的一线用药和首选治疗方法,而服用该类药常见的不良反应主要是消化道损伤。常用的药物有吲哚美辛(吲哚美辛栓)、布洛芬等,它们均有良好的消炎解痛和减轻僵硬的作用,虽然它们不能影响本病自然病程,但由于能缓解症状,有助于患者坚持运动疗法,从事正常的生活与工作,其意义重大。

2. 慢作用抗风湿药 常用的药物:①柳氮磺吡啶,可改善 SpA 患者的关节疼痛和发僵,并可降低血清 IgA 水平,特别适用于改善 SpA 患者外周关节的滑膜炎,可能对有外周关节炎的强直性脊柱炎的患者有效;②甲氨蝶呤,对外周关节炎、腰背痛和发僵、虹膜炎等表现,以及红细胞沉降率和C反应蛋白水平有改善作用,而对中轴关节的放射线病变无改善证据;③其他,如雷公藤制剂等。

3. 生物制剂　近年来,抗肿瘤坏死因子-α 主要用于治疗活动性 SpA 或对抗炎药治疗无效的 SpA,常用的制剂有 3 种:英夫利西单抗、阿达木单抗和依那西普。开始运用抗肿瘤坏死因子-α 治疗时要具备以下条件:明确的强直性脊柱炎诊断;出现活动性病变至少 4 周;出现难治性强直性脊柱炎,至少应用 3 种非甾体抗炎药 3 个月无效,关节内注射激素无效,有外周关节炎时柳氮磺吡啶无效;应掌握生物疗法的注意点和禁忌证。对抗肿瘤坏死因子-α 治疗无反应者,治疗后 6～12 周进行调查。

4. 糖皮质激素　由于它不能影响本病的病程,而且不良反应大,不作为常规使用。难治性虹膜炎患者可能需要全身应用糖皮质激素或其他免疫抑制剂。

5. 手术治疗　对极个别病情发展至晚期的患者,手术治疗很有帮助,全髋置换术能部分或完全纠正患者因严重髋关节病变引起的残疾。

（二）康复治疗的目标

本病康复治疗的目标:使患者对自身疾病有正确的认识,从而采取积极的态度,通过多种手段减轻疼痛和不适,减轻炎症活动造成的不良后果,如骨和关节的破坏,避免畸形的产生,保持或改善机体的功能状态,使患者最大限度地独立生活,解决就业问题,保证心理健康,提高生活质量和社会适应能力。

（三）康复治疗的原则及方法

康复治疗原则:控制炎症,解除或缓解疼痛;保持或恢复肌肉及关节的功能,防止脊柱、髋膝关节僵直,并力争将其保持于最佳功能位置;避免治疗所致不良反应。

康复治疗方法如下。

1. 保持正确的姿势

（1）卧位　强直性脊柱炎患者在活动期关节炎症明显时,应睡硬床垫,枕头不宜过高,以保持颈腰部脊柱的生理弧度。若腰椎弧度消失或僵硬,可在平卧时背部垫一小枕,防止脊柱畸形。每日坚持俯卧位 1～2 h,以预防脊柱及髋关节变形。侧卧时,要避免颈胸椎前屈体位。

（2）坐位或站立位　要保持挺腰,练习背靠墙的站立姿势,足跟着墙双膝伸直,臀、肩、背靠墙,双眼向前平视,如不能挺直,可深吸气,挺直后呼气,保持身体挺直。

2. 运动疗法

（1）扩胸运动　双肩与足等宽,面墙角而站,双手平肩支两面墙,上、下颌内收,行深呼吸;双肩向前并伸展头及背,坚持 3 min,恢复原位。重复 5 次,并进行深呼吸练习,能最大限度地扩张胸廓,促进膈肌运动,亦可进行腹式呼吸练习。

（2）加强脊柱灵活性的运动

1）伸展运动　①仰卧位:上体仰卧床上,双小腿下垂,全身放松,头背紧贴床板,保持 5 min 后放松。②俯卧位:俯卧床上,尽量抬头、双肩或双下肢然后恢复原位,放松。这是维持髋关节伸展功能的方法之一。③站立位:双臂上举,设想自己正在爬楼梯,以求达到最高梯级,觉得自己从脚趾到指尖都在伸展。

2）屈曲运动　①胸膝运动:仰卧位,双足着床板,屈膝;慢慢抬起一膝向胸部方向屈曲,双手抱膝继续拉向胸前,至满意为止;回到原双足位置,另一侧膝做上述运动。②猫背运动:四点跪位,低头,尽量放松,同时背上拱如弓形,垂直拉伸至满意为止;回到原位,塌背仰头抬臀部,尽量拉伸至满意为止。

3）旋转运动　①转颈运动:取坐位,双足着地,头向左转并注视左肩,复原,头向右转并注视右肩。②转体运动:如上取坐位,屈臂平举,双手交叉转体向右,目视右肘;两侧交替重复。

（3）增加髋关节活动度及灵活性　髋、盆旋转运动：仰卧，屈膝，双足着地，双臂展开，双膝左右摆动。

3.物理治疗

（1）温热疗法　可以镇痛及缓解僵硬，改善血液循环。可采用蒸汽浴、蜡疗、红外线等方法，但在急性期不用。

（2）冷疗法　急性炎症期可用冰块加水装入塑料袋中，放在疼痛部位，用于镇痛、减少渗出、消肿，有利于功能锻炼。

（3）低中频电疗法　电脑中频、干扰电、经皮神经电刺激等方法，对缓解疼痛有效。

（4）水疗法　具有一定温度的水疗法可使疼痛减轻，肌痉挛解除，增加关节活动度。在水中进行各种运动疗法对增加肌腱、韧带柔韧性有良好作用，配合牵张性练习能改进脊椎屈曲畸形，还对增加肺活量有良好作用。

（5）其他　如推拿、针灸，可解除关节周围的肌肉痉挛及关节肌性强直，改善关节功能。

4.作业治疗　SpA的患者日常生活能力训练重点在于解决脊椎、肩、髋、膝关节功能障碍所造成的日常生活能力不足或丧失。可以用颈围保持头部直立位，用脊柱矫形器矫正脊柱在发育过程中出现的畸形，并可以保持脊柱手术后局部稳定，帮助严重神经肌肉病变患者维持坐位平衡，但长期使用会引起肌肉萎缩、胸廓活动受限，故需定期卸下做必要的脊柱活动。

目前来说，无有效根治SpA的特效药物，关键是应重视早期诊断，特别是青少年患者，避免误诊误治。由于本病与家族遗传密切相关，因此若能开展基因诊断和治疗的研究，将有助于推动该学科的发展。

第三节　骨关节炎的康复

一、概述

（一）定义

骨关节炎（osteoarthritis,OA）是指由多种因素引起关节软骨纤维化、皲裂、溃疡、脱失而导致的以关节疼痛为主要症状的退行性疾病。病因尚不明确，其发生与年龄、肥胖、炎症、创伤及遗传因素等有关。病理特点为关节软骨变性破坏、软骨下骨硬化或囊性变、关节边缘骨质增生、滑膜病变、关节囊挛缩、韧带松弛或挛缩、肌肉萎缩无力等。

（二）流行病学

OA以中、老年患者多见，女性多于男性。65岁以上的人群中OA患病率可达50%，75岁以上的人群则达80%。该病的致残率高达53%。OA好发于负重大活动多的关节，如膝、脊柱（颈椎和腰椎）、髋、踝、手等关节。

（三）临床分型及表现

OA可分为原发性和继发性两类。原发性OA多发生于中老年人，无明确的全身或局部诱因，与遗传和体质因素有一定的关系。继发性OA可发生于青壮年，可继发于创伤、炎症、关节不稳定、慢性反复的积累性劳损或先天性疾病等。OA的临床表现如下。

1.疼痛及压痛　关节疼痛及压痛是OA最为常见的临床表现，发生率为36.8%～60.7%；疼痛在各个关节均可出现，其中以髋、膝及指间关节最为常见。初期为轻度或中度间断性隐痛，休息后

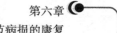

好转,活动后加重;疼痛常与天气变化有关,寒冷、潮湿环境均可加重疼痛。OA 晚期可以出现持续性疼痛或夜间痛。关节局部可有压痛,在伴有关节肿胀时尤其明显。

2. 关节畸形　关节肿大以指间关节 OA 最为常见且明显,可出现 Heberden 结节和 Bouchard 结节。部分膝关节因骨赘形成或关节腔积液也会造成关节肿大。后期可在关节部位触及骨赘。

3. 关节活动受限　在早晨起床时出现关节僵硬及发紧感,也称为晨僵,活动后可缓解。关节僵硬在气压降低或空气湿度增加的情况下将加重,持续时间一般较短,常为几分钟数至十几分钟,很少超过 30 min。由于关节肿痛,活动量减少,肌肉萎缩、软组织挛缩等引起关节无力,以及活动受限。发生缓慢,早期表现为关节活动不灵,以后关节活动范围减小。还可因关节内的游离体或软骨碎片发生活动时的关节"交锁"现象。部分患者可发生膝关节屈曲或内、外翻畸形,尤以膝内翻畸形为多见。

4. 骨摩擦音(感)　常见于膝关节 OA。因关节软骨破坏、关节面不平,关节活动时出现骨摩擦音(感)。

5. 肌肉萎缩　常见于膝关节 OA。关节疼痛和活动能力下降可以导致受累关节周围肌肉萎缩,关节无力。

(四)功能障碍

依据"国际功能残疾与健康分类"(ICF),OA 主要表现为结构与功能异常、日常生活活动受限及社会参与受限 3 个方面。

1. 结构与功能异常　OA 患者的结构异常主要表现为关节间隙变窄、软骨下骨硬化和(或)囊性变、关节边缘增生和骨赘形成、关节变形或关节腔积液或关节内游离体。功能障碍主要表现为感觉功能、运动功能及平衡功能障碍,部分患者由于长期疼痛可能导致心理改变。

2. 日常生活活动受限　对患者个体而言,OA 导致与受累关节相关的日常生活活动不同程度受限。感觉功能、运动功能及髋、膝、踝关节 OA 患者平衡功能障碍是引起患者日常生活活动受限的主要原因。主要表现为站、行走、上下楼梯、做家务及个人护理等活动受到不同程度的限制。

3. 社会参与受限　作为社会的一员,OA 常对患者回归社会产生不同程度的影响。疼痛、运动功能障碍及髋、膝、踝关节 OA 患者平衡功能障碍是引起患者社会参与受限的主要原因。社会参与受限主要表现为对工作、社会交往、休闲娱乐及社会环境适应等方面。

(五)诊断标准

参照中华医学会骨科学分会关节外科学组《骨关节炎诊疗指南(2018 年版)》,主要根据患者的病史、症状、体征、X 射线表现及实验室检查进行诊断(表6-2、表6-3)。

表 6-2　膝关节 OA 诊断标准

序号	条件
1	近 1 个月反复膝关节疼痛
2	X 射线片(站立或负重位)显示关节间隙变窄、软骨下骨硬化和(或)囊性变、关节缘骨赘形成
3	年龄≥50 岁
4	晨僵时间≤30 min
5	活动时有骨摩擦音(感)

注:满足诊断标准1+(2、3、4、5 条中的任意 2 条)可诊断膝关节 OA。

表 6-3　髋关节 OA 诊断标准

序号	条件
1	近 1 个月反复髋关节疼痛
2	红细胞沉降率≤20 mm/h
3	X 射线片示骨赘形成,髋臼边缘增生
4	X 射线片示髋关节间隙变窄

注:满足诊断标准 1+2+3 条或 1+3+4 条,可诊断髋关节 OA。

（六）鉴别诊断

OA 需要与其他可能引起关节疼痛、发僵/晨僵、肿胀、活动受限畸形的相关疾病进行鉴别。

1. 髌骨软化症　髌骨软化症(chondromalaciapatellae, CP)是引起膝前疼痛的常见原因之一,又称为髌骨软骨软化症、髌骨软骨炎。主要表现为膝前髌骨后疼痛,且有过伸痛,行走无力。髌骨研磨试验和单腿下蹲试验阳性。X 射线膝关节正、侧位及髌骨切线位 X 射线片,早期无异常所见,晚期可因软骨大部磨损,髌骨与股骨髁部间隙变窄,髌骨和股骨髁部边缘可有骨质增生。

2. 风湿性关节炎　风湿性关节炎是风湿热的一种临床表现。风湿热是由 A 组乙型溶血性链球菌感染所致的全身变态反应性疾病。该病多见于青少年,起病急,可侵犯心脏,引起风湿性心脏病并有发热、皮下结节和皮疹等临床表现。临床以关节的红、肿、热、痛、活动受限、疼痛呈游走性为特点。风湿性关节炎好发于膝、髋、踝等下肢大关节,其次是肩、肘、腕关节,手、足等小关节少见;红细胞沉降率加快,抗"O"滴度升高,类风湿因子阴性。治愈后很少复发,关节不留畸形。

3. 痛风性关节炎　慢性痛风性关节炎时与类风湿关节炎相似,多见于中、老年男性,常呈反复发作,好发部位为单侧第一跖趾关节或跗骨间关节,也可侵犯膝、踝、肘、腕及手关节,急性发作时通常血尿酸水平增高,慢性痛风性关节炎可在关节和耳郭等部位出现痛风石。

4. 类风湿关节炎　类风湿关节炎(rheumatoid arthritis, RA)是一种以慢性侵蚀性关节炎为特征的全身性自身免疫病。滑膜炎是 RA 的典型病理改变及由此造成的关节软骨和骨质破坏,最终导致关节畸形。但 RA 以青年女性多见,临床以对称性双手近端小关节肿胀、疼痛活动障碍及畸形为特点。可有轻、中度贫血,活动期红细胞沉降率加快,C 反应蛋白增高,部分患者有血小板增多;血清免疫球蛋白多克隆增高,70% 患者类风湿因子阳性。抗瓜氨酸蛋白抗体对 RA 的诊断具有很高的敏感性和特异性,并与 RA 的病情和预后密切相关。抗核周因子抗体、抗角蛋白抗体、抗 Sa 抗体和抗 RA33 抗体都对 RA 的诊断具有较高特异性。

5. 化脓性关节炎　化脓性关节炎是指关节部位由化脓性细菌感染而引起的,包括淋菌性和非淋菌性两种。淋菌性关节炎是淋菌性菌血症的合并症之一,即淋球菌进入血液,并在血液中大量繁殖引起的。在菌血症阶段可以是多发性关节炎,表现为大小关节疼痛、红肿,甚至关节腔出现脓液、关节周围出现脓性皮疹。在菌血症后可为局限性大关节炎,可导致骨质破坏、关节囊的纤维化、关节僵直畸形。关节腔内的关节液检查有淋球菌存在。非淋菌性关节炎是一种急性的严重关节感染,其致病菌多为血源性,由金黄色葡萄球菌、链球菌等引起,好发于髋、膝等大关节,也可累及全身所有关节。多关节化脓性关节炎常见的致病菌是金黄色葡萄球菌、肺炎球菌、G 族链球菌及流感嗜血杆菌,死亡率是单关节化脓性关节炎的 2 倍,好发部位为膝关节,占成年人感染关节的 50% 以上。90% 的化脓性关节炎病例血常规检查可显示白细胞计数升高,红细胞沉降率增快及反应增高,约半数病例血培养为阳性。

6.结核性关节炎　骨关节结核是关节及其周围软组织受结核分枝杆菌感染引起的慢性病。其临床特点为关节反复肿胀、疼痛，骨与软骨破坏及关节功能丧失。临床多表现为单关节炎、慢性起病、低热、乏力、食欲减退、体重减轻等全身症状。常侵犯脊柱，髋、膝关节。临床常见关节疼痛、肿胀，晚期关节功能障碍、畸形和强直。实验室检查出现淋巴细胞相对增多，红细胞沉降率增快，结核菌素试验强阳性。关节内滑液检查混浊，中性粒细胞增多，蛋白质含量高。20%患者滑液涂片抗酸染色可找到结核分枝杆菌，结核分枝杆菌培养80%为阳性。滑膜活检可发现结核结节和干酪样变。

7.血友病性关节炎　血友病是一组因遗传性凝血因子缺乏而引起的出血性疾病。血友病可导致各个关节出血，以大关节和负重关节居多，其中以一侧或双侧膝关节最常见。关节出血早期表现为关节局部的疼痛和肿胀，根据关节血肿的临床进程可分为急性、慢性、关节畸形3个时期。实验室检查 APTT 延长、相应的凝血因子活性降低。X 射线检查在急性关节炎期可见关节周围软组织肿胀，但无骨质改变。在慢性关节炎期表现为骨质疏松、软骨下不规则侵蚀及钙化，关节间隙变窄及骨赘形成。关节畸形期显示关节结构破坏，呈骨性强直。

二、骨关节炎康复评定

通常根据患者的临床症状、体征和体格检查，通过影像学检查确定病变的具体部位，然后根据OA导致的功能障碍，主要对感觉功能、运动功能、平衡功能、日常生活能力及社会参与能力进行康复评定。

（一）感觉功能评定

主要疼痛的评定，一般采用视觉模拟评分法（visual analogue scale，VAS）。具体方法是在纸上画一条 100 mm 长的横线，横线的一端为 0，表示没有疼痛；另一端为 100，表示剧烈的疼痛；中间部分表示不同程度的疼痛。患者根据疼痛的自我感觉，在横线上标记出疼痛程度的具体位置。0 表示没有疼痛；<30 表示有患者有能忍受的轻微疼痛；40~60 表示患者疼痛稍重，但不影响睡眠，尚能忍受；70~100 表示疼痛难以忍受，影响睡眠。

在国内，除了患者对疼痛的主观评定外，还有压痛积分法，根据检查压痛时患者的表现进行评定，具体评分标准如下：0 分，无压痛；1 分，轻压痛；2 分，明显压痛；3 分，重度压痛，按压时有退缩反应。

（二）运动功能评定

1.关节活动度、肌力及肌耐力评定　疼痛和炎症通常影响关节的运动功能，因此，应当对受累关节的活动度、肌力及肌耐力进行评定。关节活动度评定、肌力评定及肌耐力评定参见康复评定相关章节。

2.15 m 步行时间测定　15 m 步行时间测定适用于髋、膝及踝关节 OA，能够综合评估疼痛及炎症对关节功能及步行能力的影响。因此，髋、膝、踝关节 OA 患者通常进行 15 m 步行时间评定。

3.握力测定　对手指和腕关节 OA 患者可以利用握力计来评定其运动功能，还可以测定手和前臂肌肉力量，以及腕和手指关节疼痛的程度。

（三）平衡功能评定

髋、膝、踝关节 OA 患者的疼痛常影响生物力线及负荷平衡，部分关节畸形患者由于异常步态同样影响其生物力线及负荷平衡。髋、膝、踝关节 OA 患者的本体感觉障碍常影响其调节平衡的功能，而平衡功能障碍又可能成为关节损伤、加重 OA 病理改变，甚至导致患者跌倒的原因。所以，对髋、膝、踝关节 OA 患者进行平衡功能评定非常重要。评定可以采用专业的平衡评定设备。

（四）日常生活能力评定

日常生活能力评定主要直接测试患者的日常生活活动情况，可以采用 Barthel 指数评定。对于下肢 OA 患者，国外（美国、巴西、日本等）及中华医学会骨科学分会均以活动评定为重点，推荐应用西部安大略省和麦克马斯特大学 OA 指数（Western Ontario and McMaster Universities Osteoarthritis Index，WOMAC）进行评定。WOMAC 评分量表总共有 24 个项目，其中疼痛部分有 5 个项目，僵硬部分有 2 个项目，关节功能部分有 17 个项目，从疼痛、僵硬和关节功能三大方面来评估髋、膝关节的结构和功能。

对 OA 活动能力评定所使用的测试还有站立行走测试、Lysholm 膝关节评分标准等。

（五）社会参与能力评定

OA 导致关节结构异常、功能障碍及活动受限，可影响患者工作、社会交往及休闲娱乐，降低患者的生活质量。因此根据患者的情况对其进行社会参与能力评定十分必要，如职业评定、生存质量评定。

三、骨关节炎康复治疗

OA 的治疗是以非药物与药物治疗相结合、必要时手术治疗及治疗方案个体化为原则，以减轻或消除疼痛，矫正畸形，改善或恢复关节功能、日常生活能力、社会参与能力，以及提高患者的生活质量为目标。康复治疗是 OA 治疗的一部分，是药物治疗及手术治疗的基础。美国风湿病学院、国际 OA 研究协会均主张以预防为主，重视 OA 急性发作症状，实施综合性治疗以缓解关节疼痛，增加关节活动度和改善关节功能。选用能改善关节软骨功能和减缓骨关节退行性变的药物，选用能改善疼痛和关节活动的非药物治疗方法，严格掌握手术适应证。

（一）药物治疗

主要包括控制症状的药物、改善病情的药物及软骨保护药，可酌情选择。其中，非甾体抗炎药是最常用的一类控制 OA 症状的药物。非甾体抗炎药既有镇痛作用又有抗炎作用，主要通过抑制环氧化酶的活性，减少前列腺素合成，以减轻关节炎症所致的疼痛及肿胀、改善关节活动。关节腔内药物注射由于具有缓解临床症状、保护关节软骨的作用，在临床也得到了较广泛的应用。

美国风湿病学院 2012 年 OA 药物治疗和非药物治疗指南显示治疗 OA 的药物主要包括控制症状的药物、改善病情的药物及软骨保护剂，可以酌情选择。其中非甾体抗炎药是最常用的一类控制 OA 症状的药物。非甾体抗炎药有镇痛、抗炎作用，发挥减轻关节炎症所致的疼痛、肿胀及改善关节活动度的作用。

当前用于治疗骨关节炎的非甾体抗炎药多至数十种，在选择应用时，除了要考虑其实际效能、不良反应和价位等条件外，还应考虑应用既可改善症状，又能从发病机制上阻止病情发展的药物。第一类：阿司匹林、吲哚美辛、萘普生、保泰松、水杨酸钠制剂等，关节软骨有损坏者选用；第二类：布洛芬、氨糖美辛，关节软骨无明显不良影响者选用；第三类：莫比可、双氯芬酸钠类，对关节软骨代谢和蛋白聚糖合成具有促进作用者选用；第四类：环氧化酶 2 抑制剂，如普伐他汀钠和塞来昔布。注意：避免长期大剂量应用，不宜同时应用两种或两种以上；有消化系统疾病患者慎用或禁用，必要时加用保护胃黏膜药物；注意血液系统及肝肾损伤观察及处理。

（二）物理治疗

1. 物理因子治疗　物理治疗具有改善局部血液循环、消炎镇痛、防治关节软骨退变及改善关节功能的作用,包括热疗、冷疗、超声波疗法、脉冲磁疗法、低能量激光疗法及经皮神经电刺激疗法等。其中,经皮神经电刺激疗法对缓解 OA 患者的关节疼痛具有肯定的效果,超声波疗法、脉冲磁疗法及低能量激光疗法对于改善 OA 软骨组织结构、减少软骨细胞凋亡及延缓疾病进展具有积极作用。针灸、按摩和牵引也可酌情使用。

2. 运动治疗　运动治疗能够有效缓解关节疼痛,增强关节稳定性,主要包括有氧运动、肌力训练及关节活动度训练。运动治疗对 OA 患者非常重要,国际骨关节炎研究学会(Osteoarthritis Research Society International,OARSI)基于循证医学及国际共识所制定的最新的髋与膝骨关节炎治疗指南中对运动治疗的推荐强度为 96%,但是,OA 患者的运动量应根据病变关节的耐受度来确定。

对于 OA 急性发作期的患者,受累关节宜休息,以减轻疼痛,避免病情加重。非急性发作期的患者应进行自我行为疗法(减少不合理的运动,适量活动,避免不良姿势,避免长时间跑、跳、蹲,减少或避免爬楼梯)、减肥、有氧锻炼(如游泳、骑自行车等)、关节功能训练(如膝关节在非负重位进行屈伸活动,以保持关节的最大活动度)、肌力训练(如髋关节 OA 应注意外展肌群的训练)等。

(三)作业治疗

对 OA 患者的作业治疗主要包括功能性作业、日常生活活动作业、使用合适的辅助装置及家庭环境改造。在对 OA 患者实施进行作业治疗时,应重视能量节约技术。因为能量节约技术可以让 OA 患者维持足够的肌力,更有效地完成日常生活活动及日常工作,保持良好的姿势。对于病变关节,应当特别重视关节保护技术的应用,要在消除或减轻重力的体位或使用合适的辅具的前提下进行 ADL 及日常工作。

关节保护技术是防止关节进一步损害的主要方法,主要包括:①避免同一姿势长时间负重;②保持正确体位,以减轻某个关节的负重;③保持关节正常的对位对线;④工作或活动的强度不应加重或产生疼痛;⑤更换工作程序,以减轻关节的应激反应。

此外,能量节约技术可以保护膝 OA 患者的病变关节,是防止关节进一步损害的主要方法,主要包括:避免同一姿势长时间负重;保持正确体位,以减轻对某个关节的负重;保持关节正常的对位对线;工作或活动的强度不应加重或产生疼痛;更换工作程序,以减轻关节应激反应。

(四)康复辅具

主要是辅具的应用。辅助装置或适应性支具是康复工程学中重要的治疗手段,对于 OA 患者,适当使用辅助装置或适应性工具,可保护受累关节,并节约能量。支具常用于炎症性关节或不稳定关节,有利于消肿、镇痛,保护关节功能。手夹板适用于手、腕、肘等上肢关节 OA 的患者,踝、膝等支具适用于下肢关节 OA 的患者,脊柱支具适用于躯干部位 OA 的患者。根据 OA 患者所伴发的内翻或外翻畸形的情况,采用相应的矫形支具或矫形鞋,可以改变负重力线、平衡各关节面的负荷。采用手杖、拐杖、助行器可以减少受累关节的负重。

(五)手术治疗

如果康复治疗无效或效果不理想,可以考虑手术治疗。OA 手术治疗的方法主要有游离体摘除术、关节清理术、截骨术、关节融合术及关节成形术(人工关节置换术)等。

(六)膝关节骨关节炎的防治原则

目前对膝关节 OA 的防治,不论是内科或外科,药物或手术,都属于对症处理的治疗方法。因此,在未能从根本上改善传统治疗方法的前提下,国内外一般主张以预防为主。循序渐进的运动训练,特别是有氧训练,能提高体能、下肢肌力及平衡协调能力,增加膝关节稳定性与灵活性,尽量避免没有放松运动前提的剧烈运动及负重。工作、运动及日常生活中使用膝关节能量节约技术,避免

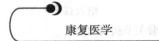

下肢长久处于同一种固定姿势。及时彻底治疗膝部损伤,当怀疑膝骨关节炎时应及时看医生并采用膝保护下使用原则确定的技巧。对下肢负重力线异常(膝内翻或膝外翻)患者,应采用矫正下肢负重力线技术(矫形器或手术),以减少膝关节面负重不均匀问题。

第四节 手外伤的康复

一、概述

(一)定义

手外伤康复是在手外科的诊断和处理的基础上,针对手功能障碍的各种因素,如瘢痕、挛缩、粘连、肿胀、关节僵硬、肌肉萎缩、感觉丧失或异常等,采取相应的物理因子疗法、运动疗法、作业治疗及应用手夹板、辅具等手段,使伤手最大限度地恢复功能,以适应日常生活活动、工作和学习的需要。

大多数手外伤需要手术处理,精湛的手术技术为手功能恢复创造了条件,欲达到手术预期目标,必须进行早期康复,康复是功能恢复的保证。

(二)手的姿势

在正常情况下,当手不用任何力量时,手的内在肌和外在肌的张力处于相对平衡状态,这种手的自然位置称"手的休息位"。手的休息位:腕关节背伸10°～15°,并有轻度尺偏;掌指关节及指间关节呈半屈曲状态,从示指到小指,越向尺侧屈曲越多,各指尖端指向舟骨结节;拇指轻度外展,指腹接近或触及示指远节指间关节的桡侧。无论在手损伤的诊断、畸形的矫正还是在肌腱修复手术中,都需要用"手的休息位"这一概念作参考。

手的另一个重要的姿势是"手的功能位",手在这个位置上能够迅速做出不同的动作。手的功能位:腕背伸20°～25°;拇指处于外展对掌位,掌指及指间关节微屈;其他手指略为分开,掌指关节及近端指间关节半屈曲,远端指间关节微屈曲。了解手的功能位对处理手外伤,特别是骨折固定和包扎时有用途,包扎固定伤手应尽可能使手处于功能位,否则将会影响手的功能恢复。

(三)临床表现

1. 症状 有外伤史,表现为手部疼痛、局部肿胀、畸形(如成角畸形、缺如)等。

2. 体征 手部压痛、叩击痛,有异常活动或骨擦音,运动障碍或感觉异常,出现肌肉萎缩、关节活动受限等。

3. 辅助诊断 ①骨关节损伤需要进行X射线摄片检查;②肌肉麻痹需要做肌电图、神经传导速度测定等电生理检查。

(四)康复诊疗经过

手外伤康复诊疗经过通常包括以下环节:①详细询问患者的症状学特征及相关病史;②查体时重点关注手外伤的体征,进行手指关节活动度、肌力、肌张力、感觉、灵活性、协调性评定;③查阅及完善相关辅助检查结果,以助于全面判断病情;④做出诊断(病理和功能诊断),明确康复问题,判断预后;⑤与患者、家属、相关治疗师沟通,设计康复治疗的目标,制订康复计划;⑥向患者及其家属告知病情、预后、康复治疗的方案,宣教相关康复治疗的知识;⑦开出康复处方,告知相应康复治疗师,酌情请针灸、按摩医师行针灸、按摩治疗;⑧酌情请矫形器师评定矫形器的应用;⑨执行康复治疗,全程监测病情(如血压、心率、呼吸系统、泌尿系统等情况);⑩定期重复康复评定,根据评定结果,适时调整康复处方;⑪出院前进行康复评定,指导家庭康复;⑫向患者及家属交代出院后康复方法、注意事项及复诊时间,必要时转往下级医疗康复机构继续康复治疗。

二、手外伤康复评定

康复评定的目的是对患者的病情进行评定,确定障碍层次,明确障碍情况,制订康复目标,进而指导康复治疗,以及进行治疗前后对比,评定治疗效果,修正治疗方案,帮助判断预后。手功能障碍患者康复评定内容主要包括手一般情况、关节活动度、肌力、感觉等。

(一)一般情况的评定

望诊:包括皮肤的营养情况、色泽、纹理、温度、硬度,有无瘢痕、伤口,皮肤有无红肿、溃疡及窦道,手及手指有无畸形。

触诊:可以感觉皮肤的温度、弹性、软组织质地,以及检查皮肤毛细血管反应,判断手指的血液循环情况。

动诊:即手部关节活动的检查。通过关节活动可以估计关节的情况,可分为主动活动及被动活动。

量诊:包括关节活动度、肢体周径、肢体长度和体积。

(二)关节活动度的评定

使用量角器分别测量手指的掌指关节(metacarpophalangeal joint,MP)、近端指间关节(proximal interphalangeal joint,PIP)和远端指间关节(distal interphalangeal joint,DIP)的主动及被动活动。

一般临床以测量关节总主动活动度(total active movement,TAM),作为评定肌腱功能的方法。其优点是能较全面地反映手指肌腱功能情况,也可以对比手术前后的主动、被动活动情况,实用价值大;缺点是测量及计算方法稍烦琐。

测量方法是用 MP、PIP、DIP 的主动屈曲角度之和减去各主动伸直受限角度之和,即为 TAM。即TAM=屈曲角度(MP+PIP+DIP)-伸直受限角度(MP+PIP+DIP)。正常 TAM=(80°+110°+70°)-(0°+0°+0°)=260°。同样的方法测出总被动活动度,被动运动测出的总度数用 TAM 表示。评定标准:优,屈伸活动正常 TAM>220°;良,功能为健指的 75% 以上,TAM 200°~220°;中,功能为健指的50%~75%,TAM 180°~200°;差,功能为健指的 50% 以下,TAM<180°。

(三)肌力评定

检查方法有徒手肌力检查,以及握力计、捏力计检查。检查内容:①手的握力;②拇指分别与示指、中指、环指、小指的捏力;③拇指与示指、中指三指同时的捏力;④拇指与示指桡侧的侧捏力。

握力的正常值一般用握力指数来表示。握力指数=健手握力(kg)/体重(kg)×100。评定标准:正常握力指数应大于 50。另外,利手握力常比非利手大 5%~10%;女性握力常只有男性的 1/3~1/2;男性在 50 岁以后,女性在 40 岁以后常比年轻时的握力减少 10%~20%。

(四)感觉的评定

感觉的评定内容:浅感觉(痛觉、触觉、温度觉等)、深感觉(振动觉、位置觉、运动觉等)、复合感觉(两点辨别觉、不同质地、形状、轻重物体的辨别觉等);Moberg 拾物试验;灵巧性、协调性测试。

1.手指的触觉、痛觉、温度觉和实体觉测定。

2. 两点辨别觉评定。正常人的两点辨别距离在手指末节掌侧皮肤为 2~3 mm,中节为 4~5 mm,近节为 5~6 mm。两点辨别试验是神经修复后,常采用的检查方法。两点辨别试验的距离越小、越接近正常值,说明感觉恢复得越好。

3. Moberg 拾物试验。检查用具有木盒和 9 种常用日常小物件,如钥匙、硬币、火柴盒、安全别针、螺帽、螺栓、纽扣和秒表等。让患者睁眼,用手拣拾物品,并放入木盒中,每次只能拣拾 1 件,用秒表记录患者完成操作所用的时间。然后让患者闭眼,重复上述动作,并记录时间。如果患者的拇指、示指、中指感觉减退或正中神经分布区皮肤感觉障碍,则在闭目条件下很难完成该试验。

(五)肢体体积测量

测量用具为一个有排水口的大容器和量杯。测量时,将肢体浸入容器中,容器中有水平停止杆,使肢体进入容器中的一定位置,排出的水从排水口流出,用量杯计算出排水的体积,此即为肢体的体积。可测量双侧肢体,进行对比。

(六)灵巧性和协调性测试

测试方法有许多种,常用的标准测试方法有 3 种:①Jebson 手功能测试;②明尼苏达操作等级测试;③Purdue 钉板测试(Purdue pegboard test)。这 3 种测试的基本原理相同,即让受试者将物品从某一位置转移到另一位置,并记录完成操作的时间。手的灵巧性和协调性有赖于健全的感觉和运动功能,也与视觉等其他感觉的灵敏度有关。

三、手外伤康复治疗

(一)手外伤的康复目标

康复目标是为解决康复问题而设定的符合患者病情的目标,制订康复目标主要依据其诊断及功能评定,参考患者的年龄、体质,有无其他合并症等情况,同时需综合考虑患者病情、家属意见及家庭经济情况。不能盲目设定,太高或太低都对患者预后不利。

康复目标分为短期目标和长期目标。短期目标:为实现长期目标,需要制定当前的短期目标,以满足个体化需求。从患者病情出发,针对患者目前急需解决的问题,以及可能出现的并发症,制订方案。康复医师、治疗师组成团队,开会讨论决定近 1 个月的治疗目标。长期目标:为娱乐、工作、生活等而制定的目标,满足患者的社会需求。

(二)手外伤常见问题的处理

手外伤后产生手功能障碍的原因有两个方面:①组织本身损伤后导致手功能障碍;②损伤后长期制动、康复不及时产生的并发症引起的功能障碍。组织本身损伤可分为骨折、神经损伤、肌腱断裂、软组织损伤等,并发症可分为水肿、感染、瘢痕挛缩、肌腱粘连、肌肉萎缩、关节僵硬等。这些问题如果在早期给予预防或及时处理,往往不难解决,会达到事半功倍的效果。

1. 水肿　无论是创伤还是炎症都会导致组织水肿,皮下组织、筋膜间隙、肌肉间筋膜和腱鞘、关节囊等都可能浸于浆液性渗出液内。渗出液如果没有及时清除,将会机化造成上述组织的粘连、僵硬。因此,水肿必须尽快清除,否则将会出现恶性循环。如果水肿在早期得到控制,使之降至最低程度,关节就能很快恢复活动。

水肿的预防及处理方法:①抬高患肢,肢体远端高于近端,近端高于心脏水平促进血液回流;②手夹板固定患肢,固定范围一般不包括掌指关节,使指间关节和掌指关节能够主动活动;③主动运动,利用"肌肉泵"的作用来促进静脉、淋巴回流,加速渗出物的吸收;④一旦形成慢性水肿,则需采用压力治疗,如戴弹力手套、缠弹力绷带等;⑤物理因子治疗,能够加强患肢血液循环,增强血管壁的通透性,加速渗出物的吸收。常用方法有:短波、超声波、音频电疗法等。

2. 疼痛　手的神经末梢非常丰富,而且位于体表,加上腕管较紧,所以痛觉较显著。滑膜、腱鞘和骨膜均有神经末梢,任何刺激都会产生剧烈疼痛。这些疼痛与损伤程度不一定成正比,同时还可出现血管运动紊乱、骨质疏松、肌肉萎缩、关节僵硬等,严重者称为反射性交感神经营养不良(reflex sympathetic dystrophy,RSD)。

处理方法:①早期诊断;②患侧部位用夹板固定;③抬高患肢,控制水肿;④肢体的正常部位应进行主动活动;⑤肢体固定部位可做肌肉等长收缩练习;⑥可选用镇静剂;⑦检查有无神经卡压,如腕管的正中神经卡压;⑧可用经皮神经电刺激或早期行星状神经节阻滞术。

3. 关节僵硬　关节挛缩的起因是水肿,随之而来的是关节活动消失。当韧带松弛和水肿后,即发生纤维素沉积,韧带缩短、关节挛缩。难处理的问题是掌指关节过伸和近端指间关节屈曲挛缩畸形。

处理方法:①应及早开始活动,控制水肿;②对于轻度挛缩可采取主动运动、主动助动及被动运动练习;③动力型手夹板牵引,被动屈曲掌指关节及被动伸直近端指间关节;④重度挛缩畸形应采用手术治疗,如关节囊松解术或侧副韧带切除术。

4. 瘢痕增生　①超声波疗法:超声可以使胶原纤维束分离,对瘢痕组织有软化和消散作用。治疗时移动于瘢痕局部 5 ～ 10 min,1 次/d。瘢痕如在肢端,适宜水下法治疗。②音频疗法:音频电用条状电极,并置法,每次 20 ～ 30 min,1 次/d,1 个月为 1 个疗程。③蜡疗法:采用蜡饼法,每次 30 min,2 次/d。④按摩法:由轻到重的手法按摩可以软化瘢痕,松解粘连。按摩的频率要缓慢,力度柔和,不断地变换部位,防止擦伤皮肤或引起水疱。⑤牵伸瘢痕组织的被动运动:以关节为支点牵伸瘢痕组织,使之产生持续缓慢的被动运动,是延展瘢痕组织的有效方法。一般此法在按摩后使用效果更佳。⑥上述治疗结束后可戴等张手套行加压治疗或安置热塑夹板来维持关节位置,预防或矫正关节的畸形。

5. 感觉过敏　首先用棉花摩擦敏感区,当患者适应后,改用棉布或质地较粗糙的毛巾布摩擦敏感区,然后使用分级脱敏治疗:①用旋涡浴 15 ～ 30 min,开始慢速,然后逐渐加快,慢慢适应水的旋动;②用凡士林涂抹后做环行按摩 10 min;③用毛巾类针织物摩擦 10 ～ 30 min,等患部能耐受此触觉刺激后,让患者触摸不同材质的材料,如面粉、米粒、小玻璃球等;④用电震动器震动敏感部皮肤,巩固患者的脱敏;⑤用铅笔叩击敏感区域以增加耐受力;⑥必要时可用药物抑制感觉输入。

6. 感觉减退　先进行手部的安全性训练、教育,避免接触冰、热、锐器等物品,避免长时间抓握,然后再实施针对性的感觉促进康复治疗。

感觉再训练:让患者通过集中注意力、反馈、记忆、强化等感觉学习原则,可让脑中产生这种新的反应模式,形成一种高度的本体感觉认识。早期主要是触觉和定位、定向的训练,后期主要是辨别觉训练。

(1)定位觉训练　先用 30 Hz 音叉让患者知道什么时候和在什么部位开始移动性触觉,然后用橡皮头沿需要再训练的区域,由远端向近端触及患者。患者先观察一个训练过程,然后闭眼体会该过程,再睁眼确认。通过这样的反复练习,直到患者能够较准确地判断刺激部位。当移动性触摸能够察觉后,再开始恒定性触摸训练。使用 256 Hz 音叉引导,以确定开始训练。橡皮头的压力先大后小,经过数次的闭眼—睁眼—闭眼训练,直到患者能够准确地确认刺激部位。

(2)辨别觉训练　是在有了一些定位觉的基础上开始的。训练的原则是先从物体性质差别大逐渐过渡到差别小的物体上。也是采用闭眼—睁眼—闭眼的反馈方式重复地强化训练。该训练包括质地和形状的训练、拼图训练等。

（3）感觉-运动复合的手指技巧训练　当患者能够感觉和识别物体及材料的粗糙和细腻、形状及质地，并且能够感知肌肉的触摸时，可以开始此类训练。如闭眼在米堆中捡出蚕豆或黄豆，将铅笔、肥皂、牙膏、纽扣、钥匙从布袋中逐个摸出来等。

7.肌力和耐力下降　许多日常生活活动有赖于强度和耐力的综合，所以康复不仅要恢复强度，而且还要增加手的耐力，减少疲劳度。

处理方法：①主动运动练习；②渐进性抗阻运动练习。

（三）增加关节活动度的训练

在活动前可采用红外线、超声波、蜡疗等物理因子治疗减轻疼痛，改善软组织的延展性，避免治疗中的不适感觉。初步的关节活动范围练习在患者体质允许的范围内由治疗师施行被动的关节活动，活动时要保证无痛或微痛，在患者能忍受的范围内进行。基本练习包括各个肌腱的滑动和握拳运动、旋转运动等。严重的关节屈曲障碍可以使用沙袋加压牵引的方法。对于僵硬的关节，可选用Ⅲ、Ⅳ级的关节松动技术，在两关节面之间做牵拉、挤压、前后位或后前位滑动、桡尺滑动、旋前旋后滑动。夜间使用低温热塑夹板，保持当日关节活动扩展的范围。治疗过程中患者不应该出现过度或难以忍受的疼痛，否则提示治疗强度过大，需要及时调整强度和时间。

（四）手部骨折的康复

骨折整复后的早期治疗原则：①控制水肿，促进骨折的愈合；②稳定性骨折，肿胀和疼痛减轻（伤后5~7 d）可以开始主动活动；③不稳定性骨折和复合骨折脱位，应固定3周以后再开始主动运动练习。骨折后期康复治疗原则：①消除残存的肿胀；②软化、松解纤维瘢痕组织，纠正挛缩；③增加关节活动度；④恢复正常的肌力和耐力；⑤恢复手功能的协调性和灵活性；⑥恢复关节功能性活动能力，特别是职业能力。

1.舟状骨骨折　新鲜骨折一般采用带拇指近端指骨的前臂石膏固定10~12周。腕关节置于功能位，拇指外展对掌位。陈旧性骨折伤后3周以上者，仍应按前法进行带拇指的前臂石膏固定，直至愈合。在固定的基础上，应鼓励患者主动训练肩、肘关节及未被固定的手指。避免患手做强力的握持动作，预防或减少剪切力作用于骨折部位。去除石膏后由于腕部无力，在训练期间应使用夹板保护。

2.掌骨骨折

（1）拇指掌骨基底骨折　①固定期：伤手示指、中指、环指、小指被动、主动运动。开始时以被动为主，用健手辅助伤手进行指间关节的屈伸运动。待局部疼痛消失后，以主动活动为主。②骨折愈合后：拇指外展、内收、对掌及屈伸活动练习，开始时以被动为主；1周后，以主动活动为主，运动幅度逐渐加大。

（2）其他掌骨基底骨折　骨折移位明显时给予复位，石膏托固定4周。之后逐步开始手指的主动活动。

3.指骨骨折

（1）固定期　术后第2天开始健指主动活动。如果健指与伤指的屈伸活动没有牵连关系，则以主动运动为主；若有牵连，则以被动活动为主。待伤指疼痛、肿胀开始消退，可做伤指被动的屈伸活动。活动范围应根据骨折部位和症状而确定。若中节、远节指骨骨折，掌指关节（MP）活动范围可大些；若近节指骨骨折，MP活动会影响骨折愈合，所以不宜活动MP。

（2）外固定去除后　重点是指间关节屈伸练习。若骨折愈合好，先进行被动附加运动。继之以被动生理活动为主,主动活动为辅。若骨折愈合不牢固,活动时应该用健手固定保护好骨折部位,然后,进行指间关节的被动活动。等指间关节的挛缩粘连松动后,以主动运动为主,助动为辅,直至各个关节活动度恢复到最大范围。

(五)肌腱修复术后的康复

手部肌腱的分区:目前,国内外通用的手部肌腱分区是将手的屈指肌腱分为5个区(表6-4),将伸指肌腱划分为8个区(表6-5),将伸拇肌腱划分为6个区。

传统认为,Ⅱ区屈指肌腱的损伤最难处理,这是由于指屈浅、深肌腱在同一腱鞘内,肌腱损伤后特别容易发生粘连。屈指肌腱修复的理论是早期活动,特别强调Ⅱ区修复后早期活动的重要性。术后可用背侧石膏托或低温热塑材料制作夹板固定伤手,维持腕关节屈曲20°～30°,掌指关节屈曲45°～60°,指间关节伸直。将橡皮筋一端用胶固定在指甲上,另一端通过掌心的滑车后用别针固定在前臂屈侧的敷料上。

表6-4 屈指肌腱各区的起止点

分区	指屈肌腱	拇长屈肌腱
Ⅰ	远端指间关节近端至肌腱止点	拇指近节中部至肌腱止点
Ⅱ	鞘管起始部至远端指间关节近端	鞘管部
Ⅲ	手掌部	大鱼际部
Ⅳ	腕管区	腕管区
Ⅴ	肌肉肌腱交界处至腕管近侧缘	肌肉肌腱交界处至腕管近侧缘

表6-5 伸指肌腱各区的起止点

分区	指伸肌腱	拇指伸肌腱
Ⅰ	远端指间关节部	指间关节背侧
Ⅱ	中节指骨部	近节指骨部
Ⅲ	近端指间关节部	掌指关节背侧
Ⅳ	近节指骨部	第一掌骨部
Ⅴ	掌指关节部	腕横韧带部
Ⅵ	手背部	腕及前臂部
Ⅶ	腕背横韧带部	—
Ⅷ	前臂远端	—

注:—表示无。

防止肌腱断裂是早期综合康复训练的前提,因此,常规训练方法是等肌腱愈合后开始,虽然保证了肌腱不断裂,但增加了并发症的发生率,尤其是肌腱粘连的发生率。但早期活动存在危险性,过度肌肉收缩引起修复肌腱断裂及间隙扩大。

1.**伸肌腱修复术后的康复** 术后1～3周,在夹板控制范围内练习主动屈指,被动伸指。禁止被动屈指和主动伸指。3周以后,去除掌侧夹板,嘱咐患者继续主动屈指练习,继续依靠弹力牵引被动伸指练习。6 周后,去除夹板,开始主动伸指练习,包括各条肌腱滑动训练。术后 7 周,渐渐地开始抗阻力训练。

2. 屈肌腱修复术后的康复 ①术后 1～2 d 开始早期活动,利用橡皮筋牵引被动屈曲指间关节。在夹板范围内,主动伸指间关节,直至指间关节充分伸直。此期间禁止主动屈指间关节及被动伸指间关节。为了防止 PIP 屈曲挛缩,应维持 PIP 在充分伸直位。在练习间隙及夜间用橡皮筋固定 PIP,在夹板内保持伸直位。②在保持掌指关节和近端指间关节屈曲的情况下,轻柔地被动活动远端指间关节,以保证其具备充分伸展的能力。③在掌指关节屈曲的情况下,轻柔活动近端指间关节,以使其也具备充分伸展的能力。此期间禁止主动屈曲指间关节及被动伸展指间关节。为了防止指间关节的屈曲挛缩,夜间应在夹板内保持指间关节充分伸直位。④从术后开始至术后第 4 周,在夹板内进行单个手指的被动屈伸练习。术后第 4 周之后允许伤指主动屈曲。术后第 6 周,轻度功能性活动。如 PIP 关节屈曲挛缩,可使用手指牵引夹板。术后第 7 周,抗阻练习。术后第 8 周,强化抗阻练习,增强肌力耐力。术后 12 周,主动活动。注意:在伸展腕部时,要保持手指屈曲;在伸展手指时,要保持腕部的屈曲,不能同时伸展两处。

若屈指肌腱滑动好(关节屈曲活动范围>正常值的 75%),则提示修复后瘢痕粘连较轻,需要继续使用夹板保护 1.5 周;若肌腱滑动范围小,提示术后瘢痕粘连较重,则去除夹板,进行主动运动练习。包括单个手指及指屈浅、深肌腱的练习,钩指、握拳等。

3. 肌腱松解术后的康复 ①松解术后 24 h 开始,去除敷料,患者主动屈伸练习;②主动+助动活动 MP、PIP 和 DIP 关节,使其屈伸达最大范围;③处理疼痛和水肿;④术后 2 周拆线,软化松解瘢痕处理;⑤假如松解术后没有肌腱滑动,可在术后 2～3 周开始功能性活动练习;⑥术后 6 周,开始抗阻练习。

(六)周围神经修复术后的康复

近年来,实验和临床都证实,周围神经发生离断以后,离断神经的远端能分泌释放一种媒介物质(扩散因子),这种媒介物可以吸引、引导近端再生的神经纤维定向生长。神经纤维的再生速度为 1～2 mm/d。但是由于离断的神经纤维修复时,神经本身要经过瓦勒变性过程,神经缝合端有愈合过程,再生的神经纤维有穿越断端间愈合瘢痕过程,再生神经纤维到达终末结构也有一个生长成熟的过程,因此,从神经修复到恢复功能,平均只能按再生速度为 1 mm/d 计算。

康复目的:主要是教会患者自我保护及代偿能力。例如:皮肤干燥、伤口愈合能力降低时,应教会患者每天清洁皮肤、护理皮肤的方法,维持皮肤的柔软及弹性;经常检查皮肤有无压痛及过度使用皮肤导致的炎症;瘫痪或肌力微弱的肌肉应该避免过度牵拉,并防止关节挛缩;被动关节运动范围训练时,应防止过牵;应用保护性夹板,预防姿势性挛缩等。

周围神经损伤的康复计划如下。①戴矫形器,预防姿势性缩畸形。②用视觉保护感觉丧失区,防止手再次损伤。③增加关节活动范围,增加肌力。④进行感觉再训练:早期主要是痛觉、温度觉、触觉及定位、定向的训练;后期主要是辨别觉训练。一段时间规范的感觉再训练结束,患者恢复主动活动后,后期阶段的感觉训练还要在患者日常工作和生活中通过双手的不断使用继续维持、提高。⑤利用针灸、药物等促进神经生长。

不同阶段的康复治疗内容不同,如图 6-1 所示。

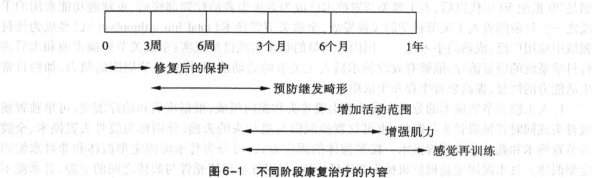

图6-1 不同阶段康复治疗的内容

1. 正中神经损伤的康复处理 ①修复术后,腕关节屈曲位固定3周,随后逐渐伸展腕关节至正常位(4~6周)。②主动活动训练。③用视觉来保护感觉丧失区。④日常生活辅具的使用,如戴对指夹板、预防第一指蹼挛缩,并提供对指抓握功能训练。⑤感觉再训练:感觉再训练是周围神经损伤患者整体康复程序的组成部分之一,能使患者在功能性感觉恢复中发挥最大的潜能。

2. 尺神经损伤的康复处理 ①戴掌指关节阻挡夹板,预防环指和小指的爪形指畸形。②用视觉代偿,保护手尺侧缘皮肤感觉丧失区。③对神经无恢复者,可考虑重建内在肌功能的手术治疗。

3. 桡神经损伤的康复处理 ①使用腕关节固定夹板,维持腕关节伸直、掌指关节伸直、拇指外展位,预防伸肌过度牵伸,协助手的抓握、放松功能。②通过活动对肌肉进行训练,如抓握和松弛动作。③必要时,可施行伸腕、伸拇、伸指功能重建手术。

(七)制订出院康复计划

为患者制订的出院康复计划需包括患者家庭康复内容、回访计划、日常生活注意事项等。

第五节 人工关节置换术后的康复

一、概述

(一)定义

人工关节置换术是指用人工关节替代和置换病伤关节,使僵硬、强直或畸形的关节恢复无痛、有运动功能的一种手术方法。国内外越来越多的患者接受了人工关节置换术术后康复不仅可以最大限度地增加患者的日常生活能力,而且可以减少术后的并发症。康复还将促使患者回到家庭中过正常人的生活,并最终回归社会,重返工作岗位。

目前人工关节置换术已经成为治疗各类中晚期关节疾病的标准手术之一,全世界每年接受髋、膝关节置换手术的患者已经超过100万例,而且接受关节置换的人数每年都在不断增长。我国目前尚无详细的数据,估计每年接受人工关节置换的患者数量在2万例左右。术前术后采取科学、有效的康复治疗,对实现手术目的、改善患者功能状态有着重要的意义。

(二)人工髋关节置换

自从1891年德国的Gluck首次尝试使用象牙材料进行全髋关节置换术以来,经过不断发展,特别是 20 世纪 50 年代以后,人工髋关节置换术已成为老年患者治疗髋部疾病、重建髋功能常用的手段之一。目前随着人工关节科学的飞速发展,全髋关节置换术(total hip arthroplasty)已经成为外科领域中应用广泛、成熟的手术之一。国内外大量的临床实践已经证实:全髋关节置换术前和术后进行科学系统的康复治疗,能够有效改善术后人工关节的活动范围,增强关节周围的肌力,加快日常生活能力的恢复,提高患者生存和生活质量。

1. 人工髋关节置换术的分类　髋关节由股骨头和髋臼组成,根据疾病和治疗需要,可单独置换股骨头或同时置换股骨头与髋臼,也可仅置换髋臼与股骨头的表面,分别称为股骨头置换术、全髋关节置换术和髋关节表面置换术。按照假体的固定方式,可分为骨水泥固定型假体和非骨水泥固定型假体。骨水泥固定是根据机械宏观连锁原则,利用骨水泥填充骨与假体之间的空隙,骨水泥不是黏合剂,而是通过填充作用达到固定目的,主要适用于年龄较大、骨质疏松等骨质较差的患者。非骨水泥固定是通过骨组织长入假体微孔表面的孔隙内,达到骨-假体间愈着而固定的方式,即生物学固定。

2. 人工髋关节置换术的适应证　①各种非感染性髋关节炎,包括原发性或继发性骨关节炎、类风湿关节炎、强直性脊柱炎;②各种原因导致的股骨头缺血性坏死:如骨折或脱位后坏死、特发性坏死;③股骨颈骨折不连接;④股骨近段或髋臼肿瘤;⑤先天性髋关节半脱位或完全脱位,有严重疼痛和失稳,且继续加重者;⑥髋关节固定术后位置不佳或融合不良;⑦化脓性髋关节炎稳定期或髋关节结核,意见尚不一致,需慎用;⑧髋关节成形术失败,包括截骨术后、头颈切除术后、人工股骨头置换术后效果不佳,或全髋关节置换术后失败(脱位、松动、感染、假体折断破裂等);⑨年龄较大且伴有骨质疏松、髓腔扩大者,应加用骨水泥充填固定,年龄较轻者可考虑使用具有生物学固定性能的非骨水泥型假体,如多空表面或羟基磷灰石(hydroxyapatite,HA)涂层人工关节。

3. 人工髋关节置换术的禁忌证　①绝对禁忌证:髋关节活动性感染性炎症;全身感染或败血症;神经源性关节疾病;恶性肿瘤而无足够固定成分;全身情况差或有严重伴发疾病而难以耐受手术。②相对禁忌证:局部感染,尤其是膀胱、皮肤、肺或其他局部范围感染;髋外展肌功能丧失或相对失功能;髋神经缺陷;各种进展迅速型骨损坏疾病。

4. 人工髋关节置换术后的早期并发症　①感染:目前感染发生率为 0.5% ~1.0%。无论是急性、亚急性或慢性感染,都会产生严重后果,最终导致假体松动,手术失败。感染的原因主要为无菌操作不严格、手术操作粗暴、止血不彻底、术后引流不畅等。②神经血管损伤:神经血管损伤是全髋关节置换术不常见的并发症,然而一旦发生却相当难处理。坐骨神经与股神经麻痹发生率为 1% ~3%,多数为可以恢复的不完全性损伤。股动脉等主要血管的损伤少见。③深静脉血栓形成和肺栓塞:预防深静脉血栓形成和肺栓塞非常重要。预防方法包括物理方法和药物治疗,患肢早期活动能降低血栓发生率。④骨折与劈裂:手术过程中或术后出现股骨、髋臼、耻骨骨折,骨折的发生将延长术后康复过程,严重影响假体置换效果。⑤髋部和大腿严重疼痛:严重疼痛原因与人工股骨头过大、松动、移位,颈领部刺激髂腰肌,关节内钙化、骨化、感染及金属刺激有关。早期负重是疼痛的原因之一,一般认为轻度疼痛可自行缓解,中、重度疼痛较少见,需服镇痛药物。⑥异位骨化:异位骨化的形成率在 5% ~61%,临床症状因人而异,对于已发生异位骨化的患者可选用二膦酸盐类药物做预防性治疗。

5. 人工髋关节置换术后的晚期并发症　假体松动是人工关节置换失败的最常见原因。如 X 射线片上假体出现移位或周围出现 1~2 mm 以上的透亮区作为松动的诊断标准。假体松动除力学原因外,生物学反应也是导致远期松动的主要因素。

(三)人工膝关节置换

膝关节是人体最大的滑膜关节,其解剖结构复杂,对运动功能要求很高,膝关节疾病对患者的生活质量影响较大。相比人工髋关节置换术,人工膝关节置换术起步稍晚,但是进展迅速。自1860年法国的 Verneil 提出以插入物形成关节从而恢复关节面以来,人工膝关节置换术已走过百余年的发展历程。随着新材料的出现、假体设计的改进、外科技术和麻醉方法的发展,人工膝关节在更多疾病及更大年龄范围内得到推广应用,而并发症相对减少。现在越来越多的患者接受了人工全膝关节置换手术(total knee arthroplasty),在很多国家每年膝关节置换的数量已经超过髋关节置换。目前人工膝关节置换已经成为大多数晚期膝关节骨性关节炎及类风湿关节炎的最终治疗手段,10年以上的临床优良率在90%以上,其较高的治疗满意度也使之成为成功改善患者功能的外科手术之一。人工膝关节关节置换术是指用生物相容性与机械性能良好的金属材料制成的一种类似人体骨关节的假体,通过手术方法用人工关节置换被疾病或损伤所破坏的关节面,其目的是切除病灶、清除疼痛、恢复关节的活动与原有的功能。

1. 人工膝关节置换术的分类 按照置换范围可分为单髁膝关节置换术和全膝关节置换术。按照假体固定方式分为骨水泥固定型与非骨水泥固定型两类,目前较多采用骨水泥方式固定。一般而言,对年龄相对较轻的患者,尽量保存结构正常的后交叉韧带,最大限度地维持膝关节自然稳定性,减少假体-骨水泥-骨组织界面异常应力;对年龄较大的患者或者有高度屈膝挛缩、内外翻畸形,或有后交叉韧带病变者,应选择不保留后交叉韧带的后方稳定型膝假体;对经验不足的术者,选用不保留后交叉韧带假体。

(1)单髁膝关节置换术 单髁膝关节置换术的原则是尽量保留更多的组织和功能,因此对仅有单侧间室病变的患者,理论上都应该选择单髁膝关节置换术,该手术具有手术时间短、创伤较小、术后功能恢复更快等特点,且更利于日后可能的翻修手术。但是由于单髁膝关节置换术适应证较窄,对术者的手术技术要求高,对假体设计要求高,其发展受到一定限制。

(2)全膝关节置换术 全膝关节置换术的人工假体又分为保留后交叉韧带假体(CR假体)和不保留后交叉韧带假体(PS假体)。CR假体的特点为保持人工股骨髁生理性"后滚",从而减少假体-骨水泥-骨组织界面异常应力,但CR假体对术者的手术要求更高。PS假体可以防止胫骨后脱位,保持膝关节的稳定性,该手术操作相对简单、手术时间短。

2. 人工膝关节置换术的适应证 适应证包括严重的关节疼痛、不稳、畸形所致膝关节功能缺损或无功能膝(残疾),并有明显的膝关节炎X射线表现,经保守治疗,包括移动协助(如使用拐杖)、全身药物(如非甾体抗炎药)治疗和生活方式的改变等均无效或效果不显著。主要包括:①关节炎,如类风湿关节炎、青少年类风湿(斯蒂尔病)、非化脓性关节炎;②强直性脊柱炎;③血友病性关节炎;④缺血性坏死,如骨折或脱位后坏死、特发性坏死;⑤骨肿瘤;⑥膝关节退行性变,如骨关节炎;⑦创伤性关节炎;⑧胫骨高位截骨术失败后的关节炎;⑨静息的感染性关节炎(包括结核);⑩膝关节重建术失败。

3. 人工膝关节置换术的禁忌证 绝对禁忌证:①关节近期感染或活动性感染(除外已控制的感染);②败血症、脓毒血症或全身系统感染等;③膝关节恶性病;④膝关节痛性融合(多由治疗交感神经营养不良所致,而交感神经营养不良加以外科治疗并无帮助)。

相对禁忌证:①严重骨质疏松;②身体虚弱,健康条件差;③伸膝结构无功能;④无痛,功能良好的关节融合后的关节;⑤明显的外周血管病变。

4. 人工膝关节置换术后的常见并发症 ①切口感染:尽管感染不常发生,但却是一种灾难性的并发症,往往被迫拆除假体,彻底清创,长时间持续关节腔灌注引流并静脉输注广谱抗生素,待3~

6个月感染彻底根除后方可考虑重新植入假体。②伤口愈合不良：主要因素有患者全身情况较差，血糖未控制，长期服用糖皮质激素或非甾体抗炎药，过度肥胖等；手术前软组织条件差；手术技术及术后处理不当。③深静脉血栓形成和肺栓塞：预防非常重要，术后卧床时下肢应用静脉泵或穿着有阶梯压力的长腿弹力袜裤，积极进行踝泵和下肢前后肌群静力收缩，必要时预防性应用抗凝药物等。④关节僵硬：关节僵硬是常见的并发症之一，引起的原因很多，如假体选择不当、组织平衡处理不善、聚乙烯磨屑引起的滑膜炎、康复训练不够等。⑤置入后骨折：人工膝关节置换后骨折发生率较低，大部分骨折出现在置入后早期与中期，跌倒或其他轻微损伤是骨折的直接原因。⑥腓总神经损伤：一旦出现神经损伤迹象，立即解除所有敷料，膝关节屈曲20°~30°，以减少对神经的牵拉，经常进行踝关节被动背伸锻炼，防止继发性的马蹄内翻足。

（四）人工关节置换术后的问题

1.疼痛　行人工关节置换术的患者手术前多长期患关节疾病，如骨关节炎、风湿性关节炎、外伤后关节炎等，往往有关节的反复性、进展性慢性疼痛，并在活动后加重，药物和其他保守治疗效果欠佳。在行人工关节置换术后，由于手术创伤，患者也会感到较为剧烈的术后急性疼痛。

2.关节活动障碍　术后短期的关节制动和疼痛使关节活动受到限制，并进一步影响患者的日常生活活动，如转移、行走、上下楼梯等。

二、人工关节置换术康复评定

（一）术前评定

术前评定应包括对全身整体状况和肢体功能状态的评定。

1.上、下肢肌力　可采用手法肌力检查，了解上、下肢的肌肉力量，尤其是人工关节置换术的关节周围肌肉力量的评估对制订康复训练计划尤为重要。

2.关节活动度　评定各关节尤其行手术治疗关节的关节活动度，确定有无挛缩、畸形。

3.观察步态　确定步态类型，有无使用助行器。

4.测定患肢长度　用卷尺测量患肢的绝对长度。

5.X射线片检查　了解手术关节有无畸形、增生、对线异常等影像学的改变，作为重要的行手术治疗的参考依据。

（二）术后评定

术后评定住院患者可分别在术后1~2 d、1周和2周进行。出院患者在术后1个月、3个月和半年进行评定。评定内容如下：

1.伤口情况　局部有无皮肤红、肿、热等感染体征，伤口有无渗出等异常。

2.关节情况　先了解关节是否肿胀，关节腔积液和关节周围软组织肿胀可采用不同的检查方法。首先浮髌试验用于判断关节腔有无积液及其程度，关节周围组织的周径可作为判断软组织肿胀的客观指标。其次了解关节是否疼痛，在术后2 d内，患者疼痛主要来自伤口，随着功能性活动训练的进行将出现活动后疼痛。疼痛程度可采用视觉模拟评分法。再次要了解关节的活动情况，可应用量角器评定关节的活动范围，对手术关节应评定其被动和主动关节活动度，判断造成关节活动范围障碍的原因，如疼痛、软组织挛缩等，指导康复训练。最后进行关节稳定性的评定。

3.肢体肌力　可采用徒手肌力检查对肌肉力量进行评定，不仅评定手术关节周围肌肉力量，还需要评定手术关节相邻关节周围肌肉的力量，同时评定肌肉力量是否影响手术关节的稳定性。

4.活动及转移的能力　依据患者术后的不同阶段，评定患者床上活动及转移的能力，坐位能力包括坐床边及坐椅子的能力,以及站立、行走、上下楼梯、走斜坡等活动能力。在患者行走训练之前,要评测患者的一般步态,包括步幅、步频、步宽、步速等,还需仔细观察患者的行走时站立相和摆动相步态,并了解异常步态的病因,是否存在疼痛、肌肉力量降低、感觉尤其本体感觉下降等。

5. X 射线片评定 人工关节置换术后 X 射线片的评定非常重要,如评定人工关节假体置换的位置、关节角度等。此外,从术后的 X 射线片上还可以得到其他信息,如骨质情况、假体部件的状态,便于术后分析和处理出现的问题。X 射线片可以判断假体是否松动、人工股骨头是否下沉等。假体柄周围骨的透亮带在预示松动方面有重要意义。

三、人工关节置换术康复治疗

(一)术前康复治疗

1. 术前康复教育对患者了解疾病的发展过程及预后、手术的原则和收益、手术和麻醉过程、术后的常规处理、术后可能的并发症及其预防具有重要的意义。

2. 进行增加患肢及其他肢体肌力的训练、关节活动度训练、转移及步行训练、日常生活能力训练和呼吸功能训练。

3. 让患者学会深呼吸及咳嗽,以预防肺部感染。

4. 让患者了解术后应用的康复训练方法,如床上及转移活动、各关节的主动-助力活动、助行器的使用等。

5. 指导患者使用必要的辅具,如手杖等,能相对缩短术后康复训练的时间。

(二)术后康复治疗

1. 物理治疗

(1)冰疗 人工关节置换术特别是人工膝关节置换术,常采用骨水泥固定人工关节,骨水泥固定人工假体后会释放热量,使假体周围软组织温度升高,并可持续数周。冰疗能降低局部软组织的温度,还可以减轻术后关节周围软组织肿胀,进而减轻疼痛。术后第 1 天即可使用冰袋,置于手术关节周围,1~2 次/d,30~60 min/次,7~10 d 为 1 个疗程,至关节消肿、疼痛减轻。

(2)经皮神经电刺激 人工关节置换术对关节周围软组织及骨的创伤相对较大,术后疼痛非常剧烈,术后临床常使用静脉或口服镇痛药镇痛。经皮神经电刺激可作为药物镇痛的辅助治疗,频率为 100 Hz,将双通路的四电极分别置于手术伤口两侧,治疗时间为 30~60 min,治疗强度为 2 倍感觉阈。1~2 次/d,7~10 d 为 1 个疗程。

2. 体位的摆放 人工髋关节置换患者术后有 4 种危险而应避免的体位:①患髋关节屈曲超过 90°;②患肢内收超过身体中线;③患肢伸髋并外旋;④患肢屈髋内旋。根据手术入路不同,体位限制有所不同。常用的为后外侧入路,在术后应避免患髋屈曲超过 90°、过度旋转和内收;而前外侧入路手术后,应避免患肢外旋。用枕头使髋关节被动外展是为了防止患肢内收、内旋,在患者术后睡觉或休息时使用,通常使用 6~12 周,12 周后,髋关节的假关节囊形成,此时关节周围肌肉的肌力也足以维持髋关节稳定。全髋关节置换术后 4~6 周,患者髋关节能够完全伸直,屈曲 80°~90°,轻度内旋(20°~30°)和外旋,并且可以在能忍受的范围内被动外展。

3. 预防并发症的练习 为预防术后伤口感染、肺部感染、深静脉血栓形成等并发症,患者应在术后尽早开始深呼吸训练、咳嗽练习、踝关节泵式往返练习和床上活动。

4. 增强肌力的训练 肌力的训练可作为术前教育的一部分,并持续到术后的康复训练中。术后 1~2 d 进行手术关节周围肌肉的等长收缩,以及非手术关节下肢和双上肢的主动活动和抗阻训练,以保持肢体的力量和柔韧性。1~2 次/d,30~60 min/次。术后 1 周的渐进性抗阻训练可逐渐从伸膝、屈髋开始,然后屈髋、屈膝,如果关节无痛,可再增加阻力,达到耐受程度。另外,增加上肢的肌肉力量练习能帮助患者自理及转移。

关节置换术入路的不同也会不同程度地影响各肌群的力量,所以需要了解手术过程,以便有针对性地给予肌肉力量训练。例如,人工髋关节置换术外侧入路的手术步骤包括分离臀部外展肌群(臀中肌、臀小肌),行转子截骨术,再将臀部外展肌缝合恢复到后面大转子处,故臀部外展肌是力量训练的主要对象。人工髋关节置换术后方入路的手术步骤包括分离臀大肌和松解较短的外旋肌,再修复这些肌肉,故髋部伸肌和外旋肌是训练的主要对象。全膝关节置换术后股四头肌肌力明显减弱,部分原因是手术切开暴露,止血带加压和局部肌肉长时间缺血,故股四头肌是主要的训练对象,但也要进行其他肌肉的力量训练,如腘绳肌、腓肠肌、胫前肌等。

5.关节活动范围的训练

(1)持续被动运动 在术后第 2 天可开始,每天进行 2 次,每次 1 h,角度每天增加 5°~10°。

(2)关节助力-主动和主动活动 从术后第 2~3 天开始,患者可先借助外力如毛巾、绳、悬吊装置等,帮助活动膝关节,逐渐过渡到自行完成主动屈伸关节的练习。1~2 次/d,30~60 min/次。

(3)关节的牵伸练习 以人工膝关节置换术为例,膝关节屈曲的最大角度在术后 1 周一般要达90°,2 周达到 120°。如果有膝关节屈曲或伸展挛缩,可以开始对膝关节进行屈曲和伸展的牵伸练习。牵伸练习可以利用患者自身体重、治疗师或外界的力量,牵伸力量的方向应与肌肉或软组织挛缩的方向相反。在关节可动范围内,先主动、后被动活动关节到受限处;伸展时,固定关节近端,牵伸关节远端。牵伸不可使用暴力,不可使关节超过正常活动范围。每次牵伸持续 5~10 s,5~10 次为 1 组,每天牵伸 1~2 组。

6.转移能力的训练 人工髋、膝关节置换术后的康复见表 6-6,具体论述以髋关节为例。

表 6-6 人工髋、膝关节置换术后的转移能力训练

康复时间	人工髋关节置换术康复后的转移能力训练	人工膝关节置换术康复后的转移能力训练
术后 1~2 d	1.卧床 2.消肿、镇痛:电疗、冰疗 3.辅助外展位 4.辅助髋关节和膝关节屈曲,伸展 5.髋外展肌、伸展肌和股四头肌等长收缩 6.踝、足和趾的主动活动	1.卧床 2.消肿、镇痛:电疗、冰疗 3.踝部、脚趾的主动活动 4.股四头肌、腘绳肌、臀肌的等长收缩 5.持续被动运动:术后第 1 天从 0°~45°开始,关节活动范围每天增加 10°
术后 3~6 d	1.继续第 1 天的训练 2.床上活动练习(翻身、坐起、移动、坐到床边) 3.尝试从坐到站 4.从高椅或高床沿坐位站立	1.膝关节主动活动 2.直腿抬高 3.床上活动练习(翻身、坐起、移动、坐到床边) 4.桥式运动:每天 3 遍,每遍 10 次 5.持续被动运动:关节活动范围每天增加 10° 6.术后第 4 天开始站立练习

续表 6-6

康复时间	人工髋关节置换术康复后的转移能力训练	人工膝关节置换术康复后的转移能力训练
术后 7～12 d	1. 尝试上、下楼梯 2. 尽可能用拐杖行走,达到部分负重(四脚拐→肘拐、手杖) 3. 髋周围肌肉渐进性肌力训练 4. 发展独立生活能力,能独立起床、转移和行走 5. 日常生活活动训练	1. 部分负重行走训练(四脚拐→肘拐→手杖) 2. 股四头肌、腘绳肌渐进性肌力训练 3. 楼梯、坡度行走(先训练用三向阶梯,后训练日常行走楼梯);髋、膝、踝协同训练 4. 腘绳肌牵伸,防止屈曲挛缩;股四头肌被动牵伸,增加膝关节的弯曲度 5. 日常生活活动训练
术后 3 周	1. 增加肌力,步态练习:行走速度、耐力、楼梯、坡度;注意坐、卧时不要交叉双腿 2. 日常生活活动:洗澡、如厕、乘车等 3. 3 个月后,可适当开始散步、游泳等活动 4. 功能训练,达到重归社会的目的 5. 出院宣教 6. 制订随访时间及计划	1. 增加肌力,步态练习:行走速度、耐力、楼、坡度 2. 日常生活活动:洗澡、如厕、乘车等,如需要,进行被动牵伸、水疗法等 3. 功能训练,达到重归社会的目的 4. 出院宣教 5. 制订随访时间及计划

(1)卧位–起坐转移　指导患者借助双臂支撑力量起坐,切忌借助床头系带、双臂用力牵拉起坐。这是因为借助双臂支撑力量起坐便于控制屈髋角度,为借助步行器或双拐行走做准备。当用床头系带、双臂用力牵拉起坐时,因腘绳肌紧张,患者(尤其对长期卧床或年长者)不易控制屈髋角度,当屈曲髋关节的范围较大时可引起屈膝和髋关节内旋,易致术后髋关节脱位。

(2)长腿坐–床旁坐位转移　向患侧转位移动,后跟进的一侧下肢不能过中线,便于控制患侧髋关节内收,同时利于提高髋外展肌群的肌力。

(3)翻身活动　双侧均可。提倡向患侧翻身,因此时患者能在确保安全的情况下独立完成活动。若向健侧翻身,必须在他人的帮助下维持患侧髋关节于外展中立位,以免因外展肌肌力不足、受重力的影响而使髋关节屈曲、内收和内旋,导致脱位。

(4)坐–站转移　健侧膝、足在后,患膝、足在前,双手支撑扶手,保持在起立时躯体重心移动过程中患侧髋关节屈曲不超过90°,防止髋关节脱位。坐位时,膝关节高度不能超过髋关节。

7. 负重练习和步态训练

(1)当患者具有一定的肌力和平衡能力时,可进行负重练习,一般在术后的 3～7 d 进行。1 周之后,可借助平衡杠和助行器从部分负重,逐步过渡到术后 6 周完全负重。但如果人工髋关节置换术后 6 周关节尚未稳定,可使用单拐或手杖,在平衡杠或步行器的辅助下,进行膝、髋关节的开链及闭链训练。

(2)步态训练可分为站立相和摆动相。在站立相,训练患者的髋关节伸展活动,膝关节屈伸控制,髋、膝、踝的协调运动,以及患肢的负重练习。在摆动相,训练患者屈髋屈膝,伸髋屈膝,足跟着地时伸膝和足背屈。除此之外,骨盆的移动和旋转、行走时各关节的配合协调运动和行走姿势均需仔细观察和分析,必要时进行训练和矫正。

(3)获得一定步行能力后,开始对患者进行上、下楼梯的训练。如单侧人工髋关节置换术的患者上楼时非手术肢体先上,手术侧肢体使用拐杖跟随;下楼时挂拐的手术肢体先下,非手术侧肢体跟在后面。

8．功能性独立能力的训练

（1）术后鼓励患者立即进行床上功能性活动,如桥式运动及翻身练习。

（2）患者应尽早从卧位转为坐位,良好的躯干旋转是患者完成床上功能活动的重要基础。

（3）术后1周,鼓励患者自行穿衣、如厕、行走。日常生活活动仍需注意避免特殊体位,以防假体脱位或磨损。

（4）术后5～6周,练习上、下楼梯,骑自行车和乘车等功能性活动。

9．心理咨询与支持。

10．常见并发症及处理

（1）下肢深静脉血栓形成　多数研究认为人工髋关节置换术后深静脉血栓的发生率在50%以上。预防深静脉血栓的方法:穿戴弹力袜,术后尽早进行被动活动和主动活动,尽早下床练习,药物预防(包括应用华法林、肝素和阿司匹林)。如果发现患者有不明原因的下肢肿胀、局部疼痛,可立即行下肢B超或静脉血流图检查,及早明确诊断。

（2）脱位　主要强调术后的预防,尤其是在术后6周以内。一旦发生,可考虑手术治疗,并立即制动。

（3）异位骨化　发生率为5%～71%,常发生在术后1年之内。高发病种有活动期强直性脊柱炎和类风湿关节炎、短期内迅速进展的骨关节炎和特发性骨骼肥厚症。这些患者活动时应尤为注意。

（三）人工髋关节置换术后早期康复

人工髋关节置换术后的康复治疗应遵循个体化、全面性、循序渐进的原则,科学有效地进行康复训练,既不影响假体的稳定及假体的生物学固定的完成,又能更好更快地促进患者功能的恢复。人工髋关节置换术后进行早期康复治疗要根据患者的个体情况和手术情况,听取骨科医生的建议,在患者耐受范围内循序渐进地进行。在人工髋关节置换术后的早期康复治疗中需要特别注意以下问题。

1．术后患者的全身状况和合并症　老年人尤其是全身合并症较多的高危险因素的患者,其全身条件较差,手术风险较大,迫切需要制订完善的康复计划,以最大限度恢复和改善功能,避免或者减轻人工髋关节置换术后各种并发症的出现。当患者术后出现意识障碍或严重认知障碍、精神障碍,患者不能主动配合和完成治疗时;或者患者术后有较严重的全身合并症如血压不稳定、恶性心律失常、心力衰竭、血糖波动明显、肝肾衰竭等,不宜或不能耐受早期康复练习。

2．植入假体的初始稳定性　当出现人工髋关节假体安放位置不合理时;假体选用不合理、假体过细或者其他原因致使假体与髓腔不匹配,假体与骨接受床不能紧密接触时;术中有特殊处理如大粗隆截骨、自体骨或异体骨植入,或者导致股骨干骨裂或骨折等情况时,均提示假体初始稳定性差。此时患肢不能早期负重训练,肌力及关节活动度训练均受到影响,需要严格按照骨科常规处理。

理想的髋臼假体位置(安全位置):前倾(15°±10°),外翻(40°±10°)(若股骨假体颈干角较大,则应增大到55°～60°),股骨假体5°～15°前倾角。如果髋臼前倾过多,则在外旋、内收、伸直位时不稳定,易出现前脱位;前倾不够甚至后倾,则在屈曲、内收内旋位时不稳定,易出现后脱位。如果髋臼外翻过多(>60°),髋关节即有向上脱位的可能;如果髋臼外翻不够,则过度屈曲时股骨颈与髋臼假体周缘出现碰撞,加上内旋力量,易发生后脱位。如果股骨假体前倾过多,则在伸展、内收和外旋位时不稳;前倾不够,则在过度屈曲、内收和内旋时不稳。

3．髋关节周围软组织平衡　髋关节周围软组织张力对稳定关节、预防术后脱位有重要意义。

75%术后脱位患者的髋关节周围软组织张力严重减退。关节周围软组织张力的改变及肌力的不平衡,是造成术后关节不稳的重要因素。既往有髋部手术史、类风湿关节炎、强直性脊柱炎、先天性髋关节脱位、股骨头坏死及脑卒中后股骨颈骨折等需要行人工髋关节置换的患者,术前大多有髋关节周围肌肉萎缩、关节囊松弛;手术中软组织破坏过多、假体安放不当导致股骨颈有效长度缩短、粗隆截骨术后移位、神经性病变引起的外展肌萎缩、下肢短缩等原因,均可造成髋关节周围软组织不平衡,关节不稳。因此术前术后要详细评定髋关节软组织的平衡情况,尤其是髋外展能力,加强针对性治疗,尤其是保护性措施才能更好地避免脱位等并发症的发生。

4. 肿瘤保肢术后的早期康复　随着诊断技术及外科技术的发展,髋部恶性肿瘤、骨盆恶性肿瘤的部分患者可以进行肿瘤切除保肢手术,肿瘤切除后最重要的重建手术就是人工全髋关节置换或人工半骨盆置换加全髋关节置换,甚至包括全膝置换。该类手术的特点是切除的骨组织较多,缺损大,往往需要特制的假体,术中有时需要大块的骨移植;术中要求进行广泛的软组织切除,软组织修复有时靠游离肌皮瓣移植,往往需要臀大肌和外展肌的重建;术后关节和假体的受力与平衡机制有所改变,假体的稳定性降低。患肢术后肯定不能进行早期负重。为保证假体的稳定及软组织、移植骨的充分愈合,术后 6 周内不能主动髋外展、不主动直腿抬高,甚至术后制动或使用支具。10 ~ 12 周后考虑患肢逐渐地负重训练。

(四)人工膝关节置换术后康复特点

实施人工膝关节置换术的每一位患者原发疾病不同,具体手术情况也需因人而异。术后制订科学、个体化的康复治疗方案时,需要重点关注下列因素。

1. 假体的固定方式　目前假体主要有两种固定方式——骨水泥固定和非骨水泥固定,目前国内大多采用骨水泥固定。就骨水泥固定而言,理论上术后可立即完全负重,临床实践中骨水泥固定置换术后早期利用助行架进行负重站立和步行训练(在患者耐受范围内)。对于非骨水泥固定来说,何时完全负重目前尚无统一意见。传统观念建议术后 6 周内不负重或者仅少量负重,至少 6 周后才能开始负重训练,至少 12 周才能开始完全负重。目前国内仍应遵循传统负重观念。

2. 患者的全身状况、合并症和原发疾病情况　老年人尤其是高龄患者,大多术前即存在高血压、糖尿病或各种心、肺疾病等合并症,术前全身条件较差,心肺功能下降,术后容易出现血压不稳定、血糖波动、心肺功能下降等情况,不宜或不能耐受常规康复治疗强度,应及时调整治疗方案;对于一些长期存在严重膝关节病变的患者,术前已经出现严重的膝关节活动障碍及肌力下降,而置换前屈曲度数良好的膝关节比那些曲度数差的置换后能获得更好的屈膝度数,因此对此类患者更应注重术前的康复治疗,术后也应采取针对性更强的治疗方案。

3. 假体安放情况和术中特殊处理　当出现假体安放位置不合理时,术中有特殊处理如自体骨或异体骨植入、术后骨裂或骨折等情况时,均提示假体初始稳定性差;对于翻修手术、肿瘤保肢手术,切除的骨组织较多,往往需要大块的骨移植,要求广泛的软组织手术处理,假体的稳定性明显降低。此类情况时,术后肯定不能早期负重;为保证假体的稳定及软组织、移植骨的充分愈合,术后 6 周内不做主动直腿抬高,膝关节活动度训练放缓,甚至术后制动或使用支具,10 ~ 12 周后再考虑患肢逐渐地负重训练。

(郑州大学第一附属医院　王　刚)

第六节　脊柱侧凸的康复

一、概述

（一）定义

脊柱侧凸（scoliosis）是指脊柱的一个或数个节段向侧方弯曲伴有椎体旋转的三维脊柱畸形，国际脊柱侧凸研究学会（scoliosis research society，SRS）对脊柱侧凸定义如下：应用 Cobb 法测量站立正位 X 射线片的脊柱侧方弯曲，角度大于 10°则为脊柱侧凸。

（二）流行病学

脊柱侧凸是一种症状或 X 射线征象，可由多种疾病引起。最常见的是原因不明的特发性脊柱侧凸（约占全部脊柱侧凸的 80%），好发于青少年，尤其是女性，常在青春发育前期发病。多数脊柱侧凸的病因不明，可能与遗传、姿势不良和大脑皮质运动控制等方面的因素有关。其他类型的患者还可能伴有其他的异常。本节主要讨论最常见的特发性脊柱侧凸的康复，其他类型脊柱侧凸的康复均可参照此方法。

（三）病理机制

脊柱侧凸的病理改变并不局限于椎骨。它可累及椎旁、椎间组织，肋骨、胸廓、椎管及心、肺等脏器。不同的病因，不同的程度，其病理改变亦不完全相同，现将相同的病理改变分述如下。

1. 椎管的改变　脊柱侧凸，生理曲线消失，椎管变形，使脊髓及神经根弛张不一，脊髓偏离椎管中心，常偏向凹侧，紧贴凹侧椎弓根旁，因而畸形加重，可产生脊髓受压或神经根牵拉。

2. 椎旁肌改变　脊柱侧凸患者常伴有椎旁肌萎缩，两侧不等，凹侧更为明显。在显微镜下观测，有些肌肉有横纹消失、肌核减少、间隙纤维增生。有些学者发现侧凸患者的椎旁肌部分肌梭结构发生改变，侧凸角度大于 50°者更为明显。有些学者认为特发性脊柱侧凸是肌源性的。

3. 椎骨的改变　椎骨的畸形是脊柱侧凸的基本病理改变，除先天性侧凸外，侧凸患者常随着侧凸的加重而产生椎体两侧或椎体前后的高度不等，即楔形改变（简称楔变）。左右楔变形成侧凸，前后楔变经常是前侧高度减少，造成后凸，若两者合并存在则形成侧后凸。椎体两侧不对称，凸侧增大，凸侧椎弓根增粗增长，同侧的横突隆起，椎板增厚，而凹侧椎弓根变短，使椎管呈凸侧长、凹侧短而近似横三角形。棘突偏离中线而倒向凹侧。整个椎骨向后旋转。

4. 肋骨与胸廓的改变　随着椎骨的旋转，肋骨产生一侧隆起，一侧凹陷，凸侧的肋椎角变锐，而凹侧的肋椎角增大，凸侧肋间隙变宽，凹侧肋间隙变窄。由于凸侧肋骨隆起，肋骨角度变小，因而胸廓畸形，凸侧胸腔变窄。肋骨本身也常由扁平形改变为三角形。

5. 椎间盘的改变　椎间盘的形态随着椎体的楔变而楔变。在凸侧椎间盘增厚，纤维环层次增多，而凹侧椎间盘变矮，纤维环变薄，而髓核移向凸侧。文献报道侧凸患者椎间盘中氨基乙糖含量明显减少，酸性磷脂酶含量增加。同时侧凸可以引起椎间盘蛋白结构变化。

6. 胸腔内脏的改变　主要是肺和心脏的功能改变。脊柱侧凸，椎体旋转，引起胸廓畸形及呼吸肌疲乏，肺扩张相应受限。肺功能障碍后，可导致缺氧，低氧血症又可引起红细胞体积增大，进而导致血黏度增高，微循环阻力加大，肺动脉压升高，右心负荷加大。严重者最后可导致心、肺功能衰竭。

（四）分类

由于病因不同,脊柱侧凸可分为功能性(非结构性)和器质性(结构性)两种。结构性脊柱侧凸是指脊柱伴有旋转的结构固定的侧方弯曲,即无法通过平卧,侧方弯曲或悬吊矫正侧凸畸形,或虽矫正但无法维持。非结构性脊柱侧凸在侧方弯曲或牵引下可以被矫正。

1.非结构性脊柱侧凸　非结构性脊柱侧凸包括姿势不正、癔症性、神经根刺激等,如椎间盘突出或肿瘤刺激神经根引起的侧凸。另外还有双下肢不等长、髋关节挛缩及某些炎症引起的侧凸。

2.结构性脊柱侧凸

（1）特发性脊柱侧凸　约占脊柱侧凸患者总数的80%,又分为:婴儿型,年龄在4岁以下,男性发病多,多在2岁前发病,这类患儿常同时存在身体其他部位的先天性缺陷,如智力低下、先天性髋关节脱位或先天性心脏病等。这类患者中的大多数,在发育过程中,不经治疗,畸形可自然矫正,只有一部分患儿会发展加重;少年型,年龄在4～10岁,女性发病多,因生长发育较快,侧凸进展加重的速度也可能较快;青年型,年龄在11岁至发育成熟之间,患者骨骼生长迅速,侧凸进展处于加速期。

（2）先天性脊柱侧凸　在脊柱侧凸病例中,仅次于特发性脊柱侧凸而占第二位。引起先天性脊柱侧凸的脊柱畸形有半椎体畸形、半椎体及一侧分节障碍、双椎弓根畸形及一侧不对称骨桥(椎体一侧分节障碍),常可看到上述几种畸形混合在一起的情况。往往同时合并其他畸形,如脊髓畸形、先天性泌尿系统畸形等。

（3）神经肌肉型脊柱侧凸　如脊髓灰质炎型脊柱侧凸、大脑瘫型脊柱侧凸、脊髓空洞症型脊柱侧凸、进行性肌营养不良型脊柱侧凸及Friedrichs共济失调型脊柱侧凸等。

（4）神经纤维瘤病脊柱侧凸　分为营养不良型和非营养不良型。

（5）间质病变所致脊柱侧凸　如马方综合征(Marfan's syndrome)。

（6）后天获得性脊柱侧凸　如强直性脊柱炎、脊柱骨折、脊柱结核、脓胸及胸廓成型术后等所引起脊柱侧凸。

（7）其他原因　如代谢性、营养性或内分泌原因引起的脊柱侧凸。

（五）临床表现

脊柱侧凸可造成身体外观的异常,如肩部歪斜、骨盆倾斜、胸廓畸形、步态异常及站立姿势异常等。从外形上,侧凸可以产生背部隆起畸形,产生"剃刀背"畸形,有的甚至产生"漏斗胸"或"鸡胸"畸形,同时合并这种背部畸形,可以伴随双侧肩关节不平衡或者骨盆不平衡,以及双下肢不等长,可以引起患者明显局部畸形,身高减少,胸腔和腹腔容量的减少,常伴有椎体旋转和肋骨变形、胸廓畸形,影响心肺功能,导致肺扩张受限,肺循环阻力增加。

脊柱侧凸的患者脊柱活动范围均有不同程度的受限。严重的脊柱侧凸可引起椎管、椎间孔变形、狭窄,椎间盘突出等症状,导致脊髓及神经根受压,出现肢体无力、麻木、感觉异常等功能障碍,造成神经功能、呼吸功能、消化功能的损害等;同时对于脊柱骨结构本身发育不良的患者,可以伴发脑脊膜膨出,以及隐形脊柱裂等神经发育异常。此外,先天性脊柱侧凸还可能伴有心血管系统异常、气管-食管瘘、多囊肾等多脏器异常的表现。

脊柱侧凸患者由于外观畸形及身体的功能障碍,不同程度地限制患者的工作选择和就业,影响患者的工作能力;另外,由于躯干肌肉力量、肌力的下降及疼痛等症状,患者不能耐受长时间的工作;外观的畸形也会影响患者的择偶和生育,使生活质量不同程度下降。特发性脊柱侧凸作为一种身体畸形,不仅影响患者的生理功能和身体健康,也会严重影响患者心理,导致各种心理障碍。

(六)诊断

1.病史　应先了解患者的完整病史,包括畸形开始出现的时间、进展情况、一般健康状况、身体发育状况和家族史。特发性脊椎侧凸常见于儿童、青少年,尤其女性较多,早期畸形往往不明显,自身可无症状及结构变化,易于矫正,但易被误认为不良行为习惯而延误诊治。后期可出现明显脊柱侧凸畸形、胸廓畸形等。

2.症状和体征　患者取站立位,暴露上半身,观察皮肤有无异常,检查双肩及肩胛是否对称,肩胛下角是否等高。胸廓有无畸形、畸形程度、左右胸廓是否对称。有无单侧肋骨隆凸或单侧肌肉挛缩,两侧腰凹、骨盆及双下肢是否对称。除对患者行站立位观察外,还需做向前弯腰试验。让患者躯干向前弯至约90°,观察脊柱有无侧凸,两侧背部有无高低不平,双肩有无不对称,肩胛骨有无突出等。

3.影像学检查　X射线片为最重要的诊断依据,根据影像学表现对侧凸程度、类型做出诊断,有助于选择治疗方法和判断治疗效果。X射线片诊断应包括畸形的部位、范围、柔软度及患者的骨成熟度等。

二、脊柱侧凸康复评定

(一)一般评定

1.身体形态检查　应从前方、后方和侧方仔细观察,注意乳房发育情况,胸廓是否对称,有无"漏斗胸""鸡胸"、肋骨隆起等。特发性脊柱侧凸患者常表现为脊柱外观畸形,棘突偏离中线,双肩高低不一,胸廓不对称,一侧腰部皱褶皮纹、"剃刀背"征。从腹侧或背侧观察,能发现因脊柱旋转所致的肋骨或椎旁肌的异常隆起。从侧方观察,常可见双侧肩胛骨高低不一致,脊柱前屈位时更明显。形态学测量包括:双肩高度差异;双侧髂前上棘高度差异;侧弯角度最大的棘突偏离中线的距离;臀纹偏离中线的距离;双侧肩胛骨高度的差异;两侧季肋角与髂骨间的距离;双下肢长度。

2.肌力评定　应用徒手肌力测定或测力计法测量双侧背肌、腹肌肌力及四肢肌力。

3.脊柱活动度测量　量角器法测量脊柱前屈、后伸、侧屈及旋转活动度,了解脊柱活动受限程度。

4.神经系统功能评定　怀疑存在神经受压的患者,应详细评定患者的感觉、肌张力、肌力、深浅反射、病理反射及鞍区感觉运动功能,确定有无脊髓及神经损伤并判定神经损伤的程度。

5.日常生活能力评定　常用 Barthel 指数进行评定,满分100分。Barthel 指数评分结果:正常总分为100分,60分以上者为良,生活基本自理;40～60分者为中度功能障碍,生活需要帮助;20～40分者为重度功能障碍,生活依赖明显;20分以下者为完全残疾,生活完全依赖。

(二)特殊评定

1.脊柱侧凸角度的测量　评定脊柱侧凸程度最常用的标准方法是 Cobb 角法。Cobb 角测量方法:在脊柱正位 X 射线片上,先在上端椎上缘画一水平线,再沿下端椎体下缘再画一水平线,最后画这两条水平线的垂直线,两垂线的交角即为 Cobb 角,代表脊柱侧凸的程度。

2.脊柱旋转程度的测量　在脊柱正位 X 射线片上,通过观察椎体椎弓根的位置,可粗略判断脊柱的旋转程度。判断标准:0 度,椎弓根对称;1 度,凸侧椎弓根移向中线但未超过第 1 格,凹侧椎弓根变小;2 度,凸侧椎弓根已移至第 2 格,凹侧椎弓根消失;3 度,凸侧椎弓根移至中央,凹侧椎弓根消失;4 度,凸侧椎弓根越过中线,靠近凹侧。

3.脊柱柔软度　可通过脊柱侧屈位了解畸形的柔软度,进而估计可矫正的程度。还可通过脊柱牵引下的正、侧位 X 射线片反映脊柱侧凸的柔软度,对手术或支具矫正的程度进行估计。

4.脊柱发育成熟度　脊柱发成熟度的评定直接关系到治疗方法的选择,也有助于确定非手术治疗方法持续的时间。最常用的评价方法是观察髂骨、髂嵴骨骺的发育情况。髂嵴骨化呈阶段性,其骨骺自髂前上棘到髂后上棘依次出现。Risser 指数是根据髂嵴骨骺的发育情况来确定的,可定量地描述骨成熟度。判断标准:髂嵴骨骺未出现为 0 度;外侧 25% 以内出现骨骺为 1 度;50% 以内出现为 2 度;75% 以内出现为 3 度;75% 以上出现为 4 度,但骨骺未与髂嵴融合;全部融合为 5 度。Risser 指数为 5 时,表示脊柱生长发育已结束。

三、脊柱侧凸康复治疗

脊柱侧凸的康复治疗包括手术疗法和非手术疗法,一般需根据患者年龄、脊柱侧凸程度、进展情况等来选择和制订治疗方案。治疗原则是早期发现、早期治疗,以期获得良好的治疗效果。通常对于侧凸小于 40° 的患者可选择非手术治疗;对于侧凸大于等于 40° 或曲度稍小但旋转畸形严重的患者,应手术矫正,术后戴矫形器。

(一)运动疗法

脊柱侧凸患者因存在双侧椎旁肌力不平衡,运动疗法应遵循加强凹侧肌肉力量,对抗凸侧肌肉拉伸力量的原则进行。运动疗法是脊柱侧凸常用的有效康复治疗方法之一,通过合理的处方,可以帮助改善畸形和脊椎的旋转。运动疗法种类繁多,包括三维运动疗法、轴向脊柱减重训练、侧移运动、悬挂运动、定量躯干旋转力量训练、躯干稳定性训练、个体功能训练等。运动疗法可增强躯干肌力量和脊柱的稳定性,减少肌肉筋膜对脊柱 3 个平面活动的限制,改善呼吸肌控制能力,增加肺容量,加强协调性、脊柱的本体感受和运动控制,在功能位上建立新的正确的姿势模式,从而达到改善脊柱畸形、减少侧弯进展、延迟手术治疗时间的目的。

1.姿势训练　通过调整骨盆倾斜角度及躯干的对称性来达到矫正姿势的目的。骨盆倾斜训练可减少腰椎前凸,通过腹肌收缩骨盆前壁部上提,同时臀部肌和大腿后肌群收缩使后壁部下降。训练时患者仰卧,髋膝屈曲,下腰部贴紧治疗床面,并维持在此位置;然后平稳而有节奏地从床面提起臀部,同时注意下腰部不离开床面。当患者掌握了上述方法后,继续伸直双下肢,直至双髋和双膝完全伸直。进行姿势对称性训练时,患者通过意识控制,保持坐立位躯干姿势挺拔和对称;可在直立位做上肢外展、高举前屈,腰背部前屈、后伸,双足交互抬起,进一步在俯卧位锻炼腰背肌,在仰卧位锻炼腹肌及下肢肌。

2.矫正体操　矫正体操对不同发展阶段和不同类型的脊柱侧凸有不同的效果,特别对少儿或青春前期轻度特发性侧凸、可屈性好尚无明显结构性改变者,体操疗法可达到良好的治疗效果。而对结构性改变明显及先天性侧凸很难单独通过矫正体操矫形,需与其他非手术治疗特别是支具治疗结合应用。矫正体操可选择地增强脊柱维持姿势的肌肉力量,通过增强凸侧骶棘肌、腹肌、腰大肌、腰方肌的肌力,调整两侧的肌力平衡,牵引凹侧挛缩的肌肉、韧带和其他软组织,以达到矫正侧凸的目的。为了消除脊柱的纵向重力负荷,体操通常取卧位或匍匐位进行。脊柱处于不同斜度时,脊柱的侧屈运动可集中于所需治疗的节段,即选用特定姿势练习矫正特定部位的脊柱侧凸。在上述体位、姿势下,就可利用肩带、骨盆的运动进行矫正动作。如抬举左上肢可使胸椎左凸,矫正胸椎右侧凸;提起左下肢可使骨盆右倾引起腰椎右凸,矫正腰椎左侧凸;同时进行上述动作,可矫正胸右腰左的双侧凸。进行矫正体操时要求动作平稳缓慢,准确到位,可少量多次重复练习至肌肉疲劳,后期可适当进行负重训练增强效果。

3. 脊柱柔韧性训练　俯卧位时,一侧上肢前伸过头同时同侧下肢后伸可牵伸同侧脊柱。增加脊柱柔韧性的练习有前、后爬行或匍匐环行。匍匐环行是指练习时不是直线前进,而是环行前进,当胸腰段右侧凸时,爬行时左臂尽量向前向右伸,而右膝右髋尽量屈曲向前迈进,而右臂左腿随后跟上,但不能超越左臂和右腿(胸腰段左侧凸,运动方向相反)。

4. 呼吸训练　胸椎侧弯角度较大且合并椎体旋转时,常会产生呼吸困难。呼吸练习应贯穿在所有运动练习中。可按下列步骤指导患者进行胸腹式呼吸:患者仰卧,屈髋屈膝;指导患者有意识地限制胸廓活动;患者吸气时腹部应隆起,用视觉或用手去检查,而且在腹部加上一沙袋可加强这种腹部隆起;患者呼气时腹部尽量回缩;逐渐把胸腹式呼吸相结合,缓慢的腹式吸气后胸廓完全扩张。随着呼气过程腹部回缩,胸廓恢复;进行慢吸气和慢呼气训练。呼气时间为吸气时间的两倍;胸腹式呼吸训练先在仰卧位进行,然后在坐位,最后在立位下进行。

5. 其他方法　目的是加强弱侧肌肉的肌肉强度,增加紧缩结构的伸展度,促进腹肌肌力和弱侧胸、腰及髋部伸肌群的发展。患者进行姿势训练、力量训练的时间、频率及强度根据实际情况决定,这类训练包括悬垂体侧摆、手扶肋木体侧屈、转体动作、单杠单臂悬垂运动、单臂拉引橡皮筋、单臂上举哑铃运动等。

(二)牵引疗法

牵引疗法可通过牵伸椎旁肌群和脊柱韧带连接结构而增加脊柱的可屈性,改善脊柱侧凸的程度或防止侧凸进一步加重,但必须配合其他治疗方法同时进行。因而,牵引常作为脊柱侧凸的术前准备,使术中达到最大限度的矫正而不致产生神经损伤。牵引的方法包括头颅-股骨牵引、头颅-骨盆牵引、卧位反悬吊牵引及 Cotrel 牵引等多种方法。轻度的脊柱侧凸可采用普通的腰椎牵引和颈椎牵引,减轻变形椎体对神经的压迫,牵伸脊柱两旁的软组织,缓解脊柱变形引起的局部疼痛及肌肉痉挛。临床上若作为术前准备,一般牵引时间为 2 周左右。牵引疗法可使凹侧组织松解,使脊柱得到有效的伸展,有利于手术达到良好效果。

(三)手法治疗

手法治疗是利用脊柱的棘突和横突作为杠杆进行脊柱矫正。通过临床医学检查,找到脊柱侧凸的原发部位及矫正的关键点,运用力学原理,对侧凸部位进行手法矫正,调节脊柱的生物力学平衡。

(四)物理因子治疗

物理因子治疗采用侧方表面电刺激疗法,主要适用于轻度脊柱侧凸患者,不能应用于脊柱骨发育成熟的患者。其作用机制主要为电刺激作用于脊柱凸侧相关肌肉群,使之收缩,产生对脊柱侧凸的矫正力,通过肋骨的传递作用于脊柱变形部分,强化凸侧的有关肌肉的肌力,对脊柱产生牵拉作用,达到矫正脊柱侧凸的目的。治疗成功的关键是选择正确的刺激部位、适当的刺激强度和坚持长期治疗。应以肉眼观察到在电刺激时脊柱侧凸矫正变直,医生可触到脊柱部位棘突左右移动为达到理想效果的标志,比较刺激前及刺激中的俯卧位下脊柱正位 X 射线片,刺激中的脊柱侧凸角度应减少 10° 以上,如果在刺激强度达到 60 mA,而椎旁肌肉收缩时脊柱正位 X 射线片显示脊柱侧凸角度无明显的改变时,可围绕参考中心点前后移动电极位置,找到最佳刺激点。在选择最佳刺激点,维持有效刺激强度(大于 50 mA)的基础上,能否坚持长期治疗是取得治疗成功的重要因素。每日应坚持做 8 h 以上电刺激,直至脊柱骨发育成熟后停止。在电刺激治疗过程中,患者应定期门诊复查,在第 1 个月治疗结束后应详细检查以确定治疗是否有效,分析刺激部位是否需调整。以后每3 个月复查 1 次。

(五)矫形支具治疗

戴矫形支具在脊柱侧凸治疗中占据重要位置,是非手术治疗特发性脊柱侧凸的最有效方法。支具治疗主要通过支具对侧弯畸形提供被动或主动的矫形力,使侧弯畸形得到最大限度的矫正。根据生物力学三点或四点矫正规律来矫正侧弯。根据侧弯程度不同,可以应用牵引力为主的支具,有些需要应用以压力为主或两者合并使用,其合力的效果更好,从而可选择应用不同类型的支具。在进行矫形器治疗前,必须对患者发育成熟与否、Cobb 角的大小和侧凸的类型等指标进行评估,以确定是否适合矫形器治疗。矫形器治疗主要适应于 Cobb 角在 20°~45°处于生长发育期的特发性脊柱侧凸;对于 Risser 征<1 级、Cobb 角<20°的患者可先观察,如果发现有 5°以上的进展则应使用矫形器。

常使用的治疗脊柱侧凸的支具有两大类:颈胸腰骶矫形器与胸腰骶矫形器,即 CTLSO 及 TLSO。CTLSO 固定范围包括颈椎、胸椎、腰椎和骶椎。Milwaukee 支具是其代表,包绕骨盆的部分由塑料制成,外面附有 3 根立柱,一前二后。3 根立柱在颈部与颈圈相连,圈的后方为枕托,前方紧贴喉前托位下颌。CTLSO 适用于顶椎在 T_8 以上的侧凸。根据需要在立柱上补加压力垫或吊带,主垫应安放在侧凸顶椎的水平。压垫位置应尽量偏向外侧,以增加水平分力。TLSO 固定范围包括中下胸椎、腰椎和骶椎。其中 Boston 支具是它的代表。TLSO 适用于侧凸顶椎在 T_8 以下的患者。支具由塑料制成,上端至腋下,下端包绕骨盆,该类支具可被衣服遮盖,不影响美观,患者容易接受。但这种支具必须用石膏取样。甚至在牵引下或加压垫下,取样做成阴模,后制成阳模。再用塑料在阳模上做成支具,才有较好的矫形作用。

支具穿戴时间每日不少于 23 h,留 1 h 做洗澡、体操等活动练习。支具治疗需持之以恒,若无禁忌,支具使用应至骨生长发育成熟。停用支具的指标:4 个月内身高未见增长;Risser 征 4~5 级(髂嵴骨骺长全及融合)。取下支具后 4 h 摄片,如 Cobb 角无改变,支具穿戴时间每日可为 20 h。4 个月后复查无变化,减为 16 h。如再复查仍稳定改为 12 h。再隔 3 个月,去除支具 24 h 后拍脊柱正位片,Cobb 角仍无变化,即停止使用。在此期间如有畸形加重,仍需恢复每日 23 h 穿戴支具。

矫形器应穿戴在一件较紧身的棉质内衣外面,注意压力垫处内衣尽量不发生褶皱,以免压伤皮肤。穿戴矫形器过程中,应注意皮肤的护理,防止出现压疮。要特别注意受压处的皮肤清洁,保持干燥,按摩局部皮肤改善血液循环,以免出现压疮。因受压而发红的皮肤可用 70% 乙醇涂擦,或用温水清洁后擦爽身粉干燥;切勿使用油膏或创可贴等。若皮肤出现破损或局部渗出,应暂停穿戴矫形器,用紫外线或红外线处理创面,待皮肤愈合后再穿戴矫形器。若反复出现皮肤破损,表明局部皮肤受压过大,应及时调整矫形器。穿戴矫形器过程中患者应每日行矫形器内体操,包括核心肌群肌力训练、呼吸训练、胸廓扩张度训练等。取下矫形器后行矫正体操及侧方表面电刺激疗法,以促进凸侧骶棘肌、腹肌、腰大肌与腰方肌发育,减少患者对矫形器的依赖。

四、脊柱侧凸术后康复治疗

脊柱侧凸的术后康复治疗与一般骨科术后治疗相同,术后必须预防肺部感染、泌尿系统感染、下肢深静脉血栓等并发症。术后早期患者可于床上进行肺功能训练、四肢等长收缩及等张收缩练习、抗阻训练、踝泵运动等。患者应保持正确的坐姿,不做上身前屈动作,上肢禁止提拉重物,以避免内固定物移位或断裂;术后半年内,尽量避免身体负重,减少脊柱活动,并预防外伤;戴支具 3 个月以上,除洗澡和睡觉外,其余时间均要戴支具,定期复查后根据复查结果来决定支具去除时间。

第七节　颈椎病的康复

一、概述

(一)定义

颈椎病(cervical spondylosis)是由于颈椎间盘退行性改变及其继发性颈椎组织病变,刺激或压迫周围的颈神经根、颈部脊髓、椎动脉或交感神经等组织结构而引起相应的一系列临床表现。常见症状有头颈部、肩背部麻木疼痛,肢体疼痛、麻木、无力,甚至大小便失禁、瘫痪,若椎动脉和交感神经受累,则可见头晕、心悸等症状。仅有颈椎的退行性改变而无临床表现者,则称为颈椎退行性改变。

(二)流行病学

颈椎病是一种常见病与多发病,影响人群范围较广,患病率报道不一,可达20%以上。男女患病率无显著差别,30~50岁为高发年龄,随年龄增加患病率增大。随着现代从事低头工作方式人群增多,如电脑、空调的广泛使用,人们屈颈和遭受风寒湿侵袭的机会不断增加,造成颈椎病的患病率不断上升。近年来的研究表明,颈椎病患病率呈现年轻化趋势,特别是办公室工作人员、会计、记者、教师及学生等,肩背肌肉长时间处于紧张状态,引起肩背痛、眩晕等各类颈椎综合征。统计资料表明,青少年颈椎病患病率占所有人群患病率的12%。

(三)发病机制

1. 退行性变　颈椎是脊柱中退行性改变发生较早的部位,颈椎间盘的生理性退变是本病的内因。人在20岁左右时,椎间盘发育成熟,髓核中含水量最多,弹性最好。一般在25岁以后颈椎间盘开始退变,髓核含水量逐渐下降,纤维环的纤维变粗变脆,很容易造成损伤或裂隙,髓核易由此突出。

2. 颈椎失稳、椎关节错位　由于髓核逐渐脱水、纤维化,椎间盘体积缩小,椎间隙变窄,脊柱稳定性下降,常引起小关节错位,使椎间孔或椎管变形变窄,横突孔排列变形,导致落枕等颈背部不适。

3. 骨质增生　由于后关节囊松弛,关节间隙变小,关节面易磨损而发生增生,同时钩椎关节面也因间隙小而磨损,可使关节突增生;前纵韧带、后纵韧带的松弛,椎体稳定性下降,促使椎体发生代偿性增生;因髓核含水量减少,椎间盘厚度下降,椎间孔上下径变窄,使各增生部位更易压迫血管神经而发病。

4. 慢性劳损　长期保持头颈部处于单一姿势位置,长时间低头看书、坐办公室人员易患颈椎病致局部过度活动,损伤局部椎间盘、韧带等,易发生颈椎病。不良姿势如躺在床上看电视、看书、高枕、坐位睡觉等;不适当的体育锻炼如超负荷的活动或运动,用头颈部负重的人体倒立等,均可加重颈椎的负荷。

5. 头颈部外伤　头颈部外伤并不直接引起颈椎病,但却往往是颈椎病产生症状的加重因素,一些患者因颈椎骨质增生、颈椎间盘膨出、椎管内软组织病变等造成颈椎管处于狭窄临界状态中,外加颈部外伤常诱发症状的产生,甚至瘫痪发生。不适当的颈部按摩也常有导致瘫痪发生的报道。

6. 颈椎的先天性畸形　如椎体融合、先天性椎管狭窄也易产生退变而发病。这些因素均可造成椎间盘、韧带、后关节囊等组织不同程度的损伤,从而使颈椎稳定性下降,发生代偿性增生,增生物直接或间接压迫神经、血管,产生相关的症状。

(四)临床特点

根据受累组织和结构、颈椎间盘突出程度和部位、骨质增生的部位和临床表现的不同,颈椎病分为软组织型颈椎病、神经根型颈椎病、脊髓型颈椎病、椎动脉型颈椎病、交感神经型颈椎病和混合型颈椎病。

1. 软组织型颈椎病　软组织型颈椎病为颈椎病早期型。该型是在颈部肌肉、韧带、关节囊急慢性损伤,椎间盘退化变性,椎体移位,小关节错位等的基础上,机体受风寒侵袭、上呼吸道感染、疲劳、睡眠姿势不当或枕高不适宜,使颈椎过伸或过屈,颈项部某些肌肉、韧带、神经受到牵张或压迫所致。多在夜间或晨起时发病,有自然缓解和反复发作的倾向。30~40岁女性多见。

(1)症状　以颈后疼痛、发僵为主,常于晨起、久坐、受寒后发作。约半数患者颈部活动受限或强迫体位。少数患者可出现反射性肩臂手疼痛、胀麻、咳嗽或打喷嚏时症状不加重。颈部活动时可闻关节响声。

(2)体征　主要体征为颈椎活动受限,颈椎旁肌、胸$_{1~7}$椎旁或斜方肌、胸锁乳突肌压痛,冈上肌、冈下肌也可有压痛。

(3)X射线平片　正常体位(正、侧位)一般无异常或可有颈椎曲度变直。功能位片(过屈、过伸位片)可见颈椎节段性不稳定。

2. 神经根型颈椎病　为颈椎病最常见类型,约占颈椎病的60%。神经根型颈椎病是颈椎骨质增生、椎间盘突出、关节突移位、小关节紊乱压迫或刺激神经根,使神经根发生水肿、炎症、粘连而引起的一系列临床表现。是临床上最常见的类型,好发于颈$_{5~6}$和颈$_{6~7}$间隙。一般起病缓慢,多为单侧、单根发病,但是也有双侧、多根发病者。多见于30~50岁者,多数患者无明显外伤史。

(1)症状　首发症状常为颈痛和颈部发僵。有些患者还有肩部及肩胛骨内侧缘疼痛。上肢放射性疼痛或麻木,患侧上肢感觉沉重、握力减退,有时出现持物坠落。晚期可以出现肌肉萎缩。这种疼痛和麻木沿着受累神经根的走行和支配区放射,具有特征性,因此称为根性疼痛。疼痛或麻木可以呈发作性,也可以呈持续性。有时症状的出现和缓解与患者颈部的位置及姿势有明显关系。颈部活动、咳嗽、打喷嚏、用力及深呼吸等,可以造成症状的加重。

(2)体征　查体可见颈部活动明显受限,颈椎棘突、横突、冈上窝、肩胛内上角和肩胛下角有压痛点,压顶试验阳性,臂丛神经牵拉试验阳性,低头试验和仰头试验阳性,重者手肌肉萎缩,上肢皮肤感觉异常。颈$_5$神经根受累时,前臂外侧痛觉减退,三角肌肌力减弱。颈$_6$神经根受累时拇指痛觉减退,肱二头肌肌力减弱,肱二头肌反射减弱或消失。颈$_7$或颈$_8$神经根受累则中、小指痛觉减退,肱三头肌肌力减弱,握力差,手内在肌萎缩,肱三头肌反射消失。

(3)X射线平片　正、侧、双斜位X射线平片可见生理性前凸消失,椎间隙变窄,椎体前后缘骨质增生,钩椎关节、关节突关节增生及椎间孔狭窄,前纵韧带、项韧带钙化。

(4)CT、MRI　可见椎间盘突出、椎管和神经根管狭窄、脊神经受压等。

3. 脊髓型颈椎病　占颈椎病的10%~15%,由颈椎盘病变(膨出、突出、脱出)、颈椎椎体后缘骨质增生、发育性椎管狭窄、黄韧带肥厚或钙化及后纵韧带的钙化导致脊髓受到压迫或刺激,出现感觉、运动、反射障碍、肌力减弱等症状。是颈椎病中最重的类型,症状复杂,早期不易发现,易误诊,致残率高。

(1)症状　多从下肢开始,逐渐发展到上肢。下肢无力沉重,迈步困难,步态笨拙,胸腰部有束缚感。上肢麻木,主要由脊髓丘脑束受累所致。出现一侧或双侧上肢麻木、疼痛,双手无力不灵活,写字、系扣、持筷等精细动作难以完成,持物易落。躯干部出现感觉异常,患者常感觉胸部、腹部或双下肢有如皮带样的捆绑感,称为"束带感"。同时,下肢可有烧灼感、冰凉感。严重时可见大小便失控,如排尿无力、尿频、尿急、尿不尽、尿失禁或尿潴留等排尿障碍,大便秘结。性功能减退。甚至可见瘫痪(单瘫、截瘫、偏瘫、三肢瘫、四肢瘫,均为痉挛性瘫痪)。

(2)体征 上肢或躯干部出现节段性分布的浅感觉障碍区,深感觉多正常。肌力下降,双手握力下降。四肢肌张力增高,可有折刀感;反射障碍,肱二头肌反射、肱三头肌反射和桡反射、下肢的膝反射和跟腱反射早期活跃,后期减弱和消失。髌阵挛和踝阵挛阳性。病理反射阳性,以 Hoffmann 反射阳性率为高,其次是髌、踝阵挛及 Babinski 征。浅反射如腹壁反射、提睾反射减弱或消失。X 射线可见椎管有效矢状径减小、椎体后缘明显骨赘形成、后纵韧带骨化等征象。低头、仰头试验阳性,屈颈试验阳性。

(3)X 射线平片 颈椎后缘增生、椎间隙狭窄、椎管狭窄、后纵韧带钙化。

(4)MRI 颈椎曲度异常,椎体后缘增生,椎间盘突出、膨出或脱出,硬膜囊或脊髓受压变形。

4. 椎动脉型颈椎病 占颈椎病的 10% ~ 15% ,多由于颈椎或椎间盘退变,使椎间隙狭窄,颈段高度缩短,使椎动脉相对变长,发生弯曲扭结,兼之钩椎关节增生,椎关节失稳,小关节松动和移位,刺激压迫椎动脉使之痉挛、狭窄而出现椎基底动脉供血不足的症状。正常人头向一侧歪曲或扭动时,其同侧椎动脉受压、椎动脉血流减少,但是对侧的椎动脉可以代偿,从而保证椎基底动脉血流不受太大的影响。当颈椎出现节段性不稳定和椎间隙狭窄时,可以造成椎动脉扭曲并受到挤压;椎体边缘及钩椎关节等处的骨赘可以直接刺激或压迫椎动脉周围的交感神经纤维,使椎动脉痉挛而出现椎动脉血流瞬间变化,导致椎基底动脉系统供血不足而出现症状,因此不伴有椎动脉系统以外的症状。

(1)症状 症状的出现常与头部位置的变动有关,可有发作性眩晕,恶心、呕吐,猝倒,常伴有头痛、耳鸣、耳聋、弱视、复视、视物模糊、视幻觉、视野缺损等。偶有肢体麻木、感觉异常。可出现一过性瘫痪、发作性昏迷。

(2)体征 患者头部转向健侧时头晕或耳鸣加重,严重者可出现猝倒。椎动脉扭曲试验阳性,低头、仰头试验阳性。

(3)X 射线平片 钩椎关节增生,椎间隙狭窄。

(4)MRI、椎动脉造影 椎动脉弯曲、变细、受压。

5. 交感神经型颈椎病 约占颈椎病的 10% 。该型是由椎间盘退变或外力作用导致颈椎出现节段性不稳定,从而对颈部的交感神经节及颈椎周围的交感神经末梢造成刺激,产生交感神经功能紊乱。该型症状繁多,多数表现为交感神经兴奋症状,少数为交感神经抑制症状。由于椎动脉表面富含交感神经纤维,当交感神经功能紊乱时常累及椎动脉,导致椎动脉的舒缩功能异常,因此交感型颈椎病常与椎基底动脉供血不足同时存在,临床常难区分。

(1)症状 头部症状有头晕或眩晕、头痛或偏头痛、头沉、枕部痛,睡眠欠佳、记忆力减退、注意力不易集中等;眼部症状有眼胀、干涩、视力变化、视物不清、视野内冒金星等;耳部症状有耳鸣、听力下降、咽部异物感、口干、声带疲劳等;胃肠道症状有恶心、呕吐、腹胀、腹泻、消化不良、嗳气、咽部异物感等;心血管症状有心悸、胸闷、心率变化、心律失常、血压变化等;神经症状有面部或某一肢体多汗、无汗、畏寒或发热,有时感觉疼痛、麻木但不按神经节段或走行分布。以上症状往往与颈部活动有明显关系,坐位或站立时加重,卧位时减轻或消失。颈部活动多、长时间低头,如在电脑前工作时间过长或劳累时明显,休息后好转。

(2)体征 心率过速或过缓,血压高低不稳,压顶试验、低头和仰头试验可诱发症状出现或加重。

（3）X射线平片　颈椎退行性改变。

6.混合型颈椎病　两型或两型以上的症状和体征混合存在,一般来说单一类型的颈椎病较少见,多是几种类型的症状同时存在,而以某一类型症状为主要表现。

（五）诊断标准

1.临床表现与影像学所见均符合颈椎病者,可确诊。

2.有典型的颈椎病临床表现而影像学未见异常者,在排除其他疾病后,也可诊断为颈椎病。

3.只有影像学异常,如X射线平片上有椎体骨质增生、椎间隙狭窄,而无颈椎病的症状和体征者,不应诊断为颈椎病。

（六）临床检查

1.常规检查

（1）病史　本病多发生于一些长期从事低头伏案或长时间保持一个姿势工作的人员,要详细询问发病原因、患者的职业、生活习惯与爱好、有无颈部外伤史及受凉史等。

（2）症状和体征　颈椎病患者多有颈、肩、臂、背疼痛,一侧或双侧手麻、头痛、头晕、心悸、胸闷、多汗、上下肢无力、行走不便及大小便异常等症状。常见的体征有头、颈、肩的压痛点（枕孔、棘突、棘间、颈椎旁、冈上窝、肩胛区）;肌肉紧张,活动受限;压顶试验、臂丛神经牵拉试验、低头与仰头试验阳性,上肢腱反射亢进或减弱,病理反射阳性（Hoffmann 征、Rossolimo 征、Babinski 征）,大小鱼际肌、骨间肌萎缩,上下肢肌力减弱,肌张力增高。

2.特征性检查

（1）臂丛牵拉试验　患者取坐位,头微屈,检查者立于患者被检侧,一手推头部向对侧,另一手握该侧腕部做相反方向牵拉,此时臂丛神经受牵拉,患肢出现放射痛、麻木即为阳性,多见于神经根型颈椎病患者。

（2）椎间孔挤压试验　又称为压顶试验。嘱患者头向患侧倾斜,检查者左手掌平放于患者头顶部,右手掌轻叩击左手背部,出现根性痛或麻木则为阳性。在神经根症状较重者则双手轻压头部即可出现疼痛、麻木或相应症状加重。

（3）椎间孔分离试验　与椎间孔挤压试验相反,嘱患者端坐,检查者两手分别托住其下颌,以胸部或腹部抵住其枕部,慢慢向上牵引颈椎,以扩大椎间孔。如出现上肢麻木、疼痛等症状减轻或颈部轻松感即为阳性。

（4）前屈旋颈试验　先令患者头颈部前屈,再左右旋转活动,若颈椎处出现疼痛即为阳性,提示颈椎骨关节病,表明颈椎小关节多有退行性病变。

（5）椎动脉扭曲试验　又称为旋颈试验,主要用于检查椎动脉状态。检查者一手扶患者头顶,另一手扶其后颈部,使头向后仰并向左（右）侧旋转45°,约停15 s,出现头晕、眩晕、视物模糊、恶心、呕吐者即为阳性,提示椎动脉综合征、椎动脉型颈椎病。此试验应考虑患者年龄和病情,对年龄大、头晕较重者,不要用力过猛,以防患者晕厥。

3.影像学及其他检查

（1）X射线平片检查　可拍摄正位、侧位、双斜位、侧位过屈、侧位过伸等X射线平片,可观察到颈椎生理曲度异常（生理曲线变直、反张、发育畸形等改变）、韧带钙化、椎体前后缘骨质增生、椎间隙狭窄、椎体移位、钩椎关节增生、椎管狭窄、椎间孔变小、小关节骨质增生等。

（2）CT检查　通常在临床症状结合X射线平片的基础上选择此类检查。重点了解椎间盘突出、后纵韧带钙化、椎管狭窄、神经管狭窄、横突孔大小等。

(3)MRI 检查　了解椎间盘突出程度(膨出、突出、脱出)、硬膜囊和脊髓受压情况、髓内有无缺血和水肿的病灶,脑脊液是否中断,有无神经根受压、黄韧带肥厚、椎管狭窄等。MRI 检查对脊髓型颈椎病的诊断有重要价值。

(4)其他检查　肌电图、运动诱发电位、体感诱发电位、脑血流图、椎动脉造影检查等可根据临床症状选择应用。

二、颈椎病康复评定

1.颈椎活动范围、肌力、感觉、反射的评定　对患者的姿势(坐、站、走路、工作时姿势和日常活动常采用的姿势)、颈肌张力、肌力、颈椎关节活动度、肢体运动功能、腱反射情况和步态等进行观察和评定,以了解患者的运动功能状况。

2.疼痛评定　通过对患者疼痛的程度、情绪反应、疼痛与情绪的关系及其生活和工作状况等进行评定,了解患者的心理特征及有无颈椎病诱发因素存在。

3.日常生活能力评定　对较严重的患者进行吃穿住行基本生活能力和购物、上街、乘车等日常生活活动评价。常用的有 Barthel 指数评价法和 FIM 评价法。

4.专项评定　包括颈椎稳定性评定、颈部功能不良指数、日本骨科学会对脊髓型颈椎病的 17 分评定法等。

三、颈椎病康复治疗目标与治疗原则

目前颈椎病的治疗方法很多,其发病率较高,其症状复杂多样,虽然不至于影响生命,但严重降低了患者的劳动能力和生活质量。康复治疗以中西医综合疗法为主,主要目标:减轻颈神经根、硬膜囊、椎动脉和交感神经的受压与刺激;解除神经根的受压与水肿;缓解颈、肩、臂肌痉挛;增强颈部肌肉力量,保持颈椎稳定性。

颈椎病在治疗过程中,可分为非手术疗法和手术疗法两大类,大多数患者通过非手术疗法可获得较好的疗效。只有极少数患者由于神经、血管、脊髓受压症状进行性加重或反复发作,严重影响工作和生活,才需手术治疗。由于颈椎病的病因复杂,症状、体征各异,而且治疗方式多种多样,因此在治疗时,应根据不同类型颈椎病的不同病理阶段,选择相应的治疗方案。应遵循的基本原则:去除对神经、血管压迫的因素,减轻压迫症状;治疗软组织劳损,恢复颈椎稳定性;加强颈肌锻炼,恢复颈部活动能力;避免诱发颈椎病的因素,预防复发。

四、颈椎病康复治疗

颈椎病的治疗主要是采用非手术疗法,包括中西药治疗、手法治疗、颈椎牵引治疗、局部封闭、理疗、针灸及功能锻炼等;康复治疗适合于各种类型的颈椎病患者。对于轻型的病例,只要适当休息,服用消炎镇痛药物即可减轻症状,辅以针灸、推拿、理疗等治疗可获良效。而对于症状严重、非手术疗法治疗无效者,可考虑手术疗法。手术疗法则有后路椎板切除减压、前路椎间盘切除术、椎体间植骨术、骨赘切除术,以及椎动脉减压术等。术后也应该尽早开始康复治疗。

(一)休息与制动

休息是颈椎间盘疾病治疗的基础,对急性椎间盘突出,休息可促使软组织损伤修复;对慢性椎间盘病变,可减轻炎症反应。

颈椎制动可以解除颈部肌肉痉挛,缓解疼痛;减少突出的椎间盘或骨赘对脊髓、神经根及椎动脉的刺激;颈椎术后制动是为了使手术部位获得外在稳定,有利于手术创伤的早日康复。制动方法包括颈托、围领和支架3类。

(二)颈椎牵引治疗

颈椎牵引是目前颈椎病较为有效且应用广泛的一种方法。牵引可以解除颈肌痉挛,放松颈部;扩大椎间隙,增大椎间孔,从而减轻颈椎间盘内压力,有利于膨出、突出的椎间盘回纳,解除对神经根的刺激和压迫;伸张扭曲的椎动脉;拉开被嵌顿的小关节滑膜等。

通常采用枕颌带牵引法,较多采用坐位牵引,但病情较重或不能坐位牵引时要采用卧位牵引。牵引方法有持续牵引、间歇牵引。牵引的角度、牵引重量及时间是决定牵引效果的3个重要因素。

1. 牵引的角度 根据病变部位而定。一般是上位颈椎前倾角度小些,下位颈椎前倾角度大些。大多数学者认为以颈椎前倾10°~20°时其疗效最好。研究证明,牵引角度小时,最大应力位置靠近颈椎上段,牵引角度增大时,最大应力位置逐渐下移,因此可根据X射线确定的病变部位来选择牵引的角度。一般来说,$C_{1~4}$的病变或脊髓型早期,头部保持中立位牵引;$C_{5~6}$的病变,牵引时颈部前屈15°;$C_{6~7}$的病变,颈部前屈20°;$C_7 \sim T_1$的病变,颈部前屈25°。

2. 牵引重量 因患者的一般情况如年龄、体重、性别、体质和病情的不同而变化。治疗重量可从6 kg开始,待患者适应后,逐渐增加至12~15 kg,但以不超过体重的1/4为宜,以此重量为治疗量维持,通常应以取得疗效又能为患者所耐受为度。牵引重量过大会引起颞下颌关节疼痛、牙痛、头痛等不适,牵引重量增加过快、过大亦有可能造成肌肉、韧带、关节囊等软组织损伤。

3. 牵引时间 一般以10~30 min为宜。一般持续牵引的牵引时间为20~30 min;间歇牵引包括牵引和放松时间,牵引时间10~60 s,放松时间5~20 s,总时间为25 min。1次/d,10次为1个疗程,直至症状消失,一般需4~6周,或更长时间。

注意事项:脊髓型颈椎病要慎用。对牵引中出现不适和症状加重者,要立即停止牵引或调整牵引重量、时间及角度,观察患者的反应。

(三)物理治疗

物理治疗是颈椎病常用且有效的治疗方法。物理因子治疗可起到解痉、镇痛、消除神经根和周围软组织的炎症、减轻粘连、改善局部组织血液循环、调节自主神经功能、缓解颈部肌肉痉挛、增强肌肉张力、改善小关节功能、促进神经功能恢复的作用。临床上理疗种类较多,常用方法如下。

1. 低频调制中频电疗 颈后并置或颈后、患侧上肢斜对置,使用时按不同病情选择处方,如镇痛处方、促进血液循环处方,每次治疗一般20 min,1次/d,7~10次为1个疗程。适用于各型颈椎病。

2. 高频电疗法 常用的有短波、超短波及微波疗法。短波及超短波治疗时,颈后单极或颈后、患侧前臂斜对置,微热量,每次12~15 min,1次/d,10~15次为1个疗程。微波治疗时,将微波辐射电极置于颈部照射,微热量,每次12~15 min,1次/d,7~10次为1个疗程。

3. 超声波 颈后及肩背部接触移动法,强度0.8~1.0 W/cm²,每次8 min,1次/d,7~10次为1个疗程。

4. 磁疗 脉冲电磁疗,颈部、患侧上肢,每次20 min,1次/d,7~10次为1个疗程。

5. 温热疗法 如石蜡疗法或红外线疗法等。

6. 其他疗法 如水疗、泥疗、音频电疗、激光照射等治疗手段。

(四)手法治疗

手法治疗是颈椎病治疗的重要手段之一,是以颈椎骨关节的解剖及生物力学的原理为治疗基础,针对其病理改变,用推动、牵拉、旋转等手法对脊柱及脊柱小关节进行被动活动治疗,以调整脊椎的解剖及生物力学关系,同时对脊椎相关肌肉、软组织进行松解、理顺,达到改善关节功能、缓解痉挛、减轻疼痛的目的。常用的方法有中式手法及西式手法。中式手法指中国传统的按摩推拿手法,一般包括骨关节复位手法及软组织按摩手法。西式手法在我国常用的有麦肯基疗法、关节松动手法、脊椎矫正术等。应特别强调的是,颈椎病的手法治疗必须由训练有素的专业医务人员进行。手法治疗宜根据个体情况适当控制力度,尽量柔和,切忌暴力。手法治疗颈椎病对技术要求较高,不同类型的颈椎病手法差异较大,必须由经过专业技术培训的人员进行。

(五)运动治疗

颈椎的运动治疗是指采用合适的运动方式对颈部等相关部位乃至于全身进行锻炼。运动治疗可增强颈肩背肌的肌力,使颈椎稳定,改善椎间各关节功能,增加颈椎活动范围,减少神经刺激,减轻肌肉痉挛,消除疼痛等不适,矫正颈椎排列异常或畸形,纠正不良姿势。长期坚持运动治疗可促进机体的适应代偿过程,从而达到巩固疗效、减少复发的目的。颈椎运动治疗常用的方式有徒手操、棍操、哑铃操等,有条件者也可用器械进行颈椎柔韧性练习、颈肌肌力训练、颈椎矫正训练等。此外,还有全身性的运动如跑步、游泳、球类运动等,也是颈椎病常用的治疗性运动方式。可以指导颈椎病患者采用"颈肩疾病运动处方"。运动治疗适用于各型颈椎病症状缓解期及术后恢复期的患者。具体的方式方法因不同类型颈椎病及不同个体体质而异,应在专科医师指导下进行。

(六)药物治疗

颈椎病的治疗目前尚无特效药,根据其病情进行对症治疗。常用药物包括镇痛药如布洛芬、双氯芬酸等;营养神经的药物如维生素 B_1、维生素 B_{12} 等;扩张血管药如尼莫地平、氟桂利嗪等;抗眩晕药如倍他司汀等。

(七)中医康复治疗

颈椎病根据其症状表现,在中医中属于痹病的范畴。中医在治疗颈椎病方面积累了丰富的经验,常用的有中药治疗、针灸、推拿和正骨等。

1.中药治疗 应以分型辨证用药为基本方法。

(1)颈型颈椎病 宜疏风解表、散寒通络,常用桂枝加葛根汤(桂枝、芍药、甘草、生姜、大枣、葛根)或葛根汤(葛根、麻黄、桂枝、芍药、生姜、大枣、甘草);伴有咽喉炎者加大玄参、板蓝根、金银花等。

(2)神经根型颈椎病 以痛为主,偏瘀阻寒凝,宜祛瘀通络,常用身痛逐瘀汤(当归、川芎、没药、桃仁、羌活、红花、五灵脂、秦艽、香附、牛膝、地龙、炙草);如偏湿热,宜清热利湿,用当归拈痛汤(当归、党参、苦参、苍术、白术、升麻、防己、羌活、葛根、知母、猪苓、茵陈、黄芩、泽泻、甘草、大枣);如伴有麻木,在上述方中加止痉散(蜈蚣、全蝎);以麻木为主,伴有肌肉萎缩,取益气化瘀通络法,常用补阳还五汤(黄芪、当归、川芎、芍药、桃仁、红花、地龙)加蜈蚣、全蝎等。

(3)椎动脉型颈椎病 头晕伴头痛者,偏瘀血,宜祛瘀通络、化湿平肝,常用血府逐瘀汤(当归、川芎、赤芍、生地黄、桃仁、红花、牛膝、柴胡、枳壳、桔梗、甘草);偏痰湿,用半夏白术天麻汤(半夏、白术、天麻、茯苓、陈皮、甘草、大枣)等;头晕、头胀如裹、胁痛、口苦、失眠者,属胆胃不和、痰热内扰,宜理气化痰、清胆和胃,常用温胆汤(半夏、茯苓、陈皮、竹茹、枳实、甘草);头晕、神疲乏力、面少华色者,取益气和营化湿法,常用益气聪明汤(黄芪、党参、白芍、黄柏、升麻、葛根、蔓荆子、甘草)。

(4)脊髓型颈椎病 如下肢无力、肌肉萎缩,宜补中益气、调养脾肾,用地黄饮子(附子、桂枝、肉苁蓉、山茱萸、熟地黄、巴戟天、石菖蒲、远志、石斛、茯苓、麦冬、五味子)合圣愈汤(黄芪、党参、当归、赤芍、川芎、熟地黄、柴胡)。

(5)交感型颈椎病 症状较多,宜根据病情辨证施治。

2.针灸治疗 针灸对颈椎病的主要作用是舒筋活血,可解除局部肌肉痉挛,提高痛阈,改善血液循环,达到缓解疼痛、麻木的作用。

中医理论认为,颈椎病的发生,多由风寒侵袭、气血不和、经络不通所致,毫针治疗多以颈项局部取穴为主:大椎、天柱、颈椎夹脊。根据压痛点所在取肩井、天宗;上肢及手指麻痛甚者加曲池、合谷、后溪、外关;头晕、头痛、目眩者加百会、风池、太阳;恶心、呕吐加天突、内关。

3.推拿和正骨 具有调整内脏功能、平衡阴阳、促进气血生成、活血祛瘀、促进组织代谢、解除肌肉紧张、理筋复位的作用。基本手法有摩法、揉法、点法、按法与扳法。特别强调的是,推拿必须由专业医务人员进行。颈椎病手法治疗宜柔和,切忌暴力。椎动脉型、脊髓型患者不宜施用后关节整复手法。难以除外椎管内肿瘤等病变者,椎管发育性狭窄者,有脊髓受压症状者,椎体及附件有骨性破坏者,后纵韧带骨化或颈椎畸形者,咽、喉、颈、枕部有急性炎症者,有明显神经官能症者,以及诊断不明的情况下,禁止使用任何推拿和正骨手法。

4.传统运动疗法

(1)八段锦 可多练"五劳七伤往后瞧、摇头摆尾去心火、两手攀足固肾腰"三式。

(2)易筋经 可多练"韦驮献杵三式、摘星换斗、倒拽九牛尾、九鬼拔马刀、饿虎扑食、打躬式、躬尾式"等。

(3)太极拳 可根据病情练全套或某几式。

五、颈椎病康复教育

1.避免外伤、注意保暖 外伤是引起颈椎退变的常见原因,生活中应注意预防。冷风直接吹向颈部或用冷水冲洗头颈部,易引起颈部肌肉痉挛等不适,因此应注意保暖和防潮湿。

2.合适的枕头高度 正常情况下颈椎具有一定的生理曲度,枕头的高度以侧卧时与肩同高为宜,一般为 12～15 cm。枕头宜置于颈后,保持头部轻度后仰,使之符合颈椎的生理曲度。

3.纠正不良姿势 避免长时间低头或固定一个方向的姿势,注意调整桌面或工作台的高度,长时间视物时,应将物体放置于平视或略低于平视处,长时间工作时应定时改变头颈部体位,定期远视,床上屈颈看书、看电视是一种不良习惯,应改正。

4.健康教育 加强对颈椎病预防和保健知识的了解,预防或减少颈椎病的复发。

第八节 腰椎间盘突出症的康复

一、概述

(一)定义及流行病学

腰椎间盘突出症(lumbar disc herniation,LDH)是指由于腰椎间盘变性,椎间盘纤维环破裂,髓核突出刺激或压迫相应水平的一侧或双侧神经根、马尾,而引起腰痛、下肢放射性疼痛及感觉障碍等症状的一种疾病。

本病好发于青壮年,多发生于 20～50 岁,以 $L_{4\sim5}$、$L_5\sim S_1$ 两节段发病率最高,可达 90% 以上。

体力劳动者居多,男女比例约为 3∶1。发病率随年龄增大而升高。L$_{3~4}$、L$_{2~3}$椎间盘发生突出的风险增加。其他椎间盘也可发生突出,可以单节或多节段发病。

(二)病因及病理

本病的主要诱发因素有椎间盘退行性变、职业损伤、医源性损伤、体育活动、吸烟、饮酒、寒冷、肥胖、心理因素等。一般来说,椎间盘从 20~30 岁开始变性。在日常生活和劳动中,椎间盘因躯体负重和脊柱运动等因素经常受到来自各方面的挤压、牵拉和扭转等作用,易发生椎间盘退变、纤维环弹性减弱,在此基础上如有突然较大的外力作用或反复劳损,可导致纤维环破裂,髓核突出,突出的髓核刺激或压迫神经根和硬膜囊,可出现腰痛、下肢放射性疼痛及感觉障碍等一系列症状。

(三)分型

1. 根据髓核突出的方向不同分为 3 种类型。

(1)向后突出　一般所指的椎间盘突出,实际上皆属此种类型,为 3 型中最重要者。

(2)向前突出　一般不会引起临床症状,故无实际临床意义。

(3)向椎体内突出　是髓核经过已闭塞的血管,向软骨板和椎体内突出,形成环状缺口,此型多发生于青年期。

2. 根据向后突出的部位不同分为 3 型。

(1)单侧型　临床最为多见,髓核突出和神经根受压只限于一侧。

(2)双侧型　髓核自后纵韧带两侧突出,两侧神经根皆受压迫。

(3)中央型　髓核自后中部突出,一般不压迫神经根,而只压迫下行的马尾神经,引起鞍区麻痹和大小便功能障碍等症状。

3. 根据髓核突出的程度不同分为 3 型。

(1)隐藏型(幼弱型)　为纤维环不全破裂,其外层尚保持完整,髓核在受压情况下,向破裂部分突出。此时如椎间盘所受的压力大,纤维环破裂多,则髓核继续向外突出,如能适当休息,髓核完全可以还纳,破裂纤维环也可能得到愈合。

(2)突出型(移行型)　纤维环裂隙较大,但不完全,外层尚保持完整,髓核突出较大,呈球状,此型可转为破裂型,也可经手法复位而治愈。

(3)破裂型(成熟型)　纤维环完全破裂,髓核从破裂的纤维环向外突出。有的突出物上被以薄膜,从而与附近组织隔开,不致发生粘连;有的外无被膜,其突出的断端与附近组织发生粘连,甚至与神经根发生粘连,此种情况,回纳比较困难。

(四)临床表现与诊断

1. 临床表现　本病最早出现的症状为腰背痛,发生率在 90% 以上,多数患者有数周或数月的腰痛史或有反复腰痛发作史,腰痛程度轻重不一,严重者可影响翻身和坐立。一般休息后疼痛减轻,咳嗽、喷嚏或用力时疼痛加重。可出现下肢放射痛与麻木,疼痛沿坐骨神经分布区域放射,一般是从下腰部向臀部、大腿后方、小腿外侧及足部放射。疼痛性质呈刺痛或电击样痛,常伴有麻木。多为一侧疼痛,少数也可有双侧疼痛。可伴有下肢异常感觉,患肢可有发凉、发胀、麻木等自主神经受累的表现。当椎间盘组织压迫马尾神经时可出现大小便障碍,鞍区感觉异常。腰椎间盘突出较重者,可出现患肢肌肉萎缩、足拇指背屈肌力减弱等表现。

2. 体征　腰椎前凸减小,多数患者有不同程度的脊柱侧凸,可凸向健侧或患侧,是一种减轻疼痛的代偿性姿势畸形。在椎间盘突出的棘突旁 1~2 cm 处有明显压痛,并向同侧臀部及坐骨神经方向放射。若查不到压痛点,叩击下腰部也可引起放射痛。大部分的患者存在不同程度的活动受限,急性期尤其明显,以前屈受限最明显,在早期是功能性的,但病程长者也可有疼痛性后伸受限。可出现阳性结果,如直腿抬高试验及加强试验阳性、跟臀试验阳性、咳嗽征阳性、仰卧挺腹试验阳性、颈静脉压迫试验和屈颈试验阳性。2/3 的患者出现反射减弱或消失,可据此判断椎间盘突出的部位和程度。L₃~L₄ 椎间盘突出时,大腿前侧及小腿前内侧痛觉减退甚至麻木感,伸膝肌力减弱,膝腱反射减弱或消失;L₄~L₅ 椎间盘突出时,小腿前外侧、足背内侧、拇趾痛觉减退,拇趾背伸肌力减弱;L₅~S₁ 椎间盘突出时,小腿和足的外侧及足底痛觉减退,跟腱反射减弱或消失。

3.影像学检查

(1)腰椎 X 射线平片　单纯 X 射线平片不能直接反映是否存在椎间盘突出,但 X 射线片上有时可见椎间隙变窄、椎体边缘增生等退行性改变,是一种间接的提示,部分患者可以有脊柱偏斜、脊柱侧凸。此外,X 射线平片可以发现有无结核、肿瘤等骨病,有重要的鉴别诊断意义。

(2)CT 检查　CT 可较清楚地显示椎间盘突出的部位、大小、形态和神经根、硬脊膜囊受压移位的情况,同时可显示椎板及黄韧带肥厚、小关节增生肥大、椎管及侧隐窝狭窄等情况,对本病有较大的诊断价值,目前已普遍采用。

(3)MRI 检查　MRI 无放射性损害,对腰椎间盘突出症的诊断具有重要意义。MRI 可以全面地观察腰椎间盘是否病变,并通过不同层面的矢状面影像及所累及椎间盘的横切位影像,清晰地显示椎间盘突出的形态及其与硬膜囊、神经根等周围组织的关系,另外可鉴别是否存在椎管内其他占位性病变。但对于突出的椎间盘是否钙化的显示不如 CT 检查。

(4)肌电图与神经电生理检查　电生理检查(肌电图、神经传导速度与诱发电位)可协助确定神经损害的范围及程度,观察治疗效果。实验室检查主要用于排除一些疾病,起到鉴别诊断作用。

4.诊断标准　根据病史、症状表现、体征及辅助检查可诊断。可参考以下标准:①腰痛及腿痛呈典型的坐骨神经区域分布;②皮肤感觉麻木,按神经区域分布;③直腿抬高较正常减少50%,床边伸膝试验可引起远近两端的放射痛;④出现 4 种神经体征中的两种征象(肌肉萎缩、运动无力、感觉减退和反射减弱);⑤与临床症状体征相符合的影像学检查征象。

5.鉴别诊断

(1)腰椎结核　常有较长时间腰痛,伴有食欲减退、消瘦疲倦、下午低热、夜间盗汗等全身症状。若出现坐骨神经痛,其发病缓慢而持续。脊柱可出现后凸畸形,下腹部可摸到包块。X 射线可发现椎间隙变窄、椎体边缘破坏等,可以确诊。

(2)腰椎椎管狭窄　逐渐发展的行走时小腿痛、无力和麻木,休息后即缓解。再走一段时间后,上述过程和状态再度出现,称为间歇性跛行。腰痛往往双侧不对称。

(3)马尾神经瘤　症状常以神经痛为主,疼痛呈持续性,几乎没有轻重变化,逐渐加重,卧床休息后反而加重,夜间尤甚。初起症状限于某一神经根区域,随着肿瘤增长,压迫马尾神经,发生下肢瘫痪、大小便失禁。脊髓造影可以确诊。

(4)椎弓峡部裂和脊柱滑脱症　慢性反复腰痛,弯腰费力,疼痛常向两臀、大腿后方及膝以下放射。X 射线腰椎双侧斜位片和侧位片、脊髓造影和 CT 检查有助于明确诊断。

(5)腰椎骨关节病　慢性进展性腰痛,可伴有坐骨神经痛,发病年龄较大。腰椎 X 射线片等有助于确诊。

(6)骨盆出口综合征　骨盆出口综合征是指坐骨神经经过盆腔出口时受到刺激或压迫所产生的症状群,其临床表现为坐骨神经干刺激症状,起始于臀部的沿坐骨神经行走的放射性疼痛,并伴有其支配区的运动、感觉或反射障碍。起病可缓可急,多有外伤、劳累、着凉或受潮史。病程长时可呈间歇性起伏发作。多为单侧发病,初为臀钝痛、酸胀或沉重感,有时也可表现剧烈锐痛。疼痛向大腿后方、小腿后外侧放射,但很少达足跟部及足底部,而且多无明确的根性界限。走路可使疼痛加剧或出现间歇性跛行。

(7)臀上皮神经卡压综合征 臀上皮神经在经过深筋膜孔处受到刺激或卡压可产生一系列症状。临床表现为腰痛及臀部疼痛,可扩散到大腿及腘窝,但极少涉及小腿;在髂后上棘外上方髂嵴缘下有明显压痛点,有时可扪及条索节结或小脂肪瘤;可伴有臀肌痉挛。局部封闭可立即消除疼痛。

二、腰椎间盘突出症康复评定

(一)腰椎活动度评定

腰椎的运动范围较大,运动形式多样,表现为屈曲、伸展、侧弯、旋转等多方向的运动形式。$L_4 \sim L_5$ 和 $L_5 \sim S_1$ 节段是腰椎动度最大的节段。评定主动运动时,患者取站立位,观察患者腰椎各向动度是否受限,并观察主动活动是否自如,是否伴有疼痛、痉挛或僵硬。若患者主动运动不受限,可在主动运动达最大动度时施加外力。如患者做某个动作时出现了症状,应该让患者在该诱发症状的体位停留 10～20 s,观察症状是否加重。

1.前屈 腰椎屈曲的最大活动度为60°。腰椎的前屈与人们俗称的弯腰动作有一定的区别。一般认为,弯腰的活动范围较大,但是弯腰并非为单独的腰椎前屈活动,而是腰椎和髋关节共同运动的结果。

2.后伸 腰椎后伸的最大活动度为35°。当完成这个动作的时候患者应该用双手支撑腰部以稳定腰背部。

3.侧屈 腰椎侧屈的最大活动度为20°。嘱患者以一侧手放于下肢的侧面尽力向下,测量双侧指尖距离地面的距离。脊柱侧屈常为伴随旋转的复合动作。

4.旋转 腰椎旋转的最大活动度为20°。检查时患者取坐位以排除髋关节和骨盆运动的影响。如果站立位测量时需固定骨盆。

5.复合动作检查 腰背部的损伤很少由单一的动作引起,因此检查时需要让患者进行复合动作,如前屈时侧屈、后伸时侧屈、前屈和旋转、后伸和旋转等。如小关节突综合征的患者,做后伸和旋转复合动作会引起症状的加重。

(二)腰椎肌力和耐力评定

1.躯干屈肌肌力评定 患者仰卧,屈髋屈膝位,双手抱头能坐起为5级肌力;双手平伸于体侧,能坐起为4级肌力;仅能抬起头和肩胛为3级肌力;仅能抬起头部为2级肌力;仅能扪及腹部肌肉收缩为1级肌力。

2.躯干伸肌肌力评定 患者俯卧位,胸以上在床缘以外,固定下肢,能对抗较大的阻力抬起上身为5级肌力;对抗中等阻力抬起上身为4级肌力;仅能抬起上身不能对抗阻力为3级肌力;仅能抬起头为2级肌力;仅能扪及腰背部肌肉收缩为1级肌力。

3.腹内和腹外斜肌肌力评定 用以测定一侧的腹内斜肌和对侧的腹外斜肌的共同肌力。患者取仰卧位,嘱患者尽力抬起头和一侧的肩部,双手抱头能屈曲旋转腰椎为5级,双臂胸前交叉能屈曲旋转腰椎为4级,双臂前伸能旋转屈曲腰椎为3级,仅能抬起头部为2级,仅能扪及肌肉收缩为1级。

4.躯干屈肌耐力评定 患者取仰卧位,双下肢伸直,并拢抬高45°,测量能维持该体位的时间,正常值为60 s。

5. 躯干伸肌耐力评定　患者取俯卧位,双手抱头,脐以上在床缘以外,固定下肢,测量能保持躯干水平位的时间,正常值为 60 s。

（三）腰椎特殊检查

1. 直腿抬高试验　又称为 Lasegue 试验,检查时患者双下肢伸直仰卧,检查者一手扶住患者膝部使其膝关节伸直,另一手握住踝部并徐徐将之抬高,直至患者产生下肢放射痛为止,记录此时下肢与床面的角度,即为直腿抬高角度。正常人一般可达 80°,且无放射痛。在此基础上可以进行直腿抬高加强试验,即检查者将患者下肢抬高到引起放射痛的高度后,慢慢放下腿至患者主诉症状消失,然后让患者尽量屈曲颈部或将足背屈,或二者同时进行,如能引起下肢放射痛即为直腿抬高加强试验阳性。在较为严重的患者中,不仅患侧的直腿抬高试验呈阳性,连健侧的直腿抬高试验也可以为阳性,称为间接直腿抬高试验阳性。这是由于健侧下肢抬高时可使神经根牵动硬膜囊,从而相应改变了对侧神经根与突出物的相对位置,而诱发了疼痛。

2. 股神经牵拉试验　是腰腿痛检查中常用的方法之一。可在俯卧位、仰卧位或侧卧位进行。在保持髋关节适度的过伸时,将患侧膝关节最大限度屈曲,腹股沟或大腿前侧疼痛视为阳性,交叉股神经牵拉试验则为健侧屈膝时患侧出现症状。股神经牵拉试验有两种做法:一是患者取俯卧位,患侧膝关节伸直,检查者将患侧的小腿上提,使髋关节处于过伸位,出现大腿前方痛者为阳性;二是患者取俯卧位,两下肢伸直,检查者站于患者侧旁,以手握住患者检查侧踝部,屈曲膝关节,使足跟尽量贴近臀部,出现被检测大腿前方牵拉痛,大腿前方或后方放射痛,或骨盆抬离床面为阳性。此试验原理是牵拉了腰大肌及股四头肌中的股神经而使上位腰神经根紧张,产生疼痛。

3. "弓弦"试验　患者行直腿抬高试验至产生疼痛,此时保持大腿位置不变,检查者轻度屈曲患者膝关节,症状减轻。然后用拇指在患者腘部加压,如再次出现放射性疼痛,则"弓弦"试验阳性,说明坐骨神经在其走行区受到压迫。

4. 屈颈试验　患者取仰卧位,四肢平放,检查者一手按其胸前,一手置其枕后,缓慢屈其颈部,若出现腰部及患肢后侧放射性疼痛则为阳性,提示坐骨神经受压。此试验原理:患者屈颈时,可使脊髓上升 25～50 px,同时向上牵拉神经根及硬膜,在腰骶神经有病变时,可因牵拉神经根而产生大腿后放射痛,严重者可引起患侧下肢屈起,此即为阳性。

5. 屈膝试验　如果患者主诉站立时有坐骨神经痛,让患者向前弯腰伸手去触摸自己的脚尖。如果患者弯腰时受影响,患侧的膝关节屈曲,则认为屈膝试验阳性,坐骨神经根受到压迫。

6. 腰部过伸试验　患者俯卧位,双下肢伸直。检查者一手将患者双下肢向后上方抬高,离开床面,另一手用力向下按压患者腰部,出现疼痛者为阳性。多见于腰椎峡部裂。

7. 拾物试验　将一物品放在地上,令患者拾起。脊椎正常者可两膝伸直,腰部自然弯曲,俯身将物品拾起;如患者先以一手扶膝、蹲下、腰部挺直地用手接近物品,屈膝屈髋而不弯腰地将物拾起,此即为拾物试验阳性,表示患者脊柱有功能障碍,多见于脊椎病变(如脊椎结核、强直性脊柱炎、腰椎间盘脱出、腰肌外伤及炎症等)。

8. 背伸试验　患者取站立位,嘱患者腰部尽量背伸,后背疼痛即为阳性。表明患者腰肌、关节突关节或棘上韧带、棘间韧带等有病变或有腰椎椎管狭窄。

三、腰椎间盘突出症康复治疗

（一）康复治疗目标

康复治疗的目的:通过治疗减轻椎间盘承受的内压,促进突出物缩小回纳,解除神经根压迫,促进炎症的消退,松解粘连,缓解疼痛;通过增强腰背肌肌力训练,改善脊柱稳定性,巩固疗效,减少复发。

(二)康复治疗原则

在病程急性期以消除或缓解疼痛为首要目的,随着症状的缓解,治疗目的和方法也需及时转向恢复正常活动、加强局部和全身性的功能锻炼。

(三)康复治疗方法

1. 健康教育　给予腰椎间盘突出症患者正确的健康教育具有非常重要的意义,对于预防复发、防止加重、缓解症状都具有一定作用。腰椎间盘突出症患者均应掌握这方面的技术。

(1)卧床休息与活动　对于腰椎间盘突出症急性期患者,平卧可使椎间盘内压降至最低水平,且肌肉松弛有利于突出物的回纳和椎间盘的修复,有利于消肿及症状缓解。卧床宜采用硬板床,取自由体位。严格的卧床不宜超过1周,若卧床时间过长可引起肌肉萎缩、骨质疏松及造成心理障碍,不利于功能恢复。离床活动时宜用腰围保护。应向患者强调在耐受范围内维持规律的日常活动并进行一定强度锻炼的重要性。适当运动可以帮助缓解肌肉痉挛,防止肌力下降。对于需要卧床休息以缓解严重症状的患者,应在症状好转后,鼓励其尽早回归适度的正常活动。较舒适的卧床姿势是仰卧位,在膝关节和头下各放置一个枕头,将肩部抬高。或者侧卧位,位于上方的膝关节屈曲,在两侧膝关节之间放置一个枕头。

(2)活动方式的调整　活动方式的调整对急性腰骶神经根病患者十分重要,目的是减轻对神经根的进一步损伤,避免疼痛的加剧。患者应避免进行会增加脊柱应力的高冲击性运动,避免反复旋转和弯腰的运动。如某一特定的活动会引起严重的腰痛或使疼痛明显加重,则应避免进行该活动,而尝试其他活动方式。理想的运动方案应结合可以改善心血管功能的规律锻炼及针对躯干和臀部的肌力训练,其中腹肌的训练尤为重要。步行、游泳、低冲击性的有氧运动都是较好的体育锻炼方式。

(3)回归工作及工作场所的改造　回归工作的建议应针对患者的实际情况进行个体化考虑。早期回归工作岗位并进行正常的日常工作对患者是有益的。如果可以避免久坐及久站,避免搬动重物,避免旋转腰部动作,则患者可以继续工作。办公室工作的白领,如果可以控制其工作时长、节奏及工作时的体位,则可以推荐其尽早回归工作。如果原有的工作强度患者暂时无法完成,在条件允许的情况下,应建议其选择强度更轻的工作岗位。对繁重工作任务的工作场合进行符合人体工学设计的改造,这对预防疾病的复发是有效的。符合人体工学设计的工作任务可促进患者回归工作并降低慢性病的发生率。如需久坐或久站,则患者应经常更换体位,在工作间隙少量多次地起身活动。使用提供适当背部支撑的椅子,经常对办公椅进行调整,避免在同一姿势下久坐。

(4)正确的姿势　久坐,腰部长时间呈微屈体位,频繁弯腰的活动均是不利的。不正确的搬动重物方式,频繁搬动重物或搬动过重的物体都可能导致腰痛的加重。患者应学会正确的弯腰和搬动重物的技巧。搬动重物时,应下蹲,膝关节屈曲,将物体尽量靠近身体,并使腹肌维持紧张以保护腰部较弱的肌肉,防止其拉伤。使用符合人体工学设计的腰垫和坐垫以辅助维持正确的坐姿。

(5)床垫的选择　中等硬度的床垫应是首选。一项2003年的欧洲随机对照研究提示,与使用中等硬度床垫相比较,睡硬床的患者在90 d时的疼痛相关功能改善较小。中等硬度床垫对卧床时疼痛的改善及疼痛相关功能障碍的改善均要优于硬质床垫。具有背部顺应性的床垫(如水床、泡沫床垫)与硬质床垫相比,使用前者的疼痛强度更低、睡眠质量更好,而使用后者的患者常难以坚持。另有研究表明,床垫的硬度可直接影响睡眠质量,与硬质的木板床和软质的海绵床垫相比,中等硬度的弹簧床垫较利于获得良好的睡眠。

（6）护具的使用　腰部的护具可通过限制脊柱活动起到缓解疼痛、预防急性加重的作用。然而其使用可能会强化患者对腰部问题的心理负担，从而产生躲避行为及活动限制，阻碍患者参与运动。因此，护具通常不作为常规推荐，而对于那些可以积极保持运动的亚急性腰痛患者，护具的使用仍是有益的。一项多中心随机对照研究发现，30 d及90 d时，使用弹性腰围的亚急性腰痛患者对镇痛药物的需求适度减少，功能状态也得到改善。腰椎护具作为预防手段仅有很小的获益，故仅建议患者在持续工作时或一些特殊的会加重脊柱负荷的情况下使用，并注意需要定时放松。

（7）其他　建议患者避免过长时间开车，建议体重指数超标患者进行减肥，建议吸烟患者戒烟。

2. 牵引治疗　腰椎牵引治疗对腰椎间盘突出疗效显著，是目前我国常用的保守治疗手段之一，是非手术治疗腰椎间盘突出症的首选方法。牵引可使腰椎的椎间隙增大产生负压，并使后纵韧带紧张，起到向前推压作用，有利于突出的髓核回纳，缓解对神经根的压迫；使痉挛的肌肉放松，有助于疼痛的缓解；纠正腰椎小关节的位置异常，改善局部血液循环并纠正小关节紊乱。临床上常用的牵引方式为持续牵引和间歇牵引。牵引方法：患者仰卧于牵引床上，髋膝关节屈曲约60°，或双下肢自然伸直，用两个牵引套分别固定胸部和骨盆进行对抗牵引。牵引重量可从自身体重的60%开始，逐渐增加到相当于自身体重或增减10%左右，每次牵引30 min，1～2次/d。牵引中患者应感到疼痛减轻或有舒适感。

3. 物理因子治疗　理疗可提高局部组织温度，改善血液循环及组织代谢，促进炎症的消散吸收，消除神经根水肿，加速损伤修复，直接或间接地达到消除疼痛的目的，在腰椎间盘突出症的治疗中应用广泛。常用的方法有热疗、低频电疗、中频电疗、弱激光疗法、超声波疗法等。

（1）热疗　多种热疗法可通过改善局部血液循环、缓解肌肉痉挛改善腰痛，主要包括超短波治疗、红外线治疗、石蜡疗法等。

（2）低中频电疗　低中频电刺激可在一定程度上有效缓解腰椎间盘突出症患者的腰痛症状。其中较常使用的是经皮神经电刺激（TENS）及干扰电治疗。

（3）弱激光疗法　利用632～904 nm的单波长光，直接作用于腰椎间盘突出症患者身体表面不适区域，改善椎间盘突出症患者的疼痛和残疾状况。

（4）超声波疗法　常用于多种肌肉骨骼疼痛综合征的治疗，通常与其他物理治疗方法联合应用，其作用可能是由于对深层组织加热所引起的。连续性超声波治疗对改善腰痛患者的功能显著有效。

4. 运动疗法　运动疗法应在康复医学专业人员的指导下，基于康复评定结果，按照运动处方正确执行。不正确的运动可能会加重症状，甚至会使病情进一步恶化。中等强度的运动可对脊柱产生保护作用。运动过程产生的脊柱动力载荷可促进营养物质的弥散，影响椎间盘基质代谢，减缓基质退变，运动疗法可缓解疼痛并改善功能。对于轻中度持续性症状的腰骶神经根病患者，可尝试运动疗法。对于存在膝关节以下严重放射痛的患者，根据不同症状进行运动疗法，对疼痛的缓解和功能的改善要优于假治疗组。关于运动疗法的介入时机，因急性腰骶神经根病和急性腰痛往往具有良好的自然转归，症状较轻的1～2周内进行运动疗法，如症状不再随时间加重，将治疗推迟至症状持续3周时开始是较合理的安排，尤其是针对腰部的运动和牵伸不应在发病初期即刻进行。而对于亚急性或慢性病程的患者，如果没有危险信号，应鼓励尽早开始运动疗法。运动疗法既可以预防腰痛的初次发生，也可以防止复发。较高的运动频率可降低复发性腰痛患者的疼痛复发频率和症状持续时间，初次发病病程结束后开始运动治疗方案，对复发的预防效果更好。急性腰痛的治疗应包括柔韧性牵伸治疗及方向特异性训练，而对于亚急性及慢性腰痛，如果包含有氧训练及认知行为策略,则效果更佳。

(1)核心肌力训练　核心肌力训练可通过协调的方式训练核心肌群以促进腰椎稳定性。长期的腰痛会伴有躯干部、臀部及患肢肌力的减弱,而躯干肌力的不足,脊椎的稳定性就会受到影响。腰椎间盘突出症常存在腰背肌和腹肌的肌力减弱,影响了腰椎的稳定性,是腰痛迁延难愈的原因之一,因此在临床上应重视腰背肌和腹肌的锻炼,使腹肌与腰背肌保持适当平衡,维持良好姿势及保持腰椎的稳定。一般当患者症状初步缓解后,宜尽早开始卧位时的腰背肌和腹肌的锻炼。

早期康复训练如下。

1)踇趾背伸对抗康复训练　仰卧位,治疗师将右手拇指放在患者踇趾关节上方,让患者脚踇趾尽力上翘(背伸)到极点的同时瞬间对抗,连做10个动作,2次/d。

2)踝关节背伸康复训练　仰卧位,治疗师按住患肢的膝关节,让患者的脚用力往上钩(背伸)到极点,坚持3~5 s,再重复,连续做10个动作。

3)直腿抬高康复训练　仰卧位,让患者翘踇趾,再勾脚(即同时做上两个动作),将腿绷直,慢慢抬高,到有酸痛不适感时,坚持3~5 s,慢慢放下,再重复,连续做10个动作。

4)腰背肌康复训练　①五点式:仰卧位,两下肢伸直,两脚后跟(2个着力点)、两肘(2个着力点)、头后部着床(1个着力点),用力将腰背及臀部抬起,至最高程度,坚持3~5 s,慢慢放下,重复10次。②半桥式:仰卧位,两腿弯曲至90°,头后部着床,两上肢自然放松,用力将腰背及臀部抬起,至最高程度,坚持5~10 s,慢慢放下,重复10次。③三点式:仰卧位,两下肢伸直,两脚后跟(2个着力点)、头后部着床(1个着力点),两上肢自然放松,用力将腰背及臀部抬起,至最高程度,坚持3~5 s,慢慢放下,重复10次。

恢复期康复训练如下。

1)前屈　屈曲坐位,双上肢在双腿内侧触摸脚尖3~5 s,重复10次。

2)摸脚　坐位,两下肢伸直,上身与下身呈90°,然后两上肢伸直向前尽力触摸脚尖3~5 s,重复10次。

3)下蹲式　站立位,两手叉腰部,然后腰成直线下蹲停顿3~5 s,再站起,重复20次。

4)弯腰式　站立位,双手叉腰,向下弯腰至最大程度,停顿3~5 s,再起来,重复20次。

5)飞燕式　俯卧,两上肢后伸,四指并拢,拇指外展,两下肢伸直,连头颈部向后上抬起,至最大程度,坚持3~5 s。慢慢放下。

6)后伸式　站立位,双手叉腰,向下弯腰至最大程度,停顿3~5 s,再起来,重复20次。

7)腰部两侧弯　站立双手叉腰,向左右侧弯各20次。

8)腰部回旋　站立双手叉腰,向左右旋转各20次。

5.其他训练方法

(1)方向特异性训练　是指根据患者的个体情况,在特定方向的关节活动范围末端进行反复的屈伸牵拉,其中最常见的就是麦肯基疗法。对于腰痛患者,比较其他标准治疗,麦肯基疗法在短期内对疼痛的缓解和失能的改善要更显著,其对疼痛、功能等的改善与力量训练及稳定性训练效果相当。

(2)身心训练　可促进患者肌力、柔韧性及平衡能力的改善,还包含大量的放松技术,符合多个腰痛康复目标。常见的身心训练方法:①瑜伽,瑜伽训练包含特殊体位训练、呼吸技术及精神集中训练;②普拉提,普拉提技术侧重于核心的稳定训练;③太极,太极主要包括缓慢动作、呼吸技术及冥想。

6.手法治疗　手法治疗主要包括脊柱手法治疗及推拿疗法,主要作用为缓解疼痛、改善脊柱活动度。

脊柱手法治疗通过牵伸脊柱结构使其超过主动运动的正常关节活动度末端,但不超越其解剖学的关节活动度末端。对于轻中度持续性症状的腰骶神经根病患者,可尝试脊柱手法治疗。对于没有明确手术指征的患者,脊柱手法治疗可用于改善腰椎间盘突出症所致的根性症状。

推拿手法治疗腰椎间盘突出症可以有效缓解腰椎间盘突出症状,甚至达到还纳椎间盘的目的,目前已有这方面报道,这也是被公众认可的非手术治疗方法之一。推拿手法分急性期和缓解期治疗。

(1)解除腰臀部肌肉痉挛 患者俯卧,在患侧腰臀及下肢,用轻柔的滚、按等手法进行治疗,促使患部气血循环加快,从而加速突出髓核中水分的吸收,减轻其对神经根的压迫,同时使紧张痉挛的肌肉放松,为下一步治疗创造条件。

(2)拉宽椎间隙,降低椎间压力 患者仰卧,用手法或器械进行骨盆牵引,使椎间隙增宽,从而降低椎间盘内压力,甚至出现负压,便于突出物回纳,同时可扩大椎间孔和神经根管,减轻突出对神经的压迫。

(3)增加椎间盘外压力 患者俯卧,用双手有节奏地按压腰部,使腰部振动,然后在固定患部情况下,用双下肢后伸扳法,使腰部过伸。本法可促使突出物回纳或改变突出物与神经根的位置。

(4)调整后关节,松解粘连 用"腰部斜扳或旋转复位手法",以调整后关节紊乱,相对扩大神经根管和椎间孔。由于斜扳和旋转复位时,腰椎及椎间盘产生旋转扭力,从而改变突出物与神经根的位置。反复多次进行,可以逐渐松解突出物与神经根的粘连。再在仰卧位用强制直腿抬高,以牵拉坐骨神经和腘绳肌,对松解粘连也起一定作用。

(5)促使受损伤的神经根恢复功能 沿受损神经根及其分布区域,以滚、按、点、揉、拿等法,促进气血循行,从而使萎缩的肌肉及麻痹的神经逐渐恢复正常功能。

7.针灸治疗 通常临床上腰椎间盘突出症需按照经过腰部的经脉进行治疗,常选用膀胱经、胆经等经脉上的穴位。针灸治疗腰椎间盘突出症,可缓解疼痛,促进神经根水肿和炎症的吸收和消散。一般采取体针治疗,取穴以足太阳膀胱经穴为主,如委中、环跳、肾俞、大肠俞、腰阳关、阿是穴。$L_3 \sim L_4$ 椎间盘突出可加承扶、阳陵泉、足三里;$L_4 \sim L_5$ 椎间盘突出可加风市、膝阳关、三阴交;$L_5 \sim S_1$ 椎间盘突出可加关元俞、气海俞、殷门、昆仑、悬钟。每次选用 3~5 个穴位,采用中等刺激强度,留针 30 min,1 次/d。若腰椎间盘突出症引起腰腿痛,可结合腿部穴位(如风市、伏兔、梁丘、阳陵泉、足三里和三阴交等),也可结合腕踝针共同治疗。

8.口服药物及硬膜外注射 发病急性期,可使用解痉、消炎、脱水、镇痛及改善局部血液循环的药物,给药途径可口服或静脉滴注,或硬脊膜外药物注射。病程恢复中还应给予神经元营养药物。短期应用对乙酰氨基酚或非甾体抗炎药对治疗急、慢性腰痛及腰骶神经根病有一定作用,对乙酰氨基酚及非甾体抗炎药是大多数腰痛患者的一线药物选择。对于没有禁忌证的患者,推荐使用 2~4 周的非甾体抗炎药。而对于不能耐受或禁用非甾体抗炎药的腰痛患者,推荐使用对乙酰氨基酚。

硬膜外糖皮质激素注射主要针对存在神经根症状和体征的患者,可在短期内缓解伴有坐骨神经痛的腰痛患者的症状,但不能使手术率下降。鉴于疾病的自然预后较好且有其他治疗选择,不推荐患者在急性期应用,而对于保守治疗 6 周以上无效且不准备进行手术治疗或无法耐受手术的患者,可推荐进行注射治疗。

9.手术治疗 对保守治疗无效或经常反复发作的患者,可进行手术治疗。腰椎间盘突出症患者手术治疗的目的是通过切除部分或全部病变椎间盘缓解由神经根压迫和炎症所引起的症状。如果腰椎间盘突出症患者出现马尾综合征的症状和体征,或出现严重的或进行性肌肉无力,应由骨科医生进行紧急评估,急诊手术治疗。而如果不存在严重的或进行性神经功能障碍,尚无证据表明早期进行手术可改善结局。如果患者存在持续性功能障碍且生存质量严重受损,经 3 ~ 6 个月非手术治疗无改善,可以考虑进行手术治疗。

10. 心理治疗及认知行为疗法 对于慢性疼痛患者,应针对其存在的抑郁、焦虑问题进行心理辅导及康复知识教育,促使其心理状况改善,有助于疼痛的缓解。对腰椎间盘突出症患者进行认知行为疗法可在短期内缓解腰痛及改善功能。

11. 术后康复治疗 术后的康复治疗与非手术康复治疗的方法基本相同。术后康复应在康复评定后,根据评定结果合理进行。指导患者正确使用腰围,避免活动时造成脊柱扭曲。选择腰围与患者的体型相应,一般上至上肋弓,下至髂嵴下,不宜过紧,戴腰围时间一般不超过 1 个月,以免造成失用性肌萎缩。出院后继续锻炼院内所学的内容,选择性实施,次数时间取决于具体情况,运动量循序渐进,运动中有一定间歇,避免腰部过度劳累。

第九节 肩周炎的康复

一、概述

(一)定义

肩关节周围炎,简称肩周炎,中医又称为冻结肩、漏肩风或五十肩等,是肩关节周围肌肉、韧带、肌腱、滑囊、关节囊等软组织损伤、退变而引起的关节囊和关节周围软组织的一种慢性无菌性炎症,是以肩关节疼痛和活动不便为主要症状的常见病。

根据美国肩肘外科医师学会的定义,肩周炎是一类引起盂肱关节僵硬的粘连性肩关节囊炎,表现为肩关节周围疼痛,肩关节各个方向主动和被动活动度降低,影像学检查除骨量减少外无明显异常的疾病。目前国外文献多使用冻结肩或粘连性关节囊炎这两个名称。中国至今仍广泛沿用肩周炎这一命名。由于其字面的含义及专科化程度不高,常被误认为是引起肩痛的肩关节周围疾病的统称,导致很多肩痛的患者被误诊为肩周炎。最常见的与肩周炎相混淆的疾病有“肩关节周围撞击症”“肩袖损伤”“关节盂唇损伤”等,而上述疾病在治疗手段和预后上具有较大差异。

(二)流行病学

发病年龄大多在 40 岁以上,女性发病率略高于男性,且多见于体力劳动者。由于 50 岁左右的人易患此病,所以本病又称为五十肩。一部分患者有自愈趋势,仅遗留轻度功能障碍,大部分患者如得不到有效的治疗,有可能严重影响肩关节的功能活动。

(三)病因

1. 制动 外伤或手术以后肩关节的活动减少。本病的临床特点,多见于肩部活动逐渐减少的中年以上女性,且左肩的发病率较右肩多,脑力劳动者的发病率较体力劳动者为多,或因某些原因(如上肢骨折、肩部软组织损伤、颈椎病等)导致患者肩部活动减少后,常可继发肩周炎,这些特点均提示肩部活动减少可能与本病发病有关。

2. 肩关节内在病变 局部软组织退行性改变,肌腱、肩袖、滑囊、关节囊的损害、粘连、挛缩等。

3. 邻近部位的疾病 如由于颈椎病引起的肩周炎。其特点是先有颈椎病的症状和体征,而后发生肩周炎的症状,它是颈椎病的一种临床表现或者说是一种临床类型,而不是肩关节与周围软组织退行性改变的结果。

4. **内分泌系统疾病**　内分泌功能紊乱、糖尿病、甲状腺功能亢进症或甲状腺功能减退症等。

5. **免疫功能方面的改变**　退变诱发自身免疫反应。

6. **姿势失调**　有伏案久坐等不良姿势的习惯。

7. **感受寒凉**　相当一部分患者发病前有明显风湿寒邪侵袭史，如居处潮湿、受风淋雨、睡卧露肩等，说明风湿寒侵袭为肩周炎的外在病因之一。

（四）病理

肩关节周围的病变主要包括肌和肌腱病变、滑囊炎症、关节囊松弛。

1. **肌和肌腱病变**　肩袖是肩关节活动时受力的主要结构之一，易于损伤。其外层为三角肌，内层为冈上肌、冈下肌、肩胛下肌和小圆肌4个短肌及其联合肌腱。联合肌腱与关节囊紧密相连，附着于肱骨上端如袖套状，称为旋转肩袖或肩袖。肱二头肌长腱起于关节盂上方，经肱骨结节间沟的骨纤维隧道，此段是炎症好发之处。肱二头肌短头起于喙突，经盂肱关节内前方到上臂，受炎症影响后肌肉痉挛，影响肩外展、后伸。

2. **滑囊炎症**　当三角肌下滑囊、肩峰下滑囊及喙突下滑囊发生炎症时，可与相邻的三角肌、冈上肌腱、肱二头肌短腱相互影响。

3. **关节囊松弛**　盂肱关节囊大而松弛，肩活动范围很大故易受损伤。上述结构的慢性损伤主要表现为增生、粗糙及关节内、外粘连，从而产生疼痛和功能受限。后期粘连变得非常紧密，甚至与骨膜粘连，此时疼痛消失，但功能障碍却难以恢复。

（五）临床表现

本病女性多于男性，左侧多于右侧，亦可两侧先后发病。多为中、老年患病。逐渐出现肩部某一处痛，与动作、姿势有明显关系。随病程延长，疼痛范围扩大，并牵涉到上臂中段，同时伴肩关节活动受限。如欲增大活动范围，则有剧烈锐痛发生。严重时患肢不能梳头、洗面和扣腰带。夜间因翻身移动肩部而痛醒。患者初期尚能指出疼痛点，后期范围扩大，感觉疼痛来于肱骨。主要有以下表现。

1. **肩部疼痛**　起初时肩部呈阵发性疼痛，多数为慢性发作，隐袭进行，常因外展、上举肩关节时引起疼痛才被注意。以后疼痛逐渐加剧，疼痛性质可呈钝痛、刀割样痛和刺痛等，且呈持续性，气候变化或劳累后，常使疼痛加重，疼痛可向颈项及上肢（特别是肘部）扩散，当肩部偶然受到碰撞或牵拉时，常可引起撕裂样剧痛，有时可放射到前臂和手。肩痛昼轻夜重为本病一大特点，多数患者常诉说后半夜痛醒，不能成寐，尤其不能向患侧侧卧。

2. **肩关节活动受限**　肩关节向各方向活动均可受限，以外展、外旋、上举、后伸受限最显著。随着病情进展，由于长期废用引起关节囊及肩周软组织的粘连，肌力逐渐下降，加上喙肱韧带固定于缩短的内旋位等因素，使肩关节各方向的主动和被动活动均受限，当肩关节外展时出现典型的"扛肩"现象，特别是梳头、穿衣、洗脸、叉腰等动作均难以完成。严重时，肘关节功能亦受限，屈肘时手不能摸肩，尤其在手臂后伸时不能完成屈肘动作。可出现肩胛带肌萎缩，尤以三角肌萎缩多见。

3. **怕冷**　患肩怕冷，不少患者终年用棉垫包肩，即使在暑天，肩部也不敢吹风。

4. **体检时表现**　多数患者在肩关节周围可触到明显的压痛点，压痛点在肱二头肌长头腱沟。肩峰下滑囊、喙突、冈上肌附着点等处。三角肌、冈上肌等肩周围肌肉早期可出现痉挛，晚期可发生失用性肌萎缩，出现肩峰突起、上举不便、后弯不利等典型症状，此时疼痛症状反而减轻。三角肌有轻度萎缩，斜方肌痉挛。冈上肌腱、肱二头肌长、短头肌腱，三角肌前、后缘均可有明显压痛。肩关节以外展、外旋、后伸受限最明显,少数人内收、内旋亦受限,但前屈受限较少。

5. 影像学表现　X 射线检查多呈阴性,年龄较大或病程较长者,X 射线平片可见肩部骨质疏松,但无骨质破坏,或冈上肌腱、肩峰下滑囊钙化征等。

(六)临床分期

原发性肩周炎分为 3 个时期。

1. 疼痛期　又称为早期,急性期或冻结进行期,持续 2.5~9 个月,表现为逐渐加重的肩周围疼痛。疼痛剧烈,夜间加重,甚至因此而影响睡眠。压痛范围较为广泛,在喙肱韧带、肩峰下、冈上肌、肱二头肌长头腱、四边孔等部位均可有压痛表现,伴有肌肉痉挛和肩关节活动受限。但主要是局部急骤而剧烈的疼痛反向性地引起肌肉痉挛。因此,肩关节本身还有一定范围的活动度,一般外展为 45°~75°,后伸 10°~30°,外旋 30°,上举 110°。

2. 僵硬期　又称为冻结期、中间期或慢性期。持续 4~12 个月,此期肩关节疼痛缓解,而以渐进性肩关节活动度降低为特点,但压痛范围仍较为广泛。包括主动和被动的肩外旋、内旋和外展活动度全面下降,其中以肩外旋活动度降低最为明显。由疼痛期肌肉保护性痉挛造成的关节功能受限已发展到关节挛缩性功能障碍,肩关节功能活动严重受限,肩关节周围软组织广泛粘连、挛缩,呈"冻结"状态。各方向的活动范围明显缩小,尤其是外展、外旋、上举、后伸等,甚至影响日常生活,如梳理头发、穿脱衣服、举臂抬物、向后背扣、后腰系带等动作均有一定程度的困难。做外展及前屈运动时,肩胛骨随之摆动而出现"扛肩"现象,严重者可见三角肌、冈上肌、冈下肌等肩胛带肌,尤其是三角肌的失用性萎缩。肩关节外展可低于 45°,后伸仅 10°~20°,内旋低于 10°,上举小于 90°。

3. 缓解期　又称为末期、解冻期或恢复期。持续 5~26 个月,肩关节活动度逐渐恢复。该期不仅疼痛逐渐消减,而且随着日常生活、劳动及各种治疗措施的进行,肩关节的活动范围逐渐增加,肩关节周围关节囊等软组织的挛缩、粘连逐渐消除,大多数患者的肩关节功能恢复到正常或接近正常。不过肌肉的萎缩则需较长时间的锻炼才能恢复正常。虽然肩周炎是自限性疾病,但其症状总的持续时间可达 12~42 个月,平均 30 个月。由此表明,肩周炎即使可自发地恢复,但这一过程需要相当长的时间。一般认为,疼痛期时间的长短与恢复期时间的长短相关,即疼痛期时间短者,其恢复期相对也较短,反之则长。症状的严重程度与恢复期时间长短没有相关性,即症状重者,不一定恢复期长,症状轻者,不一定恢复期短。但即使病情得到最大程度的恢复,仍有约 60% 的病例不能完全恢复正常,患肩活动度低于对侧正常肩关节。

(七)诊断与鉴别

详细询问病史,了解症状初发的情况,有无损伤和手术等诱因,症状持续的时间等。了解患者有无其他病史如甲状腺疾病、缺血性心肌病、糖尿病等。体格检查包括患肩外展、外旋和内旋活动度,肩周炎时患肩各个方向的主动和被动活动度均明显降低;了解肩外展、外旋和内旋肌力,肩周炎时肌力降低不明显,但常由于活动度的限制而影响评估。肩周炎的影像学检查一般无明显异常,但最好常规拍摄肩前后位片、腋位片和冈上肌出口位片,与其他相关疾病进行鉴别。

引起肩痛的常见疾病有撞击征、肩袖损伤、冈上肌钙化性肌腱炎、盂肱关节疾病等,颈椎病、颈神经根或臂丛神经受累也可以引起肩痛。与肩周炎明显不同的是,上述疾病肩关节的被动活动度多无明显降低。

二、肩周炎康复评定

(一)关节活动度和肌力测定

肩关节的活动度测定采用测角器测量肩关节的屈、伸、外展、内外旋等活动度,患者的患肩关节外展上举、前屈上举、后伸及内旋等活动范围均小于正常范围。应与健侧进行对照性测量。肌力主要是针对与肩关节活动有关的肌肉进行测定。

(二)疼痛评定

治疗前、中及后期均用同样的方法进行疼痛评定。

(三)日常生活能力评定

肩周疾病可影响患者日常生活能力,患肩需进行日常生活能力评定,如患者有穿脱上衣困难,应了解其受限程度;询问如厕、个人卫生及洗漱(梳头、刷牙、洗澡等)受限的程度;了解从事家务劳动(如洗衣、切菜、做饭等)受限情况等。

(四)Constant-Murley 法

Constant-Murley 法满分为 100 分,包括疼痛(15 分)、日常生活活动(20 分)、关节活动度(40 分)和肌力(25 分)4 个部分,其中 35 分(疼痛和日常生活活动)来自患者主诉的主观感觉,65 分(关节活动度和肌力)为医生的客观检查。该方法是一个全面、科学而又简便的方法。

三、肩周炎康复治疗

肩周炎康复治疗的目标主要为缓解疼痛和恢复关节活动度。对急性期患者,康复治疗应着重减轻疼痛,缓解肌肉痉挛,加速炎症的吸收,疼痛严重者可采取措施使局部暂时制动;对缓解期患者,应强调解除粘连,恢复肩关节活动功能。

(一)药物治疗

对于急性期疼痛明显的患者,如需用药物控制,可选用消炎镇痛、缓解肌肉痉挛的药物,如水杨酸制剂、吲哚美辛(消炎痛)、布洛芬、双氯芬酸(扶他林)等。对疼痛明显并有固定压痛点者可用局部注射,该方法能镇痛、松弛肌肉和减轻炎症水肿。常用醋酸泼尼松龙 0.5~1.0 mL,加 1% 普鲁卡因 2~5 mL 混合液,做痛点注射,1 次/周,2~3 次为 1 个疗程。

(二)物理因子治疗

主要作用是改善肩部局部血液循环,减轻炎症反应,缓解肌肉痉挛,松解软组织粘连。可采用超短波、微波、低频、音频、干扰电、磁疗、蜡疗、红外线、超声波等疗法。

(三)运动疗法

通过运动改善患侧肩的关节活动度、肌力、稳定性和技巧性。急性期主要是促进血液循环和炎症吸收、防止组织粘连和肌肉萎缩、预防关节活动受限;缓解期主要是松解粘连、发展肩关节周围肌肉的力量,从而逐步增加肩关节的活动度。根据不同的病情,选择不同的运动方法。

1. 器械体操　利用体操棒、哑铃、吊环、滑轮、爬肩梯、拉力器、肩关节综合练习器等进行锻炼。应在无痛范围内活动,因为疼痛可反射性地引起或加重肌痉挛,从而影响功能恢复。每次活动以不引起疼痛加重为宜。反之则提示活动过度或出现了新的损伤,宜随时调整运动量。

(1)棍棒操　①双手体前握棒,双臂前屈上举左右摆动;②双手背后握棒,臂后伸左右摆动,并屈肘上提;③双手背后握棒,以健手握棒上端,患手反握棒下端,斜背棒并向健侧外上方拉推。

(2)吊环操 双手握住吊环,通过滑轮装置,以健肢带动患肢做外展和前屈上举动作。

(3)肩梯操 面对或侧对肩梯,前屈或外展患肢,用手指勾住肩梯牵拉患肩。

(4)回转训练 面对回转训练器,调整手柄在滑动杠上的位置,使患肢伸直做绕环回转动作。

(5)拉力操 面对、侧对或背对拉力器,患手握住拉力绳柄,拉动训练患肩相关肌肉。

2.钟摆运动 健侧手臂放在桌上,支持身体,躯体前屈,使肩关节周围肌腱放松,然后做内外、前后、绕臂摆动练习,幅度可逐渐加大,直至手指出现发胀或麻木为止。此时记录摆动时间,然后直腰稍做休息放松,再做持重(1~2 kg)下垂摆动,做同样时间的前后、内外、环绕摆动(30~50次),以不产生疼痛或不诱发肌肉痉挛为宜。也可在俯卧位下进行,即将患肩垂于床外,然后做放松摆动或提重物摆动练习。

3.外旋动作 坐正,双手持平木棍,肘关节紧贴身体,健侧手用力向两侧推拉木棍,带动患侧关节活动;每个动作都应保证手经过身体中心线,身体不要倾斜,重复5~10次。

4.抬臂动作 坐正或平躺,用健侧手扶住患侧手腕,健侧手臂用力向上抬举过头顶,不要弓背,不要曲肘,若开始有困难可适当曲肘,重复5~10次。

5.前屈外展动作 平卧屈膝,将双手置于头颈后方,起始位置是肘关节竖起,后肘部逐渐外展至贴近床面,重复5~10次。

6.跪拜动作 双手掌双膝着地,呈跪拜状,膝关节缓缓弯曲使臀部向后贴近脚跟,双手掌位置不变,使肩关节在躯干带动下尽量前屈上举,让手臂呈上举状,重复5~10次。

7.背部牵拉动作 直立,用健侧手抓住患侧肘关节,抬平患侧手,向对侧施力,牵拉患侧肩背部,初期可以平躺或靠墙支撑,重复5次,每次坚持20 s。

8.摸背动作 直立,双手置于身后,患臂从背后下侧摸背,健臂从肩后向下摸患臂,往往两手臂都很难互相摸到,这时可以用一条毛巾连接两臂,同搓背一样,循序渐进,重复5次。至健侧手可以抓住患侧手。

(四)关节松动术

关节松动术根据关节运动的生物力学原理,在关节面施以微小运动,从而引起骨关节较大幅度的活动,可以起到改善肩部的血液循环及营养代谢、松解组织粘连、增加本体反馈的作用。可对肩关节采用摆动、滚动、推动、旋转、分离和牵拉等手法。附属运动包括长轴牵引、向头侧滑动、向足侧滑动、前后向滑动、侧方滑动、旋转肩胛骨等。生理运动包括前屈、后伸、外展、水平内收摆动、旋转摆动等。在急性期,因疼痛剧烈,应多用Ⅰ级手法,即在肩关节活动的起始端小范围地松动,以1~2次/s的频率进行,时间为45~60 s;在缓解期,因肩关节活动受限,应多用Ⅱ、Ⅲ级手法,即在肩关节活动范围内大幅度地松动,Ⅱ、Ⅲ级手法以是否接触关节活动的终末端来区别,时间为60~90 s。Ⅲ、Ⅳ级手法都接触终末端,对改善活动度效果显著,但若使用不当,可引起较明显的疼痛。每种手法可重复使用2~3次。操作中应注意手法柔软有节律,尽量不引起严重不适,观察患者反映调整强度。

(五)作业治疗

作业治疗是通过目的性的动作设计来改善肩关节各方向的关节活动度。以肩关节内、外旋为中心的训练有3项。①肩关节外展90°位施行的木框挂线训练:木框置于体侧,进行肩关节90°的内、外旋拉径线练习;木框置于上方,得到屈曲位的外展。②肩关节0°位作业:木框置于前下方,在较低的线框进行拉径线操作。③肩关节屈曲90°位作业:通过拉径线操作可使肩关节得到水平内收、外展。改善肩关节内、外旋和增强上肢伸展肌肌力的各种作业及不同位置或动作改善肩关节伸展的作业有砂纸磨光、推拉锯、推重物或推车等。

(六)中医康复治疗

针灸可舒筋通络、行气活血、镇痛。取穴一般以肩关节局部穴为主。推拿为肩周炎常用的治疗手段,能达到改善血液循环、减轻肌痉挛和松解关节粘连的作用。急性期宜疏通经络、活血镇痛;慢性期宜疏通经络、松解粘连、滑利关节。手法一定要轻柔,以免症状加重。一般先在肩部施以推、揉、滚等手法,以放松肌肉,缓解痉挛。再拿或按肩井、肩髃、肩贞、中府、天宗等穴。用推按理筋法,弹拨肱二头肌肌腱、肱三头肌长头及胸大肌止点。再做肩关节的抖动,同时做肩关节各方向轻巧的被动运动,逐渐扩大活动范围,最后以搓、抹等手法结束按摩。

还可选用气功、太极拳、八段锦、易筋经等传统运动疗法。

四、注意事项

在治疗的同时应配合肩部功能锻炼,防止肩关节运动功能低下。要求患者坚持锻炼,持之以恒,循序渐进。营养不良可导致体质虚弱,而体质虚弱又常导致肩周炎,在锻炼的同时需注意补充营养。受凉常是肩周炎的诱发因素,因此,为了预防肩周炎,中老年人应重视保暖防寒,勿使肩部受凉。一旦着凉应及时治疗,切忌拖延不治。

第十节　软组织损伤的康复

一、概述

(一)定义

软组织损伤是指软组织在日常生活中受到强力撞击、扭转、牵拉、压迫,或者因为体质薄弱,劳累过度及风寒湿邪气的侵袭等各种原因导致的损伤,是骨科、康复科常见疾病之一。软组织损伤一般是指骨膜以外、皮肤以下的组织,包括肌肉、软骨、韧带、椎间盘、肌腱及腱膜等的损伤。主要症状是局部疼痛、肿胀、肌肉紧张、功能障碍,患者常有外伤史。

(二)分类

软组织损伤按时间分为急性损伤和慢性损伤。

急性损伤病程在3周以内,主要是暴力损伤所致,包括扭伤、挫伤、牵拉伤、挥鞭样损伤;慢性损伤病程超过3周,多为姿势性劳损、工作性劳损、运动性劳损引起的继发性损害。它不仅包括急性损伤因延误治疗演变而来的疾病,还包括慢性劳损所致的软组织损伤疾病,在临床上这种慢性积累性损伤远远多于急性损伤。在软组织损伤的治疗过程中,如处理得当,可提高组织再生能力,有利于损伤组织的完全再生,减少瘢痕修复;相反,如伤后未及时采取适当措施,血液及渗出液不能及早完全吸收,则可被肉芽组织代替,形成过多瘢痕,不仅不具有原组织的功能,而且可产生瘢痕收缩,发生粘连,引起功能障碍。

(三)临床表现

1. 急性软组织损伤　是由各种原因导致的关节、肌肉、肌腱、韧带等软组织的急挫伤、拉伤、扭伤等。临床表现为局部疼痛、压痛、肿胀、青紫瘀斑、肢体活动功能障碍等。急性软组织损伤多有明确的外伤史,如下楼时不慎足内翻跖屈引起踝关节外侧软组织扭伤;跑动中与其他人或物的撞击,导致撞击伤和挫伤等。患者伤后疼痛剧烈,局部迅速肿胀,肌肉痉挛,肢体随意活动受限。伤处压痛明显,可出现局部青紫淤血、瘀斑,严重者可出现皮下血肿,波动征阳性。而严重的损伤如软组织完全断裂,患者的疼痛常常反而不剧烈,但是会出现关节不稳、畸形及功能障碍等。损伤后 2 周左右,淤肿大部分消退或转为黄褐色,疼痛逐渐消失,功能恢复或轻度障碍。少数损伤较重的患者,恢复期较长,局部仍有肿胀或有硬结,隐隐作痛,肢体活动有不同程度的受限。X 射线检查排除受伤的骨折、脱位及骨病等。

2. 慢性软组织损伤　是由急性损伤延误治疗演变而来,或治疗不彻底或单一劳动姿势、持久负重所引起的累积性损伤,加之环境潮湿寒冷,引起局部软组织的变性、增生、粘连等病理改变。长期慢性劳损,如持续在不良姿势下工作(伏案低头作业),使肌肉长时间过度紧张、痉挛,在肌肉筋膜组织中产生变性、肥厚,形成纤维小结而引起较广泛的疼痛。在寒冷潮湿的环境下,可使局部血液循环发生改变,血管收缩、缺血,从而造成局部纤维组织炎症。长期处于紧张状态可使肌肉张力增加,甚至痉挛,产生反射性深部疼痛过敏,经过疼痛-痉挛-疼痛的过程,使疼痛加重,形成恶性循环。伴有焦虑症的患者对疼痛的反应更敏感而强烈。临床表现为局部酸胀、钝痛或刺痛,无力或沉重感,症状不剧烈、不持续,在休息或变换体位时减轻,但活动过度、劳累、负重过久时加重,局部压痛不明确,或有相对固定的压痛点,或仅能指出局部大片不适,无神经刺激征,有的患者可出现方向选择性,即在某一方向上的重复运动可使症状缓解,而其他方向的运动可导致症状加重,通常不会出现出血或淤血等表现。

二、软组织损伤康复评定

(一)康复问题

软组织损伤的康复问题主要包括疼痛、功能障碍与结构异常、日常生活活动受限、社会参与受限及心理障碍 5 个方面。

1. 疼痛　急性软组织损伤疼痛往往十分剧烈,慢性软组织损伤可表现为局部酸胀、钝痛或刺痛,严重影响患者的日常生活。

2. 功能障碍与结构异常　软组织损伤常导致患者感觉功能、运动功能、平衡功能障碍。患者常因疼痛、肌肉痉挛、关节囊和其他软组织的挛缩及粘连而直接导致关节活动受限。部分患者由于长期疼痛和功能受限,还可能出现心理功能改变。软组织损伤后结构异常主要表现为组织纤维断裂、血管断裂、局部炎症反应及组织增生与修复。

3. 日常生活能力受限　软组织损伤患者由于疼痛和功能障碍,日常生活能力不同程度受限。根据受损部位和程度的不同,可表现为穿衣、吃饭、行走、上下楼梯、做家务及个人护理等活动能力不同程度受限。

4. 社会参与受限　由于软组织损伤导致的疼痛及功能障碍,患者可出现不同程度的社会参与受限。社会参与受限主要表现为对工作、社会交往、休闲娱乐及社会环境适应等方面的影响。

5. 心理障碍　软组织损伤患者可因严重而持续的疼痛造成情绪波动不稳,严重者可产生焦虑和忧郁,如果病程迁延较长则可能产生悲观失望。

(二)评定项目

1. 感觉功能评定　主要包括感觉功能评定和疼痛评定。治疗前、中、后期均用同样的方法进行

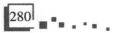

评定。感觉功能的评定主要指一般感觉的评定,包括浅感觉、深感觉和复合感觉。疼痛是一种主观的不愉快的感觉和情绪体验,由于病因复杂且常有相关疾病,难以定性定量,但需设法将其量化,以进行客观判断与对比。主要采用以下方法。

(1)压力测痛　压力测痛适用于肌肉系统疼痛的评测。压痛检查时,首先找出受试者体表的痛点,将压力测痛计的测痛头平稳对准痛点逐渐施加压力,听取受试者的反应,根据所施压力的强度及反应程度判断疼痛的性质与程度。压力测痛计给出压力定量,受试者出现疼痛反应时(压力测痛计达到一定压力强度)为痛阈,继续加力至不可耐受时的压力强度为耐痛阈。记录测痛区的体表定位、痛阈、耐痛阈的数值及测试时间等。

(2)视觉模拟评分法　视觉模拟评分法(visual analogue scale,VAS)是目前广泛使用的临床评测法,简便可靠。通常在纸上或尺上画 10 cm 长的直线,按毫米画格,以 0~100 之间的某点表示疼痛程度,在直线左端附注"无痛",右端附注"极痛"。让受试者目测后在直线上用手指、笔画或移动评分尺上的游标,然后,在线上或尺上某一点标出自己疼痛的相应位置以表示疼痛的程度。

(3)口述描绘评分法　口述描绘评分法(verbal rating scales,VRS)的特点是列举一系列从轻到重依次排列的关于疼痛的描述性词语,让受试者从中选择最适合的能够形容自身疼痛程度的词语。目前,VRS 有不同的评级分,如 4 级评分、5 级评分、6 级评分、12 级评分和 15 级评分 5 种方法。

2.运动功能评定　包括关节活动范围、肌力及肌耐力评定。疼痛、炎症及软组织结构异常可明显影响关节的运动功能,包括活动范围、肌力和耐力等。因此应当对受累肢体的活动范围、肌力及肌耐力进行评定。当患者出现软组织损伤时,常表现为典型的疼痛步态。患肢负重时有疼痛,患者常力图缩短患肢支撑相,以减少患肢负重疼痛,常使对侧下肢摆动加速,步长缩短,致使左、右不对称,故又称为短促步。可通过肉眼观察或三维步态分析系统对步态进行评估。

3.平衡与协调功能评定　人体平衡的维持需要取决于以下几个方面:正常的肌张力,使人体能支撑自己并能抗重力运动,但又不会阻碍运动;正常的感觉输入,包括视觉、本体感觉及前庭的信息输入;脑部的整合作用,对所接受的信息进行分析、加工,并形成产生运动的方案;交互神经支配或抑制,使人体能保持身体某些部位的稳定,同时有选择性地运动身体的其他部位;骨骼肌系统能产生适宜的运动,完成大脑所制订的运动方案。软组织损伤常影响运动的稳定性与协调性,因此平衡功能评定十分重要。评定方法包括主观评定和客观评定两个方面。主观评定是以观察和量表为主,客观评定主要是使用平衡测试仪进行评定。协调是指人体产生平滑、准确、有控制的运动能力,协调与平衡密切相关。软组织损伤往往影响患者的协调功能,临床上常采用肉眼观察、量表评分或三维运动分析系统进行评估。

4.日常生活能力评定　软组织损伤常造成患者日常生活活动受限,临床上日常生活能力的评定量表有 Barthel 指数评定量表、Katz 指数分级评定量表、PULSES 功能评定量表、功能独立性评定量表(FIM)、功能活动问卷(FAQ)等。Barthel 指数是目前临床应用最广、研究最多的一种 ADL 评定方法,简单、灵敏,可信度高,不仅可用来评定治疗前后的功能状况,而且可预测治疗效果、住院时间及预后。

Barthel 指数包括 10 项内容,根据是否需要帮助及其程度,分为 0、5、10、15 分 4 个功能等级,总分为 100 分,得分越高,依赖性越低、独立性越好。

5.社会参与能力评定　软组织损伤可不同程度直接或间接影响患者的职业、社会交往及休闲娱乐。对可能存在的社会参与受限进行评估是康复评定不可或缺的部分,如职业评定、生存质量评定等。可以借鉴 WHO 推荐的"国际功能、残疾和健康分类"(ICF)评估内容和评分系统,也可进行相关的职业能力评估。

6.心理评定　慢性软组织损伤患者常有不同程度的心理问题,常见的精神症状评定包括抑郁和焦虑。流行病调查抑郁症自评量表是美国国立精神卫生研究院的流行病学研究中心 Sirodff 编制的抑郁量表,适用于正常人群中抑郁症状的筛选,了解精神障碍患者的抑郁症状在康复过程中的发展变化等。常用的焦虑量表有汉密尔顿焦虑量表和 Zung 于 1971 年编制的焦虑自评量表。

三、软组织损伤康复治疗

(一)康复治疗的基本原则

1.急性软组织损伤的治疗原则

(1)早期　受伤 48～72 h 内。此期为炎症反应期,主要表现为局部的红、肿、热、痛,伴活动受限。治疗应遵循 PRICE 原则。PRICE 的含义:①P(protection),保护;②R(rest),休息;③I(ice),冷疗;④C(compression),加压包扎;⑤E(elevation),抬高患肢。PRICE 的顺序:①停止运动,保持不动;②了解受伤程度;③在患部敷上冰袋,感觉消失或 15～20 min 后移开,休息 30 min;④用弹力绷带固定包扎冰袋或用适当厚度的海绵置于伤部,用绷带稍加压力进行包扎,24 h 后拆除,根据伤情再做进一步处理;⑤把患部举到比心脏高的位置;⑥根据损伤的程度,每 1～2 h 用冰袋冷敷,直到患部疼痛缓解为止;⑦睡觉时拆除弹力绷带,但仍要把患部举到比心脏高的位置;⑧次日清晨重新进行一次 PRICE 处置;⑨若受伤严重,以上程序坚持做 2～3 d。

(2)中期　受伤 72 h 至 7 d。此期为肉芽形成期,表现为局部淤血、肿胀减轻、疼痛缓解。治疗原则:冷疗改为热疗,保护休息改为适当活动,其他同早期。

(3)后期　受伤 7 d 以后。此期为组织愈合期,表现为肿胀、疼痛消失,但局部僵硬,活动时无力。治疗原则:在中期基础上,逐渐增加肌力、关节活动度及软组织的柔韧性、协调性训练。

2.慢性软组织损伤的治疗原则　①治疗前应排除骨折、肿瘤、结核等破坏性病变。②局部保暖,防止受凉,可行热敷等治疗。③治疗目标是缓解疼痛、减轻炎性水肿、改善关节活动度、增强肌力、恢复关节功能、改善生活质量。

(二)急性软组织损伤的治疗

1.早期　伤后立刻制动、冷敷、加压包扎并抬高伤肢,降低损伤部位的血流,最大限度地减少该部位的肿胀和疼痛;若疼痛剧烈,可服用镇痛剂。在此阶段,通常采用 PRICE 方法。

(1)保护和休息　一旦发生损伤,就诊者必须停止使用受伤部位,避免负重活动。保护和休息的目的是避免进一步损伤并减少流入损伤部位的血流。下肢有出血的软组织损伤后,在 2 d 内患者的损伤区域不应该负重,在此期间,患者最好借助拐杖行走。

(2)冷疗　是指运用比人体温度低的物理分子(如冷水、冰、冷冻剂等)刺激来进行治疗的一种物理治疗。冷疗主要是通过降低组织温度,使周围血管收缩,减少局部血流量及伤部充血现象,减轻周围神经传导速度,有止血、退热、镇痛和防肿的作用。冷疗可将毛巾用冷水浸透敷在伤部,约 2 min 换 1 次,或将冰块装入袋内进行外敷,每次 20 min 左右。冰袋以碎冰为宜,尽量与损伤部位吻合。根据出血情况决定加压冰敷的时间,一般 5～8 min。取下冰袋后,仍需局部加压。损伤部位严重出血,可以休息 2～4 min 后再次加压冰敷。有条件者可用冷镇痛气雾剂喷涂伤部,常用的为烷类冷冻喷射剂,使用时应距离皮肤 30～40 cm 垂直喷射,时间为 5～10 s。有时为了加强麻醉作用,可在停止喷射 20 s 后再喷射 1 次,但喷射次数不能过多,一般不超过 3 次,以免发生冻伤。喷射冷镇痛气雾剂后,伤部疼痛减轻或消失,温度下降并有麻感。但面部损伤不宜用此法。

2.中期

（1）注射治疗　急性处理后局部仍疼痛明显，影响生活质量的可用 0.5%~1% 利多卡因 2~5 mL 加曲安奈德注射液 5~10 mg 或复方倍他米松注射液 2.5~5 mg 做痛点注射。

（2）物理因子治疗　可给予热敷（每次热敷 20~30 min，3~4 次/d；也有人主张用冰袋及热疗交替进行刺激，可以使血管舒张及收缩交替出现，达到镇痛作用）。并给予中频、超声波、经皮电刺激镇痛、消肿、减少粘连和瘢痕形成。

（3）运动治疗　疼痛缓解后，即应开始受伤肢体主、被动小范围运动，减轻粘连、延缓肌肉萎缩、改善关节活动。注意训练强度要渐进进行，以免引起新的损伤。

（4）辅具治疗　必要时用黏膏支持带或矫形器保护关节和韧带。

（5）中医治疗　推拿（手法应从轻到重，从损伤周围到损伤局部），针灸，外贴活血膏，或外敷活血、化瘀、生新的中草药等加速血液循环的方法可促进创伤恢复。

3.后期

（1）物理因子治疗　同上。

（2）运动治疗　局部肿痛消失，去除固定后要认真进行受伤关节周围各组肌肉肌力、关节活动度、平衡、协调性及柔韧性训练，以重建关节的稳定性，使其功能尽快恢复到正常水平。

（三）慢性软组织损伤的治疗

1.物理因子治疗　物理因子治疗可对慢性软组织损伤产生消炎镇痛、改善循环、防止粘连的作用，包括各种热疗法如红外线照射（辐射热）、热敷或蜡疗（传导热）、高频电疗（内生热）等；低中频电疗包括经皮神经电刺激（TENS）、间动电、低频调制中频等；超声波疗法；石蜡疗法等。

2.运动治疗　运动治疗应用徒手或借助于器械，以及让患者参与的各种运动，可改善慢性软组织损伤所导致的疼痛、功能障碍与结构异常、日常生活活动受限、社会参与受限等问题。常用的方法有改善和维持关节活动度训练（关节活动范围训练）、增强肌力训练、平衡功能训练、移动及步行训练、神经生理与发育疗法等。由医生根据患者的健康状况、心血管及运动器官的功能状态，为准备接受运动疗法的患者制订运动内容、运动量及运动中的注意事项，严格把握适应证和禁忌证，防止运动损伤。

3.作业治疗　软组织损伤导致日常生活活动受限的患者，可根据情况选择相应的治疗性作业治疗活动、功能性作业活动或日常生活能力训练。

4.康复辅具　软组织断裂、关节不稳、关节脱位的患者，酌情使用矫形技术实施保护固定。日常生活能力受限的患者，酌情使用辅具。

5.中医治疗　中医治疗包括针灸及推拿治疗，可起到减轻疼痛、舒筋活血、缓解肌肉痉挛及防止粘连等作用。

6.贴扎技术　贴扎技术的目的是减轻疼痛，改善局部循环，舒缓紧绷痉挛的肌肉。

7.健康教育　改变生活习惯，减少长时间站立、坐姿及伏案工作，采用正确的坐姿，选择合适的枕头和睡觉姿势；急性发作期要求动静结合，疼痛剧烈时，可给予短时期休息，用辅具予以支持并制动患处，对于促进炎症的吸收和消退有好处；疼痛缓解后应鼓励患者逐渐活动，以避免局部组织粘连，促进局部血液循环，缓解疼痛；解除患者的思想顾虑，增强治疗的信心。

（郑州大学第一附属医院　张　天）

第七章

内脏疾病的康复

学习目标

1. 冠心病的主要功能障碍;冠心病康复治疗的分期、治疗目标及基本方法。
2. 呼吸训练的适应证和禁忌证;重建正常呼吸模式的训练方法。
3. 糖尿病的综合治疗方法;运动疗法的适应证和禁忌证;糖尿病患者的运动处方;糖尿病足的预防和护理。

第一节 冠心病的康复

一、概述

(一)定义

冠状动脉粥样硬化性心脏病是冠状动脉血管发生动脉粥样硬化病变而引起血管腔狭窄或阻塞,造成心肌缺血、缺氧或坏死而导致的心脏病,常被称为冠心病。但是冠心病的范围可能更广泛,还包括炎症、栓塞等导致的管腔狭窄或闭塞。WHO 将冠心病分为 5 种临床类型:无症状心肌缺血(隐匿性冠心病)、心绞痛、心肌梗死、缺血性心力衰竭(缺血性心脏病)和猝死。临床上常分为稳定型冠心病和急性冠脉综合征。

(二)流行病学

冠心病是动脉粥样硬化导致器官病变的最常见类型,也是严重危害人类健康的常见病。本病多在 40 岁以后发生,男性多于女性,脑力劳动者较多,目前我国年发病率为 120/10 万人,年平均死亡率男性为 90.1/10 万人,女性为 53.9/10 万人。我国冠心病不如欧美国家多见,但近年来发病呈增长趋势。

(三)危险因素

1. 不可改变的危险因素

(1)年龄和性别 本病多见于 40 岁以上者,49 岁以后进展较快,但近年来有年轻化的趋势。另外,与男性相比,女性发病率较低,因为雌激素有抗动脉粥样硬化的作用,故女性在绝经期后发病率迅速增加。

(2)家族史 有冠心病、糖尿病、高血压、血脂异常家族史者,冠心病的发病率增加。家族中有在年龄<50 岁时患本病者,其近亲得病的机会可 5 倍于无这种情况者。

2. 可改变的危险因素

(1)高血压 60% ~70% 的冠状动脉粥样硬化患者有高血压,高血压患者患本病的机会较血压正常者高 3 ~4 倍。收缩压和舒张压增高都与冠心病的发生有关。

(2)高脂血症 脂质代谢异常是动脉粥样硬化最重要的危险因素。近年来的研究发现,总胆固醇、三酰甘油、低密度脂蛋白胆固醇或极低密度脂蛋白胆固醇增高及高密度脂蛋白胆固醇减低都是危险因素。

(3)糖尿病 糖尿病患者不仅冠心病发生率较非糖尿病者高出数倍,且病变进展迅速。另外,冠心病患者糖耐量减低也十分常见。糖尿病患者常有凝血因子Ⅷ增高及血小板功能增强,加速动脉粥样硬化血栓形成和引起动脉管腔的闭塞。糖尿病患者通常伴有高三酰甘油血症或高胆固醇血症,会增加患冠心病的风险。

(4)吸烟 吸烟者患心脏病的风险是不吸烟者的 2 倍以上,并且吸烟者的死亡风险更高。另外,不吸烟的人长期吸二手烟也会增加患心脏病的风险。

(5)缺少体力活动 研究发现,不运动的人比进行轻到中度体力活动的人患心脏病的概率更高,并且二者死亡率也有明显差异。

(6)肥胖 肥胖也是动脉粥样硬化的危险因素,肥胖可导致血浆三酰甘油及胆固醇水平增高,并常伴发高血压或糖尿病。近年研究认为肥胖者常有胰岛素抵抗,导致动脉粥样硬化的发病率明显增高。

(7)心理社会因素 心理社会因素包括环境应激源和个性特征模式两个方面。暴露于应激源可以指急性的一次应激,也可以指高度紧张工作条件下的长期慢性紧张。个人应对环境紧张的行为反应包括抑郁等心理因素,还包括不健康的生活方式,如吸烟、不合理的饮食习惯、过量饮酒、缺乏运动等。研究认为,沮丧和敌意等情绪因素对冠心病发病率和病死率的影响独立于传统危险因素之外。

(四)临床表现

1. 症状

(1)典型胸痛 由体力活动、情绪激动等诱发,患者突感心前区疼痛,多为发作性绞痛或压榨痛,也可为憋闷感。疼痛从胸骨后或心前区开始,向上放射至左肩、臂,甚至小指和环指,休息或含服硝酸甘油可缓解。胸痛放散的部位也可涉及颈部、下颌、牙齿、腹部等。胸痛也可出现在安静状态下或夜间,由冠状动脉痉挛所致,也称变异型心绞痛。如胸痛性质发生变化,如新近出现的进行性胸痛,痛阈逐步下降,以至稍事体力活动或情绪激动甚至休息或熟睡时亦可发作。疼痛逐渐加剧、变频,持续时间延长,祛除诱因或含服硝酸甘油不能缓解,此时往往怀疑不稳定型心绞痛。

心绞痛的分级:国际上一般采用加拿大心血管协会分级法（Canadian Cardiovascular Society Classification,CCSC）。

Ⅰ级:一般日常活动不引起心绞痛,费力、速度快、长时间的体力活动引起发作。

Ⅱ级:日常体力活动稍受限制,在饭后、情绪激动、寒冷时受限制更明显;平地步行 200 m 以上或登楼 1 层以上受限。

Ⅲ级:日常体力活动明显受限制,以一般速度在一般条件下平地步行 200 m 内或上 1 层楼即可引起心绞痛发作。

Ⅳ级:轻微活动即可引起心绞痛,休息时亦可能出现心绞痛。

(2)一部分患者的症状并不典型,仅表现为心前区不适、心悸或乏力,或以胃肠道症状为主。某些患者可能没有疼痛,如老年人和糖尿病患者。

(3)猝死 约1/3 的患者首次发作冠心病表现为猝死。

(4)其他 可伴有全身症状,合并心力衰竭的患者可出现。

2.体征 心绞痛患者未发作时无特殊。患者可出现心音减弱及心包摩擦音。并发室间隔穿孔、乳头肌功能不全者,可于相应部位听到杂音。心律失常时听诊心律不规则。

(五)主要功能障碍

1.循环功能障碍 冠心病患者往往体力活动减少,从而降低心血管系统的适应性,导致循环功能障碍。

2.呼吸功能障碍 冠心病直接的全身表现是缺氧症状,与循环功能不良有关。而长期的心血管功能障碍可导致不同程度的肺循环功能障碍,使肺血管和肺泡气体交换的效率降低,吸氧能力下降,诱发或加重缺氧症状。

3.全身运动耐力减退 冠心病和缺乏运动可导致机体吸氧能力减退和肌肉萎缩,从而使全身运动耐力降低。

4.代谢功能障碍 冠心病的代谢障碍主要是脂质代谢和糖代谢障碍。脂质代谢障碍主要是血胆固醇和三酰甘油增高,高密度脂蛋白胆固醇降低。脂肪和能量物质摄入过多而缺乏运动是基本原因。缺乏运动还可导致胰岛素抵抗,除了引起糖代谢障碍外,还可促使形成高胰岛素血症和血脂升高。

5.行为障碍 冠心病患者往往伴有不良生活习惯、心理障碍等,也是影响患者日常生活和治疗的重要因素。

6.日常生活能力和职业能力障碍 由于心肺功能的下降,以及全身运动耐力的减退,冠心病患者会出现不同程度的日常生活能力障碍,甚至出现职业能力的减退。

二、冠心病康复评定

(一)心电运动试验

制订运动处方时一般采用分级症状限制型心电运动试验。出院前的评估则采用 6 min 步行试验或低水平运动试验。

(二)超声心动图运动试验

超声心动图可以直接反映心肌活动的情况,从而揭示心肌收缩和舒张功能,还可以反映心脏内血流变化情况,所以有利于提供运动心电图所不能显示的重要信息。运动超声心动图比安静时检查更加有利于揭示潜在的异常,从而提高试验的敏感性。检查一般采用卧位踏车的方式,以保持在运动时超声探头可以稳定地固定在胸壁,减少检测干扰。较少采用坐位踏车或活动平板方式。运动方案可以参照心电运动试验。

(三)行为类型评定

Friedman 和 Rosenman(1974 年)提出行为类型,其特征如下。

1.A 类型 工作主动,有进取心和雄心,有强烈的时间紧迫感(同一时间总是想做两件以上的事），但是往往缺乏耐心、易激惹、情绪易波动。此行为类型的应激反应较强烈，因此需要将应激处理作为康复的基本内容。

2.B类型 平易近人，耐心，充分利用业余时间放松自己，不受时间驱使，无过度的竞争性。

（四）日常生活能力评定

通过对患者的日常生活能力评定，制订和调整康复计划，评定康复效果，确定安排回归家庭或就业。常用的日常生活能力评定方法有改良 Barthel 指数分级法等。

（五）心理状态评定

心理因素是导致冠心病的危险因素。患冠心病后由于活动受限、丧失劳动能力等原因，可能会出现焦虑、抑郁等心理问题，可用焦虑、抑郁评定量表进行评定。

三、冠心病康复治疗

冠心病康复治疗的目的是帮助患者通过努力尽快恢复正常或病前的生活方式，治疗主要是进行有氧训练，配合作业治疗、行为治疗和危险因素纠正。

（一）康复治疗分期及时间

根据冠心病康复治疗的特征，国际上一般将康复治疗程序分为 3 期。

1.Ⅰ期康复 指急性心肌梗死或急性冠脉综合征住院期康复。冠状动脉搭桥术（coronary artery bypass grafting，CABG）或经皮冠状动脉腔内血管成形术（percutaneous transluminal coronary angioplasty，PTCA）是后早期康复也属于此列。发达国家此期已缩短到 3~7 d。Ⅰ期康复实际时间是发病后住院期。

2.Ⅱ期康复 指患者出院开始，至病情稳定性完全建立为止，时间为 5~6 周。由于急性阶段缩短，该期的时间也趋向于逐渐缩短。

3.Ⅲ期康复 指病情处于较长期稳定状态或过渡期过程结束的冠心病患者，包括陈旧性心肌梗死、稳定型心绞痛及隐性冠心病。PTCA 或 CABG 后的康复也属于此期。康复程序一般为 2~3 个月，自我锻炼应该持续终生。

（二）康复治疗基本原则

1.个体化 根据年龄、性别、个性爱好、病情程度、病期、临床表现、治疗目标、心理状态和需求，因人而异制订康复方案。

2.循序渐进 即掌握运动技能和学习适应性过程。

3.持之以恒 训练效果的持续需要长期锻炼。

4.兴趣 兴趣可以提高患者参与并坚持康复治疗的积极性和主动性。

（三）康复治疗的原理

1.改变生活方式 通过适当的活动，减少或消除绝对卧床带来的不良影响，在接受运动指导的同时也可接受饮食、不良习惯、心理、正确对待疾病等方面的指导。

2.抑制病情发展 长期卧床可使回心血量增加，心脏前负荷增加，心肌耗氧量相对增加；血流缓慢，血液黏稠度增加，血栓概率增加；通气及换气功能障碍，排痰困难，易合并肺病。适当的运动可减少以上危险因素发生。

3.改善冠状动脉的供氧能力 可使冠状动脉的血流量增加，心脏侧支循环形成，冠状动脉供血量增加，心脏内在收缩性相应提高。

4. 降低心肌兴奋性 心律失常是冠心病患者死亡的直接原因。已知心肌缺氧、儿茶酚胺浓度增加和吸烟可导致心肌兴奋性增加。运动可改善心肌供氧,降低儿茶酚胺水平。

(四)康复治疗目标

1. Ⅰ期康复 患者可以按正常的节奏连续行走 100~200 m 或者上下 1~2 层楼而无症状和体征。运动能力达 2~3 METs,能够适应家庭生活,患者理解冠心病的危险因素及注意事项,在心理上适应疾病的发作和处理生活中的相关问题。

2. Ⅱ期康复 逐渐恢复日常生活能力,保持并进一步提高心功能,由生活完全自理逐渐恢复至正常社会生活。运动能力达 4~6 METs。

3. Ⅲ期康复 巩固Ⅱ期康复成果,控制危险因素,改善并提高体力活动能力、心血管功能,恢复发病前的生活和工作。运动能力达 7~8 METs。

(五)适应证

1. Ⅰ期 患者生命体征稳定,无明显心绞痛,安静时心率<110 次/min,无心力衰竭、严重心律失常和心源性休克,血压基本正常,体温正常。

2. Ⅱ期 与Ⅰ期相似,患者病情稳定,运动能力达到 3 METs 以上,家庭活动时无显著症状和体征。

3. Ⅲ期 临床病情稳定者,包括陈旧性心肌梗死、稳定型劳力性心绞痛、隐性冠心病患者,冠状动脉分流术和腔内成形术后患者,心脏移植术后患者,安装起搏器后患者。过去被列为禁忌证的一些情况如病情稳定的心功能减退、室壁瘤等现正在被逐步列入适应证的范畴。

(六)禁忌证

1. Ⅰ期 不稳定型心绞痛;血流动力学不稳定,包括血压异常、严重心律失常、心力衰竭或心源性休克;严重合并症,包括体温超过 38 ℃、急性心肌炎或心包炎、未控制的糖尿病、新近的血栓或栓塞;手术切口异常;出现新的心电图心肌缺血改变;患者不理解或不合作康复治疗。

2. Ⅱ期 与Ⅰ期相似。

3. Ⅲ期 ①绝对禁忌证:主要为临床情况不稳定的患者,包括未控制的心力衰竭或急性心力衰竭,严重左心功能障碍,血流动力学不稳的严重心律失常(室性或室上性心动过速,多源性室早,快速型房颤、三度房室传导阻滞等),不稳定型或增剧型心绞痛,急性心包炎,心肌炎,心内膜炎,严重的未控制的高血压(安静时血压>210/110 mmHg),急性肺动脉栓塞或梗死,肺水肿,全身急性炎症、发热、传染病和下肢功能障碍,确诊或怀疑主动脉瘤,严重主动脉瓣狭窄或主动脉瓣下狭窄,血栓性脉管炎或心脏血栓,精神病发作期或严重神经官能症。②相对禁忌证:严重高血压(安静时血压>180/100 mmHg),运动时低血压或其他严重血压反应异常,明显心动过速或过缓,中度瓣膜病变和心肌病,肺动脉高压,心脏明显扩大或代偿期心力衰竭,高度房室传导阻滞及高度窦房阻滞,严重冠状动脉左主干狭窄或类似病变(安静时 ST 段压低>0.2 mV),严重肝、肾、甲状腺疾病及严重糖尿病,电解质紊乱,慢性感染性疾病,运动会导致恶化的神经肌肉疾病、骨骼肌肉疾病或风湿性疾病,晚期妊振或妊振有合并症者,重症贫血,明显骨关节功能障碍,运动受限或可能由于运动而使病变恶化,明显情绪应激或压抑。

(七)康复治疗方案

1. 冠心病Ⅰ期康复 根据患者的自我感觉,病情无加重、生命体征稳定、无并发症即可进行,尽量进行可以耐受的日常生活。

(1)床上活动 一般在床上做四肢各关节的主动、被动活动。从远端肢体的小关节活动开始,活动时呼吸自然平稳,若没有任何症状,逐渐增加活动量,自己进食,垂腿于床边,吃饭、洗脸、刷牙、穿衣等日常生活活动可早期进行。

(2)坐位训练 坐位训练是重要的康复起始点,开始坐时可有依托。如被子、枕头放在背后,将床头抬高。在依托坐位适应之后,患者可逐步过渡到无依托坐位。

(3)步行训练 从床边站立开始,在站立无问题后开始床边步行,病房内行走,再到走廊里。早期步行训练可在运动平板上进行,开始用坡度为0、1.6 km/h的速度步行10~15 min,随着耐力的改善,速度可以逐渐增加至4.8 km/h。活动时心率增加应<10次/min,并且不应出现心律失常、血压降低等不良反应。如果在训练中血压开始降低应该停止训练。这时可进行渐进性作业治疗活动。增强自我照顾和日常生活能力,经2周的康复治疗,运动能力一般达2~3 METs。

(4)上下楼 上下楼活动是保证患者出院后在家庭活动安全的重要环节。下楼的运动负荷不大,上楼的负荷取决于上楼的速度,必须保证缓慢上楼速度,一般上一台阶可稍休息片刻,以保证不出现任何不良表现。

(5)心理康复和宣传教育 患者急性发病后会出现焦虑和恐惧感。康复治疗师必须安排对患者进行心理治疗、医学常识教育,使患者了解冠心病的发病特点、注意事项、防止复发的方法。还要进行不良习惯教育,如保持大便通畅、低盐规律饮食、良好的个人修养等。

2.冠心病Ⅱ期康复 常用的锻炼方法是行走。每天进行室内外散步,并逐渐增加其耐力,在活动强度为最大心率的40%~50%时,一般无须医护监测。而进行较大强度活动时,可采用远程心电图监护系统监测,或由有经验的康复治疗人员观察康复治疗的进程,以确保安全性。无并发症的患者在家属帮助下逐步过渡到无监护活动。应循序渐进,安全提高运动负荷。可参与Ⅱ期康复程序,每周门诊随访一次,任何不适均应暂停运动,及时就诊。

这一阶段一般需要6~12周。无明显异常表现的患者进行6~8周即可到达6 MTEs的运动负荷,并顺利进入冠心病的Ⅲ期康复。

3.冠心病Ⅲ期康复 完成这期康复计划大约需12周,此时期的运动试验证实患者可安全完成7~8 METs的运动强度,为了保持改善的身体状况,更进一步提高耐力,改善心血管功能,应继续保证锻炼。

(1)运动方式 包括步行、登山、游泳、骑车、慢跑、打太极拳等。近年来肌力练习和循环力量训练是新的有氧训练的方法,左心室功能良好的患者应用这些方法危险性很低,但左心室功能损害患者肌力训练可能出现失代偿,所以此类患者和有不稳定型心绞痛、心律失常的患者不应做这些训练。

(2)训练方式 可分为间断性和连续性运动。间断性运动是指基本训练期间有若干次高峰靶强度,高峰强度之间强度降低。优点是可以获得较高的运动强度刺激,同时时间较短不至于引起不可逆的病理性改变。缺点是需要不间断地调节运动强度,操作比较麻烦。连续性运动是指训练时期的靶强度持续不变。优点是简便,患者相对比较容易适应。

(3)运动量 运动量要达到一定的阈值才能产生训练效应,一般认为每周的运动总量为2.9~8.4 kJ(相当于10~30 km)。每周运动量小于2.9 kJ只能达到维持身体活动水平的目的,不能提高运动能力。每周运动量大于8.4 kJ则不再增加训练效应。运动总量的要求无明显性差异。合适运动量的主要目标是运动时稍稍出汗,轻度呼吸加快,早晨起床时感觉舒适,无持续的疲劳和其他不适感。

(4)运动时间 指每次运动锻炼的时间。每次运动的持续时间应根据每个患者的运动耐受情况而个体化处理。一般是热身运动5~10 min达到靶心率,中等强度15~20 min,再进行5~10 min

的整理运动,每周训练的次数国际上多采用3~5 d的频率。

(5)注意事项 ①参加训练前应进行充分的体检。②康复训练过程中要注意循序渐进,保证一定的活动量,活动中所有上肢超过头顶的活动,均应看作高强度的运动,应尽量避免或减少。③应定期检查和修正运动处方,避免过度训练。④药物治疗发生变化时,要注意相应地调整运动方案。⑤患者出现任何不适均应停止训练。

(6)性功能障碍及康复 患者遭受心脏意外事件后的康复治疗中,恢复正常性功能常是其目标之一。有两项间接试验可了解患者有无能力。一是上两层楼试验(尽可能快地上两层楼梯,可同时行心电监测)。通常性生活中心脏排血量约比安静时提高50%,这和快速上两层楼梯的反应性相似。二是观察患者能否完成5~6 METs的活动,因为性生活时最高能量消耗相当于4~5 METs。

冠心病Ⅲ期的康复治疗可能需要6~12个月,要帮助和鼓励患者坚持按运动处方的要求进行,持之以恒,维持康复效果。

(八)康复疗效

康复运动可以促进冠状动脉侧支循环的形成,改善心肌供血。积极进行康复锻炼者比不进行康复锻炼者的死亡率可以降低29%,致死性心肌梗死发生率降低25%。因此,有规律的康复运动通过降低心肌耗氧量,促进侧支循环的形成及稳定斑块,不仅可以帮助冠心病患者缓解症状,改善心功能,提高运动耐量,降低再入院率及猝死率,还可改善患者的精神状态,增强自信心,提高患者的生活质量,在生理、心理、社会、职业和娱乐方面达到理想状态。

(郑州大学第一附属医院　何宗颖)

第二节　呼吸系统疾病的康复

一、概述

人的机体与外界环境之间进行气体交换过程称为呼吸(respiration)。实现呼吸的结构,我们称之为呼吸系统。呼吸系统的主要功能是机体与外界进行气体交换,即吸入氧,排出二氧化碳。呼吸系统的结构组成包括呼吸道、肺泡和胸廓等。呼吸道是气体进出肺的通道,肺泡是氧与二氧化碳交换的主要场所。呼吸道的通畅与肺泡正常才能保证呼吸系统的通气功能及换气功能。胸廓的节律性运动是实现肺通气的原动力,而胸廓的运动依赖于呼吸肌的正常舒缩功能。

(一)呼吸系统的主要结构

呼吸系统主要由呼吸道和肺两部分组成。呼吸道包括鼻、咽、喉、气管和支气管,是传送气体的通道。肺包括支气管在肺内的各级分支和大量的肺泡。前者是呼吸通道的一部分,后者是气体交换的场所。

实施呼吸过程有赖于呼吸肌的收缩与舒张。呼吸肌的节律性舒缩可产生胸腹部同步的起伏,即呼吸运动。呼吸肌是指与呼吸运动有关的肌肉,包括肋间肌、膈肌、腹壁肌、胸锁乳突肌、背部肌群、胸部肌群等。

(二)呼吸运动的调节

根据机体内外环境的变化,节律性呼吸运动受中枢神经系统及化学感受器等的调节和控制。

1. 呼吸中枢与呼吸节律的形成　呼吸中枢是指中枢神经系统内产生和调节呼吸运动的神经元群所在的部位，即大脑皮质、间脑、脑桥、延髓和脊髓等部位。不同部位对呼吸节律的产生和调节中起不同的作用。正常呼吸运动是在各级呼吸中枢的相互配合下实现的。因此，呼吸中枢的病变或损伤会首先导致呼吸节律的改变。

2. 呼吸的反射性调节　呼吸运动的节律性主要是起源于脑，同时还可受到呼吸器官本身及循环系统中化学感受器（外周化学感受器）和中枢化学感受器等传入的信息反射性调节。

（1）化学感受器　外周化学感受器包括颈动脉体和主动脉体，这些感受器主要感受动脉血中的氧分压、二氧化碳分压或 H^+ 浓度的变化，并根据变化结果向延髓发送相应的信息，反射性地调节呼吸的深浅及快慢。

中枢化学感受器位于延髓腹外侧部的浅表部位。其主要是根据脑脊液及局部细胞外液中的 H^+ 浓度高低来调节呼吸运动。中枢化学感受器与外周化学感受器不同，它不感受缺氧的刺激，而是主要监测 H^+ 的浓度变化，对 H^+ 的敏感性比外周化学感受器高。

（2）呼吸器官本身引起的反射　包括肺牵张反射、呼吸肌本体感受性反射、咳嗽反射、喷嚏反射等，它们在特定的条件下也参与呼吸运动的调节。

（三）呼吸运动的动力

呼吸有赖于胸廓容积节律性的变化。吸气时胸廓前部肋骨向外上方移动，膈肌收缩时平面下移，挤压腹内容物使腹部向外隆起，胸廓内容积扩大；呼气时则前部肋骨向内下方移动，膈肌松弛，腹部回缩，胸廓内容积缩小。

平静呼吸时，吸气为主动运动，由膈肌和肋间外肌收缩启动。呼气为被动运动，即膈肌和肋间外肌的舒张（放松）所致。在一定强度的运动或情绪激动时，吸气和呼气均可成为主动运动。用力吸气时，深度加大，进入肺的气体量增多，这时除了膈肌、肋间外肌收缩外，胸锁乳突肌、背部肌群、胸部肌群等均可能主动收缩，使胸廓更迅速地进一步扩张；用力呼气时，除了膈肌、肋间外肌的舒张放松外，肋间内肌、腹肌等主动参与收缩，使胸廓更快地进一步缩小。

吸气运动时，胸廓的扩张使胸腔产生负压，带动肺扩张。肺体积变大，外界气压大于肺内气压，气体沿气压梯度经气管、支气管流入肺脏；呼气时，由于胸廓回缩，胸腔负压减小或正压，肺回缩，体积变小，外界气压低于肺内气压，已经过肺内交换过的气体排出体外。呼吸运动过程中，肺体积会有节律地增大和缩小，肺内的支气管内径也会随肺对其牵拉和放松的节律而增宽和变窄。内径较小的细支气管无软骨支撑，管壁薄。因此随着吸气、呼气时胸膜腔内压的改变而扩大、缩小。如果呼气期较短和（或）肺内支气管内径狭窄，则会造成肺内支气管内径过早关闭或不畅，肺泡内大量的气体不能顺利地排出，肺残气量增加。

膈肌的收缩和舒张可引起腹腔内的器官位移，可造成腹部的起伏，这种以膈肌活动为主的呼吸运动称为腹式呼吸；肋间外肌收缩和舒张时主要表现为胸部的起伏，以肋间外肌舒缩运动为主的呼吸运动称为胸式呼吸。一般平静及健康的情况下呈混合式呼吸，即胸式呼吸和腹式呼吸两种运动同时存在。只有在胸部或腹部活动受限时才会出现某种单一呼吸形式。引起腹式呼吸增强的常见疾病有肺、胸膜及胸壁的疾病，如肺炎、胸膜炎、肋间神经痛、肋骨骨折等；引起胸式呼吸增强的因素有腹部疼痛性疾病和（或）腹腔占位性疾病，常见原因有腹膜炎、大量腹腔积液、肝脾极度肿大、伤口还未愈合的腹部术后、腹腔内巨大肿瘤及妊娠晚期时等。

自然呼吸停止时，可以用人为的方法维持肺通气，这就是人工呼吸。人工呼吸方法很多，如用人工呼吸机进行正压机械通气、气囊辅助呼吸、口对口吹气呼吸、节律地举臂压腹式或挤压胸廓等辅助呼吸方法。

(四)影响呼吸的因素

1.肺通气功能障碍

（1）限制性通气不足 是指吸气时肺泡的扩张受限。原因：①呼吸肌活动障碍；②胸廓的顺应性降低；③肺的顺应性降低；④胸膜腔占位（如气胸、胸腔积液等）。

（2）阻塞性通气不足 是指气道狭窄或阻塞所致的通气障碍。根据阻塞的部位不同可分为中央性和外周性。中央性气道阻塞常引起吸气性呼吸困难，周围性气道阻塞常导致呼气性呼吸困难。中央性气道阻塞常见原因有急性会厌炎、异物（食物、黏痰、呕吐物）误吸入气管等；周围性气道阻塞常见原因有支气管肺炎、慢性阻塞性肺疾病、支气管哮喘等。

2.肺换气功能障碍 包括弥散障碍、肺通气血流比例失调。

二、呼吸功能的评定

(一)临床表现

1.主观症状评定 按日常生活中出现气短、气促症状，可分为6个等级。

0级：虽已有呼吸功能减退，但日常生活能力如常人。

1级：体力劳动时出现胸闷、气短。

2级：平地步行不出现气短，加快速度、上楼梯及上坡时出现气短。

3级：慢走不及百步即可出现气短。

4级：讲话或穿衣等日常活动时出现胸闷、气短。

5级：平静状态下也有气短，无法平卧。

呼吸功能减退时会出现气短，心功能不全时患者同样会感到胸闷、气短，应注意鉴别。同时，该项评定还应考虑精神因素和呼吸道状态这两个重要影响因素。如精神紧张、情绪不稳等；另外，排痰前后气短状况会有所差别。

2.物理检查 临床上，根据患者的情况及可耐受条件，可进行一些物理性的、非创伤性的测试。这些测试方法简单易行，不受复杂条件限制，而且安全可靠。

（1）呼吸困难 健康人在静息状态下呼吸运动稳定而有节律，呼吸频率为16～18次/min。不会感到胸闷、气短等不适。如果患者感觉到呼吸费力，表现出呼吸运动幅度加快、加大，严重时可出现张口呼吸、鼻翼扇动、端坐呼吸，甚至发绀。呼吸频率、深度及节律均可发生改变，我们称之为呼吸困难。引起呼吸困难的原因很多，肺源性呼吸困难主要是呼吸系统疾病引起的肺通气、换气功能障碍所致。临床上可分为3种类型。

1）吸气性呼吸困难 由呼吸道上端狭窄与梗阻引起的呼吸困难，严重时吸气时可见"三凹征"，即胸骨上窝、锁骨上窝和肋间隙出现凹陷。

2）呼气性呼吸困难 由于呼吸道终末端缺乏环状软骨支撑，其狭窄与梗阻时表现为呼气费力，呼气期可听到哮鸣音等。

3）混合性呼吸困难 表现为呼气期、吸气期均感费力，主要由肺换气功能障碍引起。

（2）行走试验 平地行走试验通常选择12 min、6 min、100 m行走等进行测试，用于评价慢性肺病对运动耐受性的影响。

方法：12 min及6 min测试时在规定时间内令受试者尽力向前走，努力走出自己所能达到的最大距离；100 m测试是嘱受试者尽力快走，然后计算受试者走完100 m所需的最短时间。试验前及试验结束时立即检测受试者的心率、血压、呼吸频率、呼吸困难的程度及氧饱和度等。在行走过程

(试验)中,允许受试者放缓速度或暂停,但暂停时间应计入规定试验时间。

注意:行走试验要根据患者的身体具体耐受情况选择时间或距离。如受试者根本不可能走完100 m,此时采用6 min测试为宜。试验时应严密观察受试者的心率、呼吸及面部表情。如果受试者不能耐受,应及时停止,做好应急处置预案。

(3)呼吸肌肌力评定 用力吸气及吹气是分别由吸气肌及呼气肌的做功完成的,其间接反映了呼吸肌的能力。临床上可用能达到的最大吸气压和最大呼气压分别表示吸气肌和呼气肌的力量。方法是用压力计通过口腔内压的测定,判断出呼吸肌的力量。

也可利用腹部隆起时能抬起重量大小不同的方法评定膈肌的肌力。方法是令患者取仰卧位,先教会患者熟悉腹式呼吸,然后在腹部放重物,通过测试腹式呼吸时所抬起的重量大小,粗略地估算膈肌的肌力。

(4)屏气试验 屏气时间长短与肺活量大小相关。常测试用力吸气后屏气时间及用力呼气后屏气时间,每次测试前先把呼吸调均匀,测3次,记录每次屏气时间。屏气试验常用来评定患者治疗前、治疗中及治疗后的效果,为下一步制订治疗方案提供依据。

(5)吹蜡烛试验 根据蜡烛与患者的距离判断患者吹气能力。方法是在受试者面前放置一支点燃的蜡烛,令受试者深吸气后缩唇用力吹气,将蜡烛从远处移近,记录吹熄蜡烛时口唇与蜡烛的最远距离。注意不要等受试者吹气终末、气流减弱时再将蜡烛移至受试者面前,要测出吹出气流最强时蜡烛熄灭的距离。

3.呼吸体位 呼吸困难时常迫使患者采取某种体位试图减轻症状。常见的体位有端坐呼吸、转卧或折身呼吸和平卧呼吸3种。

4.呼吸节律 正常成人静息状态下,呼吸节律是均匀而整齐的。病理状态下会出现各种节律异常变化。呼吸神经中枢受到影响时可出现潮式呼吸(又称为潮式呼吸)、间停呼吸(又称为比奥呼吸)。

(二)血气分析

动脉血气分析结果反映了最终的呼吸效果,它既受通气功能的影响,也受换气功能的影响,甚至受呼吸系统之外因素的影响。严重的呼吸功能障碍可发展为呼吸衰竭。动脉血氧分压(PaO_2)低于8 kPa(60 mmHg),或伴有动脉血二氧化碳分压($PaCO_2$)高于6.65 kPa(50 mmHg),即为呼吸衰竭(简称呼衰)。呼吸衰竭按动脉血气分析可分为两类。

Ⅰ型呼吸衰竭:缺氧无CO_2潴留或伴CO_2降低(Ⅰ型),见于换气功能障碍(通气血流比例失调、弥散功能损害和肺动-静脉样分流)的病例。

Ⅱ型呼吸衰竭:系肺泡通气不足所致的缺氧和CO_2潴留,单纯通气不足,缺氧和CO_2的潴留的程度是平行的,若伴换气功能损害,则缺氧更为严重。

(三)肺功能检查

1.肺容积 安静情况下,测定一次呼吸所出现的容积变化,不受时间限制,具有静态解剖学意义。

潮气量(tidal volume,TV):指平静呼吸时吸入或呼出的气量。正常成人潮气量为400 ~ 600 mL。运动量增加,潮气量增加。慢性阻塞性肺疾病因呼吸深而慢,潮气量也增加。呼吸频率过快时,因不能达到充分的吸入或(和)呼出,潮气量可以下降。

补呼气量(expiratory reserve volume,ERV):指平静呼气末再尽力呼气,多呼出的气量。正常成人补呼气量为900 ~ 1 200 mL。慢性阻塞性肺疾病患者补呼气量可出现下降。

补吸气量(inspiratory reserve volume,IRV):指平静吸气末再尽力吸气,多吸入的气量。正常成人补吸气量为 1 500 ~ 2 000 mL。呼吸系统占位性病变和限制性病变可致补吸气量下降,如气胸、胸腔积液、肺纤维化、胸廓畸形等。

深吸气量(inspiratory capacity,IC):相当于潮气量与补吸气量之和。

肺活量(vital capacity,VC):相当于潮气量、补吸气量与补呼气量之和。正常成人肺活量:男性约为 3 500 mL,女性 2 500 mL。临床常用肺活量实测值与预计值的百分比作为评定指标,小于 80% 为异常。

功能残气量(functional residual capacity,FRC):指平静呼气后肺内残留的气量。

残气量(residual capacity,RV):指深呼气后肺内剩余的气量。反映了肺泡静态膨胀度,具有稳定肺泡气体分压的作用,减少了通气间歇对肺泡内气体分压的影响。限制性疾病残气量与功能残气量减少,阻塞性疾病则增高。正常成人残气量为 1 000 ~ 1 500 mL。

肺总量(total lung capacity,TLC):指深吸气至最大限度时肺内的气量,即深吸气量加上功能残气量为肺总量。肺总量是肺容量指标中判断是否存在肺限制性疾病和疾病程度的最重要指标。

2. 肺通气量 肺通气量是指单位时间内随呼吸运动进出肺的气量和流速,是用来衡量空气进入肺泡及废气从肺泡排出过程的重要指标。

(1)静息每分钟通气量 静息每分钟通气量(minute ventilation at rest,VE)= 潮气量×呼吸频率(次/min)。正常值男性约 6.6 L,女性约 5 L。超过 10 L 为通气过度,可造成呼吸性碱中毒;低于 3.0 L 表示通气不足。

(2)最大自主通气量 最大自主通气量(maximal voluntary ventilation,MVV)是在 1 min 内以最大呼吸幅度和最快的呼吸频率呼吸所得的通气量。该指标常用来评价肺组织弹性、气道阻力、胸廓弹性和呼吸肌的力量。正常值男性约 104 L,女性约 82 L。通常用实测结果所占正常值的百分比作为判断指标,低于 80% 为减少。

MVV 降低:无论是阻塞性或限制性通气功能障碍,均可使之降低。临床常见于阻塞性肺气肿,呼吸肌功能障碍,胸廓、胸膜、弥漫性肺间质疾病和大面积肺实质变等。

通常 MVV 还用来判断气道阻塞的严重程度,了解受检者的呼吸储备力和呼吸肌肌力,作为手术前判断受试者对手术的耐受程度考核指标。

$$通气储备量(\%) = \frac{每分钟最大通气量 - 每分钟静息通气量}{每分钟最大通气量} \times 100\%$$

通气储备被认为是胸部手术术前判断肺功能状况,预计肺合并症发生风险的预测指标,以及职业病劳动能力鉴定的指标。正常值为 >95%。低于 86% 提示通气储备不足,气急阈为 60% ~ 70%。

3. 用力肺活量 用力肺活量(forced vital capacity,FVC)又称为时间肺活量,是深吸气至肺总量后,以最大力量、最快速度所能呼出的全部气量。第 1、2、3 秒所呼出的气量占 FVC 的百分比正常值分别为 83%、96% 和 99%。

第一秒用力呼气量(FEV$_1$)是临床常用来判断通气功能的重要指标。FVC 或 FEV$_1$/FVC 下降反映阻塞性通气功能障碍,如支气管哮喘、慢性阻塞性肺疾病等。

4. 肺泡通气量 肺泡通气量(alveolar ventilation,VA)是指安静状态下每分钟进入呼吸性细支气管肺泡参与气体交换的有效通气量。成人正常值为 3 ~ 7 L。肺泡通气量减少见于慢性阻塞性肺疾病、肺炎、肺不张等通气不足性疾病;增加见于酮症酸中毒、癔症、高通气综合征等肺泡通气过度性疾病。

(四)肺换气功能检查

进入肺泡的氧通过毛细血管进入血液循环,而血中的二氧化碳通过弥散排到肺泡,这个过程称为换气,也称为内呼吸。临床上常通过测定气体分布(gas distribution),通气血流比例(ventilation/perfusion ratio,V/Q)及肺泡弥散功能等来了解肺换气功能。

三、呼吸系统疾病康复治疗

呼吸训练使患者能够熟练地对呼吸运动进行有效控制和调节,保持呼吸道通畅和胸廓及肺组织的顺应性,放松因紧张所致的辅助呼吸肌张力增高,提高呼吸功能潜力以减轻呼吸困难的症状,提高呼吸功能及日常生活质量。对于长期卧床患者、慢性病体质较差者、某些慢性限制性肺病患者等,呼吸训练及治疗可以有效地改善患者缺氧,提高血氧饱和度。

(一)呼吸训练的适应证、禁忌证及目的

1.适应证

(1)慢性阻塞性肺疾病　主要为慢性支气管炎、肺气肿等,炎症引起气管内黏膜水肿、支气管痉挛、分泌物增加及滞留,导致肺通气不畅。

(2)慢性限制性肺疾病　胸膜炎后和胸部术后,胸廓或脊柱畸形,由于限制了胸廓的扩张,导致肺容积下降。

(3)慢性肺实质病变　肺结核、硅肺、尘肺等。

(4)偏瘫、高位截瘫　偏瘫患者偏身瘫痪,同侧呼吸肌也瘫痪;而高位截瘫的患者也会有不同程度的呼吸肌瘫痪。瘫痪大大影响了呼吸运动,降低了呼吸效率。

(5)长期卧床患者　非瘫痪患者卧床数周后,其最大通气量和肺活量可下降25%～50%。通气功能减退的主要原因是肌无力。由于全身肌力减退,呼吸肌肌力也减退。加之卧位时通气阻力增加,不利于胸廓扩张。卧床患者很少迫使肋间肌、膈肌和腹肌用力收缩,即很少完成大吸气和用力呼气。

(6)胸腹部手术后患者　胸腹部手术后,由于疼痛,患者不敢大幅度呼吸,尤其不敢咳嗽,使呼吸运动减退,痰液积聚肺内不能顺利排出。影响患者的后期康复,增加了呼吸系统继发感染的机会。

(7)体质衰弱卧床患者　除了卧床不利因素外,患者多有咳嗽无力、吞咽误吸等情形发生。长期卧床使正常纤毛的功能下降,痰液分泌增加,易反复发生坠积性肺炎。改变体位、痰液引流至关重要。

2.禁忌证

(1)急性心脏病,如不稳定型心绞痛及心肌梗死,尤其治疗时出现难以忍受的胸痛、呼吸困难,应立即停止。严重充血性心力衰竭、呼吸衰竭。

(2)临床病情不稳,感染发热未控制。脊柱和(或)肋骨新近骨折。

(3)血压尚未稳定的急性脑出血患者。

(4)新近出现咯血未有效控制者,不适宜咳嗽训练及胸廓叩击,应注意防止误吸引起窒息。

3.目的　改善通气,缓解限制,提高呼吸功能;提高有效咳嗽功能及促进排痰,保持呼吸道通畅;加强呼吸肌的肌力、耐力及协调性;掌握有效的呼吸方式,恢复患者体能等。

(二)改善通气

1.药物治疗　选用适当的药物可以改善呼吸道通气,常用的药物有两类,即支气管解痉药、化

痰药。前者可扩张气管内径,后者有利于排出气管内阻塞的痰液。

(1)支气管解痉药 根据其作用机制大致可分为以下几类。

1)茶碱类 主要包括氨茶碱、二羟丙茶碱(喘定)、胆茶碱、长效茶碱等。茶碱类药物可口服、肌内注射或静脉用药。

氨茶碱口服0.1~0.2 g,3次/d。

二羟丙茶碱(喘定)的平喘作用略逊于氨茶碱,但其心脏及胃肠道不良反应小,口服0.2~0.3 d,3~4次/d。

近年来应用的长效茶碱制剂,由于采用定量控释技术,可维持血中茶碱浓度保持平稳,有效控制症状,尤其有利于夜间哮喘的治疗,同时还可以减少药物用量,减轻不良反应。12 h服用1片即可。

2)拟肾上腺素药 ①羟甲异丁肾上腺素(舒喘灵)口服2~4 mg,3次/d。此药还有气雾剂和静脉注射制剂。②复方氯丙那林溴己新片(复方氯喘片):1~2片/次,3~4次/d。③海珠喘息定片:2片/次,2~3次/d。④克伦特罗(氨哮素片):1片/次,2~3次/d。此外,还有栓剂,每晚放入肛门1枚。⑤特布他林(博利康尼):1.25~2.5 mg/次,2~3次/d。⑥盐酸丙卡特罗(美喘清片):50 μg/次,每晚睡前1次。

3)抗胆碱能类 ①异丙阿托品气雾剂,作用时间长,不良反应小。②复方阿托品麻黄碱栓(痰喘星栓),对夜间哮喘患者有一定疗效,但慎用于青光眼、心动过速、前列腺肥大等患者。

4)肾上腺皮质激素 严格地讲,肾上腺皮质激素并无直接解痉作用,但抗炎、抗过敏以减轻支气管内壁水肿的药理功能,是其改善通气功能障碍的主要作用。常用的有泼尼松、地塞米松、氢化可的松等。目前倾向于足量、短时间应用。雾化吸入替代口服及注射可以减轻不良反应。

(2)祛痰药 痰液可阻碍支气管通畅,稀释并排出痰液可以有效地改善通气功能。祛痰药能改变痰中黏性成分,降低痰的黏滞度,使痰易于咳出。祛痰药按作用方式可分为3类。

1)恶心性和刺激性祛痰药 氯化铵、愈创甘油醚属恶心性祛痰药,口服后可刺激胃黏膜,引起轻度恶心,反射性地促进呼吸道腺体的分泌增加,从而使黏痰稀释便于咯出;刺激性祛痰药是一些挥发性物质,如桉叶油、安息香酊等,加入沸水中,其蒸气挥发也可刺激呼吸道黏膜,增加分泌,使痰稀释便于咳出。

2)痰液溶解剂 如乙酰半胱氨酸,可分解痰液中的黏性成分,使痰液液化,黏滞性降低而易咳出。

3)黏液调节剂 如盐酸溴己新和羧甲司坦,主要作用是抑制痰液中酸性黏多糖蛋白的合成,并可使痰中的黏蛋白纤维断裂,使分泌物黏滞性降低,痰液变稀而易咳出。

2.雾化 详见物理因子治疗。

3.排痰 痰液是呼吸道炎症的产物,可刺激呼吸道黏膜引起咳嗽,并可加重感染。同时,黏稠的痰液可阻碍呼吸道的畅通。及时排出呼吸道痰液,可以有效地改善通气,防治反复发生的肺呼吸道感染。前面提到祛痰药可以稀释痰液利于其排除,下面着重介绍机械性排痰措施,如咳嗽、叩击胸廓及体位引流等。

(1)咳嗽训练 咳嗽是呼吸系统天生具有的防御功能。当咽喉、器官出现炎症和异物(如粉尘、刺激性烟雾等)时,患者呼吸道分泌物会明显增多,同时会发生咳嗽反射。咳嗽是患者排出肺、气管内异物及分泌物(痰液)的重要形式。但对于长期卧床身体虚弱及胸腹部术后疼痛的患者来说,学会有效的咳嗽方法、解除呼吸道阻塞及保持肺内清洁至关重要。

有效咳嗽的产生要具有爆发性高速气流呼出。有效的咳嗽可将分泌物(痰液)由支气管远端推向近中央的支气管、气管。所谓无效咳嗽,是指不能将阻塞的痰液排出体外的咳嗽。其原因主要有分泌物太黏稠或黏附在呼吸道内壁上;分泌物远离大支气管;呼吸肌乏力或无爆发力;吸入气体量太少不能产生强有力的呼出气流;不能关闭声门使气压集聚等。对持续无效的咳嗽必须制止,因为胸膜腔内压增高对低心输出量患者及颅脑外伤患者是有害的。

1)主动咳嗽训练　正确步骤:指导患者全身放松做深吸气,尽最大能力吸入较多气体,然后短暂闭气,关闭声门,腹肌及呼气肌用力以进一步增强气道中的压力,短暂停顿并集聚一定的爆发力后,声门突然打开发"咳"的声音,形成由肺内冲出的高速气流,促使分泌物向近侧端移动,随咳嗽排出体外。

2)辅助咳嗽训练　训练咳嗽时,治疗师可以做手法辅助。腹肌无力的患者(如脊髓损伤等),治疗师可两手重叠放在患者上腹部,指导患者深吸气,屏气。在其声门打开发出"咳"的瞬间,放在腹部的手同步加压,以产生更强有力的气流(咳嗽)。对于术后因伤口疼痛而咳嗽受限患者,治疗师双手掬压保护伤口,指导患者咳嗽。

3)哈气排痰　剧烈咳嗽对高血压患者来说,有可能诱发脑出血。有脑血管瘤、脑血管畸形及脑卒中病史的患者,更应引起高度重视。哈气是声门打开的另一种排痰方式,哈气过程中,胸腔内压的增加没有咳嗽时那样高。哈气可以有效地推动远端支气管内的分泌物向近端移动,促使分泌物排出体外。

(2)胸部叩击,震颤　痰液特别黏稠的情况下,仅依赖咳嗽有时很难有效排痰。此时叩击胸壁有助于黏稠的浓痰脱离支气管壁。其方法为治疗者手指并拢,掌心成窝状,运用腕关节摆动在引流部位胸壁上轮流轻叩数十次。叩击时,患者可以平静地呼吸,不用做任何配合。叩击拍打后治疗者用手按在病变部位,嘱患者深吸气,在深呼气时做胸壁颤摩振动,连续 3 ~ 5 次,再叩击,如此重复 2 ~ 3 次,再嘱患者咳嗽以排痰。

(3)体位引流排痰　正常情况下,呼吸气道出口高于细支气管及肺泡,对于体质虚弱咳嗽乏力者、对于支气管扩张及肺脓肿患者,可以根据病灶部位不同,利用液体由高处流向低处的重力原理,摆出相应的引流体位,促进各个肺段内积聚的分泌物排出。根据病变部位采用不同的引流体位(病灶部位应当在高处),使病灶部位痰液向主支气管引流。每次引流一个部位,时间 5 ~ 10 min,如有数个部位,则总时间不超过 30 ~ 45 min。

1)方法及注意事项　①确定患者需要引流的肺叶段,决定引流的体位和姿势。②体位引流宜在餐前进行,避免食管反流的患者产生误吸。③备好吸痰设备,制订出防止窒息预案。④每次引流一个部位,时间不宜太久,避免疲劳。⑤引流过程中注意观察患者的脸色、表情及呼吸。⑥引流的体位和姿势要让患者感到轻松能耐受,不能处于紧张状态。⑦可以同时配合手法叩击或震颤,鼓励患者咳嗽。⑧引流结束时应缓慢坐起,防止患者体位性低血压跌倒。

2)不同肺段引流体位　利用重力流动原理,痰液应从高处流向低处。熟知肺各段支气管走行,根据病变部位决定相应的有效引流排痰体位。让病变部位处在高处。有条件的可在可调节倾斜和坡度的治疗床上进行,条件不具备时也可利用枕头或楔形垫调整患者体位。无论采取什么方法,目的是让欲引流的病灶部位在上,使痰液向低处流出。引流过程中,可以配合叩击或震颤病灶部位,使黏附在气管壁的痰液易于流出。常用体位见表7-1。

表7-1 不同肺段引流常用体位

肺叶		体位
右上肺叶	尖段	直坐位
	前段	半仰卧位,背部垫靠枕,右侧垫枕使身体向左倾斜
	后段	左侧卧位或俯卧位,前面可抱被子身子前倾左斜或反坐在有靠背的椅子上面,双上臂环抱放在椅子靠背上;身体前倾45°
右中肺叶		向左倾斜仰卧位,床尾抬高30 cm或臀下垫枕
右下肺叶	背段	左侧倾斜俯卧位,床尾抬高50 cm或臀下垫枕抬高
	前基底段	左倾斜仰卧位,床尾抬高50 cm或臀下垫枕抬高
	内基底段	左倾斜仰卧位,床尾抬高50 cm或臀下垫枕抬高
	外基底段	左倾斜俯卧位,床尾抬高50 m或臀下垫枕抬高
	后基底段	左倾斜俯卧位,床尾抬高50 cm或臀下垫枕抬高
左上肺叶	尖后段	坐位,微向前向右倾斜。或俯卧,床头抬高30 cm
	舌段	有倾斜仰卧位,向右转体45°,床尾抬高40 cm,呈头低足高位
左肺下叶	背段	俯卧位,床尾抬高50 cm或腹部垫枕抬高
	前基底段	向右倾斜仰卧位,床尾抬高40 cm或臀下垫枕抬高,呈头低足高位
	外侧基底段	右侧卧位,床尾抬高50 cm或腰部垫枕抬高,呈头低足高位
	后基底段	右倾俯卧位,床尾抬高50 cm或腹部垫枕,呈头低足高位

4.呼气末正压 肺内细支气管缺乏支撑,其扩张依赖于肺整体扩张时的牵拉力时间很短,缺乏支撑的细支气管就会很快缩窄,本来已经狭窄的支气管可能闭塞,肺泡内气体尚未充分排出,残气量增加。解决方法主要是延缓呼气时间,同时阻止出气末端(口鼻)快速排气,使气管肺泡内压下降延迟。

(1)缩唇呼吸 让患者处于舒适放松体位,闭嘴经鼻深吸气,呼气时将口收拢为吹口哨状,使气体缓慢地通过缩窄的口形呼出,吸气与呼气的比为1:2;呼气时缩唇大小由患者自行选择调整,不要过大或过小,过大会使肺内气体排出过快,过小会延长呼气时间。缩唇呼吸的目的一是延缓肺内气体排出,避免肺内残气量增加,二是通过训练改善呼吸肌力量。通常有很多呼吸困难的患者用此方法可改善气促。缩唇呼吸较适合于慢性阻塞性肺疾病(慢性支气管炎、肺气肿、哮喘和囊性纤维症)、脊髓损伤等。

(2)吹气球 详见呼气阻力训练。

5.放松训练 呼吸困难患者在急性发作期容易心里紧张、焦虑不安,这种心理导致上肢、颈、肩、面部及胸部肌肉张力升高,抑制胸廓的运动幅度及节律。进一步加重了呼吸困难,形成恶性循环。因此,采取适当的体位,通过训练患者放松紧张的肌肉,可以有效地改善通气,缓解呼吸困难。训练方法如下。

(1)调整体位 患者采取放松舒适的体位,衣着宽松,松解皮带、衣领、胸罩等,放松腹壁位,如双腿垫高仰卧位或半卧位;立位或坐位时身体稍前倾。患者上肢可以选择相对较高的位置支撑,如桌面、床头或伸直支撑在双腿上,这样有利于上抬胸廓而增加胸廓容量,同时上肢肌肉也可以处于松弛状态。

（2）心理放松　治疗师提示患者紧张的肌肉并指导其放松,嘱患者按治疗师指令进行。如指导患者耸肩、上臂环抱上抬,同时吸气,然后全身放松,双上肢缓缓放下,同时慢慢呼出肺内气体。重复以上动作,直至紧张的肌肉放松。

（3）放松辅助呼吸肌　利用手法（滚法、揉法及牵伸等）放松胸锁乳突肌、上斜方肌、斜角肌等。

（三）提高呼吸运动功能

1.被动辅助呼吸训练　多用于长期卧床、体质比较虚弱的患者和（或）肌张力较高患者。辅助呼吸可以有效地改善通气及缺氧状况。

（1）抬臂扩胸法　患者取仰卧位,令其和（或）辅助其双上臂展开上抬过头顶。上抬应尽量做得充分,同时配合深吸气。待吸气结束,指导患者放下双臂,双手放在上腹部向下加压。同时配合做呼气动作。重复以上动作3~5次,稍做休息。

也可令患者取坐位,双手放在头的后枕部,治疗师站在患者身后,双手轻握患者肘关节,辅助其做腰腹部屈伸。伸展时患者尽量后仰,双臂向上向后伸展,同时配合做吸气动作;腰腹屈曲时治疗师辅助患者双肘先前向下合拢,做呼气动作。重复以上动作。

患者自己能完成训练的主张其自己完成,可指导患者取坐位,吸气时双上臂伸直肩关节前屈,向上高举过头。呼气时上臂放下,同时腰前屈。

对于较虚弱的患者,治疗师可以在患者仰卧体位下,双手放置在患者两侧腰背下轻轻上提,提起时可看到患者前胸肋间隙变宽,令患者配合同步吸气。放下时,治疗师双手在患者胸廓两侧轻微向下用力,辅助患者肋骨下移,同时令患者配合做呼气运动。训练过程中,治疗时应注意手法轻柔,掌握节奏不可太快,16次/min即可。

（2）胸廓松动法　一个人如果长期坐姿及卧床,肋骨两侧的呼吸肌会出现失用性萎缩,肋骨开合幅度减小,呼吸变浅,身体供氧不足。身体为了维持供氧量,本能使用其他肌肉代偿,即用肩颈部肌肉收缩来提高呼吸的深度,长期肩颈肌肉紧张会导致颈部慢性疼痛、后背疼痛、可能还会出现手指麻木。长期坐姿还会因腹肌处于松弛状态,致腹肌缩短,横膈会下降,呼吸会变浅。膈肌不是完全独立的肌肉,它也会受其他肌肉的影响而出现收缩。膈肌与腹后侧筋膜及心包膜、胸膜都有直接的力学关系。筋膜包裹肌肉,传递张力。脑卒中后偏瘫的患者,胸廓两侧的肌张力是不同的。患侧肌张力起初是低的,随着病情的进展,患侧肌张力会高于健侧。另外,习惯了歪着坐的人,胸廓两侧的呼吸肌会出现一侧拉长,一侧缩短,呼吸动作便会顺应这种肌肉失衡,结果是每次呼吸一侧胸廓扩张幅度大,一侧幅度小。时间一长,肌肉失衡会加大,最后形成高低肩和脊椎侧弯。胸廓松动法是用于维持或改善胸壁、躯体及关节活动度,扩大胸廓活动范围一种手法,其可增强吸气深度或呼气控制。

1）肋骨扭转法　治疗师一手放在患者患侧的胸廓下面,另一手置于前胸壁,然后双手同时沿肋骨走行方向相对用力,方向相反。放在胸壁上面的手沿肋骨走行方向向下用力;放在胸廓下面的手沿肋骨走行方向轻轻向上牵拉。如此重复3~5次。

2）胸廓扭转法　治疗师一手放在患者胸背部的下面,另一手放在患者髂前下腹部,然后放在胸背下的手向上用力,放在上面的手向下用力。使胸壁下方的手从下向胸壁上方扭转,上方的手向外向下推送。也可令患者采取侧卧位,患侧在上。治疗师站在患者后面,双手分别放在患者肩部及髂腰部。放在肩部的手向患者前方推送,同时,放在腰部得手向患者后方牵拉。

体质较好的患者最好采取坐位。治疗师站在患者后面,双手放在患者肩上,然后有节奏地交替推拉,使患者上胸廓旋转摆动。注意患者坐着的臀部不可离开凳面而跟随上胸部前后摆动。

3）上臂过伸法　适用于偏瘫一侧肌张力较高患者。患者取仰卧位,治疗师一手握住患者患侧上肢使其前屈,高过头顶,另一手放在患侧前胸部肋骨上向下推送。

另一种手法是令患者取侧卧位,患侧在上,治疗师一手握住患者患侧上肢使其外展,向上高过其头顶,另一手同时从患者腋下胸廓向其脚的方向推送。

4）胸廓侧屈法　患者取坐位,两手抱头,治疗师站在其后辅助其向健侧做侧屈动作。当侧屈到一定的角度遇到阻力时,治疗师可稍助力向健侧加压。注意手法轻柔,力度适当。

5）肋间肌牵伸法　适用于肋间肌张力增高的患者。患者取仰卧位,治疗师手指插入患者患侧肋间隙,随患者呼吸节奏牵伸肋间肌。注意手法应轻柔,不可粗暴用力太猛,不应使患者感到疼痛。

6）腹壁肌肉松动　腹壁肌肉的舒缩及张力直接影响腹式呼吸和膈肌运动。缓解因腹壁紧张影响呼吸的患者,可选择腹壁松解术及牵伸。

手法放松:患者取仰卧位,治疗师用拇指指腹部自上向下在患者腹壁上轻柔推压,注意指腹下是否有条索状或结节状压痛点,可以用拇指指尖持续点压痛点数秒,也可用滚、揉手法使其松解。

自我松解法:患者可以趴在诊查床上,腹壁下放置一个网球(或其他类似物),然后将力量施压加在网球上,上下移动位置,遇到疼痛的点就停留一会儿,围绕痛点施压,等到疼痛降低再换腹壁其他部位,这样腹部筋膜就会开始放松。筋膜松解之后,患者取出网球,保持俯卧,用双上肢或肘撑起上半身,腹股沟以下仍平铺在床上,进行腹壁肌肉拉伸。注意不可使下腹部离开床面。

7）斜角肌牵伸法　斜角肌属于辅助呼吸肌,精神紧张或长期不良姿势及不良呼吸模式都可造成其张力过高。松解方法可选择局部滚、揉手法及牵伸法。滚、揉手法应注意让患者坐稳,尽量避开上部的颈动脉窦,以防造成患者晕厥。牵伸时可令患者坐位,面向对侧,治疗师站在患者身后,一手固定其上胸部,另一手按头使其颈部向对侧倾斜,在上胸廓的手向下内侧推。注意牵拉的动作要轻柔,有节奏,重复做直到出现松弛感。

(3)深呼吸时加强呼气练习　患者屈膝仰卧位姿势下呼吸,呼气时将一侧膝关节屈曲靠近胸部,然后将另一侧膝关节靠近胸部以协助呼吸。

2. 主动呼吸训练　主动呼吸训练可以改善呼吸肌的力量、耐力和协调性,保持或改善胸廓的活动度,建立有效的呼吸方式。

(1)膈肌呼吸训练　膈肌的收缩和舒张可引起腹腔内的器官位移,造成腹部的起伏,这种以膈肌活动为主的呼吸运动称为膈肌呼吸,又称为腹式呼吸。正常呼吸时,膈肌运动占呼吸功的70%。慢性阻塞性肺疾病患者的横膈下降,变得平坦而松弛,其运动只占呼吸功的30%。膈肌呼吸训练旨在改善膈肌肌力及活动范围。

1）腹式呼吸　患者取前倾倚靠位或坐位。腹部放松,经鼻缓慢深吸气,肩部及胸廓保持平静,只有腹部隆起;呼气时有控制地将气缓慢吹出,同时收缩腹肌使腹部下陷,促进横膈上抬。刚开始练习时,一次练习 1～2 min,逐渐增加至每次 10～15 min,也可以教会患者在坐、站及行走等不同体位的情形下练习腹式呼吸。

2）助力呼吸　患者取仰卧位或半卧位,以感到舒适放松。治疗师一手放在上腹部,在患者呼气期腹部下沉时手稍稍向下向上腹部加压,使腹压进一步提高,膈肌进一步上抬。吸气时,腹部缓慢隆起。也可以让患者呼气时抬高臀部,利用腹内脏器的重量将膈肌向胸腔推压,迫使横膈上抬;吸气时还原。

(2)呼吸肌呼吸训练

1）深吸气练习　训练时,患者处于放松体位,然后经鼻深吸一口气,在吸气末,憋住气保持几秒,以便有足够的时间进行气体交换,并使部分塌陷的肺泡有机会重新扩张,然后将气体呼出体外。

2）深呼气练习　让患者自然地用鼻吸气后，指导患者用嘴呼气，呼气时应尽量缓慢、尽量延长，这样可以防止肺内支气管内压快速下降导致内径狭窄或过早关闭。放缓呼气可以使气体充分排出，减少肺内残气量。训练也可用一支点燃的蜡烛放在患者前面使其距离口唇 10～20 cm 处，令其缓吹蜡烛火焰。吹蜡烛时可以看到火焰随气流倾斜摆动，但不要吹灭。每次训练 3～5 min，休息数分钟后可再重复进行。随着患者呼吸功能的提高，蜡烛放置的距离可以不断延长。

深呼吸可有效地增加肺容量，使胸腔充分扩张，有利于改善患者缺氧状况。适用于脊髓损伤、慢性支气管炎肺气肿或阻塞性肺疾病，严重的脊柱侧凸或后凸导致的呼吸功能障碍等，尤其肺不张、长期卧床者。但应该注意，该训练做得太多可能导致肺通气过度，致患者出现头晕、头痛等呼吸性碱中毒症状。

3．抗阻呼吸训练　抗阻呼吸训练属于肌力训练，根据苏联学者雅姆波斯卡娅提出的超量恢复理论，抗阻呼吸训练可以有效地提高呼吸肌的肌力和耐力。

（1）吸气肌阻力训练　吸气肌阻力训练适应于身体虚弱、呼吸肌力量及耐力弱的患者。该项训练可有效减轻哮喘症状，提高运动耐受力。

用吸气阻力训练器（具有不同直径的内管来调节阻力）使在吸气时产生阻力，呼气时没有阻力。吸气阻力训练器是由各种不同粗细的管子组成，管子越细阻力越大。根据患者的适应情况调节管径，吸气阻力增加应循序渐进，可每周逐步递增 2～4 cmH$_2$O。开始练习 3～5 min，3～5 次/d，以后增加至 20～30 min/次。

（2）膈肌（腹肌）阻力训练　膈肌是重要的呼吸肌，其舒缩能力直接影响到呼吸运动，影响到呼吸运动的幅度（肺容积）。膈肌阻力训练的目的是：提高膈肌肌力及耐力。该训练较适合于脊髓损伤、慢性支气管炎肺气肿或阻塞性肺疾病患者。而严重的脊柱侧凸或后凸导致的呼吸功能障碍等患者，由于胸廓运动幅度受到限制，加强膈肌肌力及耐力显得尤为重要，因为腹式呼吸可以弥补胸式呼吸的不足。

方法：患者取仰卧位，首先让患者掌握腹式呼吸方法，然后在腹部放置沙袋做挺腹呼吸，吸气时腹部隆起，呼气时腹部下陷。沙袋的重量要根据患者的情况而定，既不可太重使患者吸气时抬不起，也不可太轻使患者感觉不到阻力。一般开始时 1～2 kg，以后可逐步增至 5～10 kg，每次腹肌练习 5 min，逐步延长至 15 min；注意训练时，应尽量避免患者胸廓上抬呼吸，如患者确实做不到，可以先减轻腹部沙袋的重量。

如果没有沙袋，也可由治疗师辅助完成。让患者取仰卧位或坐位，治疗师手放在患者腹部，让患者腹部慢慢隆起对抗手的压力。注意吸气时手的压力不可太大，以患者能够隆起腹部，同时稍感到阻力为宜。

腹壁肌肉属于腹式呼吸的辅助肌群。改善腹肌肌力，也可仰卧位反复进行两下肢向胸部的屈髋屈膝动作，以增强腹肌。

（3）呼气肌阻力训练　平静呼吸时，吸气为主动呼吸，呼气为被动呼吸，即不需要呼气肌做功。但在深呼吸或通气功能障碍情况下，呼气肌功能如何则显得十分重要。抗阻呼气训练的目的是通过适当增加呼气时的气道阻力，增加呼气肌肌力，改善通气和换气，减少肺内残气量。该训练主要适用于慢性阻塞性肺疾病、脊髓损伤患者及长期卧床患者等。常用呼气阻力训练有以下几种方法。

1）吹气球　气球有一定的弹性，吹气球时会产生阻力。吹气球既可以通过训练提高呼气肌肌力，也可以提高呼气终末气管内压。长期坚持不仅有利于减少肺内残余气量，改善肺功能，而且对于慢性阻塞性肺疾病的患者，能起到减轻症状及延缓病情进展的作用。所吹气球的阻力与气球大小、厚度有关,应根据患者情况选择。阻力大了,患者丝毫吹不起便失去了意义。利用适合的气球每天记录吹起的最大及最小长度(或体积),1周后比较训练效果。

方法:深吸一口气至不能再吸,稍屏气后对着气球口慢慢吹,直到吹不动为止。每次练习 15~20 min,2~3次/d。吹气球不在于吹得快,也不在于吹得多,而是要尽量把气吹的细长,吹气时感到明显用力。

2)吹瓶　用两个各盛1 000 mL水的玻璃瓶,两瓶用胶管相连并各留进气管和出气管,封闭瓶口。训练时,令患者用进气管吹气,使另一瓶的液平面提高。通过记录液面提高的程度来衡量患者呼气能力的大小。

3)吹压力计　有条件的可以用压力计测量吹气的压力。

呼气阻力训练重点不在于吹什么,而在于吹气时要有阻力,要让患者真正用力才能达到治疗效果。

4. 局部呼吸训练　即针对肺的某些区域可能出现的换气不足,对肺部特定区域进行的扩张训练的一种手法。主要适用于术后疼痛及其他原因引起的肺不张或胸壁纤维化等原因。

方法:患者取坐位或卧位,治疗师把手放于需加强呼吸训练的部位,嘱患者深呼气,在患者肋骨向下向内移动时,治疗师放在肋骨上的手向下施压,以牵张胸廓诱发肋间外肌收缩;吸气时抵抗治疗师在胸部局部施加压力以扩张下肋,并增强抗阻意识,此时的压力应逐渐减轻。后侧底部的扩张训练可让患者取前倾坐位或俯卧位,治疗师的手放在后底部,方法同上。一侧的扩张训练可让患者取侧卧位,治疗师的手放在侧胸部,方法同上。

对于治疗区域在前胸部或侧胸部的患者,可以教会患者独立使用这种方法。患者可以取仰卧位或坐位,根据需要治疗的部位双手(或单手)置于两(一)侧肋骨上,方法同上。

进行下部胸式呼吸训练时可用宽布等物,从肩胛下方缠绕到胸前交叉,双手交叉握住宽布带,当进行右下部胸式呼吸训练时,右手抓紧,左手按照用手局部压迫时要领,呼气时拉紧,吸气时放松。

(四)全身训练

一般情况下,一个人的日常生活能力除了与肺呼吸功能有密切关系外,还与心血管功能、代谢功能等有密切关系,而且相互影响。全身训练可以使机体各系统相互配合、相互适应、共同提高。

1. 有氧运动　有氧运动是指人体在氧气充分供应的情况下进行的体育锻炼,即在运动过程中,人体吸入的氧气与需求相等,达到生理上的平衡状态。

人体运动是需要能量的。有氧运动如果能量来自细胞内的有氧代谢(氧化反应),就是有氧运动;但若能量来自无氧酵解,就是无氧运动。也就是说,有多大的氧供应,就做多强的运动量;并非你吸入大量的氧气就能满足组织细胞的氧供需求,细胞能否得到足够的氧与呼吸、循环有密切关系。有氧运动的特点是强度低、有节奏、持续时间较长。有氧运动训练就是在此基础上逐渐增加运动量。使体细胞既不缺氧,同时还能适应高强度的运动量。

2. 呼吸操　呼吸操是一种呼吸运动配合肢体运动,旨在改善和提高呼吸功能的综合训练方法。其既可以起到强身健体提高日常生活能力的功效,同时还可以增强呼吸肌的肌力和耐力,缓解呼吸困难及改善呼吸功能。呼吸操尤其适用于有慢性呼吸系统疾病的人群,也适用于平时不爱运动,偶觉胸闷并不自觉地深呼吸的健康人群。

目前呼吸操种类繁多,不同的学者根据各自训练目的的不同及观念的差异设计出各具特色的呼吸操。早在隋唐时期,我国著名的医学家孙思邈就曾设计出一套六字诀呼吸操。通过呼吸配合运动,同时发出嘘、呵、呼、呬、吹、嘻六声,分别起到调理肝、心、脾、肺、肾、三焦之气的功能。练习者可以根据自己的具体情况有选择地练习。

（五）物理因子治疗

1. 雾化吸入　雾化吸入疗法是目前呼吸系统疾病常用的方法之一，是以不同的雾化器利用气体射流的原理将液体撞击成微小颗粒，悬浮在气流中，输入呼吸道进行局部湿化。同时，雾化液中还可以加入相应的药物，以达到消炎、解痉、祛痰等局部治疗目的，从而减少了全身给药的毒副作用。

吸入方式如下。①开放式面罩：最常用，将面罩置于患者口鼻前，不完全密闭。②呼吸器：超声雾化器与呼吸器送气管串联应用。③手捏加压吸入：超声雾化器与带有呼吸阀门及手捏开关的加压吸入装置相连，由患者自己控制，做间歇正压吸入。

常用雾化吸入药物如下。①湿化祛痰剂：α-糜蛋白酶、氨溴索、N-乙酰半胱氨酸（痰易净）、盐酸溴己新片（必嗽平）等。②支气管扩张剂：异丙肾上腺素、肾上腺皮质激素、氨茶碱等。③抗生素：庆大霉素、红霉素等。

2. 膈肌体外反搏呼吸　基本原理是通过功能性电刺激膈神经引起膈肌收缩，达到改善通气的目的。有植入式膈肌起搏器（implanted diaphragm pacers，IDP）和体外膈肌起搏器（external diaphragm pacemaker，EDP）两种。前者具有创伤性，可导致许多医源性并发症，包括植入电极手术时损伤膈神经、局部组织感染、瘢痕压迫神经等，患者较难接受；并且价格昂贵，不适合用于康复治疗。体外膈肌起搏器与植入式膈肌起搏器装置完全不同，通过体表电极刺激膈神经运动点，使膈肌有规律地收缩，从而改善通气情况。

3. 排痰机治疗　体外震动排痰机采用防电磁干扰装置，该设备可以在患者身体表面产生特定方向周期变化的治疗，其中垂直方向治疗力产生的叩击、震颤可促使呼吸道黏膜表面黏液和代谢物松弛和液化；水平方向治疗力产生的定向挤推、震颤帮助已液化的黏液按照选择的方向排出体外。

排痰机代替了传统的人工胸部叩击、震颤、定向挤推进行的体位引流，可将长期滞留于肺部或较深层积液经多方位振动、挤压并定向引流，使痰液排出体外。除此以外，其最独特功能是可以改善肺部血液循环，预防静脉淤滞，松弛呼吸肌，改善全身肌张力，增强呼吸肌力，产生咳嗽反射。

（河南大学淮河医院　朱红魁）

第三节　糖尿病的康复

一、概述

糖尿病（diabetes mellitus）是一组以慢性血葡萄糖（简称血糖）水平增高为特征的代谢疾病群，高血糖是由胰岛素分泌缺陷和（或）胰岛素作用缺陷而引起。除碳水化合物代谢异常外，患者尚有蛋白质、脂肪代谢异常，久病可引起多系统损害，导致眼、肾、神经、心脏、血管等组织的慢性进行性病变，引起功能缺陷及衰竭。病情严重或应激时可发生急性代谢紊乱，如酮症酸中毒、高渗性昏迷等。本病使患者生活质量降低，寿限缩短，病死率增高，因此，应积极防治。

我国最早的医书《黄帝内经·素问》及《黄帝内经·灵枢》中就记载了"消渴"这一病名。汉代名医张仲景《金匮要略》之消渴篇对"三多"症状亦有记载。唐朝初年，我国著名医家甄立言首先指出,消渴症患者的小便是甜的。

(一)流行病学

糖尿病发病率较高。据调查,1980 年我国糖尿病患病率为 0.67%,1996 年上升至 3.21%。WHO 1997 年报告,全世界约有 1.35 亿糖尿病患者,预测到 2025 年将上升到 3 亿,总的糖尿病死亡率为 5.5%。发达国家的发病率为 2%~4%。早期糖尿病没有明显的临床症状,不易觉察,大量的糖尿病患者未能获得及时诊断和治疗。糖尿病已成为发达国家继心血管疾病和肿瘤之后的第三大非传染病,是严重威胁人类健康的世界性公共卫生问题。

(二)诊断

糖尿病在诊断上缺乏疾病的特异性标志,在出现代谢紊乱前不易发现,目前仍以血糖异常升高作为诊断依据。单纯空腹血糖正常不能排除糖尿病的可能性,应加验餐后血糖,必要时做口服葡萄糖耐量试验。

1.静脉血葡萄糖测定　诊断时主张用静脉血浆测定。空腹血糖<6.0 mmol/L 为正常;6.0~7.0 mmol/L 为空腹血糖受损;>7.0 mmol/L 为糖尿病(需另一天再次证实)。空腹的定义是 8 h 没有摄入热量。

2.口服葡萄糖耐量试验　当血糖高于正常范围而未达到诊断糖尿病标准时,进行口服葡萄糖耐量试验(oral glucose tolerance test,OGTT)。OGTT 应在清晨进行,将 75 g 葡萄糖溶于 250~300 mL 水中,5 min 内饮完,2 h 后再测静脉血糖<7.8 mmol/L 为正常,7.8~11.1 mmol/L 为糖耐量减低,>11.1 mmol/L 为糖尿病(需另一天再次证实)。

1997 年美国糖尿病协会诊断标准:症状+随机血糖≥11.1 mmol/L,或空腹血糖≥7.0 mmol/L,或 OGTT 中 2 h 血浆葡萄糖≥11.1 mmol/L。症状不典型者,需另一天再次证实。不主张做第三次OGTT。随机是指一天当中的任意时间而不管上次进餐的时间。

3.尿糖　一般情况下尿糖是与血糖水平平行的,可作为诊断糖尿病的重要线索,也是疗效判定指标之一。尿糖定性检查(三餐前和晚上 9~10 时或分段检查)4 次/d,与 24 h 尿糖定量可作为判断疗效的指标,并供调整降血糖药剂量时参考。

4.血清 C 肽的测定　β 细胞分泌胰岛素和相等分子数的 C 肽,由于 C 肽清除慢,肝对 C 肽摄取率低,周围血中 C 肽/胰岛素比例常大于 5,且不受外来胰岛素注射量的影响,能较正确地反映 β 细胞的功能。正常人基础血浆 C 肽水平约为 0.4 mmol/L。

5.胰岛素释放试验　做 OGTT 时与血糖同步测血清胰岛素,根据测值曲线可了解胰岛 β 细胞的储备功能及内源胰岛素生理效应发挥的优劣。正常人的释放高峰在食糖后 1 h,高峰值是基础值的 3~5 倍,并可使血糖保持在正常范围内。血清胰岛素值(mU/L)与血糖(mmol/L)的比值应≤0.3,如果>0.32,而血糖值高于正常水平,则提示体内存在胰岛素抵抗因素;如果血糖低于 2.78 mmol/L,则说明患者胰岛素释放不被低血糖抑制,可能患有胰岛素分泌瘤。

6.糖基化蛋白　其增高与微血管病变的发生相关。测值反映最近一段时期内的血糖水平,帮助了解糖尿病病情的控制情况,也可作为轻型糖尿病的诊断指标。糖基化血浆蛋白(主要为白蛋白)反映 2~3 周内血塘的水平;糖化血红蛋白反映 4~8 周内的血糖情况。

(三)分型

1.1 型糖尿病(胰岛素依赖型,IDDM)　发病较急骤,主要是由于胰岛 β 细胞被异常的自身免疫反应选择性地破坏,体内胰岛素缺乏,患者必须终身接受胰岛素治疗。

2.2 型糖尿病(非依赖型,NIDDM)　起病较缓慢,主要是肥胖等原因所致的体内胰岛素分泌相对不足,或由于骨骼肌脂肪和肝等体内胰岛素的靶细胞出现胰岛素受体或受体后异常或缺陷,造成这些组织对胰岛素的抵抗,使靶细胞摄取与利用葡萄糖减少,导致血糖升高。患者不一定需要接受胰岛素治疗。

3. 糖耐量减低　糖耐量减低是2型糖尿病发病前期阶段,经干预后可以逆转。糖耐量减低患者在遗传易患性的基础上易产生胰岛素抵抗,出现糖耐量异常,经过若干年后一部分患者将发展为2型糖尿病(发生率为每年1%~5%)。

4. 妊娠糖尿病　妊娠过程中初次发现的任何程度的糖耐量异常,不论是否需用胰岛素或单用饮食治疗,也不论分娩后这一情况是否持续,均可认为是妊娠糖尿病。这不包括妊娠前已知的糖尿病患者,后者应称为“糖尿病合并妊娠”。妊娠糖尿病患者中可能存在其他类型糖尿病,只是在妊娠期间显现出来,因此应在产后6周以给予复查,重新按常规诊断标准再行确认其归属。妊娠糖尿病在临床上的重要性在于有效处理高危妊娠,从而降低许多与之有关的围生期疾病的患病率和病死率。一部分妊娠糖尿病妇女分娩后血糖恢复正常,而有些妇女在产后5~10年有发生糖尿病的高度危险性。

(四)临床表现

糖尿病的各种临床表现可归纳为以下几个方面。

1. 代谢紊乱症状群　血糖升高后因渗透性利尿引起多尿,继而因口渴而多饮水。患者外周组织对葡萄糖利用障碍,脂肪分解增多,蛋白质代谢负平衡。患者肌肉渐见消瘦,疲乏无力,体重减轻,儿童生长发育受阻。为了补偿损失的糖分,维持机体活动,患者常易饥、多食,故糖尿病的表现常被描述为“三多一少”,即多尿、多饮、多食和体重减轻。1型糖尿病患者大多起病较快,病情较重,症状明显且严重。2型糖尿病患者多数起病缓慢,病情相对较轻,肥胖患者起病后也会体重减轻。患者可有皮肤瘙痒,尤其外阴瘙痒。高血糖可使眼房水、晶体渗透压改变而引起屈光改变致视物模糊。

2. 并发症和(或)伴发病　相当一部分患者并无明显“三多一少”症状,仅因各种并发症或伴发病而就诊,化验后发现高血糖。

3. 反应性低血糖　有的2型糖尿病患者进食后胰岛素分泌高峰延迟,餐后3~5 h血浆胰岛素水平不适当地升高,其所引起的反应性低血糖可成为这些患者的首发表现。

4. 其他　①因各种疾病需手术治疗,在围手术期化验发现高血糖。②并无明显症状,仅于健康检查时发现高血糖。

(五)中医辨证

中医学对本病的病因病机论述较为详细。虽然对消渴的认识中医学内部也有学术分歧但一般认为主要是由于素体阴虚,五脏柔弱,复因饮食不节,过食肥甘,情志失调,劳欲过度,而导致肾阴亏虚,肺胃燥热;病机重点为阴虚燥热,而以阴虚为本,燥热为标:病延日久,阴损及阳,阴阳俱虚;阴虚燥热,耗津灼液使血液黏滞,血行涩滞而成瘀:阴损及阳。阳虚寒凝,亦可导致瘀血内阻。

1. 素体阴虚　导致素体阴虚的原因如下。①先天不足,《黄帝内经·灵枢·五变篇》说:“其发动,此则肾虚所致,每发即小便至甜。”②脏腑之间阴阳关系失调,终致阴损过多,阳必偏盛,阳太盛则致“消”。

2. 饮食不节、形体肥胖　①长期过食甘美厚味,使脾的运化功能损伤,胃中积滞,蕴热化燥,伤阴耗津,更使胃中燥热,消谷善饥加重。②因胖人多痰,痰郁化热,也能耗损阴津,阴津不足义能化生燥热,燥热复必伤明。如此恶性循环而发生消渴。

3. 情志失道、肝气郁结　由于长期的情志不舒,郁滞生热,化燥伤阴;或因暴怒,导致肝失条达:气机阻滞,也可生热化燥,并可消烁肺胃的阴津,导致肺胃燥热,而发生口渴多饮,消谷善饥。阴虚燥热日久,必然导致气血两虚。阴损及阳而出现气虚阳微现象,由于肺、脾、肾三经阴气虚,阳气被遏而出现的阴阳两虚证。

4. 外感六淫,毒邪侵害　外感六淫,燥火风热毒非内侵散膏(胰腺),旁及脏腑,化燥伤津,亦可发生消渴病。外感三消即外感六淫,毒邪侵害所引起的消渴。

二、糖尿病康复治疗

糖尿病的治疗原则是强调早期治疗、长期治疗、综合治疗、治疗措施个体化。治疗的目标是使血糖达到或接近正常水平,纠正代谢紊乱,消除糖尿病症状,防止或延缓并发症的发生,维持较好的健康和劳动(学习)能力,保障儿童生长发育,延长寿命,降低病死率和致残率。治疗方法包括饮食、运动、药物、糖尿病教育及血糖自我检测 5 项内容,即以饮食治疗和运动治疗为基础,根据不同的病情予以药物(口服降血糖药、胰岛素)治疗。糖尿病教育及血糖自我检测是保证治疗实施的必要手段。对患者及其家属进行糖尿病宣传教育,使他们了解糖尿病的特点、治疗和预防并发症的重要性和相应措施。通过血糖和尿糖的监测可以进行自我饮食调整,并使医生了解降血糖药的使用及病情变化的情况,及时采取应对措施。

(一)饮食治疗

饮食治疗是糖尿病的基本治疗措施之一。不论是 1 型糖尿病还是 2 型糖尿病都应重视饮食治疗。糖尿病饮食治疗的目的是控制热量的摄入,减轻胰岛的负担,控制血糖升高以减轻症状和减缓并发症的发生与发展;维持合理的体重,特别是使儿童得到正常的生长和发育;保持患者基本营养素的需求,使患者身心处于最佳状态。

1. 糖尿病饮食治疗的原则

(1)严格控制每日的总热量　以能维持标准体重为宜。对肥胖者宜控制总热量以减肥,对消瘦者宜保证热量摄入以增加体重。

(2)合理搭配三大营养素　①碳水化合物的控制要合理,适量的糖类有利于提高胰岛素的敏感性和改善葡萄糖耐量,因此糖类可占总热量的 50% ~60% ,即进食量以 200 ~350 g/d 为宜。对使用胰岛素和口服降血糖药者可适当放宽。②蛋白质摄入量宜接近正常人,占总热量的 15% ~20% ,并应以肉、蛋、乳、豆等优质蛋白为主。③减少脂肪摄入,使脂肪摄入量占总热量的 25% ~30% ,其中胆固醇宜低于 300 mg/d 。

(3)充足的食物纤维素　适量的无机盐及维生素,以保证维生素和电解质的摄取量。

(4)保持有规律的饮食时间　按时、定量吃饭,杜绝零食,生活习惯规律化。同时合理安排进餐,一般早、中、晚三餐热量的分布以 1/5、2/5、2/5 为宜,并可按生活习惯、用药情况及病情控制情况调整。

(5)以上习惯终生维持　这一点较难做到,但是必须做到。否则,就会前功尽弃,功亏一篑。因为糖尿病是终身性疾病,目前无治愈可言,只有靠恒心、靠毅力。

2. 饮食治疗注意事项

(1)糖尿病的饮食治疗因不同类型的糖尿病而有所不同。肥胖的 2 型糖尿病患者的饮食治疗重点是控制热量的摄入,以减轻体重;对 1 型糖尿病患者及用胰岛素或口服降血糖药的 2 型糖尿病尤其是同时进行运动疗法的患者,在降低热量的同时防止低血糖。因此,饮食管理的要求更为严格,必须做到定时定量,增加餐次,并注意根据活动量或运动量的变化调整饮食量。

（2）制订饮食处方前首先应对患者进行饮食营养调查,结合患者平时的食量、心理特点、活动量等确定饮食摄入量,不宜单纯应用理论计算的数据而不考虑个体差异。要充分尊重患者个人的饮食习惯、经济条件和市场条件,尽量争取患者能与家属一起进餐。

（3）对有并发症的患者在饮食上要特别加以个别的指导,以阻止或减轻相应脏器的功能损害。合并糖尿病肾病时,饮食治疗的指导原则是低蛋白、高热量饮食。对合并高脂血症患者的饮食治疗指导原则：高胆固醇血症者以低胆固醇饮食为主；高三酰甘油血症者以限制糖类为主。

（二）运动疗法

单纯靠限制饮食对糖尿病患者的血糖控制并不理想,尤其是 2 型糖尿病患者由于存在着胰岛素抵抗,节制饮食并不能改善胰岛素的敏感性,必须配合运动锻炼才能发挥理想的治疗效果。运动疗法是康复干预的基本方法之一,糖尿病运动疗法有其适应证和禁忌证。运动处方直接影响血糖的控制,所以必须按照正确的运动指导进行锻炼,以避免一些心血管意外事件的发生。

1. 治疗原理

（1）运动锻炼可增加肌细胞和脂肪细胞膜上葡萄糖运载体的数量,促进肌细胞和脂肪细胞对葡萄糖的转运和利用,通过提高肌细胞和脂肪细胞的胰岛素受体后功能,增强外周组织对胰岛素的敏感性,减轻胰岛素抵抗,从而改善糖代谢异常,降低血糖；还可以提高肌细胞、脂肪细胞和肝细胞膜上胰岛素受体的数量和受体的结合力,通过胰岛素受体水平,改善机体对胰岛素的利用能力。

（2）运动锻炼能加速脂肪组织分解,促进游离脂肪酸和胆固醇的利用,降低血胆固醇和低密度脂蛋白浓度,提升高密度脂蛋白浓度,纠正脂代谢功能紊乱；能选择性地减少腹腔内脂肪,而除脂肪体重（LBM）则无明显变化,减轻体重,改善胰岛素敏感性。此外,运动通过缩小脂肪细胞体积,导致肿瘤坏死因子-α 分泌减少,后者与胰岛素敏感性的增高有关。

（3）运动锻炼通过改善糖代谢,控制血糖,来预防和减少糖尿病慢性并发症,降低糖尿病的致残率,减少病死率。

2. 适应证与禁忌证

（1）适应证　①糖耐量异常者、无显著高血糖和并发症的 2 型糖尿病患者是饮食控制和运动治疗的绝对适应证；②有微量白蛋白尿、无眼底出血的单纯性视网膜病、无明显自主神经障碍的糖尿病外周神经病变等轻度合并症的患者是相对适应证,对这些患者饮食指导的同时,药物控制血糖后,再进行运动疗法；③无酮症酸中毒的 1 型糖尿病患者,在调整好饮食和胰岛素用量的基础上进行运动治疗,能有效地控制血糖在良好的水平。

（2）禁忌证　①酮症酸中毒；②空腹血糖大于 16.8 mmol/L；③增殖性视网膜病；④肾病（Cr>2 mg/dL）；⑤严重心脑血管疾病（不稳定型心绞痛、严重心律失常、一过性脑缺血发作）；⑥合并急性感染的患者。这些患者日常生活活动以外的运动应列为禁忌。

对糖尿病患者运动疗法适应证掌握不恰当如有合并症,或运动处方和运动指导不规范如运动种类和强度不当,饮食或药物的指导不到位,均可导致病情加重。糖尿病运动疗法中最可能出现的危险有运动中和运动后低血糖、运动中和运动后高血糖、酮症酸中毒、诱发心血管并发症（心肌梗死、心律失常、猝死）、骨关节软组织损伤、加重原有的并发症（视网膜病、肾病、神经病变）,必须加以注意。

3. 运动疗法的有效性

（1）运动预防 2 型糖尿病　研究表明每周进行一次以上的运动,如散步、慢跑、骑自行车至出汗程度,2 型糖尿病的发病率明显减少。定期进行运动锻炼,同时配合饮食、运动等生活方式教育指导,胰岛素抵抗减轻,冠心病的危险因子和糖代谢异常有明显改善。

(2)运动预防并发症的出现 饮食控制和运动疗法可以使血糖正常化,使2型糖尿病患者的自主神经功能能得以恢复,肾病及动脉硬化性血管障碍减轻,并可以预防增殖性视网膜病的发生。早期肾病模型动物实验显示,经过中等强度的有氧运动,动物肾功能未见恶化,血糖维持在良好水平。

4. 运动处方

(1)运动处方的原则 每个人的生活方式和习惯各有差异,运动量也不相同,运动处方必须体现个性化的原则。首先要询问和调查患者的日常生活活动方式,掌握日常活动的类型,参考日常饮食摄入量,决定运动种类和运动量,制订相应的运动处方。对于日常工作较忙的上班族,无法挤出特定的运动时间,可指导患者尽量骑自行车上班,或在目的站的前一站下公交车后步行上班,并尽量少乘电梯,鼓励徒步上下楼。

(2)运动强度 长期的运动锻炼可以明显改善2型糖尿病患者的胰岛素敏感性,但是高强度运动一方面促使胰岛素拮抗激素的分泌而导致血糖进一步升高,另一方面促使血浆过氧化脂质的增多而使机体处于氧化应激状态,会加重原有并发症脏器的损害。中等强度以下的运动使得肌肉能有效地利用葡萄糖和游离脂肪酸。随着运动强度的增高,肌肉对葡萄糖利用的比例逐渐增多,继而血中乳酸堆积,其结果抑制了脂肪酸的分解,使得血中游离脂肪酸浓度降低。糖尿病运动疗法不仅仅是促进肌肉的能量代谢作用,还能改善脂肪组织的代谢,提高脂肪的利用率,因此中等强度以下的运动也有利于体内脂肪的燃烧。

一般认为只有当运动强度达到40%～60%最大摄氧量时才能改善代谢和心血管功能,运动强度过低就达不到治疗效果。如果运动强度过大,无氧代谢的比重增加,治疗作用降低,且可引起心血管负荷过度,应予避免。在有效的运动锻炼范围内,运动强度的大小与心率的快慢呈线性相关,因此常以运动中的心率作为评定运动强度大小的指标。靶心率的确定最好通过运动试验获得,即取运动试验中最高心率的60%～80%作为靶心率。开始时宜用低运动强度进行运动,如果无条件做运动试验,可选用公式计算靶心率:靶心率=安静心率+安静心率×50%。有条件者可考虑使用MET和RPE来计算运动强度。

(3)运动种类 以有氧运动为主,有氧运动有利于葡萄糖的代谢和脂肪的燃烧。比较适合糖尿病患者的运动方式有步行、慢跑、游泳、划船、阻力自行车、有氧体操等。还可进行适当的球类活动。打太极拳、打木兰拳、原地跑或登楼梯等也是一些简单可用的运动锻炼方法,可根据患者的兴趣爱好和环境条件加以选择。最近有研究指出力量运动(如举重)可以增加肌肉的重量,减少体脂量,改善胰岛素的敏感性。因此,鼓励在有氧运动处方中适当加入肌肉力量训练的内容,但必须考虑不要加重心血管和骨关节系统的负荷,以保证运动处方的安全性。

(4)运动时间 根据肌肉能量代谢特点,肌肉收缩的早期主要以肌糖原供能为主,要燃烧脂肪作为能源,每次运动时间推荐在10 min以上。通常每次运动的时间可自10 min开始,逐步延长至30～40 min。因为运动时间过短达不到体内代谢效应,而如果运动时间过长,再加上运动强度过大,则易产生疲劳、加重病情。

此外,还应指导患者一天中何时运动较为适宜。因为糖尿病的运动锻炼是一种治疗性运动,而非健身运动,空腹晨练显然是不适宜的。一天中较适宜运动的时间,应根据患者的实际情况决定,并注意与饮食、药物等治疗相互协调,相互配合。通常糖尿病患者应避免空腹运动,而以餐后运动为宜。餐后因摄入食物,加上餐前使用了降血糖药或胰岛素,能阻止肝糖原的分解,又能促进肌肉利用外源性葡萄糖,达到糖代谢平衡。在餐后进行运动时,应注意避开药物作用的高峰期,以免发生低血糖。

（5）运动频率　一般认为每周运动锻炼 3 ~ 4 次较为合理,可根据每次运动的运动量大小而定。如果每次运动量较大,间歇宜稍长。但运动间歇超过 3 ~ 4 d,则运动锻炼的效果及运动蓄积应将减少,难以产生疗效。有资料表明终止运动锻炼 3 d,已获得改善的胰岛素敏感性会丧失。故运动疗法实施每周必须在 3 次以上,运动锻炼不应间断。如果每次运动量较小,且身体条件较好,每次运动后不觉疲劳,可坚持每天运动一次。

5. 1 型糖尿病患者的运动疗法　1 型糖尿病的治疗原则与 2 型糖尿病的治疗原则不同,一旦确诊,首先实施胰岛素治疗和饮食控制,待血糖得到较好控制后再实施运动疗法。1 型糖尿病在儿童和青少年中的发病率较高,运动是儿童正常生长发育所需要的一个促进因素。运动对 1 型糖尿病患者有双重意义:一方面可促进患儿生长发育,增强心血管功能,维持正常的运动能力;另一方面可增强胰岛素在外周组织的作用,有助于血糖的控制。经常参加运动的 1 型糖尿病患者其糖代谢控制较好,并发症的发生率和病死率均明显减少。

运动的种类和运动强度可根据 1 型糖尿病患者的年龄、病情、兴趣爱好和运动能力而制订,如选择步行、慢跑、踢球、跳绳、游泳、舞蹈等均可。开始时运动强度以最高心率的 50% ~ 60% 为宜,运动时间从 20 min 开始,逐渐延长,每周运动 3 ~ 4 次,随着运动能力的提高,可逐渐增加运动的时间和运动次数。每次运动应适度,不要过度劳累,以免加重病情。在制订 1 型糖尿病患者运动方案时,因多为儿童或青少年,应多注意运动的兴趣性和直观性,不断变换运动的方法和内容,使运动能长期坚持,达到促进生长发育的目的。

6. 运动疗法实施中的注意事项　①必须在严格控制饮食的基础上进行,可以达到最佳的运动疗效,较满意地控制血糖水平。②运动实施前后要有准备运动和放松运动,以避免心脑血管意外或肌肉骨关节损伤的发生。③运动疗法的指导以集体教育指导效果为佳,根据各人的病情及体力,循序渐进,指导患者从较低强度的运动逐渐过渡到较高强度的运动;同时强调运动锻炼应持之以恒,养成终身运动的习惯。④定期测量体重、体脂量、肌力,检测血糖和血脂等代谢指标,评定运动疗法的效果。

7. 运动中特殊情况的处理

（1）运动性低血糖　运动时发生低血糖的原因:①运动前血糖水平偏低;②胰岛素用量较大、运动时间恰在胰岛素作用的高峰期;③运动强度过大或持续时间过长;④运动前摄入糖类食品过少或不摄取。运动中要避免低血糖发生,最好在餐后 1 ~ 3 h 内进行运动锻炼,运动前胰岛素或口服降血糖药减量,运动中注意补充糖分(如糖水或甜饮料等)。1 型糖尿病患者在调整好饮食、胰岛素量、稳定血糖的基础上,也能参加运动竞技类活动。胰岛素注射部位原则上以腹壁脐旁为好,避开运动肌群,以免加快该部位的胰岛素吸收,诱发低血糖。

（2）有并发症患者的运动安排　当糖尿病患者并发轻度视网膜病变、外周血管病变及周围神经病变时,只要在适应证范围内,仍可根据并发症的情况适当选择运动方式。

（三）药物治疗

1. 口服降血糖药　口服降血糖药并不是对所有 2 型糖尿病患者都有效。而且服用较长时期后可能失效,需改换药物。此类药可配合胰岛素使用。

（1）磺酰脲类　作用机制是促使胰岛 β 细胞释放胰岛素,使血糖下降,其降糖作用有赖于尚存在相当数量(30% 以上)有功能的胰岛 β 细胞。另外,还可增高胰岛素与受体的结合率,增进靶组织细胞对胰岛素的敏感性,具有胰外降血糖作用。不良反应是低血糖、致畸胎,少数患者肝功能受损或有胃肠反应。常用的第二代磺脲类药物:格列齐特(达美康)80 mg,1 ~ 2 次/d;格列波脲(克糖利)12. 5 ~ 75. 0 mg/24 h;格列本脲(优降糖)2. 5 ~ 20. 0 mg/d 等。

（2）双胍类 作用机制是抑制肠吸收葡萄糖和氨基酸,增加外周组织(如肌肉)对葡萄糖的摄取和利用,抑制糖原异生及糖原分解,对正常人不降低血糖,但可减少食欲,增加糖的无氧酵解。肝、肾功能不良者,此药可在体内蓄积,导致乳酸性酸中毒;还可能使肺动脉压升高,对肺心病患者不利。与磺脲类共用可增加疗效。苯乙双胍(降糖灵)25 mg/次,3 次/d。二甲双胍 0.5 g/次,3 次/d。此药可用于 1 型糖尿病和 2 型糖尿病患者,单纯用或与他药合用。此类药对于肥胖的 2 型糖尿病患者尚有减肥作用,作为第一线药物。

（3）α 葡萄糖苷酶抑制药 作用机制是通过抑制小肠黏膜上皮细胞表面的 α 葡萄糖苷酶延缓碳水化合物的吸收,降低餐后高血糖。阿卡波糖(如麦芽糖酶、淀粉酶、蔗糖酶),可作为 2 型糖尿病的第一线药物。阿卡波糖 25 mg/次,3 次/d。

（4）噻唑烷二酮类 主要作用是增强靶组织对胰岛素的敏感性,减轻胰岛素抵扰。此类药物有曲格列酮、罗格列酮、帕格列酮等。

2. 胰岛素治疗

（1）制剂类型 按起效作用快慢和维持作用时间,分为短效、中效和长效 3 类。国内目前常用的胰岛素:普通胰岛素,其作用快,持续时间短,是唯一可经静脉注射的胰岛素,可用于抢救糖尿病酮症酸中毒;中效胰岛素有低精蛋白胰岛素和慢胰岛素锌混悬液;长效胰岛素有鱼精蛋白锌胰岛素。短效胰岛素主要控制一餐后高血糖;中效胰岛素主要控制两餐后高血糖,以第二餐饭为主,长效胰岛素主要提供基础水平胰岛素。

（2）适应证 1 型糖尿病或 2 型糖尿病伴明显消瘦或单纯饮食或加药疗效不尽满意者;糖尿病伴严重并发症或交杂症,如糖尿病肾病或合并感染性疾病、合并妊娠等。

（四）治疗效果的评价

糖尿病患者的治疗是否有效可从 5 个方面来进行评价。①血糖水平:空腹血糖<7.8 mmol/L,餐后血糖<10 mmol/L。②糖化血红蛋白<7.0%。③低血糖发生频率:发生频率高提示血糖波动大、控制不佳。④体重和血压:体重和血压维持在相对稳定的范围,说明血糖控制较理想。⑤生活习惯:原有的不健康的生活习惯的改变。

三、糖尿病并发症防治

（一）急性并发症

1. 酮症酸中毒 感染、胰岛素治疗中断或不适当减量、饮食不当、创伤、手术、妊娠和分娩等诱因,会加重糖代谢紊乱,大量脂肪酸在肝经氧化产生大量的乙酰乙酸、羟丁酸和丙酮,三者统称为酮体。当血酮体增高超过机体的处理能力时,便发生代谢性酸中毒。导致机体严重的失水和电解质紊乱,引起循环衰竭和中枢神经功能障碍,严重者发生脑水肿,出现昏迷。应予以积极治疗。

2. 非酮症高渗性昏迷 感染、急性胃肠炎、脑血管意外、严重肾病、不合理的限制水分、某些药物等因素,导致血液浓缩、继发性醛固酮分泌增多加重高血钠,使得血浆渗透压增高,脑细胞脱水,导致本症突出的精神神经症状。多见于老年人,好发于 50～70 岁。本症病情危重,并发症多,病死率可达 40%,故强调早期诊断和治疗。

3. 低血糖昏迷 由于胰岛素过多、糖皮质激素等升糖激素不足、迷走神经过度兴奋、糖摄入严重不足、组织能量消耗过多等因素,导致血糖低于正常 2.8 mmol/L(50 mg/dL),临床表现为出汗、心悸、饥饿、面色苍白、头晕、视物模糊、躁动乃至昏迷。若不及时抢救,会危及生命。

4. 感染 糖尿病患者由于存在内分泌代谢紊乱和并发症,机体防御能力显著降低,易发生各种感染,如皮肤化脓性感染、真菌感染、尿路感染等。据统计,糖尿病继发感染率为 32.7% ~ 90.5%。感染可使血糖增高,加重糖尿病,甚至诱发酮症酸中毒。高血糖又使血浆渗透压升高,抑制白细胞的吞噬能力,机体抵抗力下降,有利于细菌生长繁殖。糖尿病患者蛋白质代谢紊乱未得到及时控制,体内蛋白质进行性消耗,影响了体液和细胞免疫功能。只有严格控制血糖,才能有效地防止糖尿病病情发展及并发症的发生。

(二)慢性并发症

1. 大血管病变 动脉粥样硬化的发生率高,发病年龄轻,病情进展也较快。大、中动脉粥样硬化主要侵犯主动脉、冠状动脉、脑动脉、肾动脉和肢体外周动脉等,引起冠心病、脑血管疾病、肾动脉硬化、肢体动脉硬化等。肢体外周动脉粥样硬化常以下肢动脉病变为主,表现为下肢疼痛、感觉异常和间歇性跛行,严重供血不足可导致肢体坏疽。

2. 微血管病变 主要表现在视网膜、肾、神经、心肌组织,尤其是以糖尿病肾病和糖尿病视网膜病变为重要,分别导致慢性肾衰竭和失明。糖尿病心脏病可诱发心力衰竭、心律失常、心源性休克和猝死。

3. 神经病变 神经病变可以涉及感觉神经、运动神经、自主神经,引起感觉麻木、肌肉麻痹、脏器功能障碍等相应的临床表现。

有资料显示,糖尿病患病 10 年以上者其并发症的发病率明显增高,近年来糖尿病已成为失明和尿毒症的主要原因。

四、糖尿病足的康复

糖尿病足(diabetic food)是指糖尿病患者踝关节以下部位的神经和血管病变加以局部受压进而损伤所致皮肤溃疡、肢端坏疽或感染,是糖尿病患者长期神经和血管病变的结果,可严重影响患者的生活与工作能力。

(一)病因

1. 溃疡 糖尿病患者的很多足部并发症起自感觉性神经病变及轻度的自主神经与运动神经病变。其中感觉神经病变合并过高的机械应力,是引起足部溃疡和感染的主要始动因素。炎症与组织损害是一定程度的反复应力作用于一个特定的失去感觉的区域的结果。来自地面、鞋子或其他邻近足趾的压力或剪切力导致溃疡形成,由于缺乏正常的神经保护机制,溃疡常因骨突的存在而加重。自主神经系统的病变造成皮肤正常排汗调节功能、皮肤温度调节功能和血运调节能力丧失,导致局部组织柔韧性降低,形成厚的胼胝及更易破碎和开裂。此外,正常排汗能力的丧失阻断了局部组织的再水化,造成组织进一步破坏,使得深部组织更易于细菌定植。运动神经病变在糖尿病足的发病中也起到了一定作用,足内在肌的挛缩造成典型的爪状趾畸形。跖趾关节的过伸也被证明能够直接增加跖骨头下压力,使得该部位更易形成溃疡。近趾间关节屈曲造成突起的趾间关节背侧与趾尖跖侧形成溃疡的风险增加,而血管病变又使得破坏的组织难以愈合。

2. 感染 自主神经功能障碍导致皮肤软组织破坏,造成外源细菌侵入。化学趋向性改变导致白细胞反应效率低下。此外,高血糖、氧分压降低和营养不良等可共同引发组织水肿、酸积聚、高渗和低效无氧代谢。此类环境适合细菌生长,并阻碍了白细胞的功能。此外,血管疾病可造成抗生素运输受限,进一步造成细菌清除效率降低,导致局部软组织感染,甚至骨髓炎的形成。

3. 沙尔科(Charcot)关节 为渐进性的负重关节破坏性病变。神经创伤学说认为,失去痛觉和本体感觉后足部遭受反复的机械损伤或是单发的创伤会导致 Charcot 关节;神经血管学说认为,自主神经功能紊乱引发的病变区域血供增加导致骨骼吸收和强度减弱,反复的创伤造成骨破坏与不稳定。

4. 足趾畸形　运动神经病变导致足内在肌的挛缩,造成典型的爪状趾畸形。

(二)临床表现

1. 症状　本病初期,患者多有皮肤瘙痒、肢端发凉、感觉迟钝、水肿。继之出现双足袜套式的持续麻木。多数可出现痛觉减退或消失,少数出现患处针刺样、刀割样、烧灼样疼痛,夜间或遇热时加重,鸭步行走或倚杖而行。老年患者常有严重肢体缺血史,如间歇性跛行、静息痛等。

2. 体征　患者下肢及足部皮肤干燥、光滑、水肿,汗毛脱落。下肢及足部变小。皮肤可见大小不等的散在性水疱、瘀点、色素沉着,肢端发凉。抬高下肢时,双足发白,下垂时则呈紫红色。趾甲变形、增厚、易脆、脱落等。肌肉萎缩、肌张力差。常见足畸形、跖骨头下陷,跖趾关节弯曲,呈弓形足、杵状趾。足趾过伸如爪状。足背动脉闭塞时,双足皮色青紫,搏动极微弱或消失,有时于血管狭窄处可听到血管杂音。肢端感觉迟钝或消失,音叉震动感消失,跟腱反射极弱或消失。

足部慢性溃疡时,足跖部、跖骨头处形成圆形的穿通性溃疡。有时出现韧带撕裂、小骨折、骨质破坏,并有 Charcot 关节。干性坏疽时,全足足趾干枯、变小。皮肤光亮、变薄,呈淡红紫色。趾尖边区可见为数不等的黑点、黑斑。湿性坏疽时,足部发红、肿胀、皮肤破溃,形成大小、形态、深度不等的溃疡或脓肿。皮肤、血管、神经、骨组织坏死。

(三)临床分型与分级

1. 临床分型

(1)湿性坏疽　多发生于年轻的糖尿病患者。由于肢端动脉和静脉血流同时受阻及微循环障碍、皮肤创伤、感染而致病。病变多在足底胼胝区、跖骨头或足跟处。病变程度不一,由浅表溃疡至严重坏疽。局部皮肤充血、肿胀、疼痛。严重时伴有全身症状,体温升高、食欲减退、恶心、腹胀、心悸、尿少等菌血症或毒血症表现。

(2)干性坏疽　多见于老年糖尿病患者。下肢中小动脉粥样硬化,肢端小动脉硬化,管腔狭窄,血栓形成、闭塞,但静脉血流未受阻。局部表现:足部皮肤苍白、发凉,足趾部位有大小与形状不等的黑色区,提示趾端微小动脉栓塞,足趾疼痛。干性坏疽常发生在足及趾的背侧,有时整个足趾或足变黑变干、变小。

(3)混合性坏疽　同一肢端的不同部位同时呈现干性坏疽和湿性坏疽。坏疽范围较大,累及足的大部或全足,病情较重。

2. 临床分级

0级:无开放性病灶。常表现为肢端供血不足,皮肤发凉,皮色紫褐,有麻木、刺痛、灼痛感,皮肤感觉迟钝或消失,足及足趾畸形。

1级:肢端皮肤有开放性病灶,水疱、血疱、鸡眼、胼胝、冻伤、烫伤及其他皮肤损伤所致的皮肤浅表溃疡,但病变尚未累及深部组织。

2级:病灶已侵及深部肌肉等软组织,常并有蜂窝织炎、多发性脓性灶、窦道形成,感染沿肌间隙扩大,形成足底-足背贯通性深部溃疡,脓性分泌物较多,但肌腱、韧带尚未被破坏。

3级:足的肌腱、韧带等组织破坏。蜂窝织炎融合形成大脓腔,脓性分泌物及坏死组织多,但骨质破坏尚不明显。

4级:严重坏疽已造成骨质破坏、骨质缺损、骨髓炎、关节破坏或已形成假关节;部分趾及足严重湿性或干性坏疽。

5级：足的大部或全部感染、缺血致严重湿性或干性坏疽。肢端发黑,干尸样表现,常可累及踝关节及小腿。多需高位截肢。

（四）临床诊断

1. 查体　应行双下肢膝关节以下部分的彻底查体。查体要至少每年进行一次,对于高危人群应更为频繁。需要观察记录的问题:步态是否异常,鞋子的磨损情况,有无外物突入鞋内部,血管搏动、毛发生长、皮温和毛细血管再充盈情况,足与足跟部的畸形与组织破坏,溃疡的位置与大小,有无水肿或炎症。还应检查关节的稳定性及肌肉的力量。

2. 全面的神经学检查　反射、运动和感觉功能的检查。定性的感觉检查,如轻触觉、两点辨别觉、针刺觉和本体感觉。定量的感觉检查,最常使用 Semmes-Weinstein 尼龙单丝进行压力检查。

3. 血管检查　最常用的非侵入性检查为动脉多普勒超声。其数据由绝对压力或踝-肱指数表示。踝-肱指数达到 0.45 被认为是截肢后伤口可愈合的最小值。足趾血管压力绝对值达到 40 mmHg 是伤口愈合标准的最小值。注意有动脉硬化性疾病的患者可能有压力值假性升高的现象。其他的血管检查包括皮肤灌注压和经皮氧分压的测定。前者是通过试验确定皮肤受压后阻断其再充盈所需的最小压力。后者也可用来确定截肢术后愈合的潜力。压力如果小于 20 mmHg,则有很高的伤口感染风险,而高于 30 mmHg 表明有足够的愈合潜力。

4. 实验室检查　血糖控制在糖尿病足的护理中非常重要。如果糖尿病代谢控制不佳则有较高发生溃疡的风险。如果糖化血红蛋白升高,则溃疡愈合时间延长及复发的可能性增大。这些指标的变化预示了患者依从性和愈合最优化的情况。此外,还应检查血清总蛋白、血清白蛋白及总淋巴细胞计数。利于组织愈合的最小值:血清总蛋白水平高于 6.2 g/dL;血清白蛋白水平高于 3.5 g/dL;总淋巴细胞计数大于 1 500/mL。

5. 影像学检查　普通 X 射线为一线的诊断性检查,用来评价应力性骨折、骨折、骨溶解、骨破坏、脱位、半脱位和足踝部骨性结构改变的情况;CT 用于评估皮质骨的细节和改变效果较佳,如评估术后骨折或融合的愈合情况。此外,CT 还可用于评估软组织疾病,如脓肿;MRI 对于各种原因造成的软组织和骨组织改变都非常敏感,如应力性骨折、脓肿、骨髓炎或神经性关节病变等。但是对于分辨 Charcot 关节与骨髓炎有困难,因为两种病变都有骨髓水肿与侵蚀样改变。

（五）康复评定

1. Semmes-Weinstein 单丝检测（SWME 检测）　用尼龙单丝探针对足部进行刺激,评估足部的感觉。正常足部保护性感觉阈值是 5.07,低于此阈值水平则有发生足部溃疡的风险。

痛觉检查:针刺足底 9 个不同部位和足背 1 个部位,2 个以上部位无感觉表明痛觉显著丧失。

振动觉试验:使用生物振动阈测定仪进行足部检查,感觉阈值大于 25 V 者,说明足部发生溃疡的危险性明显增加;或使用有刻度的音叉在拇指末关节处检查,可诊断患者有无振动觉减退,如检查 3 次中有 2 次答错,表明音叉振动觉缺失。

2. 足部供血评定　间歇性跛行 糖尿病周围血管病变导致足部供血不良,患者出现间歇性跛行,足部动脉搏动减弱或消失。若踝-肱指数（ABI）<0.9,提示有糖尿病周围血管病变存在;ABI≤0.5 提示有严重的糖尿病周围血管病变。ABI=踝动脉收缩压/肱动脉收缩压。

经皮氧分压（$TcPO_2$）主要是反映皮肤微循环状态的指标,$TcPO_2<30$ mmHg 提示足部有发生溃疡的危险;$TcPO_2<20$ mmHg 溃疡几乎无愈合的可能,预示有截肢的危险。

（六）康复治疗

1. 全身性治疗　积极控制糖尿病,纠正代谢紊乱,改善神经和血管功能,增强体质,控制感染。

（1）控制糖尿病　采用饮食管理，口服降血糖药或应用胰岛素尽快将血糖降至正常水平。伴高脂血症者加服降血脂药；高血压者用抗高血压药；低蛋白血症、营养不良的患者，可输注血浆或白蛋白、多种水解氨基酸。适当应用能量合剂：ATP、辅酶 A、辅酶 Q_{10}，增强细胞代谢，促进新生组织生长。

（2）抗生素控制感染　肢端坏疽时，及早应用抗生素以控制感染。可根据局部溃疡或坏疽分泌物的细菌学检查及抗生素药敏试验确定。

（3）改善循环功能　应用活血化瘀、扩张血管药物改善循环功能，其中最为重要的是微循环功能。如低分子右旋糖酐、山莨菪碱、川芎嗪、精制蝮蛇抗栓酶等。也可采用自体血紫外线辐射加氧回输疗法，充氧血可刺激胰岛素分泌，增强组织细胞代谢，增强糖原合成，有一定降糖、降脂效果。1 次/2～5 d，5～7 次为 1 个疗程。

（4）改善神经功能　可应用 B 族维生素，并应用神经营养药物改善神经功能。如神经络素、前列腺素 E 等治疗糖尿病周围神经炎。

2. 局部性治疗　根据糖尿病足的临床分型进行局部治疗。

（1）干性坏疽　老年患者通常采用保守疗法，坏疽趾可自行皱缩、脱落。或者在常规消毒下切除坏死组织。待局部病变炎症消退，可用活血化瘀、去腐生肌、消炎镇痛的药粉、药膜、药膏，促进坏死组织脱落、生长肉芽组织及创面愈合。

（2）湿性或混合性坏疽　应每日换药，分期清创，切开排脓，保持深部窦道引流通畅。不宜过度冲洗，以防炎症沿肌腱肌膜间隙扩散。可采用：①高压氧疗法，促进溃疡区氧的大量吸收，改善局部血液循环，降低组织缺氧状态，促进肉芽组织和上皮生长，有助于溃疡愈合；细菌生长受抑制，炎症消退，分泌物减少；也可改善皮肤代谢，改善皮肤营养。②红外线、氦氖激光照射足部溃疡面，每次15 min，1 次/d，10 次为 1 个疗程。③溃疡、坏疽创面的治疗，先用过氧化氢溶液（双氧水）清除脓性分泌物。庆大霉素、甲硝唑、山莨菪碱、胰岛素湿敷，4 次/d。也可用生理盐水清洗创面，在创面上涂庆大霉素和苯妥英钠药粉。苯妥英钠能刺激纤维母细胞生长和增殖，促进胶原合成和肉芽组织生长，加速创面愈合及缓解疼痛。最近有报道应用外源性表皮生长因子治疗糖尿病足坏疽，促进细胞DNA 合成而使皮肤快速生长。

3. 手术治疗　动脉明显狭窄及闭塞时，可行血管重建术、血管搭桥术、人工血管置换术、经股动脉行内旋切术，以及动脉内置入支架术，以维持动脉血供，使组织缺血减轻或缓解。如动脉闭塞，且有严重而未能缓解的静息痛，或坏疽迅速发展累及足近端或足趾近端，宜行截肢术或截趾术。

（七）康复预防和护理

糖尿病足的早期发现，并采取积极的治疗措施，可减少截肢（趾）率和病死率。对病程 5 年以上、血糖控制不佳的糖尿病患者，初诊时应详细询问有无糖尿病足的症状，并检查其足背动脉，如动脉搏动减弱，或具有肢体缺血、感觉迟钝、麻木，应行双下肢血流图检查，力求早期确诊和早期预防。对拟诊者及已确诊者应采取全身性治疗并注意足部康复护理。

1. 保持足的清洁、温暖　每日以温水和中性肥皂洗净双足。切不可用热水、烫水洗脚。洗后仔细擦（趾间亦应一一擦干），再涂上保养乳液，待趾甲较软时方可修剪趾甲，应平剪，切勿剪得太短而靠近皮肤边缘。

2. 穿合适的鞋袜　选择宽头、松软舒适的鞋袜，切忌穿尖头皮鞋，以免鞋袜过紧而使足及趾受挤压、磨损，选择帆布鞋为佳。已有皮肤开放性病灶者，应选用定制的糖尿病患者专用鞋。

3. 防止烫伤　双足及足趾发凉时，切不可用热水烫脚、电热器烘脚。如果用电热毯，切记在睡前关掉开关，以免烧伤皮肤。

4.脚底胼胝变厚的处理　脚底胼胝可能由穿鞋过紧压迫所致。脚底长出的厚茧、鸡眼,最好请医护人员修剪,切不可自己修剪,不要涂擦腐蚀性强的膏、药,以免造成皮肤溃疡。如果足趾出现水疱、血疱,切忌自行处理,应找医护人员妥善处理,以免造成皮肤溃疡或坏疽。足部创伤时,用清水、肥皂洗净,涂以抗生素药粉及药膏,适当包扎,及时换药。

5.每天坚持小腿及足部运动　如提脚跟、脚尖运动,弯膝、下蹲运动,甩腿运动等可以改善下肢血液循环,缓解休息疼痛和间歇性跛行的症状。

(八)康复工程

矫形器是指由国际标准化组织定义的、用于改善神经肌肉和骨骼系统的结构和功能特征的一种外用设备。

糖尿病患者穿戴足矫形器治疗也是特别有用的,已经有公司开发了系列矫形器,可以用作减少压力点的复位设备,以减少溃疡和损伤的发病率。

着重推荐糖尿病患者使用治疗鞋和足部矫形器对无知觉足部进行护理。早期使用矫形器能减少或推迟足溃疡发作,对个别的糖尿病患者或外周血管患者而言,这可能是一个必需的治疗策略。降低和平均脚底压力足矫形器对足底胼胝有益,可将足部矫形器设计成缓解足底过度压力的鞋子。增加足底总的接触面积(再分配力),并能够减小足底压力,从而减少糖尿病神经病变足部患溃疡的风险。

糖尿病患者所需的矫形器必须能够校正或重新调整,足部与材料接触舒服,不能太硬也不能弯曲,应该用一种可造模和向下弯的材料,以适应个别患者的足部。给予适当的护理,移动矫正装置上的压力点。多种不同密度的足矫形器都有助于减少足部疼痛和维持神经性缺血性糖尿病足的功能,以减少足底压力,改善患者的不适症状。

(河南科技大学第一附属医院　辛玉甫)

1. 骨质疏松症的临床表现、康复评定方法、康复治疗目标及康复治疗方式。
2. 肿瘤的康复评定方法,肿瘤临床治疗与康复治疗的关系,肿瘤康复治疗的原则和目的。
3. 烧伤面积和程度的评定,烧伤的康复目标及治疗手段。
4. 产后康复的定义;产后常见问题;盆底功能障碍的定义及临床表现;产后抑郁障碍的定义及临床表现。

第一节　骨质疏松症的康复

一、概述

(一)定义和分类

骨质疏松症(osteoporosis,OP)是一种以骨量低下,骨微结构损坏,导致骨脆性增加,易发生骨折为特征的全身性骨病。骨质疏松症可发生于不同性别和年龄,但多见于绝经后妇女和老年男性。

骨质疏松症分为原发性骨质疏松症和继发性骨质疏松症两大类。原发性骨质疏松症又分为绝经后骨质疏松症(Ⅰ型)、老年骨质疏松症(Ⅱ型)和特发性骨质疏松症(包括青少年型)3类。绝经后骨质疏松症一般发生在妇女绝经后 5 ~ 10 年内;老年骨质疏松症一般指老年人 70 岁后发生的骨质疏松;继发性骨质疏松症是指由任何影响骨代谢的疾病和(或)药物导致的骨质疏松;而特发性骨质疏松症主要发生在青少年,病因尚不明。本节所述主要指原发性骨质疏松症。

(二)流行病学

骨质疏松症是一种退化性疾病,随着年龄增长,患病风险增加。随着人类寿命延长和老龄化社会的到来,骨质疏松症已成为人类的重要健康问题。目前全世界患骨质疏松症的总人数超过 2 亿,造成骨折患者 130 万 ~ 160 万。在美国 2005—2006 年全国健康和营养检查调查中,49% 的老年女性有骨量减少,10% 的老年女性患有骨质疏松症;在男性中,2% 患有骨质疏松症。在加拿大,1/4 的女性患骨质疏松症,男性为 1/8。骨质疏松症最大的危害不是它本身骨量的减少,而是与之相关的骨质疏松性骨折。骨质疏松性骨折的年发病率几乎是心肌梗死的3倍。50岁左右的男性和女性在一生中患骨质疏松性骨折的可能性分别为13.1%和39.7%。尽管男性的发病率低于女性，但是他们髋部骨折后的死亡率为21%，高于女性的8%。在美国每年用于治疗髋部骨折的医疗费用可高达250亿美元。我国原发性骨质疏松症的人数约占总人口的6.97%。由于人们生活水平的提高和保健事业的发展，平均预期寿命已由1945年的35岁增长到70岁，随着老年人群的增多，骨质疏松症患者数急剧增加。由于骨质疏松症是致残率较高的疾病，其高昂的治疗费和较长的治疗周期给家庭和社会带来沉重的负担，所以掌握防治该病的康复治疗方法具有重要的现实意义。

（三）发病机制

骨骼需有足够的刚度和韧性维持骨强度，以承载外力，避免骨折。为此，要求骨骼具备完整的层级结构，包括I型胶原的三股螺旋结构、非胶原蛋白及沉积于其中的羟基磷灰石。骨骼的完整性由不断重复、时空偶联的骨吸收和骨形成过程维持，此过程称为骨重建。骨重建由成骨细胞、破骨细胞和骨细胞等组成的骨骼基本多细胞单位（basic multicellular unit，BMU）实施。成年前骨骼不断构建、塑形和重建，骨形成和骨吸收的正平衡使骨量增加，并达到骨峰值；成年期骨重建平衡，维持骨量；此后随年龄增加，骨形成与骨吸收呈负平衡，骨重建失衡造成骨丢失。

（四）危险因素

骨质疏松症是一种受多重危险因素影响的复杂疾病，危险因素包括遗传因素和环境因素等多方面。骨折是骨质疏松症的严重后果，也有多种骨骼外的危险因素与骨折相关。因此，临床上需注意识别骨质疏松症及其并发症骨折的危险因素，筛查高危人群，尽早诊断和防治骨质疏松症，减少骨折的发生。骨质疏松症的危险因素分为不可控因素与可控因素，后者包括不健康生活方式、疾病、药物等。

1.不可控因素　主要有种族（患骨质疏松症的风险：白种人高于黄种人，而黄种人高于黑种人）、老龄化、女性绝经、脆性骨折家族史。

2.可控因素　不健康生活方式，包括体力活动少、吸烟、过量饮酒、过多饮用含咖啡因的饮料、营养失衡、蛋白质摄入过多或不足、钙和（或）维生素D缺乏、高钠饮食、体重过低等。

3.影响骨代谢的疾病　包括性腺功能减退症等多种内分泌系统疾病、风湿免疫性疾病、胃肠道疾病、血液系统疾病、神经肌肉疾病、慢性肾病及心肺疾病等。

4.影响骨代谢的药物　包括糖皮质激素、抗癫痫药、芳香化酶抑制剂、促性腺激素释放激素类似物、抗病毒药物、噻唑烷二酮类药物、质子泵抑制剂和过量甲状腺激素等。

（五）临床表现

骨质疏松症初期通常没有明显的临床表现，因而被称为"寂静的疾病"或"静悄悄的流行病"。但随着病情进展，骨量不断丢失，骨微结构破坏，患者会出现骨痛、脊柱变形，甚至发生骨质疏松性骨折等后果。部分患者可没有临床症状，仅在发生骨质疏松性骨折等严重并发症后才被诊断为骨质疏松症。

1.疼痛　骨质疏松症患者可出现腰背疼痛或全身骨痛。疼痛通常在翻身时、起坐时及长时间行走后出现，夜间或负重活动时疼痛加重，并可能伴有肌肉痉挛，甚至活动受限。

2.脊柱变形　严重骨质疏松症患者，因椎体压缩性骨折，可出现身高变矮或驼背等脊柱畸形。多发性胸椎压缩性骨折可导致胸廓畸形，甚至影响心肺功能；严重的腰椎压缩性骨折可能会导致腹部脏器功能异常，引起便秘、腹痛、腹胀、食欲减退等不适。

3.骨折　骨质疏松性骨折属于脆性骨折，通常指在日常生活中受到轻微外力时发生的骨折。

骨折发生的常见部位为椎体(胸、腰椎)、髋部(股骨近端)、前臂远端和肱骨近端;其他部位如肋骨、跖骨、腓骨、骨盆等亦可发生骨折。骨质疏松性骨折发生后,再骨折的风险显著增加。

4. 对心理状态及生活质量的影响   骨质疏松症及其相关骨折对患者心理状态的危害常被忽略,主要的心理异常包括恐惧、焦虑、抑郁、自信心丧失等。老年患者自主生活能力下降,以及骨折后缺少与外界接触和交流,均会给患者造成巨大的心理负担。应重视和关注骨质疏松症患者的心理异常,并给予必要的治疗。

(六)临床诊断

根据 1998 年 WHO 规定的骨质疏松症的诊断标准,用同性别、同种族年轻健康人的骨量峰值减去所测得的骨密度(bone mineral density,BMD)来衡量,如果 BMD 减少≤1 个标准差为正常骨量范围,−1~2.55 个标准差为骨量减少,≤−2.58 个标准差为骨质疏松症,≤−2.55 个标准差同时伴有脆性骨折为重度骨质疏松症。临床诊断主要根据有无骨痛、身高变矮、骨折等临床表现并结合年龄、是否绝经、病史(骨质疏松症家族史)、X 射线片和 BMD 测定等诊断。

二、骨质疏松症康复评定

对骨质疏松症的评定,传统主要集中在骨结构与骨代谢、疼痛及运动功能评定方面(主要包括肌力、肌耐力和关节活动度),自 21 世纪初"国际功能、残疾与健康分类"(ICF)引入中国以后,在评定方面目前更关注平衡功能、日常生活能力及社会参与能力,在诊断方面更强调结构与功能异常、日常生活活动受限及参与受限 3 个方面。

(一)平衡功能评定

内容包括对平衡的功能、能力及心理状况。方法包括仪器评定与非仪器评定;非仪器评定主要用综合功能检查量表——Berg 平衡量表(Berg balance scale,BBS)。研究显示 BBS 与跌倒风险度具有高度相关性。平衡功能评定可以预测跌倒的风险,是骨质疏松症患者必查的项目。

(二)日常生活活动评定

骨质疏松症给患者的日常生活活动和生活质量带来严重的影响,所以评定患者日常功能水平和生活质量具有十分重要的意义。可以采用 Bathel 指数和日常功能水平评定量表。

(三)社会参与能力评定

主要评定骨质疏松症对该患者职业、社会交往、休闲娱乐的影响。由于骨质疏松症患者多为老年人,对职业的影响不大,所以重点放在对生活质量的影响方面。

三、骨质疏松症康复治疗

骨质疏松症的康复治疗目标是缓解骨痛,控制病情发展,提高骨治疗,预防继发性骨折,提高生活质量。主要方法有基础措施、药物治疗、运动疗法、物理因子治疗、作业治疗及康复工程等。

(一)基础措施

基础措施包括调整生活方式和骨健康基本补充剂。

1. 调整生活方式

(1)加强营养,均衡膳食。建议摄入富含钙、低盐和适量蛋白质的均衡膳食,推荐每日蛋白质摄入量为 0.8~1.0 g/kg,并每天摄入牛奶 300 mL 或相当量的奶制品。

(2)充足日照。建议上午 11:00 到下午 3:00 间,尽可能多地暴露皮肤于阳光下,晒 15~30 min

（取决于日照时间、纬度、季节等因素），每周 2 次，以促进体内维生素 D 的合成。尽量不涂抹防晒霜，以免影响日照效果。但需注意避免强烈阳光照射，以防灼伤皮肤。

（3）规律运动。建议进行有助于骨健康的体育锻炼和康复治疗。运动可改善机体敏捷性、力量、姿势及平衡等，减少跌倒风险。运动还有助于增加骨密度。适合骨质疏松症患者的运动包括负重运动及抗阻运动，推荐规律的负重及肌肉力量练习，以减少跌倒和骨折风险。肌肉力量练习包括重量训练、其他抗阻运动及行走、慢跑、打太极拳、练瑜伽、跳舞和打乒乓球等。运动应循序渐进、持之以恒。骨质疏松症患者开始新的运动训练前应咨询临床医生，进行相关评估。

（4）戒烟、限酒。

（5）避免过量饮用咖啡及碳酸饮料。

（6）尽量避免或少用影响骨代谢的药物。

2. 骨健康基本补充剂

（1）钙剂　充足的钙摄入对获得理想骨峰值、减缓骨丢失、改善骨矿化和维护骨骼健康有益。2013 版中国居民膳食营养素参考摄入量建议，成人每日钙推荐摄入量为 800 mg（元素钙），50 岁及以上人群每日钙推荐摄入量为 1 000 ~ 1 200 mg。尽可能通过饮食摄入充足的钙，饮食中钙摄入不足时，可给予钙剂补充。钙剂选择需考虑其钙元素含量、安全性和有效性，其中碳酸钙含钙量高，吸收率高，易溶于胃酸。

（2）维生素 D　充足的维生素 D 可增加肠钙吸收、促进骨骼矿化、保持肌力、改善平衡能力和降低跌倒风险。维生素 D 不足可导致继发性甲状旁腺功能亢进，增加骨吸收，从而引起或加重骨质疏松症。同时补充钙剂和维生素 D 可降低骨质疏松性骨折风险。维生素 D 不足还会影响其他抗骨质疏松药物的疗效。

（二）药物治疗

有效的抗骨质疏松药可以增加骨密度，改善骨质量，显著降低骨折的发生风险。抗骨质疏松药按作用机制可分为骨吸收抑制剂、骨形成促进剂、其他机制类药物及中药。

（三）运动疗法

运动疗法简单实用，不仅可增强肌力与肌耐力，改善平衡、协调性与步行能力，还可改善骨密度、维持骨结构，降低跌倒与脆性骨折风险等，发挥综合防治作用。运动疗法需要遵循个体化、循序渐进、长期坚持的原则。治疗性运动包括有氧运动（如慢跑、游泳）、抗阻运动（如负重练习）、冲击性运动（如跳体操、跳绳）、振动运动（如全身振动训练）等。我国传统运动疗法中的太极拳等可增加髋部及腰椎骨密度，增强肌肉力量，改善韧带、肌肉及肌腱的柔韧性，提高本体感觉，加强平衡能力，降低跌倒风险。运动锻炼时要注意少做躯干屈曲、旋转动作。骨质疏松性骨折早期应在保证骨折断端稳定的前提下，加强骨折邻近关节被动运动（如关节屈伸等）及骨折周围肌肉的等长收缩训练等，以预防肺部感染、关节挛缩、肌肉萎缩及失用性骨质疏松；后期应以主动运动、渐进性抗阻运动及平衡协调与核心肌力训练为主。

（四）物理因子治疗

脉冲电磁场、体外冲击波、全身振动、紫外线等物理因子治疗可增加骨量；超短波、微波、经皮神经电刺激、中频脉冲等治疗可减轻疼痛；骨质疏松性骨折或者骨折延迟愈合可选择低强度脉冲超声波、体外冲击波等治疗，以促进骨折愈合。神经肌肉电刺激、针灸等治疗可增强肌力、促进神经修复，改善肢体功能。联合治疗方式与治疗剂量需依据患者病情与自身耐受程度选择。

（五）作业治疗

作业治疗以针对骨质疏松症患者的康复宣教为主,包括指导患者正确的姿势,改变不良生活习惯,提高安全性。作业治疗还可分散患者注意力,减少患者对疼痛的关注,缓解由骨质疏松症引起的焦虑、抑郁等不利情绪。

（六）康复工程

行动不便者可选用拐杖、助行架等辅具,以提高行动能力,减少跌倒发生。此外,可进行适当的环境改造如将楼梯改为坡道、浴室增加扶手等,以增加安全性。骨质疏松性骨折患者可佩戴矫形器,以缓解疼痛,矫正姿势,预防再次骨折等。

总之,骨质疏松症是慢性病,涉及骨骼、肌肉等多种组织、器官,需要综合防治。在常规药物、手术等治疗的同时,积极、规范、综合的康复治疗除可改善骨强度,降低骨折发生外,还可促进患者生活、工作能力的恢复。

第二节 肿瘤的康复

一、概述

（一）定义

肿瘤是机体在某些致癌因素的作用下,使一些组织的细胞失去了其生长的正常调控,呈现过度而不协调的克隆性增殖而形成的新生物,因常在局部形成肿块,称为肿瘤。肿瘤康复尚无明确公认的概念,根据国内外有关资料,参考一般康复的定义,我们不妨这样描述:肿瘤康复就是调动医、患、家庭和社会各方面的积极性,综合运用西医、中医、心理、营养、身心锻炼、社会支持等措施和技术,最大限度地提高癌症的治愈率,延长患者的生存期,改善患者的生活质量,帮助患者早日回归社会。

（二）流行病学

据统计,1981—2000年我国59种恶性肿瘤的总发病率上升了近50%,目前癌症死亡已成为我国人口的第一位死因。癌症不仅严重影响患者的生命质量,而且医疗负担十分沉重,全国癌症诊治每年花费数百亿元人民币,严重制约着我国的经济发展,影响社会和谐。

人口老龄化是肿瘤发病率上升的主导因素,其他因素包括吸烟、各种污染、不合理膳食、肥胖和缺乏体育锻炼等。今后20年间我国癌症发病还将继续增加。

（三）危险因素

恶性肿瘤的病因尚未完全被了解,现已明确的恶性肿瘤相关的内在因素和外界因素如下。

1. 内在因素

（1）遗传因素　某些肿瘤具有家族聚集性和遗传性,称为遗传易患性（hereditary susceptibility）。

（2）内分泌因素　雌激素、催乳素与乳腺癌相关;雌激素与子宫内膜癌相关;雄激素与前列腺癌相关。

（3）免疫因素　器官移植、免疫抑制剂、AIDS。

（4）营养因素　高脂饮食与乳腺癌、结肠癌相关。

（5）精神因素　长期抑郁。

2.外界因素

（1）化学因素　烷化剂、多环芳香烃类化合物、氨基偶氮类为染料类、亚硝胺类、真菌毒素和植物毒素、生活嗜好物、香烟、槟榔等。

（2）物理因素　电离辐射、紫外线等。

（3）生物因素　主要为病毒因素：DNA 肿瘤病、致癌病毒、RNA 肿瘤病毒。

（四）临床表现

1.局部表现　肿块、疼痛、病理性分泌物、溃疡、出血、梗阻等。

2.全身表现　①阻塞症状。②压迫症状。③破坏器官结构与功能。④发热、消瘦、贫血、乏力。⑤疼痛。⑥全身异常表现或综合征：低血糖综合征、骨关节肥大、皮疹和瘙痒症、红细胞增多症、皮肌炎。

3.副肿瘤综合征　副肿瘤综合征是值得我们关注的一组临床症状。副肿瘤综合征是原发性恶性肿瘤（多为肺癌、乳腺癌、卵巢癌等）对患者神经系统和（或）骨骼肌远隔效应所引起的一组临床症状群。副肿瘤综合征的主要临床表现：进行性小脑变性、脑病和脑干脑病、视神经病变和视网膜变性、斜视眼阵挛、脊髓病变、周围神经病变、肌肉病变（Lambert-Eaton 肌无力综合征/类重症肌无力综合征、多发性肌炎与皮炎）。

（五）治疗

一般治疗原则：良性肿瘤及交界型肿瘤以手术治疗为主；恶性肿瘤采用综合治疗，包括手术、放射治疗、化学治疗、生物治疗、中药治疗、物理治疗等。

综合治疗就是根据患者所患肿瘤的病理类型、侵犯的范围（临床分期）、转归的趋势（局限、进展、复发或转移）及患者机体的状态，将目前治疗肿瘤最有效的方法进行有机地组合起来，有计划、有步骤地进行治疗，目的是大幅度地提高患者生存率和生活质量。注意治疗充分但要防止治疗过度。

二、肿瘤康复评定

肿瘤患者有以下几个方面的康复需要。

1.身体方面　癌症患者除渴望尽快清除体内的肿瘤以外，也希望能及时解除疼痛、咳嗽、呼吸困难、恶心、厌食、营养不良等躯体痛苦，减轻各种治疗所带来的不良反应，需要增强体质，为各种治疗及适应家庭和社会生活提供良好的身体条件。

身体机构与功能：肿瘤侵入导致结构和功能损害、肿瘤治疗所致的身体结构和功能损害、恶病质、TNM 分期、机体结构与功能障碍与患者生活质量评估、疼痛评定。

活动能力：肿瘤及肿瘤治疗会对患者产生巨大的影响，因此需要对肿瘤患者进行躯体功能状态评估，常用 Karnofsky 行为状态（kamofsky performance status，KPS）量表评估（表 8-1）。

得分越高，健康状况越好，越能忍受治疗给身体带来的不良反应，因而也就有可能接受彻底的治疗。得分越低，健康状况越差，若低于 60 分，许多有效的抗肿瘤治疗就无法实施。

2.心理方面　癌症的难治性、长时期的疾病折磨及疾病引起的社会适应性的明显降低都可以使患者产生较严重的心理问题或障碍。患者需要得到理解、支持、鼓励和安慰，减轻心理上的痛苦。患者诊断及治疗过程经历怀疑期、害怕和恐惧期、沮丧期、适应期、接受期。常用评定量表有抑郁自评量表（SDS）、汉密尔顿抑郁量表（HAMD）、焦虑自评量表（SAS）。

3.社会方面　癌症患者仍然具有社会属性，患者有得到家庭及社会支持、受人尊重、建立人际关系、参加社会活动、重新工作等权利和要求。这些都需要通过康复治疗来给予指导和解决。

表 8-1 Karnofsky 行为状态量表（百分法）

评分标准	评分/分
正常,无症状和体征	100
能进行正常活动,有轻微症状和体征	90
勉强进行正常活动,有一些症状或体征	80
生活能自理,但不能维持正常生活和工作	70
生活能大部分自理,但偶尔需要别人帮助	60
常需要人照料	50
生活不能自理,需要特别照顾和帮助	40
生活严重不能自理	30
病重,需要住院和积极的支持治疗	20
重危,临近死亡	10
死亡	0

三、肿瘤康复治疗

(一)康复治疗与临床治疗的关系

康复治疗与临床治疗既有统一性,又有对立性。从方法上二者有许多共同之处,例如,临床上的一些姑息治疗,如解决消化道阻塞进行的改道手术、肿瘤压迫呼吸道而进行的放射治疗等,也可以说是康复治疗。再如,免疫治疗、中医中药治疗等既可以作为临床治疗,也可以用于康复治疗。但临床治疗和康复治疗所采用的手段各有侧重,前者主要采用手术、放射治疗、化学治疗,后者更偏重于心理治疗、减轻患者的痛苦、营养支持、生活指导等。

从时间上看,一般认为临床治疗在前,康复治疗在后,但实践中二者已无严格界限。一旦建立诊断,毫无疑问要首先进行临床治疗,但同时也离不开康复治疗。譬如,肿瘤患者的心理问题几乎贯穿整个诊疗过程,所以诊疗的开始就应该实施心理康复治疗。

从某种意义说,临床治疗本身也可以起到很好的心理治疗作用,因为疗效的好坏直接影响着患者的心理变化过程。另外,设计临床治疗方案也应该考虑日后患者器官功能的恢复和重建问题。

总之,康复治疗和临床治疗二者不能截然分开,在实际工作中,应根据不同的病情、在不同的时间合理地结合应用。

(二)肿瘤康复的范围

①心理康复;②主动运动、被动运动;③中医中药;④增强患者的抗病能力;⑤减轻患者痛苦;⑥合理营养;⑦器官功能康复;⑧生活指导;⑨家庭及社会支持;⑩临终关怀。

(三)康复治疗的原则

①康复治疗应贯穿始终(从发病至生命终结的全过程),如手术前后预防性康复,增强体质和心理疏导,使患者积极配合治疗。②手术、放射治疗、化学治疗等临床治疗后恢复性康复,主要针对疾

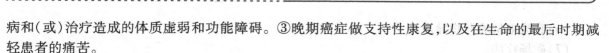

病和(或)治疗造成的体质虚弱和功能障碍。③晚期癌症做支持性康复,以及在生命的最后时期减轻患者的痛苦。

(四)康复治疗的目的

①使癌症患者独立性和功能达到最高。②改善患者的症状,提高生存质量。③增加患者回归家庭、回归社会的概率。④保持患者的尊严,降低护理负荷。⑤减轻患者的痛苦,实施临终关怀。

(五)康复的方法

1.心理康复 癌症患者的心理状况极大地影响其治疗效果和预后。因此,有必要认识和掌握癌症患者的心理特征和发生发展规律,以便及时给予调整和正确的引导,为临床治疗和康复创造一个良好的心理环境。

癌症患者的心理特点:焦虑、愤怒、抑郁、绝望、孤独、多疑、适应障碍等,根据不同特点给予不同的治疗。

树立起重要的生活目标可能是癌症患者恢复健康所需的内在力量的主要源泉,癌症患者树立生活目标应注意以下事项。

(1)目标应是多方面的 ①生活的目的:学习、事业、家庭建设等;②娱乐方面的目标:妥善安排下棋、打牌、看电影、看电视、钓鱼、听音乐等;③身体健康方面的目标:定期参加体育锻炼、练气功等。

(2)目标应具体明确 建立生活目标的目的是激励患者采取一步步的行动去实现它,从而在追求目标和实现目标的同时,使内心得到欣慰和快乐。因此,要求目标一定具体明确,也就是能很好地看到或体验到。

(3)生活目标一定要现实 建立生活目标是帮助患者找到新的精神寄托,调整不良情绪,增强战胜疾病的信心。但是,如果目标太多、太大,超过患者力所能及的范围,就有可能失败。因此,建立生活目标一定要在患者力所能及的范围内,要在一定的时间内看到目标的实现。这样才能使患者看到成绩,看到自身有能力像正常人一样的生活、学习和工作,也有能力征服所患的癌症。

(4)付诸行动 建立生活目标不能只停留在口头上、梦幻中,而要付诸行动,要有充分的思想准备,那就是实现同样目标可能要付出比常人更多的努力。

(5)长期和短期目标相结合 长远目标(如3年内使家庭致富、供孩子上大学、完成一项科研项目等)可激励患者不断地追求、进取,内心总是充满信心和希望。近期目标(如每周锻炼3次身体、阅读几篇文章、给孩子辅导几次作业等)可以使患者不断地看到成绩,增强自信心。二者结合起来可使患者的生活充实,内心充满乐趣和希望。

2.物理治疗 包括运动疗法和物理因子治疗。

(1)运动疗法。患者全身状况好转,即可开始有氧运动,原则是循序渐进,重复做耐力和力量的训练。

(2)毫米波疗法,可抑制肿瘤合成DNA,使肿瘤细胞增殖减慢,与放射治疗联合应用,可增加疗效,适用于表浅肿瘤。

(3)高频热疗。大功率的微波、超短波或短波热疗治疗较深部恶性肿瘤。

(4)激光手术。主要利用激光的热作用和压强作用,对肿瘤切割、气化或凝固来治疗肿瘤;优点:出血少或不出血,防止医源性肿瘤转移。高功率激光直接使肿瘤凝固或炭化灭活,同时还封闭了血管和淋巴管,防止种植转移和血液及淋巴转移。

(5)激光光动力疗法,使细胞功能障碍和结构损伤,导致肿瘤组织坏死。

（6）直流电抗癌药物导入。

（7）磁场疗法。

（8）冷冻疗法,适用于较小的表浅肿瘤。

运动在保持健康的机体上起着极为重要的作用。研究发现,运动可提高机体的免疫功能及其他抗病能力,可以疏导精神压力所引起的各种生理和病理生理反应。经常参加体育锻炼可使人精力充沛、自信心增强、思维敏捷、乐观开朗。运动还可使人更多地注意自己的身体,唤起对自身健康的责任心。可见,主动运动不仅可以增强体质,而且也是有效的心理治疗方法;保持肌肉的力量和功能;促进血液淋巴回流;减少深静脉血栓的形成;保持关节的活动度;防止关节挛缩和畸形的形成;增强消化功能;提高机体免疫力;增强体质。

运动方式的选择,要根据患者的情况予以具体化、个体化。采用运动疗法或物理因子治疗来促进患者早日生活自理。

3. 作业治疗　日常生活能力训练、职业训练。

4. 中医中药　利用中医中药,辨证论治,增补元气,活血化瘀,行气镇痛,主要有辅助治疗、治疗（攻法、补法、抗癌中药等）。

5. 针灸　癌痛患者针灸治疗有较好的镇痛效果。

6. 中医康复治疗　推拿、按摩、打太极拳、练气功等中医康复治疗注重身心调整,调节神经及精神状态,强身健体。

7. 健康教育　①改变不良生活习惯。②戒烟限酒。③在保持谷类主食的同时,少吃各种脂肪类食物。适当增加豆类及豆制品、蛋、奶、禽等食品。每天多吃新鲜蔬菜,特别是维生素 A、C、E 含量较高的黄绿色蔬菜、水果,尽量少吃盐、腌制和熏制食品。④避免接触致癌物质,防止肿瘤复发。⑤增强身体素质。⑥癌症患者出院后,密切注意复发。第 1 年最好每 3 个月复查 1 次;第 2 年每 6 个月复查 1 次;第 3~5 年可 1 年复查 1 次,如有相关症状,及时做全身检查。

第三节　烧伤的康复

一、概述

（一）定义

烧伤是日常生活、生产劳动和战争中常见的损伤,主要指热力、化学物质、电能、放射线等引起的皮肤、黏膜甚至深部组织的损害。其中皮肤热力烧伤（如火焰、开水等）最为多见。损伤程度与热力的温度和作用时间成正比。其致死率、致残率、毁容率相当高。据统计,每年意外伤害的死亡人数中,烧伤仅次于交通事故,排在第二位,而且在交通事故伤害中也有大量伤员合并烧伤。中国烧伤年发病率为 1.5%~2%,即每年约有 2 000 万人遭受不同程度烧伤,其中约 5% 的烧伤患者需要住院治疗。烧伤对健康的危害既包括生理上的,也包括心理上的。

烧伤康复包括两个含义,即创面的修复和功能的修复。浅度烧伤经治疗,创面愈合后,不遗留瘢痕,对机体外观、功能无大的影响。但深度烧伤由于瘢痕的增生或瘢痕挛缩而致外观、功能障碍,需要长时间的功能锻炼和整形手术修复。此期的任务是最大限度地恢复其功能,提高患者自理能力;减轻患者精神负担,使其以平静的心态去面对未来的挑战,尽早回归社会。

(二)烧伤病理生理和临床分期

1. 急性体液渗出期(休克期)　组织烧伤后的立即反应是体液渗出,伤后48 h内主要威胁患者生命的是休克。

2. 感染期　烧伤水肿回收期一开始,感染就上升为主要矛盾。烧伤的特点是有广泛的生理屏障损害,又有广泛的坏死组织和渗出,是微生物良好的培养基。浅度烧伤若创面处理不当,可出现创周炎症(蜂窝织炎)。严重烧伤由于机体免疫力低下,可出现全身性感染。

3. 修复期　组织烧伤后,炎症反应的同时,组织修复也已开始。浅度烧伤多能自行修复,深Ⅱ度烧伤靠残存的上皮岛融合修复;Ⅲ度烧伤靠皮肤移植修复。

(三)烧伤的临床评定

1. 烧伤面积评定　烧伤面积评定一般采用经实测中国人体表面积而建立的"中国新九分法"来表示,即在100%的体表总面积中:头颈部占9%(9×1)(头部、面部、颈部各占3%);双上肢占18%(9×2)(双上臂7%,双前臂6%,双手5%);躯干前后包括会阴占27%(9×3)(前躯13%,后躯13%,会阴1%);双下肢(含臀部)占46%(双臀5%,双大腿21%,双小腿13%,双足7%)(9×5+1)(女性双足和臀各占6%)。

还有一种简便的计算方法是手掌法,即以患者本人手掌(包括手指掌面)面积为体表总面积的1%,以此计算小面积烧伤;大面积烧伤时用100减去患者手掌测量的未伤皮肤,以此计算烧伤面积。由于人体各个部位表面积占人体表面积的百分比在不同年龄段有所差异,因此烧伤面积的估算方法也要区别对待。

2. 烧伤深度评定　我国普遍采用三度四分法,即Ⅰ度、浅Ⅱ度、深Ⅱ度、Ⅲ度。Ⅰ度和浅Ⅱ度称为浅烧伤,深Ⅱ度和Ⅲ度称为深烧伤。

3. 烧伤严重程度评定　估计烧伤严重程度,以此作为设计治疗方案参考。

轻度烧伤:Ⅱ度烧伤面积10%以下。

中度烧伤:Ⅱ度烧伤面积10%~30%,或Ⅲ度烧伤面积不足10%。

重度烧伤:烧伤总面积30%~49%;或Ⅲ度烧伤面积10%~19%;或Ⅱ度、Ⅲ度烧伤面积虽不到上述百分比,但已发生休克等并发症、呼吸道烧伤或有较重的复合伤。

特重烧伤:烧伤总面积50%以上;或Ⅲ度烧伤20%以上;或存在较重的吸入性损伤、复合伤等。

二、烧伤康复评定

康复评定是对患者的功能状况及有关资料进行综合收集、量化、分析、比较,并形成障碍诊断学的过程。针对器官系统功能、日常生活能力、工作及学习能力、社会适应能力几个方面,通常采用体格检查、仪器检测、临床观察、问卷调查等手段对患者的功能状况及潜在能力进行分析判断。

目前对烧伤患者尚无标准的康复评定指标和方法,应用较广泛的评定指标及方法如下:①采用角度尺测量关节活动范围;②徒手肌力检查及采用握力计评定肌肉力量;③采用Barthel指数、功能独立性评定量表评定日常生活能力;④采用温哥华瘢痕量表评定瘢痕;⑤采用神经肌电图进行神经肌肉的电生理检测;⑥采用运动试验及肺功能测定评定心肺功能;⑦心理和精神障碍的评定。

三、烧伤康复治疗

(一)烧伤康复治疗的目标

1. 近期目标　维持并逐步增加未受伤及受伤部位关节活动范围,减轻水肿、疼痛,改善肌力、耐力,预防挛缩,减少瘢痕增生。

2. **长期目标** 改善关节肌肉力量及关节活动范围,提高运动能力、灵活性、协调性,逐步恢复身体转移、行走能力。

3. **终极目标** 实现烧伤患者良好的家庭和社会回归。通过康复治疗,使患者尽可能回归到伤前的生活状态:①拥有独立完成日常生活活动的能力和相应的学习、工作能力;②更好的外观;③良好的创伤后心理适应。

(二)烧伤康复治疗的主要内容

1. 制动造成的肌肉萎缩及肌力、耐力、平衡能力和协调能力的下降。

2. 制动所致关节周围纤维组织沉积、增生引起的软组织粘连、关节活动范围下降。

3. 瘢痕增生或制动后瘢痕、肌腱、肌肉等软组织挛缩造成的关节僵硬、畸形。

4. 制动造成的心肺功能下降,肺部感染、深静脉血栓与压疮风险的增加。

5. 烧伤创面、感染创面、肢体肿胀的辅助治疗。

6. 烧伤造成的皮肤色素异常、瘢痕增生所致外形改变。

7. 烧伤后伴随的躯体不适(如感觉异常、疼痛、瘙痒、睡眠障碍等)的辅助治疗。

8. 烧伤后脏器功能障碍。

9. 烧伤后治疗结局的追踪与随访。

10. 关节活动范围下降或肢体残障造成的日常生活能力、学习能力、工作能力下降。

11. 烧伤造成的社会、心理问题,包括工作、学习、交往、家庭等方面。

(三)烧伤各阶段的康复治疗

虽然临床上将烧伤患者的治疗过程分为休克期、感染期和创面修复期,但实际上除休克期有较明确的"伤后48 h或伤后72 h"概念外,这3个病理生理过程在时间上相互重叠,在过程中相互影响,难以截然分开。

一个需要普及的理念是:烧伤康复治疗不是等待患者创面愈合之后再开始的后期补充治疗,此时可能已经错过治疗的最佳时期,治疗效果得不到保障,患者治疗的依从性难以提高,甚至对康复治疗产生抵触情绪。烧伤康复治疗应从患者受伤后就开始并贯穿治疗全程,需要持续数月至数年。建议将烧伤治疗过程划分为两大阶段——创面治疗阶段和康复治疗阶段,采用"全程介入、分段治疗"的模式组织康复治疗。该模式是指康复治疗手段要全程介入烧伤治疗过程,但在不同阶段,治疗的主导者不同。在创面治疗阶段,烧伤科医师主导各种治疗手段的决策;患者创面基本愈合即进入康复治疗阶段,此时患者的康复治疗应由烧伤科康复医师统筹安排,根据患者生命体征变化结合创面愈合情况,两大阶段又可细分。创面治疗阶段由于患者常存在危及生命的情况,故可分为重症期(生命体征不平稳)和稳定期(生命体征相对平稳),由于危及生命的情况可能反复出现,故两个时期可能出现交替。康复治疗阶段又可分为创面覆盖完成、离院前康复治疗及离院后康复治疗两个时期。

(四)烧伤康复治疗的手段

康复治疗手段中并无截然限定,只能用于某个时期的治疗方法。烧伤科康复医师和康复治疗师的职责是在充分评估患者病情与功能状态的前提下,选择适合患者当时病情的康复治疗手段并进行组合。

1. **体位摆放** 烧伤后由于创面及疼痛的存在,患者往往采取个人感觉舒适的体位并保持不动。应牢记"舒适的体位往往也是肢体挛缩的体位"这一理念并告知患者,帮助他们采取正确的体位摆放,以对抗可能出现的肢体挛缩和功能障碍。

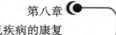

持续良好的体位摆放是烧伤患者走向康复的第一步,是预防关节挛缩的第一道防线。提倡"体位摆放从受伤后开始并贯穿治疗始终",同时体位摆放还应配合肢体运动,否则长时间固定体位也会造成关节活动范围减少与挛缩。体位摆放的实施应因地制宜,可利用棉垫、枕头、床头、泡沫垫、矫形器、约束带等一切可以利用的辅具来帮助维持体位。

应用举例如下。

(1)口唇周围深度烧伤患者在创面治疗过程中就可开始应用小口扩张器或矫形器,预防小口畸形的发生。

(2)上肢及胸壁烧伤患者应充分外展上肢(肩关节外展90°),预防上臂与腋部及侧胸壁创面粘连和瘢痕挛缩,同时上肢水平内收15°~20°,防止过度牵拉臂丛神经造成神经损伤。

(3)颈前烧伤,采取去枕头后仰位,可在肩下垫1个长枕头使颈部充分后伸;颈后烧伤,要调整好枕头,使颈略前屈防止颈后挛缩,颈两侧烧伤要保持颈部中立位。

(4)肘部屈侧烧伤,肘关节应置于伸直位;肘部伸侧烧伤,一般保持肘关节屈曲70°~90°;肘部环形烧伤,以伸直位为主,并采取伸直位、屈曲位交替的摆放策略。前臂保持中立位或旋后位,仰卧位时掌心向上。

(5)手背烧伤,腕关节保持掌屈位;手掌或全腕烧伤,腕部以背伸为主;全手烧伤应保持手功能位或抗挛缩位:拇指外展对掌位、腕关节微背伸、掌指关节自然屈曲50°~70°、指间关节伸直,各指间放置纱布卷防止指蹼粘连,必要时可采用矫形器固定。

(6)臀、会阴部烧伤,应保持髋伸直位,双下肢充分外展。

(7)膝关节伸侧烧伤,膝部垫纱垫,微屈10°~20°;膝关节屈侧烧伤,应保持伸直位,必要时用矫形器固定。

(8)踝部烧伤时宜保持中立位,踝关节背屈90°,患者的脚蹬床尾放置的海绵垫或矫形器,防止跟腱挛缩形成足下垂(踝关节跖屈畸形)。

2.运动疗法　运动疗法是物理治疗的核心,是现代康复医学的重要治疗手段。运动疗法不是患者完全被动接受治疗,最终需要过渡到患者主动运动。运动疗法不需要特殊、复杂、价格昂贵的器械,需要的是知识丰富、技术娴熟、关爱患者的康复治疗师。在康复治疗师的指导下开展治疗,能最大限度减少患者运动损伤,确保运动效果。

运动疗法的种类:①维持关节活动范围的运动疗法;②增强肌力的运动疗法;③增强肌肉耐力的运动疗法;④增强肌肉协调性的运动疗法;⑤恢复平衡功能的运动疗法;⑥恢复步行功能的运动疗法;⑦增强心肺功能的运动疗法。这些需要康复治疗师根据患者关节活动范围、肌力、耐力等情况,通过被动运动、主动-辅助运动、主动运动、抗阻运动、牵引运动等方式开展治疗。

当患者出现以下情况,如生命体征不稳定,存在危及生命的状况;治疗部位存在明显的红、肿、热、痛等急性感染表现;治疗部位存在严重的组织坏死、血管破裂、深静脉血栓、骨折等情况,可能因运动治疗造成严重损伤和并发症;治疗部位需要制动,如植皮术后、骨折固定等;有明显精神症状、意识障碍等,不能配合治疗时,在制定运动治疗处方和实施过程中要充分权衡利弊,以运动治疗不对患者生命体征造成明显干扰、不扰乱临床病理生理过程、避免运动损伤为原则,避免盲目粗暴。

3.矫形器的使用　矫形器主要用于维持受伤关节的功能位或抗挛缩位。矫形器的正确使用与维护由康复治疗师、护士、烧伤科医师、患者及陪护人员共同完成。矫形器的使用时间表由康复治疗师制订并贴于患者床头,同时填写使用部位皮肤或创面评价表,用于跟踪使用矫形器过程中出现的异常情况。一旦出现因使用矫形器造成的皮肤损伤,应立即报告康复治疗小组。根据不同的矫形器及使用部位的皮肤条件,观察时间间隔可从每小时1次到每4~6 h 1次。

使用矫形器注意事项：①矫形器使用过程中应严密观察有无皮肤压伤、创面变化，及时调整使用策略；②需及时调整矫形器，以适应患者关节活动范围的变化。

4. 瘢痕的综合治疗　创面愈合时间超过2周即有出现瘢痕增生的可能，在伤后1个月左右逐渐明显，伤后3~6个月是瘢痕增生的高峰期，表现为愈合部位持续加重的充血发红、发硬、隆起、表面高低不平、紧绷感并伴瘙痒疼痛，可出现明显的毛细血管增生。关节部位的瘢痕增生可影响关节活动，同时也会出现瘢痕牵缩导致的关节畸形。

到目前为止，尚无任何方法能从根本上阻断瘢痕的增生，综合应用各种治疗手段并长期坚持才有可能取得较好的效果。前面提到的体位摆放、矫形器的应用、牵伸和运动疗法是瘢痕综合治疗中不可替代的治疗手段，它们在对抗瘢痕牵缩、促进瘢痕软化方面起着重要作用。

5. 心理治疗　患者的态度和动机是影响康复治疗效果的重要因素，有时这些心理因素甚至比烧伤给患者造成的创伤影响更为深远。烧伤治疗团队中的每位成员都应该重视患者的心理状态，并在每天与患者交流过程中关注这个问题。

在烧伤治疗的不同阶段，患者存在不同的心理问题。①当生命体征不平稳、处于危重阶段时，患者出现的心理问题包括焦虑、恐惧、幻觉、睡眠障碍等。这些问题可由监护病房团队和心理咨询师来关注。②当基本度过危险期，手术和监护逐渐减少，物理治疗和作业治疗逐渐增多，患者逐渐了解损伤程度和对未来可能产生的影响。此时他们常表现为抑郁，存在创伤后应激障碍的比例约30%，表现为恐惧、敏感、睡眠障碍等。药物治疗和个体的心理咨询可改善上述症状。③在基本痊愈、出院后的1~2年，患者往往有情感上的问题，在身体受限的情况下需适应家庭、工作环境，同时还会受到创伤后应激障碍的影响。许多患者会出现不同程度的情绪低落，在未得到及时有效治疗时这种情绪会进一步加重放大。这些心理康复需要在患者与心理治疗师之间建立长期的治疗关系，如有条件，建议参与心理的团体治疗。

6. 物理因子治疗　物理因子治疗是利用光、电、声波、磁场、水、蜡、温度、压力等所具有的独特物理特性，达到减轻炎症、缓解疼痛、改善肌肉瘫痪、抑制痉挛、防止瘢痕增生及促进局部血液循环等目的。烧伤患者可以充分利用这些物理因子治疗，达到辅助炎症控制、促进创面愈合、控制肿胀、软化瘢痕、改善肌肉软组织状态的疗效。常用于烧伤患者的物理因子治疗手段包括蜡疗、水疗法、低频电、中频电、微波、短波、肢体气压、激光、紫外线、超声、冷疗等，可根据患者的具体情况适当选用。

7. 烧伤康复治疗的延伸　由于在外观、肢体功能、心理状况、社会角色等方面出现较大变化，烧伤患者往往在很长时间内不能回归正常的家庭和社会生活，需要康复治疗团队动员包括医疗单位、患者及其家庭、患者单位、社会组织、政府机构等力量，举办各种帮助烧伤患者更好回归家庭、融入社会的活动来促进他们最大限度康复。如果条件允许，可考虑开展以下活动：烧伤后文体娱乐活动、烧伤后职业技能培训、烧伤患者联谊会、互助组织、烧伤儿童夏令营等。

第四节　产后康复

一、概述

(一)定义

产后康复是指在科学的健康理念指导下，针对女性产后心理和生理变化进行主动的、系统的康

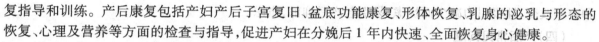

复指导和训练。产后康复包括产妇产后子宫复旧、盆底功能康复、形体恢复、乳腺的泌乳与形态的恢复、心理及营养等方面的检查与指导，促进产妇在分娩后1年内快速、全面恢复身心健康。

产后康复是妇幼保健工作的重要内容之一，是继婚前保健、孕前保健、孕产期保健之后，生育保健服务的延续和完善。产后康复服务的开展，不仅能促进妇女产后身体和精神的康复，减少妇女产后身体和精神疾病的发生率，提高妇女产后的健康保健水平和生活质量，对家庭和谐与幸福也起到非常重要的作用。

（二）发展现状

产妇身体和心理都会发生明显的变化，在这期间孕产妇如果得不到科学的健康指导和保健治疗，常会出现各种严重的并发症，如产后身体复旧较差、产后抑郁等，造成严重的后果。随着人们生活水平的提高和对科学健康审美观念的日益重视，产后康复如今已在我国悄然兴起。随着科技的发展、时代的进步，产后康复项目的发展也十分迅速且极富潜力。我国人口众多，尤其是二胎政策全面开放之后，产妇和婴儿数量急剧增加，当代都市女性大多具有更加开放的视野和时尚健康的生活观念，她们尤其重视产后生活质量，对健康和美丽充满期待。但是，到目前为止，全国各个城市产后康复等服务项目屈指可数，专业产后康复培训机构更是凤毛麟角，产后康复理疗师及服务人员市场缺口巨大，远远不能满足日益扩大的母婴护理市场需求，并且从业人员素质参差不齐，服务质量有待提高。

（三）妊娠期母体的改变

1. 乳腺的改变　产妇在生产结束后的两三天内，由于受到过多雌激素、孕激素及催乳素的刺激，乳腺导管和腺泡等部位会一直处于发育状态，开始出现乳房胀痛，分泌乳汁，哺乳后期及停止哺乳后则出现乳房松弛、下垂。

2. 子宫的改变　妊娠后期子宫重约 1 000 g，产后 6 周内急剧恢复成孕前的 50 g，称为子宫复旧。

3. 腹部的改变　出现妊娠纹，肌肉松弛，紧张度下降，脂肪堆积，造成腰痛、肩背酸痛、肥胖、便秘、内脏下垂等。

4. 激素和微循环的改变　产后水肿是指妇女产后面目或四肢水肿。一方面是因为子宫变大、影响血液循环而引起水肿，另一方面是受到黄体酮的影响，身体代谢水分的状况变差，身体会出现水肿。

5. 身体力学的改变（形体与脊柱的改变）　人体正常的生理弯曲使腹腔压力和盆腔脏器的重力轴指向骶骨；妊娠时，腰部向前突出，腹部向前鼓起，向下突出，使重力轴线向前移，而使腹腔压力和盆腔脏器的重力指向盆底肌肉，加上子宫重量日益增加，使盆底肌肉处在持续受压中，从而逐渐松弛。

6. 盆底肌肉的改变　盆底肌肉是指封闭骨盆底的肌肉群。这一肌肉群犹如一张"吊网"，尿道、膀胱、阴道、子宫、直肠等脏器被这张"网"紧紧吊住，从而维持正常位置以便行使其功能，如维持盆腔器官正常的解剖位置、参与尿控、参与便控、维持阴道紧缩度。由于妊娠期身体力学的改变、增大子宫的压力及激素的影响，盆底肌松弛，从而造成产后性爱质量下降、性功能障碍、大小便失禁、脏器脱垂等盆底功能障碍性疾病。

7. 精神心理改变　因为产妇产后身体内的雌激素和孕激素水平下降，与情绪活动有关的儿茶酚胺分泌减少，体内的内分泌调节处在不平衡状态，所以情绪很不稳定，加之分娩时有创伤、婴儿性别不如意、照顾婴儿而睡眠失调、经济负担加大、感到自己无法胜任母亲必须完成的挑战、自己体形和容颜改变、性吸引力减少而忧虑,易引起产后抑郁、焦虑。

(四)产后常见问题

①泌乳不足、乳腺不通、产后乳腺炎;②子宫复旧不全;③腹部肥胖、腹肌松弛无力、腹直肌分离;④腰背疼痛;⑤盆底功能障碍;⑥产后抑郁。

二、产后常见问题的康复评定与治疗

(一)乳腺疾病

产后变化最大的要属乳腺,产后雌激素、孕激素水平下降,在催乳素作用下开始分泌乳汁。人乳分泌是一个复杂的生理过程,包括多种内分泌的参与和影响。妊娠期由于胎盘雌激素、孕激素的产生,促进乳腺进一步发育,由于雌激素、孕激素与催乳素竞争同乳腺腺泡上皮受体结合,此时催乳素水平虽高,但不泌乳。分娩后,胎盘脱离母体,雌激素、孕激素水平下降,只有催乳素与乳腺腺泡上皮受体结合而开始泌乳。婴儿吸吮乳头和乳晕的刺激使垂体分泌催乳素,随之引起乳腺肌上皮细胞收缩,将腺泡中的乳汁挤入导管,迅速达到乳头而射出,称为射乳反射,可使婴儿在短时间内获得大量乳汁。乳母焦虑、愤怒、抑郁、疲劳、怕痛等都可减少或抑制催乳素分泌,阻止射乳反射的建立,使泌乳量减少。此外,乳母饮酒、疾病、妊娠等均影响泌乳。

1. 乳腺不通 发病原因:产后初期由于乳胀、胸罩过紧、哺乳姿势不正确,乳头皲裂或干燥的乳汁堵住乳头,导致乳腺管堵塞、乳房胀痛、淤奶、乳汁分泌减少、乳房出现肿块等现象。

治疗方案:催乳(乳腺中频或低频电刺激)加手法,可分别按压乳根、食窦、天溪、屋翳等穴。

治疗原理:采用电刺激疏通乳腺管,促进乳腺管血液循环,促进垂体后叶释放更多的催乳素,同时消除产妇精神和疲劳,促进乳汁分泌。

2. 产后乳腺炎 发病原因:①乳汁排出不畅,淤积在乳房内或结块;②乳头破裂,进而造成细菌感染,使细菌进入乳房组织;③过度挤压乳房,阻碍乳汁的流出;④初产妇的乳汁中含有比较多的脱落上皮细胞,更容易阻塞乳腺管,使乳汁淤积加重,乳汁的淤积又往往使乳腺组织的活力降低,细菌易侵入繁殖导致。

治疗方案:乳腺中频或低频电刺激加手法,可分别按压乳根、食窦、天溪、屋翳等穴,加按两侧肩贞、天宗穴来加强刺激。

治疗原理:电刺激作用于乳腺管平滑肌,可促进局部血液循环,消除充血和肿胀,缩短乳房肿胀时间,脉冲震动有利于疏通乳腺管,使乳汁排出通畅。

(二)子宫复旧不全

发病原因:子宫复旧不全是产后较常见的并发症,在正常情况下,分娩后由于子宫体肌纤维收缩及缩复作用,肌层内的血管管腔狭窄甚至栓塞,使局部血液供应时显减少,子宫肌细胞缺血发生自溶而逐渐缩小,细胞质减少,因而子宫体积明显缩小,子宫腔内的胎盘剥离面随着子宫的逐渐缩小而相应缩小,加之子宫内膜的再生使剥离面得以修复,子宫通常在产后 5~6 周时恢复到接近非孕时的状态,这个过程称为子宫复旧,复旧功能受到阻碍时即发生子宫复旧不全。

治疗方案:中频电刺激。

治疗原理:刺激使产后子宫乏力导致的子宫收缩不良,被动产生宫缩,促宫腔内恶露、淤血加速排出,使子宫复原。

(三)腹直肌分离

发病原因:在妊娠期间,随着腹部不断增大,腹部肌肉可能会被过度拉伸,腹部出现空隙,这种状况称为腹直肌分离。

治疗方案：中频电刺激、腹部肌力训练、核心肌力训练、康复体操（普拉提、瑜伽）。

治疗原理：在腹部肌力只有 0～1 级时进行中频电刺激和电子生物反馈，达 2 级开始腹部肌力训练，达 3 级及以上开始核心肌力训练，主要是通过超重恢复进行肌肉训练。

（四）腰背疼痛

女性产后发生腰背疼痛比较常见。在国内，产后 2 年腰痛的发生率为 21%。由于患者经历了妊娠分娩的过程，经常被认为是正常可出现的症状。但腰痛的病因不是单一的，例如，妊娠期腰椎向前弯曲改变了腰椎各小关节的结构，分娩时骶髂关节和耻骨联合出现松弛，产后腹腔内脏器突然下降牵拉腹膜，产后过早劳累引起腰背肌劳损。除此之外，腰痛还可能与其他疾病相关，如妇科炎症、腰椎病变、肾病等有关。以上这些因素可单一或综合地引起腰背疼痛。

1. 保持正确的体位　患者处于站立位时应尽量保持挺胸、收腹、双眼平视前方的姿势。处于坐位时应保持胸部、腰部直立。处于卧位时取仰卧位，睡硬板床，避免促成屈曲畸形的体位。若仰卧位感觉腰背疼痛不适时，可根据情况适当改变体位。

2. 运动疗法　腰背肌训练能有效改善疼痛症状。①飞燕式动作：双臂放于身体两侧，双腿伸直，然后将头、上肢和下肢用力向上抬起，不要使肘和膝关节屈曲，要始终保持伸直，如飞燕状，反复锻炼 20～40 次，于每日睡前和晨起各做 1 次。或俯卧于床，先后做双下肢交替抬举、双下肢同时抬举、上半身后伸抬起、身体两端同时抬离床等动作，上述动作各做十余次，每日坚持。②拱桥式动作：仰卧于床上，双腿屈曲，以双足、双肘和后头部为支点（五点支撑）用力将臀部抬高，如拱桥状，随着锻炼的进展，可将双臂放于胸前，仅以双足和头后部为支点进行练习。反复锻炼 20～40 次，每日坚持。③直腿抬高，患者取平卧位，膝关节伸直，脚上举，幅度适当，渐渐增加腿抬高度数，先单腿，后双腿。④运动量：每日的活动量以不加重局部症状、不影响第 2 天锻炼为原则，不可疲劳过度。活动量从小到大，时间从短到长，次数从少到多。

3. 物理治疗　①物理因子治疗：中频电刺激、经皮神经电刺激（TENS），对疼痛局部进行治疗，2 次/d，20～30 min/次；②中医手法、针灸。

4. 健康指导　告知患者合理饮食、均衡营养。症状缓解后应坚持腰背肌锻炼半年以上，提高腰背部肌力。建议患者适当游泳，因为人在水中由于浮力的作用，可以充分放松腰部肌肉。争取家属和其他人的关心支持、相互交流、共同活动，鼓励患者参与正常的工作和生活。对于伴随腰椎间盘突出者，由于病理基础可能长期存在，应强调坚持功能锻炼和合适体位姿态的重要性，尽可能减少症状复发。

（五）盆底功能障碍

盆底功能障碍是由盆底支持结构缺陷薄弱、损伤及衰老等原因导致盆底组织结构发生病理改变，最终发生盆腔脏器位置异常及相应器官功能障碍的系列疾病，是影响女性身心健康及生活质量的一个重要的公共问题。

1. 临床表现　大小便失禁、盆腔器官脱垂、性功能障碍、慢性盆腔疼痛及反复阴道炎等。该病是中老年女性的常见病，多发病，往往多种症状合并在一起，虽然不像恶性肿瘤危及女性的生命，但切切实实地影响着女性的生活品质，因而医学上又称之为"社交癌"，是影响女性健康及生活质量的 5 种常见慢性病之一。

2. 发病现状　国内外有关流行病学调查发现，女性盆底功能障碍性疾病（FPFD）在成年女性中的发病率约为 30%，妊娠期妇女将近 1/3 有尿失禁，绝经后妇女发病率明显增高，约占 50%，且随着人类寿命的延长患病率明显增加。60 岁以上的女性每增加 10 岁,患此疾病的风险增加 40% ~ 50%,80 岁以上女性患该疾病的概率高达 70%,至 2050 年我国患该类疾病的人数将增长 2 倍。该疾是个比较隐晦的话题,社会认知率低,就诊率低,目前也缺乏完整的防控体系。

3. 发病因素 ①遗传因素:先天性盆底组织发育不良,尤其是结缔组织的先天性发育缺陷。②妊娠和分娩损伤:妊娠和分娩是导致盆底损伤的主要原因,且随着分娩次数的增加而增加。③衰老、雌激素水平下降:绝经后妇女体内雌激素分泌迅速减少,胶原蛋白丢失,纤维稀疏,盆底的支持组织薄弱,张力减低,将加重先前已有妊娠分娩因素造成的损伤。④腹压增加:慢性咳嗽、长期便秘、重体力劳动、肥胖等。⑤医源性因素:阴道穹隆脱垂是子宫切除术后较常见的远期并发症。其中分娩、妊娠损伤及衰老是独立的危险因素。

4. 盆底组织结构组成及作用 由骨盆及多层肌肉筋膜结缔组织组成,其中肌肉是主角,像网一样网住盆腔脏器。与男性相比,女性骨盆的特点:①进出口宽大(脱垂的隐患),不如男性的坚固;②多了一个阴道通过,经受妊娠和分娩的考验,胎儿娩出时会受到损伤;③随着岁月的流逝,更年期的到来,胶原蛋白丢失,纤维组织疏松,越来越松弛,无法支撑时盆腔脏器会下坠。

盆底的作用如下:①骨盆像一张小床托起膀胱、子宫、直肠等盆腔脏器。②控制正常大小便。③妊娠和分娩。④与阴道的紧致及性生活有关。⑤与形体有关。⑥与跑跳、行走等生命运动有关。总之,盆底功能关系到每天的日常生活,与女性的生活品质息息相关。

妊娠期盆底发生的变化如下。①盆底压力增加:妊娠期随着胎儿的长大和羊水量的增多,子宫体积足月时比非妊娠期增加约数百倍,子宫重量增加近 20 倍。胎头直接压迫、牵拉盆底肌肉和神经肌肉接头部分。十月妊娠,会导致肌肉及神经慢性损伤。②妊娠期体形的变化,力学方向改变,导致腹腔压力及盆腔脏器重力指向盆底肌肉。③妊娠期分泌的雌、孕激素及松弛素导致盆底组织松弛。妊娠期和生产时高水平的松弛素可以增加胶原酶和细胞外间质金属蛋白酶的活性,抑制胶原合成、分泌和沉积,促进胶原降解,从而影响盆底支持组织,造成盆底功能的异常。④盆腹动力学的改变:子宫增大、膈肌上抬、腹压增加使盆底受损。

分娩对盆底的损伤如下。①肌肉损伤:经阴道分娩时,胎头通过肛提肌裂孔,对肛提肌产生强大压力,使肛提肌在较短时间内极度扩张,导致肛提肌损伤 3.26 倍,相当于把嘴唇拉到额头上,肌肉拉伸超过了生理范围。②神经损伤:妊娠期逐渐增大的子宫、晚期宫颈扩张胎头下降压迫都可导致去神经化。妊娠期盆底受压减少盆底支持结构的血流量和削弱神经对其的支配作用,进一步影响盆底支持结构的功能。盆底结构和组织的松弛可以导致盆底神经肌肉接头撕脱,均可对盆底功能造成损伤,从而改变盆腔器官的解剖位置,导致产后尿失禁和脱垂的发生。

产后早期的盆底损伤盆底变化:盆底结构损伤——盆底功能障碍发生、盆腹动力学改变。表现:大小便失禁、盆底器官脱垂、性功能障碍、慢性盆腔疼痛、腰痛、腹直肌分离、耻骨联合分离、下肢水肿、脊柱侧弯。后果:如不及时康复,从青年到老年逐渐加重,极大地影响产后妇女的健康。

5. 盆底疾病的预防 ①保持良好的生活习惯,避免重体力劳动。②适龄婚育,防止生育过多、过密。③积极治疗慢性腹压增加的疾病,如慢性咳嗽、习惯性便秘等。④做好围生期管理,科学饮食,不要过分加强营养,巨大儿、肥胖都是不良因素,进行产后盆底必要的筛查。⑤提高产科质量,进行全生命周期的盆底健康管理。

6. 盆底功能障碍性疾病的治疗方式

(1)手术治疗 随着医学理念和医疗水平的提高,传统盆底功能障碍性疾病的手术治疗方式存在着诸多问题,如子宫切除术,简单地将患者子宫切除治标不治本,对于盆底功能的恢复无任何效果。传统的治疗手段是采取将阴道筋膜的间断处进行缝合,修复阴道黏膜等手术方法,然而真正致病因素是患者阴道和膀胱部位的筋膜受损,手术加强阴道膀胱筋膜才是真正的对症下药。采用盆底重建技术除了恢复盆底的解剖学结构,更重要的是恢复盆底功能。此外,手术使用生物材料补片进行盆底重建也开始应用于临床。大量研究表明,使用补片对于修复阴道前壁、重建盆腔结构具有比传统手术更好的治疗效果。对于压力性尿失禁的手术治疗,目前较为有效的是无张力悬吊术。

(2)非手术治疗 相对而言,手术治疗具有一定的风险,且治疗费用较为高昂,加上部分患者对手术的接受程度较低,因此一般程度较轻的盆底功能障碍性疾病患者通常采取非手术的治疗方式。临床上应用较为成熟、有效的是盆底康复治疗。①肌电刺激:盆底肌电刺激利用了生物电兴奋的治疗原理,治疗时,通过间歇式的电流对盆腔神经进行刺激,刺激盆底肌肉群,使盆底肌肉的功能及强度得到提升。临床调查表明,使用肌电刺激疗法治疗盆底功能障碍性疾病的近期有效率为52% ~ 83%。②生物反馈疗法:生物反馈疗法利用模拟的声音信号和视觉信号,对盆底肌肉群的活动状态进行反馈提示,以此来帮助患者进行盆底肌肉的锻炼,达到康复治疗的效果。③功能性磁刺激(functional magnetic stimulation,FMS)是继功能性电刺激(functional electric stimulation,FES)之后广泛应用并发展起来的一种康复理疗技术。FMS来自法拉第电磁感应原理。磁刺激发生器利用高压、高能电流在磁场线圈内瞬间放电,诱导出高场强的磁场,能无衰减地穿透皮肤和骨组织,诱导神经组织产生局部微电流,使神经元去极化,从而兴奋神经纤维。FMS适应于产后压力性尿失禁、慢性盆腔疼痛。④盆底肌肉锻炼:盆底肌肉的锻炼方式至关重要,如果没有进行正确的锻炼方法,不仅治疗无效,还将有可能导致病情加重。盆底肌肉锻炼是指导患者反复进行阴道和肛门的收放动作,以提高尿道、阴道的阻力,达到治疗目的。该治疗方法在1948年由Amold Kegel首次提出,是目前盆底康复治疗最为简单可行的方式,对于盆底功能障碍性疾病的康复具有明显效果,能有效提升患者的生活质量。相关试验表明,将以上4种方法联合起来进行盆底的康复治疗,能达到较好的治疗效果,可以有效改善压力性尿失禁,有效率达到97%。但是这种治疗方法周期较为漫长,如果不能做到长期坚持,不易出现显著效果。

对于盆底功能障碍性疾病的重度患者,较为快速有效的治疗手段仍是手术。

(六)产后抑郁

产后抑郁(postpartum depression,PPD)是指产妇在产后4周内发生的抑郁症。目前大多数学者将其范围扩大至产后1年内,它既包括在产后1年内新发抑郁症,也包括妊娠期抑郁症的延续,是影响妇女和儿童健康的热点话题。

1. 流行病学 由于诊断标准、设计方法、研究时间、抽样方法、样本来源及社会人口学资料等不同,PPD患病率的报道存在很大差异。流行病学资料显示,西方发达国家PPD的患病率为7% ~ 40%。亚洲国家PPD患病率为3.5% ~ 63.3%。我国报道的PPD患病率为1.1% ~ 52.1%,平均为14.7%,与目前国际上比较公认的PPD 10% ~ 15%的患病率基本一致。PPD首次发作后约半数以上会在未来的5年内出现再次发作,有1/3的患者甚至在第1年内再次发作。而且随着复发次数的增多,复发风险也加大。

2. 产后抑郁的危险因素 涵盖生物、心理、社会等多方面的危险因素。相关性最强的因素为既往精神疾病病史、阳性家族史、生活事件、社会支持;相关性中等的因素为个体心理因素、婚姻关系;相关性较弱的因素有产科因素、社会经济状况;几乎无相关性的因素有产妇的年龄、文化层次、妊娠的次数、与配偶关系的时间长短。最近几项综述研究证实了下丘脑-垂体-肾上腺轴的失调对某些产妇发生PPD起到一个重要的作用。产后雌二醇及孕酮的迅速撤离是某些产妇发生PPD和产后心绪不良的原因。

3. 产后抑郁的危害 ①对产妇的危害:PPD患者可以出现自伤、自杀行为,不利于产妇精力、体力恢复;增加产妇滥用药物或酗酒的风险;导致共患的躯体病或产后并发症恶化或慢性化。②对孩子的危害:PPD患者可能对孩子造成器质性危害、母婴连接障碍;导致孩子智力、情绪与个性发育障碍;增加青少年发生暴力行为的风险。

4.产后抑郁的临床表现

(1)主要临床表现　PPD的临床表现复杂多样,异质性较大,主要分为核心症状群、心理症状群和躯体症状群3个方面。

(2)核心症状群　主要包括3个症状:情感低落、兴趣和愉快感丧失、劳累感增加和活动减少的精力降低。这是PPD的关键症状,诊断PPD时至少应包括上述3个症状中的2个。

1)情感低落　PPD患者感觉心情压抑,高兴不起来,常无缘无故地长时间哭泣。典型病例有晨重夜轻的节律性改变,即情绪低落在早晨较为严重,在下午或晚间可有所减轻。

2)兴趣和愉快感丧失　PPD患者对以前非常感兴趣的活动难以提起兴趣,也无法从日常生活及活动中获得乐趣,体验不到照看婴儿的快乐。

3)劳累感增加和活动减少的精力降低　PPD患者会有不同程度的疲乏感,觉得活动困难,精力下降,且通过休息或睡眠并不能有效地恢复精力或体力。

(3)心理症状群　PPD还包含许多心理学症状,常见的心理学症状如下。

1)焦虑　PPD患者的焦虑症状比发生在其他时间段的抑郁症患者更常见,还经常会出现严重的焦虑,甚至惊恐发作。

2)集中注意和注意的能力降低　PPD患者往往难以集中注意力,谈话时注意力下降,对问题的回答缓慢,有时需数问一答。

3)自我评价和自信降低　PPD患者自我评价下降,自感一切都不如别人,什么都不会,缺乏自信,事情不顺利时总是责备自己,并加重对自己的负性评价。

4)自罪观念和无价值感　PPD患者认为自己对不起孩子,是家庭的包袱、社会的累赘,觉得自己一无是处、毫无价值可言,甚至认为自己有罪。

5)认为前途暗淡,悲观　PPD患者认为前途是灰暗的,看不到光明,对自己的将来感到悲观绝望。

6)自杀或伤婴的观念或行为　部分PPD患者会产生自伤、自杀观念或行为。有时PPD患者会出现"扩大性自杀",即在杀死别人后再自杀。所杀的对象往往是自己的婴儿,导致极严重的后果。此外伤婴的想法及惩罚婴儿行为更常见,需要引起大家的高度警惕。

7)强迫观念　PPD患者常会出现伤害婴儿的强迫观念,产妇因担心自己会控制不住伤害孩子而避免与孩子接触。

8)精神病性症状　主要是指幻觉、妄想等。有时还会出现感知综合障碍,认为孩子的形状、大小、色泽发生了改变,甚至像个小怪物,因而产生伤害婴儿的行为。

(4)躯体症状群　PPD患者合并躯体症状的概率很高,有时躯体症状可能成为患者的首发症状或就诊主诉。常见的躯体症状如下。

1)睡眠障碍　以入睡困难、易醒最为多见,而以早醒最具有特性。

2)食欲及体重下降　多数PPD患者表现为食欲减退,进食少,并常伴有体重下降。

3)性欲下降　可以是性欲的减退乃至完全丧失。有些患者勉强被动维持性行为,但无法从中体验到乐趣。

4)非特异性的躯体症状　常见的主诉包括头痛、腰背痛、恶心、口干、便秘、胃部烧灼感、肠胃胀气等。PPD患者常将其归因为"月子里受凉,没有养好,得了月子病"。

(5)需要甄别的症状　产妇在经历分娩后,往往会出现一些生理性的躯体及精神方面的改变,此时容易与 PPD 的相关临床表现混淆,因此要注意甄别。

1)睡眠障碍　产妇大多数都会存在睡眠问题,这主要是由照顾、喂养婴儿所致。如果有人帮助其照顾婴儿,避免婴儿的吵闹,正常产妇则可以安然入睡。然而 PPD 患者即使有安静的睡眠环境,不受婴儿干扰,依然不能正常睡眠。

2)精力下降、疲乏感　产妇经历分娩,还要照顾婴儿,往往会出现生理性的精力下降、疲乏感,但这种状况会随着时间的延长、充分的休息而好转。但是 PPD 患者即使不用照顾婴儿,仍然会感到疲乏、精力不足,而且随着时间的延长甚至可能会加重。

3)注意力障碍,记忆力下降　很多产妇都会出现注意力不集中、记忆力下降的表现,但程度一般较轻,持续时间较短暂。但是 PPD 患者的程度往往较重,且持续时间较长。

4)食欲改变　产妇分娩后,尤其是剖宫产术后,常会出现躯体不适症状,但是 PPD 患者多表现为食欲减退,即使主观上知道要为孩子哺乳,希望自己能多吃一点,但仍然食不甘味,难以下咽。

5)躯体症状　产妇分娩后,常会出现躯体不适症状,若为剖宫产、出现产后并发症则会更常见,但这种躯体不适症状往往部位明确,随着产后恢复也会逐渐好转。但是 PPD 患者的躯体不适,往往部位不明确,甚至性质也不明确,用当前的躯体状况并不能很好地解释,而且随着产妇躯体状况的好转其躯体不适症状可能并无明显变化。

5. 产后抑郁的诊断及鉴别诊断

(1)诊断方法　PPD 主要通过询问病史、精神检查、体格检查、心理评估和其他辅助检查,并依据诊断标准做出诊断。PPD 的诊断主要建立在对症状学(横断面)与病程(纵向)的分析之上,缺乏客观性的躯体、实验室或影像学检查作为依据。迄今为止,尚无针对 PPD 的特异性检查项目。

常用的心理评估量表如下。

1)筛查量表　最常用的是爱丁堡孕产期抑郁量表(Edinburgh postnatal depressions scale, EPDS)。其次有产后抑郁筛查量表、医院焦虑抑郁量表等。

EPDS 简介:EPDS 是一个有效的 PPD 自评筛选工具,于 1987 年由英国 Cox 等创制。该量表共有 10 个项目,分别涉及心境、乐趣、自责、焦虑、恐惧、失眠、应付能力、悲伤、哭泣和自伤等,分 0(从未)、1(偶尔)、2(经常)、3(总是)4 个等级,得分范围在 0～30 分,5 min 即可完成。

EPDS 界值:Cox 将 13 分推荐为极有可能患 PPD 的界值,而卫生保健人员常规使用时可采用 9 分作为界值。当得分≥13 时,则该产妇需要进一步确诊;如果产妇在第 10 个问题回答不是 0,有自杀及其他奇怪的想法或无序行为,则需要立刻转诊到精神专科医院。

EPDS 使用:大量研究表明,PPD 发生的峰值处于产后 1 个月以内,因此,EPDS 筛查的最佳时间也为产后 2～6 周。

2)其他常用量表　如贝克抑郁量表、抑郁自评量表、患者健康问卷抑郁量表、汉密尔顿抑郁量表和蒙哥马利抑郁量表。

(2)诊断步骤　临床上推荐对 PPD 的诊断采用两步法,第一步为量表筛查,可由经过相关培训的社区及产科医护人员完成;第二步采用临床定式检查或精神科会诊,做出符合相应诊断标准的临床诊断,应由精神科医生完成。

(3)分类与诊断标准　国内对 PPD 的分类与诊断标准主要依据的是 ICD-10"精神与行为障碍分类临床描述与诊断要点"及美国精神疾病诊断标准(diagnostic and statistical manual of mental disorders-Ⅳ,DSM-Ⅳ)中有关抑郁发作和复发性抑郁障碍的相关内容和编码。具体可参见相关参考资料。

(4)鉴别诊断

1）产后心绪不良　产后心绪不良是一种短暂性的适应不良状态,常在产后7～10 d发生,发生率为26%～85%,持续时间多为几天,一般不超过10 d。常见症状为情绪不稳定、易哭泣、易激动、悲哀、焦虑、注意力不集中、失眠和食欲减退。产后心绪不良有自限性,对产妇的社会功能影响不大,通常并不需要特殊干预,但心理治疗是有益的。

2）继发性抑郁障碍　脑器质性疾病、躯体疾病、某些药物和精神活性物质等均可引起抑郁情绪,被称为继发性抑郁障碍。与PPD的鉴别要点:①前者有明确的器质性疾病、某些药物或精神活性物质应用史,体格检查有阳性体征,实验室及物理检查有相应指标改变;②前者可出现意识障碍、记忆障碍及智力障碍,后者一般则无;③前者的症状随原发疾病病情的好转而好转;④前者既往无抑郁障碍的发作史,而后者可有类似的发作史。

3）双相情感障碍　患者常表现为兴奋、话多、言语夸大、活动多、难以安静、精力旺盛、兴高采烈、易激惹、行为鲁莽、睡眠需求减少等,其表现与PPD患者相反。研究发现,首次抑郁发作发生在产后的女性患者,有15%～50%的可能性为双相情感障碍。

4）创伤后应激障碍　创伤后应激障碍常伴有抑郁情绪。与抑郁障碍的鉴别要点:①前者发病必须存在严重的、灾难性的创伤性事件,如新生儿夭折、严重畸形或其他天灾人祸,而后者可以没有任何诱因或只有一般性的生活事件;②前者对创伤性事件常有反复的闯入性回忆,警觉性增高,而后者通常没有此类表现。

5）神经衰弱　轻度抑郁常有头晕、头痛、无力和失眠等主诉,易误诊为神经衰弱。神经衰弱的核心症状为易兴奋和易疲劳,情感以焦虑为主,不是情感低落,自知力良好,症状波动性大,求治心切,病前往往有明显引起大脑活动过度紧张等精神因素。

6. 产后抑郁的治疗　目前的研究证据显示,PPD患者若不治疗,可能会对产妇及婴儿产生严重的长期不良影响,而接受治疗则会改变这种结果,因此强烈推荐对PPD患者进行治疗。

（1）治疗原则

1）综合治疗原则　当前治疗PPD的3种主要方法是药物治疗、心理治疗和物理治疗。已有众多的循证医学证据显示,综合治疗的效果优于单一的任何一种治疗。

2）全病程治疗原则　PPD为高复发性疾病,目前倡导全病程治疗。分为急性期(推荐6～8周)、巩固期(至少4～6个月)和维持期(首次发作6～8个月,2次发作至少2～3年,发作3次及以上则需要长期维持治疗)3期。

3）分级治疗原则　轻度抑郁发作可以首选单一心理治疗,但产妇必须被监测和反复评估,如果症状无改善,就必须要考虑药物治疗;中度以上的抑郁发作应该进行药物治疗或药物联合心理治疗,并建议请精神科会诊;若为重度抑郁发作并伴有精神病性症状、生活不能自理或出现自杀及伤害婴儿的想法及行为时,务必转诊至精神专科医院。

4）坚持以产妇安全为前提原则　对PPD患者,首先应该考虑的是产妇的安全。如果症状严重或非药物治疗无效,应立即进行药物治疗。

5）保证婴儿安全原则　迄今为止,美国食品药品监督管理局(Food and Drug Administration, FDA)和我国国家药品监督管理局(National Medical Products Administration, CFDA)均未正式批准任何一种精神药物可以用于哺乳期。精神科药物均会渗入乳汁,婴儿通过母乳接触药物后对发育的远期影响尚不清楚。因此原则上尽量避免在哺乳期用药,若必须在哺乳期用药,应采取最小有效剂量,以使婴儿接触的药量最小,而且加量的速度要慢。鼓励母乳喂养,以便提高新生儿的免疫能力。

（2）药物治疗　PPD产妇若坚持母乳喂养,在使用药物治疗前需要进行全面的个体化的获益及风险评估。虽然没有研究显示抗抑郁药对胎儿或新生儿的安全剂量和使用期限,但哺乳期使用抗抑郁药使孩子暴露于药物的危险绝对低于子宫的药物暴露。

1）抗抑郁药　抗抑郁药种类繁多，以下是目前国内外常用的几类抗抑郁药。

选择性5-羟色胺再摄取抑制药：此类药是PPD患者的一线治疗药物，主要包括氟西汀、帕罗西汀、舍曲林、氟伏沙明、西酞普兰和艾司西酞普兰6种。对于哺乳期妇女，此类药多属于慎用。众多研究发现，舍曲林对被哺乳婴儿极少存在不利影响，安全性较高，但尚缺乏远期影响的研究结果。

其他抗抑郁药：除了三环类抗抑郁药、选择性5-羟色胺在摄取抑制药及去甲肾上腺素再摄取抑制药文拉法辛属于慎用外，其他药物目前的研究资料不足，不建议服用。

目前尚无证据表明哪种抗抑郁药对PPD更有效。选药的主要依据为既往用药史及耐受性。

2）其他药物　如抗焦虑药和镇静催眠药、抗精神病药、情感稳定剂、雌激素等。一般来说，PPD患者若需要抗精神病药或情感稳定剂治疗，往往提示她们的病情较重，很难维持对婴儿的正常哺乳，因而不推荐此类产妇进行母乳喂养。

（3）心理治疗　已有的证据显示，对于某些PPD患者，心理治疗可作为首选治疗，而且推荐心理治疗在任何可能的时候都要成为PPD患者治疗方案的一部分。疗效最肯定的心理治疗方法为人际心理治疗及认知行为治疗。

（4）物理治疗及其他疗法

1）物理治疗　最常用的物理治疗为改良电痉挛治疗（MECT）及重复经颅磁刺激（rTMS）。大量的临床证据证实，MECT的有效率可达70%～90%。在某些PPD患者，如具有强烈自杀及伤害婴儿倾向时，可作为首选治疗。

2）其他疗法　运动疗法、光疗、音乐治疗、饮食治疗等也被用来辅助治疗PPD。与药物及心理治疗相比，这些治疗的可行性及可及性更好。

7.产后访视　产后访视的工作内容有心理咨询、营养指导、卫生指导、健康宣教、母乳喂养技术等。产后访视一般安排在产后1～10 d内进行，具体内容如下。

（1）母亲和婴儿的查体，如子宫收缩、恶露和乳房情况，婴儿反应、心肺情况、黄疸情况等。

（2）评估产妇和婴儿的心理状况及家庭环境条件，列出存在和可能存在的问题。

（3）健康教育和技术指导，提供母乳喂养、新生儿抚触、洗澡等服务。通过以上工作，减少产妇因产后知识、技能匮乏而引起的焦虑与抑郁，增加其处理现实问题的能力。

8.健康教育　健康教育对于PPD的预防、识别、转诊及干预等方面也非常重要，可以采取讲座、文字、电视、网络等多种方法及形式对大众、产妇及其家属、非精神科医护人员进行PPD相关知识的宣传与教育。

9.产后抑郁的管理　开展科学的分级管理，包括自我管理、家庭管理、社区管理、医院管理，是目前防止PPD发生与复发比较好的方法。目前PPD的防治工作仍然处于探索阶段，尚无成熟的系统管理模式。

（郑州大学第一附属医院　王　杰）

第九章

功能障碍的康复

🐾 **学习目标**

1. 痉挛的定义、评定方法及常用的治疗方法。
2. 压疮的好发部位,压疮的预防与治疗。
3. 神经源性膀胱的分类、治疗方法,间歇导尿技术。
4. 慢性疼痛的分类及定义,疼痛的主要评定方法及主要治疗方法。

第一节 痉挛的康复

一、痉挛的定义

痉挛是由于上运动神经元受损后下行抑制减弱或消失,脊髓和脑干的反射亢进,牵张反射兴奋性升高,使肢体局部对被动运动的阻力增大的一种状态。痉挛是中枢神经系统疾病或受损后的常见并发症。

痉挛的表现在不同患者之间差异很大,严重痉挛时由于选择性运动控制的丧失,患者可出现行走、转移困难,异常坐姿与平衡障碍,且不能完成吃饭、穿衣等日常生活活动。但一般程度的痉挛也可产生有益的作用,在痉挛状态下,肌肉不易发生萎缩,可预防深静脉血栓、肢体水肿等。对截瘫患者而言,一定程度的痉挛可维持坐姿、转移、站立甚至行走,对预防压疮也有帮助。

二、痉挛康复评定

痉挛程度受发病时间、功能训练情况、患者情绪、伴发疾病、环境等因素影响,因此,痉挛康复评定必须综合考虑多方面的因素。痉挛的量化评定困难,因此形成了不少评定方法,以下主要介绍临床中常用的方法——改良 Ashworth 评定量表法(表9-1)。

表 9-1　改良 Ashworth 痉挛评定量表分级

分级	标准
0 级	肌张力未增加
Ⅰ 级	肌张力轻度增加,受累部分被动屈伸时,ROM 之末突然出现卡住,然后释放或出现最小的阻力
Ⅰ⁺级	肌张力轻度增加,被动屈伸时,在 ROM 后 50% 范围内突然出现卡住,当继续把 ROM 检查进行到底时,始终有小的阻力
Ⅱ 级	肌张力较明显增高,通过 ROM 的大部分时,阻力均较明显地增加,但受累部分仍能较容易地移动
Ⅲ 级	肌张力严重增高,进行 PROM 检查有困难
Ⅳ 级	僵直,受累部分不能屈伸

注:ROM=关节活动范围,PROM=关节被动活动范围。

三、痉挛康复治疗

(一)治疗目标及原则

在痉挛治疗开始前,首先应确定治疗目标并做出决策。对于上运动神经元瘫痪的患者来说,痉挛虽然有不利的方面,即严重痉挛可妨碍患者的活动和功能,但痉挛的存在也有其有利的方面,是否要采取治疗措施,要做具体分析。

(二)治疗方法

痉挛的治疗应是综合性的,包括预防伤害性刺激、早期的预防体位、运动疗法和其他物理治疗、药物、神经阻滞和手术等。

1. 减少加重痉挛的不当处理和刺激

(1)抗痉挛模式　对于脑外伤、脑卒中,脊髓损伤等患者从急性期开始即采取正确的体位,使异常增高的肌力得到抑制;早期进行斜板站立和负重练习,避免不当刺激,如刺激抓握反射和阳性支持反射。

(2)消除加重痉挛的危险因素　压疮、便秘或泌尿系统感染等各种原因引起的疼痛,如合并骨折、关节疼痛都可使痉挛加重。

(3)慎用某些抗抑郁药　某些抗抑郁药可对痉挛产生不良的影响,加重痉挛,应慎用或不用。

2. 运动疗法　适当的训练能保持软组织的伸展性,控制不必要的肌肉活动和避免不适当的用力,痉挛的发展将会得到有效的控制,常用的方法如下。

(1)持续被动牵伸　包括治疗师对患者痉挛的肌肉进行的手法牵伸和器械牵伸,每日进行关节活动范围的训练,是处理痉挛的最基本因素。关节活动应缓慢、稳定而达到全范围,每日持续数小时的静力牵伸,可使亢进的反射降低。站立对髋关节屈肌、膝关节屈肌和踝关节屈肌是另一个形式的静态牵引,它可是早期的挛缩逆转和降低牵张反射的兴奋性。对踝跖屈肌痉挛者行楔形板站立或站立架站立,是十分有效的缓解痉挛的方法,也可使用悬吊及滑轮系统进行持续牵伸。将持续被动运动机(continuous passive motion,CPM)调整到缓慢并在末端保持 30 s 至 1 min 的模式下进行持续 1 h 的被动运动也可取得一定的效果。

(2)放松疗法　对于全身性痉挛,放松是一种有效的治疗手段。例如脑卒中或脑瘫患者,让其仰卧位屈膝屈髋,治疗师固定膝、踝并左右摇摆,在不同体位下使用巴氏球,多体位下被动旋转躯干等。

（3）抑制异常反射性模式　使用控制关键点等神经发育技术抑制异常的反射性模式；通过日常活动训练（如坐-站、行走）使患者获得再适应和再学习的机会，如要求偏瘫患者使用双上肢促进身体从坐位站起：首先坐位下身体保持平衡、对称和稳定，在一个高的座位上双手十字交叉相握并双上肢抬起，骨盆前倾，腿脚适当放置负重。反复进行坐-站训练，不仅使患者学习掌握肌肉活动的时间，由于坐位升高减少了使用伸肌的力量，使其容易站起，并有助于抑制下肢屈曲异常模式，从而抑制了痉挛。此外，鼓励非卧床患者参加某种形式的功能活动，如散步、游泳、踏车等，这些活动有助于减少肌肉僵直，同时也可以作为有效的抗痉挛治疗。

3. 物理治疗　许多物理治疗均可使肌张力得到不同程度上暂时降低，从而缓解痉挛。

（1）冷疗和水疗法　肌肉在温度降低时，对肌梭有镇静作用，可使肌张力和肌肉痉挛降低。操作方法：把冰块与水混合应用，温度为 0 ℃。治疗部位可浸入冰水中；难以浸入冰水的身体部位则可行冰水敷布；也可将毛巾浸于冰水中，然后取出并迅即用于身体较大部位以致冷；也可用冰按摩。这些方法均可迅速降低皮肤温度和缓慢地降低肌肉温度，肌肉温度下降的速度与皮下脂肪的厚度明显相关。较瘦者一般需 15 min，而较胖者则需 30 min 左右。一旦肌肉被冷却到足以解除痉挛状态时，其效果常可持续 1~2 h。

（2）电刺激疗法　①痉挛肌电刺激法：通过交替电刺激痉挛肌及其对应的拮抗肌，使其相互抑制和高尔基腱器兴奋引起抑制以对抗痉挛。该方法具有安全、操作简单、便携、有效的优点。②其他电刺激疗法：脊髓通电疗法，直肠电极植入电刺激法等。

4. 药物治疗　药物是治疗痉挛的首选方法，因为它使用方便，除部分患者有不良反应外，对患者不会有其他伤害。可应用药物较多，现介绍几种。

（1）巴氯芬　是一种肌肉松弛剂，脊髓内突触传递强有力的阻滞剂，同时作用于单突触和多突触反射而达到缓解痉挛的目的。改药对脊髓型痉挛有效，对脑损伤痉挛几乎无效。应用时从最小剂量开始，应用时从每次 5 mg、3 次/d 起，每隔 1 周每次服药量增加 5 mg，直到痉挛缓解达到目的为止。每日最大量可达 80 mg。不良反应有恶心、头晕、呕吐、嗜睡、无力等。如不能耐受，应减量或停药，但应逐步递减。

巴氯芬鞘内注射对于口服药物或其他物理治疗（如电刺激等）不起作用的难治性痉挛及痉挛伴疼痛的患者是一种较好的方法。现已发明巴氯芬泵，它是在控制下向鞘内注药，用量仅为口服用药的 1%，非常适合那些既要控制痉挛，又要保留残留的运动或感觉功能的不完全性瘫痪的患者。

（2）替扎尼定　是相对选择性的肾上腺素能受体激动剂，有脊髓及脊髓上的降低张力和抑制疼痛作用，疗效类似于巴氯芬和地西泮，但比巴氯芬较少无力，比地西泮较少镇静，耐受性更好。有镇静作用。应用时从 2 mg/次，3 次/d 起，每周增加 2 mg，通常 12~24 mg/d 的用量已可获得良好的疗效，总量不能超过 36 mg/d。

（3）乙哌立松　商品名为妙纳，属于中枢性肌肉松弛药，主要对 α、γ 受体有抑制作用，并抑制脊髓、脑干等中枢内多突触反射及单突触反射，对于中枢性痉挛早期用药效果较好。

5. 运动点或肌肉神经阻滞疗法　运动点或肌肉神经阻滞最大的优点是可根据每个患者功能障碍的情况，通过控制阻滞点或注射量来去除不需要的非自主痉挛，同时恢复特定肌肉适当的功能。

（1）肉毒毒素神经肌肉阻滞　肉毒毒素是肉毒梭菌在生长繁殖中产生的一种外毒素，属于高分子蛋白的神经毒素，常用 A 型肉毒毒素。肉毒毒素的功能是作用于周围运动神经末梢，神经肌肉接点即突触处，抑制突触前膜释放神经递质——乙酰胆碱，从而引起肌肉松弛性麻痹。肉毒毒素的肌肉松弛性麻痹作用能持续数月。

肌肉注射点的定位:①徒手定位,对单个或大块肌肉的注射,采用反向牵拉牵伸,诱发痉挛或肌张力升高,通过指压法对痉挛最明显之肌腹及肌腱-肌腹移行部位标记进针。②电刺激仪进行定位,用移动刺激笔(表面电极)或肉毒毒素注射空心针(肌肉定位)连接刺激电极线,在体表注射点移动刺激笔或插入靶肌肉,寻找最小刺激诱发最大刺激的注射点。③肌电图引导定位,方法与空心针电刺激法一致,且可同时观察靶肌肉痉挛程度,主要用于一些精细肌肉的注射。④超声引导定位,常规消毒注射部位,涂上杀菌应用超声耦合剂,用超声探头确定靶肌肉位置和毗邻关系,选择注射点。

目前国产的肉毒毒素为兰州生物制品研究所生产的 A 型肉毒毒素粉针剂,根据体重及靶肌肉的需要剂量用生理盐水稀释,稀释后用 1 mL 的针管抽取,选用适当长度针头,在皮肤常规消毒后直接向靶肌肉注射,注射点主要在肌肉运动点。深层靶肌肉最好用肌电图检测定位,按照说明书,参考痉挛的严重程度及个体状况计算治疗剂量。一般在注射后 2 ~ 10 d 药物显效,进行强化康复训练。药效可持续 3 ~ 4 个月或更长时间。以后可根据痉挛情况再次注射。

(2)苯酚神经阻滞　此法于 1963 年由明尼苏达大学应用于临床,由于其有效、便宜,至今仍广泛应用于临床。2% ~ 10% 苯酚可阻断痉挛达 3 ~ 12 个月,平均 6 个月。

操作方法:神经或神经肌肉接点的定位采用电针治疗仪,根据解剖位置大致确定阻滞点,阳极固定于体表,用阴极(表面电极)在阻滞点附近寻找,用最小刺激电流能引起相应肌肉最大收缩的位置即阻滞点的体表投影点,用甲紫标识,局部消毒后再用绝缘注射针(除针尖外都有绝缘材料包裹)连接刺激器阴极,沿标识点刺入体内,继续在深度上寻找阻滞点,当用最小电流能使肌肉发生最强收缩处即为阻滞点。

注药定位后,每点先注射 5% 布比卡因,观察疗效,若痉挛缓解满意,次日再用同样方法注入苯酚溶液,每点注射 2 mL。市面上一般没有苯酚溶液,用时需自己配制。

6.手术治疗　当痉挛不能用其他方法缓解时,可考虑手术解除痉挛。手术应准确针对异常升高的肌张力,而不应损伤残留的运动和感觉功能,因此,手术治疗应慎重选择。常用手术包括周围神经、神经根和肌腱切断松解、移位等。

手术治疗目的:①降低过高的肌张力,促进被动和主动运动;②抑制张力反射的释放和保留残留的运动功能,纠正异常姿势;③矫正畸形,防止肌腱挛缩、关节僵硬、脱位及骨变形等;④平衡主动肌和拮抗肌,提高残留的自主运动功能;⑤提高生活自理能力。

第二节　压疮的康复

一、概述

压疮是指在施加于皮肤及皮下组织一定强度的、持续一定时间的压力、摩擦力或剪切力单独或联合作用下,皮肤血管与淋巴系统受损所致以细胞和组织坏死为特征的破溃性损伤。各种导致运动与感觉障碍的疾病均可合并此症,如脑卒中、脊髓损伤、多发性硬化症等。

(一)好发部位

压疮可发生于身体受压的任何部位,通常情况下多发生于机体的骨性突起部位表面的皮肤,如坐骨结节、骶尾部、后枕部等,以坐骨结节、骶部、股骨大转子及足跟部较为常见。另外,使用矫形器等的患者,也可因这些器具的压迫造成压疮;脊髓损伤的患者,骶骨是重度压疮的最常见部位;长期使用轮椅者,则坐骨结节部位发生压疮的概率较高。

(二)并发症

压疮往往经久难愈,可发生多种并发症,包括骨髓炎、菌血症、进行性蜂窝织炎、心内膜炎、脑膜炎、脓毒性关节炎、窦道或脓肿形成、异位骨化、瘘管形成、假性动脉瘤及鳞状细胞癌等。严重影响患者的健康与功能,甚至危及生命。因此,积极预防和有效治疗压疮具有重要意义。

(三)病因与发病机制

1. 病因　压力是指垂直作用于皮肤表面的机械外力。已有许多研究探讨了压力在压疮生成过程中的作用。目前一致的看法是,没有压力的作用就不会有压疮,只不过这种压力必须持续一定的时间且超过一定的强度。

研究显示,人体毛细血管内的压力为 10～30 mmHg,当外部施加的压力超过这一数值时,就可能导致毛细血管管腔闭塞,从而引起组织缺血。同时,这一压力还可造成局部淋巴回流受阻,导致代谢产物聚集。Kosiak 曾研究了导致压疮所需的压力和作用时间,发现压力越高,其造成压疮所需的持续作用时间就越短,两者之间呈抛物线性关系。Daniel 的研究表明,肌肉和脂肪组织比皮肤对压力敏感,而在压力作用于机体时,更多的是集中在与骨骼较为接近的肌肉和脂肪,所以临床上常可见到深层的肌肉组织损伤较皮肤为重的情况,有时甚至在皮肤尚完好或仅有小面积皮肤损害的情况下,皮下组织已有较大区域的破坏。组织萎缩、瘢痕及继发感染等也可使组织对压力的敏感性增加。另外,机体组织耐受间歇性压力比持续性压力的能力要强得多,这就是临床上强调定期做床上翻身及进行频繁姿势改变的原理。

剪切力与摩擦剪切力是指平行于皮肤表面的作用力。而摩擦则指身体的支撑面同与其相接触的皮肤表面之间产生的相对移动的现象。例如,脊髓损伤患者仰卧位时,若抬高床头,由于身体下滑,其骶尾部就会产生剪切力,当该部位的皮肤表面相对于床面滑动则产生摩擦。Bader 和 Canz 认为,剪切力可导致皮肤全层受损,是许多骶尾部及足跟部压疮的重要原因。其机制之一是剪切力可导致动脉成角而影响皮肤血液供应。Bennet 的研究显示,在有一定剪切力存在的情况下,导致皮肤血流中断所需的压力强度仅为没有剪切力时的一半。Zhang 和 Robert 的研究则表明,皮肤血流量的下降与剪切力的增加大致成正比。导致剪切力产生的常见原因很多,如痉挛、坐或卧姿不良、转移时拖动而不是抬起患者等。摩擦力主要是作用于表皮,可导致擦伤甚至皮肤撕裂,并使引起压疮所需的外界压力值降低。

2. 发病机制　关于压疮形成的机制已有很多研究,但尚未完全明了。根据已有的资料,上述病因可能通过下列途径导致皮肤组织受损而形成压疮:①外力导致皮肤的微循环受损;②外力导致组织间液体流受损;③外力导致淋巴流受损。

二、压疮康复评定

压疮的评定是制订和实施所有治疗措施的根本所在。从康复角度而言,不仅要评定压疮本身,更要对患者整体进行评定。

评定压疮的目的:①描述伤口及其周围组织;②对损伤进行分级;③测量伤口大小。通常对于压疮的评定是根据皮肤的红斑或创面深度进行的。

三、压疮的预防

对于压疮,预防胜于治疗。压疮的预防首先在于减小或去除机械外力对皮肤的损害作用,消除与压疮发生有关的各种危险因素。

(一)一般预防

1. 皮肤检查与护理是预防压疮的基础　每天都要定期检查全身皮肤,特别是各骨性突起部位的皮肤,注意有无组织受损征象,如发红、水疱、擦伤、肿胀等,并及时给予处理。同时,要随时保持皮肤清洁、干燥。对于受压部位的皮肤,应避免按摩,以免加重局部毛细血管的损伤和微循环障碍。

2. 教育　教给患者及其家人有关压疮的预防知识,提高患者对各项预防与治疗措施的依从性。

(二)病因预防

1. 减小作用于皮肤及皮下组织的压力　通过不同措施,例如,适当采用特制的床垫、轮椅坐垫等一些减压装置或变换体位等,使压力均匀分布,降低骨性突起部位局部受压程度。

2. 定期除压　缩短局部持续受压时间,如定时床上翻身,轮椅上支撑扶手以抬起身体,双手短时间承重使两侧臀部轮流承受体重等,均可使承重部位临时解除受压状态,恢复局部供血供氧。

3. 消除危险因素

(1)治疗原发疾病　对于各种导致患者运动感觉功能障碍的疾病,均要积极予以处理和治疗,改善其功能。

(2)营养　了解患者营养状况,及时通过饮食或其他途径补充维生素、蛋白质、微量元素等营养成分。

四、压疮康复治疗

压疮的治疗应从整体上进行处理,而不是仅仅着眼于压疮创面。因为患者总的身体情况、营养状态、社会心理状况等均对压疮的愈合及预防复发具有重要意义。有人提出压疮治疗的三大要素:一般治疗(消除危险因素)、病因治疗(消除局部压力作用)、压疮创面治疗。

(一)一般治疗

1. 改善营养状况,纠正贫血或低蛋白血症。给予高蛋白、高热量、高维生素的饮食,适时、适量地应用丙睾酮能使损伤组织蛋白合成加速。必要时还可少量输血或输入人体蛋白。

2. 改善心、肺、肾的功能。

3. 积极治疗原发疾病,如控制糖尿病和消除水肿等。

4. 用敏感的抗生素控制感染。当患者出现高热及严重全身感染状况的败血症、骨髓炎、脓肿时,需全身运用抗生素治疗。

5. 停用一些不利于伤口恢复的药物,如类固醇、镇静剂等。

(二)病因治疗

1. 定期翻身、转移和改换体位,避免身体局部长时间受压。

2. 使用减压装置。可根据情况选用各种减压床垫或轮椅垫,以满足以下条件:①最大限度减小骨性突起部位的压力;②控制组织内的压力梯度,使压力均匀分布;③可提供稳定的支撑;④不妨碍患者的重心转移和身体移动;⑤可调控与身体接触面皮肤的温度和湿度;⑥重量轻;⑦经久耐用;⑧价格便宜。显然,不可能有任何一种减压装置可以同时满足上述所有条件,因此应根据具体情况进行选择。

(三)压疮创面治疗

1. 清创和换药　清创是压疮治疗的第一步,其目的是去处坏死组织,促进健康组织生长。对溃疡已经形成的创面坏死组织,可通过创口彻底清洗和使用机械性方法、激光、酶解法等来达到彻底清除。对合并感染的压疮要加强局部换药,创面须以敷料覆盖,以便保护创面,维持其内环境的稳定和生理完整性,加快创口愈合。

2. 创口的物理治疗　该治疗在促进创口愈合中具有独特的作用。可供选用的物理治疗包括涡流浴、光疗、超声和电刺激等。

(1)涡流浴能清洗含黏稠渗出物、腐败或坏死组织的压疮。但是,如果压疮是清洁的,则不宜采用本法,因为水的振动可能会造成再生组织的损伤。

(2)光疗,如紫外线可有效地杀灭细菌,激光可促进皮肤组织再生。

(3)电刺激可加快组织修复,促进慢性创口愈合。其机制在于,电刺激可以促进蛋白合成,促进局部血管增生,使毛细血管密度增高,改善局部供血供氧。

(4)超声能刺激巨噬细胞释放生长因子和趋化因子,可促进对损伤部位新生结缔组织的生长。超声还能促进慢性缺血肌肉内毛细血管生成,加快循环恢复。

(四)外科治疗

对于严重压疮,可选择手术治疗。早期闭合创口可减少液体和营养物质的流失,改善患者的全身健康状况,使患者尽早活动并重返工作、家庭和学校,而不需要长期卧床休息并受制动的并发症的威胁。压疮的手术方法包括直接闭合、皮肤移植及皮瓣、肌皮瓣、游离瓣转移等。手术时去除感染组织,若骨受累也应去除,所有瘢痕组织也必须切除。创口留置闭合引流可防止形成血肿。术后,手术区应通过合适的体位及使用特殊床垫来避免受压。3周后可开始活动,但应仔细保护皮肤。皮瓣移植患者的康复措施包括逐渐延长坐的时间,而且每次坐后要检查皮瓣的生存活性。要教给患者一旦重量压在皮瓣上应改变体位,并且用镜子每日检查2次皮肤。手术修补后压疮有再发可能,使用感觉性皮瓣可降低再发率。更重要的是对压疮的预防,重点是对患者的宣传教育和预防治疗措施的持之以恒。

第三节　神经源性膀胱的康复

一、概述

(一)定义

神经源性膀胱(neurogenic bladder)是一类神经系统病变导致膀胱和(或)尿道功能障碍即储尿和(或)排尿功能障碍,进而产生一系列下尿路症状及并发症的疾病总称。所有可能累及储尿和(或)排尿生理调节过程的神经系统病变,都有可能影响膀胱和(或)尿道功能,进而成为神经源性膀胱的病因。

(二)分类

随着尿流动力学的发展及普及,过去长期应用的根据病变部位和程度制定的 Bors 分类和根据临床表现指定的 Nesbit 分类已经很少使用,被以尿流动力为基础的 Krane 分类和 Wein 分类替代。

1. Krane 分类　根据逼尿肌、尿道内外括约肌的功能障碍和协调关系进行分类。

(1)逼尿肌反射亢进　①括约肌协调正常;②外括约肌协同失调;③内括约肌协同失调。

(2)逼尿肌无反射　①括约肌协调正常;②外括约肌痉挛;③内括约肌痉挛;④外括约肌失神经。

2. Wein 分类　是以尿流动力学为基础,根据患者功能进行分类的方法,在临床中应用最广。

(1)尿失禁　①由膀胱引起,无抑制性收缩,容量减少,顺应性低。②由流出道引起,膀胱颈压下降,外括约肌压下降。

(2)尿潴留　①由膀胱引起,逼尿肌反射消失,容量大,顺应性高。②由流出道引起,高排出压伴低尿流率,内括约肌协调不良,外括约肌协调不良,括约肌过度活跃(括约肌或假性括约肌协调不良)。

(3)尿潴留合并尿失禁　由膀胱引起,无抑制性收缩合并逼尿肌活动下降。

二、神经源性膀胱康复评定与治疗

(一)康复评定

1. B 超及影像学检查　如排尿性膀胱尿道造影、尿路超声检查、磁共振成像检查等,可以观察肾脏外形、大小、有无肾积水(泌尿系统梗阻)、结石、膀胱容量、膀胱壁及残余尿量。

2. 尿流动力学检查　如尿流率、膀胱测压(+肌电图)、影像尿动力学、压力-流率测定。

(二)康复治疗

1. 治疗目标　首要目标为保护上尿路功能(保护肾功能),确保储尿期和排尿期膀胱压力处于安全范围内。次要目标为恢复/部分恢复下尿路功能,提高控尿能力,减少残余尿量,预防泌尿系感染,提高患者生存质量。

2. 治疗原则　首先要积极治疗原发病,在原发的神经系统病变未稳定以前应以保守治疗为主。选择治疗方式应遵循逐渐从无创、微创再到有创的原则。单纯依据病史、症状和体征、神经系统损害的程度和水平不能明确尿路功能状态,影像尿动力学检查对于治疗方案的确定和治疗方式的选择具有重要意义。制订治疗方案时还要综合考虑患者的性别、年龄、身体状况、社会经济条件、生活环境、文化习俗、宗教习惯、潜在的治疗风险与收益比,结合患者个体情况制订治疗方案。部分神经源性膀胱患者的病情具有临床进展性,因此对神经源性膀胱患者治疗后应定期随访,随访应伴随终生,病情进展时应及时调整治疗方案。

3. 治疗方法

(1)间歇导尿　是指在无菌或清洁的条件下,定时将尿管经尿道插入膀胱内,使膀胱能够有规律地排空尿液的方法。对膀胱残余尿量增多或尿潴留的患者多进行导尿。长期留置导尿会破坏膀胱尿道无菌状态,容易引起尿路感染。1947 年 Cuttmann 提出对脊髓损伤患者采用无菌性间歇导尿技术,使膀胱达到周期性的扩张和排空,接近生理状态,明显降低了感染的发生率。间歇导尿术已经得到大家的认同。

开始间歇性导尿的时机多为脊髓损伤后 1~2 周,在开始导尿前,要向患者详细说明导尿目的,消除患者顾虑。住院患者先由医护人员进行示范操作,患者取仰卧位或侧卧位,手法要轻柔,了解尿道括约肌部位的阻力。当导尿管前端到达括约肌处,要稍作停顿,再继续插入。导尿完毕,拔管要慢,到达膀胱颈部时,稍作停留,同时闭气,增加腹压,用手轻压膀胱区使全部尿液排出,达到真正的膀胱排空。在操作时,用 10 ～ 14 号的导尿管,每隔 4 ～ 6 h 进行 1 次,每日不超过 6 次,每次导尿量控制在 300 ～ 500 mL。对进行脊髓损伤治疗的患者,每日的液体摄入量要严格控制在 2 000 mL 以内,宜为 1 500 ～ 1 800 mL,具体方案如下:早中晚摄入液体量 400 mL,可在上午 10 点、下午 4 点、晚上 8 点各饮水 200 mL。晚上 8 点到次日 6 点不再饮水,要求逐步做到,均匀收入,并避免短时间内大量饮水,以防止膀胱过度充盈。在每次导尿前,可配合各种辅助方法进行膀胱训练,诱导反射性排尿。出现反射性排尿后,可根据排尿恢复情况及排出尿量多少,调整导尿次数,如每天导尿减少 1 ～ 3 次。

目前尝试用膀胱容量测定仪来测定膀胱容量,指导间歇导尿。一般来说,残余尿量少于 100 mL,或只有膀胱容量的 10% ～ 20%,即可认为膀胱功能到达平衡和停止导尿。

在间歇导尿开始阶段,需每周检查尿常规,定期行尿培养。若出现尿路感染征象,应及时用抗生素,并根据具体情况酌情进行膀胱冲洗。

对于膀胱逼尿肌无力,残余尿量保持 100 mL 以上或更多的患者,需要长期使用间歇性导尿术,此时,医护人员可耐心教会家属或患者本人行间歇清洁导尿术,并定时复查。尿管经抗菌溶液消毒或沸水清洁后,可反复使用几周甚至几个月。

(2)刺激法　膀胱训练是恢复膀胱功能、练习自行排尿的常用方法。神经源性膀胱尿道功能障碍患者应争取及早进行训练,但膀胱输尿管反流、肾积水、肾盂肾炎患者禁用;泌尿系统感染、结石、高血压、糖尿病或冠心病的患者慎用。训练时应采取循序渐进,逐渐增加的方法,每 2 ～ 5 h 训练 1 次,每次 10 ～ 15 min,常用的膀胱训练方法如下。

1)耻骨上区轻叩法　常用于逼尿肌反射性亢进患者,通过逼尿肌对牵张反射的反应,经骶髓排尿中枢引起逼尿肌收缩,用手指轻叩耻骨上区,引起逼尿肌收缩而不伴尿道括约肌同时收缩,产生排尿。

2)屏气法　用增加腹内压的方法增加膀胱压力,使膀胱颈开放而引起排尿的方法,患者身体前倾,快速呼吸 3 ～ 4 次,以延长屏气增加腹压的时间,深呼吸 1 次,然后屏住呼吸,用力向下做排便动作,这样反复间断数次,直到没有尿液排出为止。痔疮、疝气患者慎用,膀胱输尿管反流的患者慎用。

3)扳机点法　常用于骶髓以上神经病变,在腰骶神经节段区找扳机点,经过反复捏挤阴茎,牵拉阴毛,耻骨上区持续有节奏的轻敲,肛门指检形成刺激或牵张肛门括约肌刺激的,诱导反射排尿。

4)电刺激法　需经外科手术,将电极植入体内,通过电极直接刺激逼尿肌,诱导逼尿肌收缩,电刺激还可以对骶神经根进行刺激,使骶神经兴奋,促使逼尿肌收缩,引起排尿。

5)磁刺激法　为近年来实验用的方法,也是通过刺激骶神经以达到排尿的目的。该法与电磁机相比,具有无创、相对无痛的优点。

(3)药物治疗　根据患者不同情况选择药物。如:抗胆碱药阻断 M 受体的传导,抑制逼尿肌收缩,增加膀胱容量;肾上腺素能制剂能抑制膀胱体平滑肌收缩,增加膀胱容量;平滑肌松弛剂适用于逼尿肌痉挛;钙拮抗药能干扰神经肌肉接头的兴奋-收缩耦联,减少钙内流,从而抑制平滑肌收缩。

(4)外科手术　经上述治疗无效者可考虑外科手术治疗,如膀胱功能重建术、经尿道膀胱镜切开术,经尿道外括约肌切开术等。

第四节　慢性疼痛的康复

一、概述

疼痛是作为患者就诊时的常见主诉,是目前尚未完全明了的外周和中枢神经系统相互影响的复杂过程,1986年国际疼痛学会将疼痛定义为"一种与实际的或潜在的损害有关的不愉快的情绪体验",这一定义说明疼痛是躯体感觉、情绪、认知及其他因素有关的一种主观感受。慢性疼痛常伴有精神和心理的改变。

根据疼痛的时间,可将其分为急性疼痛和慢性疼痛。慢性疼痛的界定意见不一,大多数学者将其定义为持续3个月以上的疼痛,也有学者以6个月为界。慢性疼痛是一类常见的临床症状和疾病,严重地影响了患者的生活质量。

慢性疼痛可以分为两大类,一类是进行性机体组织破坏所致,如癌症性疼痛;另一类虽有持续的疼痛,但却并没有进行性机体组织破坏,因此又有人称之为慢性良性疼痛综合征,临床常见的有头痛、颈肩腰腿痛、肌筋膜性疼痛、神经病理性疼痛等,康复临床中常见第二类。

慢性疼痛多见于女性,有心理疾病或心理亚健康状态者多见。慢性疼痛可对患者生活的多方面产生影响,主要包括情绪抑郁、疲劳、活动减少、性欲下降、大量使用药物和乙醇、对他人产生依赖及与损伤不相称的功能障碍等。

二、慢性疼痛康复评定

疼痛作为一种主观感受,由多种因素造成及影响,因此需要从多方面对慢性疼痛进行全面的评定,包括病因、部位、性质、治疗感受等因素。

(一)病史采集

病史询问中应对患者神经肌肉及骨骼系统、胃肠道、泌尿生殖系统及神经心理学方面的情况进行全面的分析。根据其有关的疾病情况进行针对性的提问。病史采集中,应着重了解患者疼痛的特征,这有助于建立合理的诊断和制订治疗计划。需了解的项目主要包括以下内容:疼痛的部位、疼痛的性质、疼痛的程度或严重性、加重因素、缓解因素、疼痛的放射。

(二)疼痛评估的方法

在临床上对疼痛进行评定,主要是了解疼痛的部位、强度、性质、疼痛的发作情况和时间进程及诱发原因与伴随症状等,协助对疼痛的病因进行诊断,以便确定最有效的疼痛控制方法。疼痛评定方法有很多,大体分两种:①根据患者自己描述或评定现有疼痛的性质和程度方法,此种方法最为常见,包括视觉模拟评分法、数字疼痛评分法、口述分级评分法等;②痛阈测定,根据刺激-反应的原则,直接给患者某种致通性刺激(机械伤害、温度、电刺激等)所测得痛阈。临床多应用前者。

1. 视觉模拟评分法　用来测定疼痛的强度,是在白纸上画一条水平或者竖直粗直线,通常为100 mm,在线的两端分别附注表示不同疼痛强度的词语,如一端为"无痛",另一端为"无法忍受的疼痛",患者根据自己所感受的疼痛程度,在直线上的某一点做记号,以表示疼痛的强度,从起点至记号处的距离长度也就是疼痛的评分值。此评分法较多地用于衡量疼痛强度,也可做多方位的疼痛评估。例如,可要求患者自评疼痛体验的不快程度,用于衡量疼痛对患者情感的影响,此时在直线两端可分别标注"没有不快感"或"没有比这更不愉快的感觉了"。

目测类比测痛法应用简单、快速、精确、易操作,能有效测定疼痛强度,易于为患者所理解和使用,甚至少儿亦能够使用;可随时重复对疼痛强度进行评分,临床上广泛用于评价治疗的效果;其与言语及数字评分法之间具有高度相关性;信度被许多学者证实很高,还具有较高的效度。同时,它不仅用来测定疼痛的强度,也可以测定疼痛患者缓解程度,以及其他方面,如情感、功能水平的程度。目测类比测痛法也有其缺点,例如,只能从强度这一方面对疼痛进行测量,未能反映疼痛的其他特性;只能对患者治疗前后进行对比评价,不能做患者之间的比较。

2. 数字疼痛评分法　此方法要求患者用数字表示自身疼痛程度强度。数字范围在 0~10,0 表示无痛,10 表示最痛。患者根据个人疼痛感觉用其中一个数字来代表其自觉感受的痛。数字疼痛评分法是临床上常用的测量主观疼痛的方法,容易被患者理解和接受,可以口述也可以记录,效度较高,较常用于评估下背痛、癌症疼痛等。

3. 口述分级评分法　此方法是一种评价疼痛强度和变化的方法,从轻到重依次排列的简单的形容疼痛的描述性词语组成分级,如无痛、轻度疼痛、中度疼痛、重度疼痛、剧烈疼痛。让患者选择疼痛程度。评定方法可以分为 4 级或 5 级甚至更多。词语通常按从疼痛最轻到最强的顺序排列,最轻程度疼痛的描述评估为 0 分,以后每加一级增加 1 分。

该方法应用简单,适用于临床医生工作中简单快速地评测患者疼痛的强度,以便定量分析疼痛。但其缺乏精确度和灵敏度,不用于科学研究。

4. 全面疼痛调查评分法　McGill 疼痛问卷表是应用最为广泛的疼痛评估工具,从感觉、情感、评价等进行较全面的评价。该问卷将描述疼痛性质的形容词分为 20 组,1~10 组为感觉类的,反映躯体方面即身体疼痛的感觉;11~15 组是情感类,即精神心理方面,主要为主观的感受;16 组是评价类,即对疼痛程度的评价;17~20 组是全方面,即为其他相关的多方面因素进行评定。其在主观疼痛测定中的敏感性强,结果可靠;不仅能顾及疼痛体验的多个方面,而且对疼痛的治疗效果和不同诊断亦十分灵敏,所以是目前较为合理的测痛工具。

5. 痛阈测定　痛阈测定是主观对疼痛强度的评测方法,是通过外界伤害性刺激,如机械性刺激、电刺激等,测定患者感受疼痛刺激的程度,即为痛阈。常用的测定痛阈的方法:①机械伤害感受阈,应用国际标准制作的机械伤害感受阈测量仪测定患者伤害性刺激的反应能力。该仪器为一个带有弹簧和刻度的尖端锐利的压力棒,使用时将尖端抵于患者皮肤处,并缓慢加压,使患者感受疼痛时记录压力数值,即为机械伤害感受痛阈。②电刺激痛阈,应用恒流型低频脉冲电刺激,波宽为 5 ms,频率为 100 Hz,初始剂量为 120 ms 脉冲电流,逐渐加大,感受疼痛时记录电流强度,即为电刺激痛阈。

三、慢性疼痛康复治疗

在疼痛的治疗中,首先要判断患者的疼痛是良性的,没有进行性的破坏性疾病存在。然后才是基于全面评估的结果为患者制订和实施合理的治疗方案。前面已经提到,疼痛是一个复杂的问题,涉及患者身体、心理和社会交往等多个方面,因此其治疗应该是从多方面入手,采用综合的、多学科的措施。疼痛患者康复治疗的目的,应该是消除疼痛行为的强化因素,缓解或控制疼痛反应,恢复功能,提高生活质量,减少药物使用,防止症状的复发。

(一)物理治疗

物理治疗在疼痛患者功能恢复中具有重要作用,其作用是协助缓解疼痛、增强肌力与柔韧性。

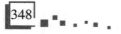

所用技术包括热疗、冷疗、体位摆放、治疗性锻炼(包括被动运动、助力运动、主动运动、牵伸运动和放松训练)、牵引、按摩、超声、经皮神经电刺激、激光及手法等,可根据患者的具体情况选择其中的一至数种方法。在各种物理治疗方法中,热疗、冷疗、按摩和牵伸可用于减轻过度的肌肉收缩。因为起源于肌肉骨骼系统的疼痛常由肌肉痉挛引起,各种疼痛也可因导致肌肉痉挛而加重疼痛症状。因此冷疗、热疗和手法治疗可以直接缓解肌肉痉挛,避免其缩短,从而有助于缓解疼痛。当然,综合使用其他措施,有助于加强其作用。另外,在使用某种方法或方法组合后,若患者较长时间进步不大时,也应该考虑使用另外的方法。

(二)运动、作业治疗

运动疗法采用主动或被动运动,改善运动组织、肌肉、骨骼、关节、韧带等的血液循环和代谢,促进神经肌肉功能,提高肌力、耐力、心肺功能和平衡功能,纠正躯体畸形和功能障碍。患者有主动活动能力时,更要提倡主动运动疗法,主要通过神经反射、神经体液因素、生物力学等途径对人体的全身和局部产生影响和作用。同时运动对骨关节和肌肉的影响、骨代谢的影响、免疫功能的影响及心理影响,有助于缓解疼痛。关节松动训练是用手法使关节的骨端在关节囊和韧带等软组织的弹性所限制的范围内发生移动的操作,包括牵拉、旋转,这种被动活动包含关节的生理运动和附属运动,关节的生理运动,是指关节的生理范围内完成的运动,可主动或被动完成,关节的附属运动是指关节在自身及周围组织允许的范围内完成的,是维持关节正常活动不可缺少的一种运动,一般不能主动完成,需要其他人或本人在对侧肢体帮助下才能完成。总之,运动疗法改善组织的血液循环和代谢,减少局部镇痛物质的释放,同时促进内啡肽的释放而镇痛,可以恢复肌肉正常张力、肌力、关节的正常活动,纠正功能障碍,达到镇痛作用,可产生良好的心理效应,消除或减轻疼痛。

(三)中医康复治疗

①针灸:针灸可以减轻缓解疼痛,针刺可以激活神经元的活动,从而释放5-羟色胺、内源性阿片样物质、乙酰胆碱等神经递质,加强镇痛作用。②推拿和按摩:对关节和肌肉进行推拿、按摩治疗,有助于肌肉的放松改善,异常收缩,纠正关节挛缩,减轻活动时的疼痛。③拔罐可以驱寒祛湿、疏通经络,促进局部血液循环,达到消肿、镇痛、恢复功能的目的。

(四)认知行为疗法

50%~70%的慢性疼痛患者均伴有认知行为和精神心理的改变,进而加重疼痛,不进行干预,易形成恶性循环。认知行为疗法是针对慢性疼痛患者的综合性、多方面的治疗。其目的是鼓励和教育患者积极参与,从而帮助患者学习自我控制和处理问题的能力,改善与疼痛相关的认知结构和与疼痛经历有关的认知过程。对患者而言,认知行为疗法能降低心理不良应激,控制病态行为(如减少用药量和就诊次数),强化健康行为(如增加体能锻炼,参加日常活动,逐步恢复工作)。放松训练是应用较多、效果较好的治疗方法,放松的方法是可增加患者的活动,减少疼痛的压力,如缓慢深呼吸、膈肌呼吸、深部肌肉放松法等。

(五)药物治疗

应用药物是疼痛治疗较为基本、常用的方法,目的是疼痛尽快缓解,有利于患者尽早恢复或获得功能性活动。镇痛药物一般包括阿片类药物、非甾体抗炎药和其他辅助性镇痛药。阿片类药物常用于治疗顽固性疼痛,特别是癌症的主要手段。此类药物具有成瘾性,慢性疼痛患者应尽量避免。非甾体抗炎药有中等的镇痛作用,是临床上常用的镇痛药,具有解热镇痛、抗炎、抗风湿的作用,对慢性疼痛有较好的镇痛效果。其他辅助性镇痛药:慢性疼痛常伴有焦虑、烦躁、抑郁、失眠、食欲缺乏等症状,还需要联合使用抗焦虑药、抗抑郁药治疗;激素具有抗炎、免疫抑制及抗毒性等作用,可全身给药或局部注射,常用于急性疼痛,特别是神经阻滞中使用以加强治疗效果,激素应用中应注意其不良反应,谨慎使用。药物的使用要充分注意疼痛的特点,特别明确疼痛的病因、性质、程度、部位及疼痛药物的反应。

(六)神经阻滞治疗

应用局部麻醉剂如利多卡因等,直接注射于周围神经干、神经根或神经节等神经组织内或附近注入药物或给予物理刺激而阻断疼痛向中枢传导的方法称为神经阻滞法。此方法多用于中、重度疼痛的治疗。神经阻滞疗法的机制是通过阻断痛觉的神经传导通路,阻断疼痛的恶性循环,改善血液循环、抗炎等,达到抗炎的目的。此疗法短期镇痛效果可靠,疗效与操作技术关系密切,因此要求操作技术相对较高。

(七)手术治疗

严重的顽固性疼痛保守治疗无效后,可考虑用手术破坏神经通路以达到镇痛的目的,还可以进行外科冷冻神经手术、植入刺激器等方法。手术的理想要求:①只切断痛觉纤维,不损伤其他感觉和运动纤维;②手术对周围的正常组织无侵袭;③术后无疼痛复发。然而,到目前为止,尚无一种疼痛手术能够同时满足以上3条要求,因此手术的方法需谨慎操作。

(八)健康教育

针对患者疼痛的诱发因素、发病机制及注意事项等进行宣教,利用口头宣讲、宣传册、录像,将专业知识改编成简单易懂、图文并茂、生活化的语言,有效地预防疼痛及其并发症的再次发生。一旦发现有慢性疼痛危险因素,如抑郁、焦虑,缺乏家庭及社会支持者,对工作不满意或不愿意工作等,应及时治疗。同时平时要注意锻炼身体,多做放松训练(如瑜伽、伸展运动等),多从事户外运动(如散步、观赏风景等),劳逸结合,确保睡眠的时间和质量,保持充沛的精力,热爱生活,使自己拥有愉快的心境。

(郑州大学第一附属医院　李　鹏)

参考文献

[1]姜永梅,孙晓莉.康复治疗技术[M].北京:中国中医药出版社,2015.

[2]励建安,黄晓琳.康复医学[M].北京:人民卫生出版社,2016.

[3]郭铁成,黄晓琳,尤春景.康复医学临床指南[M].3版.北京:科学出版社,2013.

[4]燕铁斌.现代康复治疗学[M].2版.广州:广东科技出版社,2012.

[5]章稼,王晓臣.运动治疗技术[M].2版.北京:人民卫生出版社,2014.

[6]张维杰,吴军.物理因子治疗技术[M].3版.北京:人民卫生出版社,2019.

[7]BRADDOM R L,CHAN L,HARRAST M A. Physical medicine and rehabilitation[M]. Elsevier: Health Sciences Division,2010.

[8]FRONTERA W R. DeLisa's physical medicine and rehabilitation:principles and practice[M].5th ed. Lippincott:Williams & Wilkins,2010.

[9]HAMILL J. Biomechanical basis of human movement[M].3th ed. Lippincott:Williams & Wilkins,2008.

[10]FRONTERA W R. Essentials of physical medicine and rehabilitation[M].2nd ed. Sauders:Elsever,2008.

参考文献

[1] 姜永梅，孙晓楠. 康复治疗技术[M]. 北京：中国中医药出版社, 2015.

[2] 励建安，黄晓琳. 康复医学[M]. 北京：人民卫生出版社, 2016.

[3] 郭铁成，黄晓琳，尤春景. 康复医学诊断治疗[M]. 3版. 北京：科学出版社, 2013.

[4] 燕铁斌. 贺其能运动疗学[M]. 2版. 广州：广东科技出版社, 2012.

[5] 窦祖林，王国新. 运动治疗技术[M]. 2版. 北京：人民卫生出版社, 2014.

[6] 张继荣，吴军，樊德厚. 康复疗技术[M]. 5版. 北京：人民卫生出版社, 2019.

[7] BRADDOM R L, CHAN L, HARRAST M A. Physical medicine and rehabilitation[M]. Elsevier, Health Sciences Division, 2010.

[8] FRONTERA W R. DeLisa's physical medicine and rehabilitation: principles and practice[M]. 5th ed. Lippincott; Williams & Wilkins, 2010.

[9] HAMILL J. Biomechanical basis of human movement[M]. 3th ed. Lippincott; Williams & Wilkins, 2008.

[10] FRONTERA W R. Essentials of physical medicine and rehabilitation[M]. 2nd ed. Saunders; Elsevier, 2008.